临床大体病理学

编 著 魏清柱
主 审 赵 彤

科 学 出 版 社
北 京

内 容 简 介

　　临床大体病理描述与取材是临床病理诊断工作中重要的一环，直接影响病理诊断的准确性和可靠性。本书精选1200余幅大体照片，按疾病发生部位、人体系统编排，全面介绍人体各系统的解剖学、大体取材、临床特征和大体特征，以帮助读者系统掌握临床大体病理检查的各项要点和前沿进展，从而规范临床病理大体描述和取材。

　　本书可供病理科、病理规范化培训，以及临床医生，尤其是骨科医生、普外科医生参考阅读，也可供医学高等院校病理学教师和在校医学生拓展阅读使用。

图书在版编目（CIP）数据

临床大体病理学 / 魏清柱编著 .—北京：科学出版社，2020.6
ISBN 978-7-03-065342-0

Ⅰ.①临⋯ Ⅱ.①魏⋯ Ⅲ.①病理学 Ⅳ.① R36

中国版本图书馆 CIP 数据核字（2020）第 095293 号

责任编辑：康丽涛 / 责任校对：张小霞
责任印制：肖　兴 / 封面设计：陈　敬

科 学 出 版 社 出版
北京东黄城根北街 16 号
邮政编码：100717
http://www.sciencep.com

北京九天鸿程印刷有限责任公司 印刷
科学出版社发行　各地新华书店经销

*

2020 年 6 月第 一 版　开本：889×1194　1/16
2020 年 6 月第一次印刷　印张：26 1/2
字数：730 000
定价：268.00 元
（如有印装质量问题，我社负责调换）

近年来，随着分子生物学的飞速发展，各种分子遗传学技术应用于病理诊断，使疾病诊断的准确性大大提高，而且还能为临床治疗（尤其是肿瘤靶向治疗和免疫治疗）的选择和预后判断提供重要依据。然而，常规病理学检查在疾病的诊断中仍然具有不可替代的作用。

疾病的病理诊断首先从病理标本的大体检查开始，在肉眼检查时，无论哪一类标本，尤其是手术切除的器官和（或）肿瘤标本，都需要仔细观察、详细描述和准确取材，大体检查是做出准确病理诊断关键的第一步。例如，甲状腺病变无论是做术中快速冷冻切片还是常规石蜡切片都需要检查病变是弥漫性的还是局限性的，病变的大小、质地、有无包膜、切面的色泽，以及有无出血、坏死或囊性变，如有包膜，还应注意包膜是否完整、有无不规则增厚。这些大体观察可以初步判断病变是肿瘤性还是炎症性，如判断为肿瘤性还可初步判断良恶性，并可以确保取材和诊断的准确性。大体病理学检查这一步骤如果不能保证其准确性，将无法进一步用镜下检查、免疫组化和分子诊断技术弥补。又如，乳腺癌或其他肿瘤根治标本需要确定肿瘤是否完整切除，切缘是否阳性，在大体检查时应该用不同颜料涂布于不同部位，以保证镜下检查时确定切缘是否有肿瘤累及和累及的部位，为临床后续治疗提供依据。

《临床大体病理学》是一部全面系统介绍大体病理学的专著，全书近80万字，1200余幅精美彩色大体照片，除第一章总论外，其余章节按系统介绍各个器官的解剖学、标本特征和大体取材、区域淋巴结及大体病理学，并附有肿瘤的最新WHO分类。

相信《临床大体病理学》的出版，可以给病理医生，尤其对病理初学者检查和处理标本提供很好的帮助，对临床医生尤其是肿瘤科医生也有一定参考价值。

朱雄增

2020年4月

　　规范地进行病理大体标本描述和取材是病理科医生的基本功，也是病理规范化培训的重要内容之一。不规范的病理取材和描述直接导致部分重要的病理参数永久丢失，从而影响临床诊断、治疗和预后评估的准确性，导致临床科研的可靠性降低。从事大体病理取材的医生必须具备的素质包括：掌握全身各部位的解剖结构、了解不同病变的临床特征和病理大体特征及临床分期所涉及的各种预后参数。

　　随着临床诊疗技术的不断进展，对于病理大体取材的要求也不断发生变化。近几年规范病理大体取材的文献较多，主要包括国家卫生健康委员会制定的肿瘤诊疗规范（2018版）、美国病理学家协会样本检查规范、《AJCC癌症分期手册（第8版）》、国际妇科病理学家学会规范指南和国际泌尿病理学会会议共识等。这些规范的内容庞杂，相互之间既存在交叉又存在差异，国内尚无专业书籍对这些规范进行归纳和介绍。

　　病理大体标本非常宝贵，具有唯一性、取材后无法复原的特点。某种意义上它的重要程度不逊于HE切片。少见肿瘤仅能够在长期的临床工作中偶然遇到。清晰的大体病理照片有助于病理医生在短期内系统地掌握各种病变的大体特点，具有重要的临床和科研价值。

　　编者将长期临床工作中积累的大量高清大体病理照片，按人体系统分章节编排，并融入作者丰富的病理诊断经验。在编写过程中参考了各系统WHO肿瘤最新分类的临床和大体特征及国内外最新取材规范，并围绕美国癌症联合会癌症分期手册（第8版）所涉及的与预后相关的各种病理参数进行阐述。

　　本书系统介绍了各种病变的大体特征，重点介绍了最新的大体描述和取材规范。希望本书的出版能够对临床大体病理描述和取材工作规范化有所裨益。衷心感谢朱雄增教授为本书撰写序言，也感谢家人及同事的理解与支持。因涉及学科广泛，编著过程中可能存在疏漏或不足，希望广大读者批评指正。

魏清柱

2020年1月

目 录

第一章

总 论

一、标本固定

活检、刮除或切除的标本除需要将新鲜标本送至病理科处理之外，其他均应立即固定。手术切除标本尽可能在30分钟内固定。固定液采用10%中性缓冲福尔马林，固定液体积应超过标本体积的10倍以上，固定时间6～48小时，室温固定。

为保证切除标本能够充分固定。体积大的实质性脏器切除标本，每隔5mm切开，利用纱布或滤纸将组织片分隔。空腔脏器如膀胱、胃和肠管的切除标本，需将脏器剪开，黏膜面向上钉于软木板上然后固定。

二、活检标本的描述和取材

（一）标本类型

标本类型：①各种内镜活检标本，如鼻内镜活检标本、喉镜活检标本、纤维支气管镜活检标本、胃肠镜活检标本（图1-0-1）、膀胱镜活检标本、阴道镜活检标本、宫腔镜活检标本、胸腔镜活检标本和腹腔镜活检标本等。②穿刺活检标本，如肺穿刺活检标本（图1-0-2）、肝穿刺活检标本（图1-0-3）、前列腺穿刺活检标本、肾穿刺活检标本、骨穿刺活检标本、软组织穿刺活检标本和脑立体定向活检标本等。③切开活检标本，目前数量越来越少。

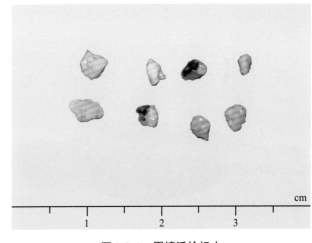

图 1-0-1　胃镜活检标本

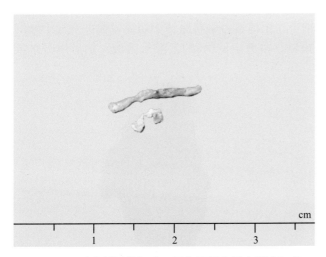

图 1-0-2　肺穿刺活检标本，局部可见灰黑色炭末沉积

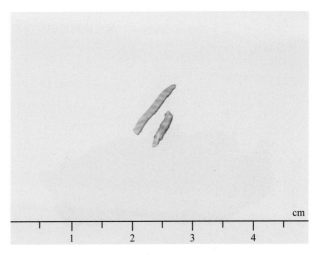

图 1-0-3　肝穿刺活检标本，灰黄色

（二）活检标本特征描述和取材

活检标本由于具有难以获取、体积小、数量少、组织碎、易丢失的特点，因此，活检标本的取材必须非常谨慎，以防医疗差错的发生。活检标本特征描述需说明活检标本的颜色、外观（粒状、条状、细小破碎、絮状、膜状等）、数量（粒数和条数）、每粒或每条标本的大小（内镜标本为最大径，穿刺标本为长径和横径）、质地（软、中等、硬）等。

活检标本取材前应仔细核对标本的各项信息，特别是临床所注明的标本数量（如粒数或条数）是否与病理医生计数的数量相一致，如果二者不相符，应与临床医生沟通。核对无误后，将全部送检标本取材。活检标本可放置于细方格带四分格包埋盒中。如果标本体积细小（如纤维支气管镜活检标本），建议将组织用包埋纸包裹，滴加伊红于包埋纸上，再放入包埋盒中。如果标本粒数或条数较多，每个包埋盒内不宜超过3粒或2条组织。仔细核查包埋盖是否盖好，以防脱水机处理时包埋盖分离和组织丢失。

三、组织标识染料

组织标识染料（tissue-marking dyes，TMD）是外科切缘评估和组织定位非常重要的工具。切缘识别是TMD最重要的作用，有助于准确识别外科切缘阳性需要进一步治疗的患者，特别是乳腺肿块切除标本和皮肤切除标本。标识组织的彩色染料包括彩色明胶、墨汁和染料。目前市场销售的染料品牌较多，多为紫、橙、蓝、绿、红、黑和黄七种不同颜色的染料（图1-0-4～图1-0-6），能够满足对同一标本的不同切缘采用不同颜色的染料标识。选择染料之前应当进行验证试验，评估染料在常规组织处理、脱钙和免疫组化染色过程中染料颗粒的丢失和褪色，以及颜色改变的情况，选择质量较好的染料以避免切缘评估时出现错误。

理想的TMD应当能够很好地黏附于各种不同组织，不溶于组织处理过程中的各种试剂，有多种不同颜色，肉眼和镜下容易观察并能够区分不同的颜色，不易污染和穿透组织。需要注意的是不同颜色的染料在光镜下并不容易鉴别，特别是红、黄、橙和紫。TMD对平滑肌组织黏附性较高，脂肪和间皮衬覆的表面黏附性差，脱脂处理也可导致染料黏附性变差。

具体操作过程：切除标本用毛巾或纱布轻轻拍干，用棉签将染料涂抹于切缘表面，空气干燥约30秒。喷撒少量5%的乙酸水溶液，然后用吸水纸

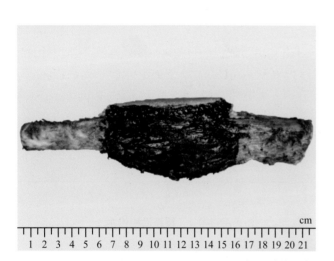

图1-0-4　骨干骨肉瘤切除标本，黑色染料标识软组织及皮肤切缘

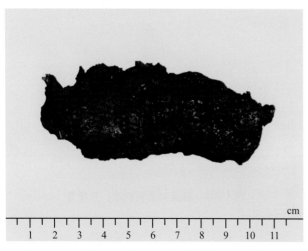

图1-0-5　食管癌切除标本，红色染料标识环周切缘

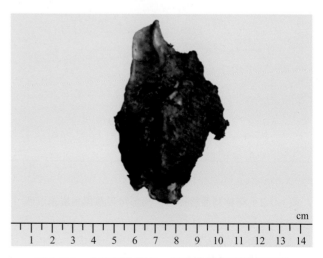

图1-0-6　全喉切除标本，绿色染料标识径向切缘

吸干。墨汁涂抹时须避免墨汁弥散，以防造成非切缘部位污染。

四、外科切缘的取材方法

外科切缘取材主要有两种方法：垂直切缘取材和平行切缘取材（图1-0-7）。两种切缘取材方法各有其优缺点。垂直切缘取材是垂直于切缘断面取材，必须切取肿瘤和离肿瘤最近处的切缘一起取材。其优点是能准确测量肿瘤与切缘的距离；缺点是工作量较大，切取的组织块较多。平行切缘取材是平行于切缘断面取材。其优点是取材数量相对较少；缺点是不能准确测量肿瘤与切缘的距离。两种方法可以联合使用。若肿瘤距离大体标本切缘很远，可采取平行切缘取材。若肿瘤距离切缘较近特别是小于5mm时，必须采取垂直切缘取材。建议尽量采用垂直切缘取材法，有助于测量阴性切缘与肿瘤的距离（图1-0-7）。

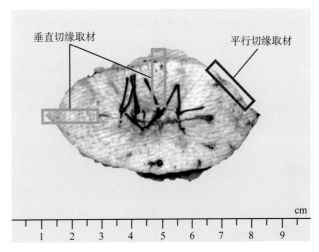

图1-0-7 扩大皮肤切除标本示切缘取材方法

五、标本描述和取材与《AJCC癌症分期手册（第8版）》TNM分期

（一）AJCC癌症分期的历史

肿瘤TNM分期系统由法国人Pierre Denoix于1942年提出，主要依据肿瘤大小（T）、有无区域淋巴结转移（N）和有无远处转移（M）进行评估。1953年国际抗癌联盟（Union for International Cancer Control，UICC）应用TNM分期首先对乳腺癌和喉癌进行了临床分期。美国癌症联合会（American Joint Committee on Cancer，AJCC）于1977年依据TNM分期提出了乳腺癌分期系统。此后UICC和AJCC合作对各种肿瘤的TNM分期系统进行扩大、修订和完善，于1987年出版了第4版《恶性肿瘤TNM分期》，并于1997年、2002年、2009年和2018年分别进行了修订，出版了第5版、第6版、第7版和第8版TNM分期系统。修订周期为5～7年。

（二）AJCC癌症分期的价值

《AJCC癌症分期手册（第8版）》（The AJCC Cancer Staging Manual，8th Edition）编写的目的是搭建"大众化治疗"向更加"个性化治疗"转变的桥梁。癌症分期在癌症预后判断和治疗方案选择中发挥着重要的作用。AJCC癌症分期的价值体现在以下几个方面：首先，分期为癌症患者和临床医生明确预后、确诊后治愈癌症的可能性、确定最佳的治疗方案提供了关键的标准。其次，分期也为了解人群癌症发生率变化，以及最初出现临床表现时疾病的范围和治疗对改善癌症总生存率的影响打下了基础。最后，分期更是临床试验纳入癌症患者和定义纳入人群，以及临床研究中预后数据分析最重要的标准。

（三）TNM分期的分类

TNM分期包括临床TNM分期（cTNM）、病理TNM分期（pTNM）、治疗后或新辅助化疗后TNM分期（ycTNM或ypTNM）、复发TNM分期（rTNM）和尸检TNM分期（aTNM）。

（四）T、N和M分期的分级

TNM分期主要包括三个部分：原发肿瘤的大小或范围（T），是否存在区域淋巴结转移及程度（N），是否存在远处转移（M）。这三个部分后面添加字母或数字代表了恶性肿瘤的进展程度。T分期中，TX代表原发肿瘤无法评估；T0代表无原发肿瘤的证据；Tis代表原位癌，此外也包括皮肤原位恶性黑色素瘤、睾丸原位肿瘤和结直肠高级别上皮内瘤变；T1、T2、T3或T4代表原发性浸润性肿瘤，伴随数字的增大意味着肿瘤体积增大或局部扩展范围增大或者同时包括二者。N分期中，NX代表无法评估区域淋巴结；N0代表无区域淋巴结转移；N1、N2、N3代表区域淋巴结存在癌转移，伴随数字的增大意味着淋巴结转移数量增加、受累区域淋巴结组的数量增加、淋巴结内转移灶的大小增大或非淋巴结区域病变〔包括恶性黑色素瘤、梅克尔（Merkel）细胞癌和结直肠癌]。M分期中，M0代表无远处转移；M1代表远处转移。

（五）病理医生在临床分期的作用

临床分期的准确评估需要临床医生、病理医生、影像医生等共同协作完成，病理医生在其中的作用举足轻重。准确的大体观察和镜下诊断对于癌症的评估和治疗必不可少。病理医生必须准确报告肿瘤的解剖学、组织学、形态学特征及关键的生物学特征。病理报告建议采用结构化报告，使用标准的术语。

规范化的病理取材所获取的各种参数有助于指导临床治疗，并对于保证准确的组织病理学诊断和分期非常重要。病理医生在取材过程中常存在以下问题：不熟悉人体各部位的解剖结构，不能准确描述肿瘤所处的解剖部位；不能客观准确地描述肿瘤的大小、质地、颜色，以及与周围组织结构之间的关系；标本的剖面过少，不能准确判断肿瘤的浸润最深处；取材数量不足；切缘取材不规范，遗漏重要切缘；淋巴结取材数量少。由于不规范的病理取材和描述可导致部分重要组织病理学信息永久丢失，最终影响准确的临床分期。上述问题存在的客观原因在于病理医生的取材工作量非常大，影响取材质量。然而，病理医生工作经验不足，知识储备欠缺，特别是不了解临床分期对病理取材的要求也是导致错误取材非常重要的因素。病理医生必须了解临床分期中T、N、M分期的评估原则，并紧紧围绕临床分期对病理取材进行标准化和规范化是非常重要的。

（六）pTNM分期评估原则

pTNM分期是基于cTNM分期信息、术中所见和切除标本的病理评估。pTNM分期能够提供准确和客观的肿瘤参数，用于患者预后判断和指导随后的治疗。

pT分期的评估原则：①肿瘤大小和局部扩展是基于原发切除肿瘤的病理评估；②肿瘤大小是测量肿瘤最大径，采取四舍五入来计算肿瘤大小，如2.2mm计为2.0mm、1.7mm计为2.0mm、2.04cm计为2cm；特殊情况除外，如原发性恶性黑色素瘤需要精确至0.1mm；原发性乳腺癌＞1.0～1.4mm时计为2mm；③肿瘤大小最好是测量单个完整肿瘤；如果标本为多个肿瘤碎块，需要联合大体检查、镜下观察、影像和临床数据综合评估肿瘤大小；④如果镜下观察外科切缘存在肿瘤但不影响pT分期时，肿瘤大小按照病理医生在切除标本中所测量的肿瘤大小为准；如果临床为姑息性治疗，存在肉眼可见的未切除肿瘤时，结合临床和病理资料测量肿瘤大小；⑤标本固定可引起肿瘤收缩，固定前和固定后的肿瘤大小可能会存在差异；通常测量固定后的肿瘤大小；⑥同一器官内同时存在多发肿瘤时，以最高的pT分期为准；⑦肿瘤直接侵入区域淋巴结时，归类为淋巴结转移，不计入肿瘤大小；淋巴结内转移肿瘤结节不纳入肿瘤pT分期；⑧肿瘤直接侵入邻近器官时，作为T分期的一部分，不纳入远处转移。不同解剖部位T分期的分级标准见表1-0-1。

表1-0-1　不同解剖部位T分期的分级标准

部位	T1	T2	T3	T4
口腔	最大径≤2.0cm，浸润深度≤5.0mm	最大径≤2.0cm，5.0mm＜浸润深度≤10.0mm；2.0cm＜最大径≤4.0cm，浸润深度≤10.0mm	2.0cm＜最大径≤4.0cm，浸润深度＞10.0mm；最大径＞4.0cm，浸润深度≤10.0mm	T4a：最大径＞4.0cm，浸润深度＞10.0mm或肿瘤侵犯邻近结构 T4b：肿瘤侵犯咀嚼肌间隙、翼突内侧板或颅底和（或）累及颈内动脉
大唾液腺	最大径≤2.0cm，无实质外扩展（指临床或肉眼观察）	2.0cm＜最大径≤4.0cm，无实质外扩展	最大径＞4.0cm和（或）实质外扩展	T4a：侵犯皮肤、下颌骨、耳道和（或）面神经 T4b：侵犯颅底、翼突内侧板和（或）累及颈动脉
食管	T1a：侵犯固有层或黏膜肌层 T1b：侵犯黏膜下层	侵犯肌层	侵犯外膜	侵犯邻近结构
胃	T1a：侵犯固有层或黏膜肌层 T1b：侵犯黏膜下层	侵犯肌层	侵犯浆膜下结缔组织，未侵犯脏腹膜或邻近结构	T4a：侵犯浆膜层 T4b：侵犯邻近结构或器官

续表

部位	T1	T2	T3	T4
Vater壶腹	T1a：局限于Vater壶腹或Oddis括约肌 T1b：侵犯超出Oddis括约肌和（或）侵犯至十二指肠黏膜下层	侵犯十二指肠肌层	T3a：直接侵犯胰腺≤0.5cm T3b：侵犯胰腺＞0.5cm或累及胰腺十二指肠周围组织或十二指肠浆膜，但未累及腹腔干和肠系膜上动脉	累及肠系膜上动脉、腹腔干和（或）肝总动脉，无论肿瘤大小
小肠	T1a：侵犯固有层或黏膜肌层 T1b：侵犯黏膜下层	侵犯肌层	侵犯浆膜下层或无腹膜覆盖的肌层旁组织（系膜或腹膜后），未侵犯浆膜层	穿透脏腹膜或直接侵犯其他器官或结构
结肠和直肠	侵犯黏膜下层	侵犯肌层	穿透肌层侵犯至直肠周围组织	侵犯脏腹膜或侵犯或粘连邻近器官或结构
肝	T1a：孤立性肿瘤，长径≤2.0cm T1b：孤立性肿瘤，长径＞2.0cm但无血管侵犯	孤立性肿瘤，长径＞2.0cm伴血管侵犯或多发肿瘤，长径均未大于5.0cm。	多发肿瘤，至少一个肿瘤长径＞5.0cm	任意大小的单个肿瘤或多发肿瘤侵犯门静脉或肝静脉主要分支或肿瘤直接侵犯除胆囊之外的邻近器官或穿透脏腹膜
胆囊	T1a：侵犯黏膜层 T1b：侵犯肌层	T2a：侵犯腹膜侧肌层周围结缔组织，未累及浆膜（脏腹膜） T2b：侵犯肝脏侧肌层周围结缔组织，未累及肝脏	侵犯浆膜和（或）直接侵犯肝脏和（或）其他一个临床器官或结构如胃、十二指肠、结肠、胰腺、大网膜或肝外胆管	侵犯门静脉主干，或肝动脉，或侵犯两个或两个以上肝外器官或结构
胰腺	T1a：最大径≤0.5cm T1b：0.5cm＜最大径＜1.0cm T1c：最大径1.0～2.0cm	2.0cm＜最大径≤4.0cm	最大径＞4.0cm	侵犯腹腔动脉、肠系膜上动脉和（或）肝总动脉，无论肿瘤大小
肺	T1mi微小浸润腺癌：附壁为主型腺癌（最大径≤3.0cm）且浸润灶最大径≤5.0mm T1a：最大径≤1.0cm T1b：1.0cm＜最大径≤2.0cm T1c：2.0cm＜最大径≤3.0cm	T2a：3.0cm＜最大径≤4.0cm T2b：4.0cm＜最大径≤5.0cm	5.0cm＜最大径≤7.0cm或直接侵犯以下任何结构：壁层胸膜、膈神经、心包壁层、同一肺叶存在与原发灶相同的独立肿瘤结节	最大径＞7cm或任何大小肿瘤侵犯1个或1个以上下述结构：横膈、纵隔、心脏、大血管、气管、喉返神经、食管、椎体或气管隆突；同侧肺叶内存在与原发灶不同的独立肿瘤结节
胸腺	T1a：未侵犯纵隔胸膜 T1b：直接侵犯纵隔胸膜	直接侵犯心包（部分或全层）	直接侵犯以下任何结构：肺、头臂静脉、上腔静脉、膈神经、胸壁或心包外肺动脉或静脉	直接侵犯以下任何结构：主动脉（升主动脉、主动脉弓、降主动脉）、主动脉弓血管、心包内肺动脉、心肌、气管和食管
骨	最大径≤8.0cm	最大径＞8.0cm	原发骨内存在跳跃病灶	—
躯干四肢软组织肉瘤	最大径≤5.0cm	5.0cm＜最大径≤10.0cm	10.0cm＜最大径≤15.0cm	最大径＞15.0cm
胃肠间质瘤	最大径≤2.0cm	2.0cm＜最大径≤5.0cm	5.0cm＜最大径≤10.0cm	最大径＞10.0cm
乳腺	T1mi：最大径≤1.0mm T1a：1.0mm＜最大径≤5.0mm T1b：5.0mm＜最大径≤10.0mm T1c：10.0mm＜最大径≤20.0mm	20.0mm＜最大径≤50.0mm	最大径＞50.0mm	T4a：侵犯胸壁（不包括单纯胸大肌、胸小肌受累） T4b：皮肤溃疡和（或）同侧肉眼可见卫星结节和（或）皮肤水肿（包括橘皮征），但不满足炎性乳腺癌的诊断标准 T4c：T4a和T4b T4d：炎性乳腺癌

续表

部位	T1	T2	T3	T4
Merkel 细胞癌	肿瘤临床最大径≤2.0cm	2.0cm＜肿瘤临床最大径≤5.0cm	肿瘤临床最大径＞5.0cm	原发肿瘤侵犯筋膜、肌肉、软骨或骨
皮肤黑色素瘤	T1a：最大径＜0.8mm不伴溃疡 T1b：最大径＜0.8mm伴溃疡或0.8～1.0mm伴或不伴溃疡	T2a：最大径＞1.0～2.0mm不伴溃疡 T2b：最大径＞1.0～2.0mm伴溃疡	T3a：最大径＞2.0～4.0mm不伴溃疡 T3b：最大径＞2.0～4.0mm伴溃疡	T4a：最大径＞4.0mm不伴溃疡 T4b：最大径＞4.0mm伴溃疡
卵巢和输卵管	T1a：肿瘤局限于一侧卵巢（被膜完整）或输卵管；卵巢和输卵管表面无肿瘤，腹水或腹腔冲洗液无恶性细胞 T1b：肿瘤局限于双侧卵巢（被膜完整）和（或）输卵管；卵巢和输卵管表面无肿瘤；腹水或腹腔冲洗液无恶性细胞 T1c1：术中肿瘤溢出 T1c2：术前被膜破裂或肿瘤存在卵巢和输卵管表面 T1c3：腹水或腹腔冲洗液有恶性肿瘤细胞	T2a：肿瘤侵犯和（或）种植于子宫、输卵管和（或）卵巢 T2b：肿瘤侵犯和（或）种植于其他盆腔组织	T3a：镜下盆腔外（骨盆缘以上）腹膜累及伴或不伴腹膜后淋巴结转移 T3b：肉眼观察骨盆外腹膜转移，病灶最大径≤2.0cm，伴或不伴腹膜后淋巴结转移 T3c：肉眼观察骨盆外腹膜转移，病灶最大径＞2.0cm，伴或不伴腹膜后淋巴结转移（包括肝和脾被膜内肿瘤转移但未侵犯实质）	—
子宫体	T1a：肿瘤局限于子宫内膜或侵犯肌层＜1/2 T1b：侵犯肌层≥1/2	侵犯子宫颈结缔组织间质但未超出子宫，不包括宫颈管腺体受累	T3a：侵犯浆膜层和（或）附件（直接扩展或转移） T3b：阴道受累（直接扩展或转移）或宫旁组织受累	侵犯膀胱黏膜和（或）肠黏膜（大疱性水肿不能分类为T4）
子宫颈	T1：肿瘤局限于子宫颈（扩展至子宫体不影响分期） T1a1：镜下诊断浸润癌。从上皮基底部测量间质浸润最大深度≤3.0mm，且水平扩散≤7.0mm T1a2：3.0mm＜浸润深度≤5.0mm且水平扩散≤7.0mm T1b1：临床可见病变最大径≤4.0cm T1b2：临床可见病变最大径＞4.0cm	T2：宫颈癌侵犯超出子宫颈，但未达骨盆壁或未达阴道下1/3 T2a：肿瘤无宫旁侵犯 T2a1：临床可见病变最大径≤4.0cm T2a2：临床可见病变最大径＞4.0cm T2b：肿瘤侵犯宫旁	T3a：侵犯阴道下1/3但未侵犯盆壁 T3b：侵犯盆壁和（或）导致肾盂积水或无功能肾	侵犯膀胱黏膜和（或）直肠黏膜和（或）扩展超出真骨盆（大疱性水肿不能分类为T4）
肾脏	T1a：肿瘤局限于肾脏，最大径≤4.0cm T1b：肿瘤局限于肾脏，4.0cm＜最大径≤7.0cm	T2a：肿瘤局限于肾脏，7.0cm＜最大径≤10.0cm T2b：肿瘤局限于肾脏，最大径＞10.0cm	T3a：肿瘤侵犯肾静脉或其他的节段分支或侵犯肾盂肾盏系统或侵犯肾周和（或）肾窦脂肪但未超出肾筋膜 T3b：侵犯横膈下的下腔静脉 T3c：侵犯横膈上的下腔静脉或侵犯下腔静脉壁	侵犯超出肾筋膜（包括连续扩展至同侧肾上腺）
膀胱	侵犯固有层（上皮下结缔组织）	T2a：侵犯浅肌层（内侧半） T2b：侵犯深肌层（外侧半）	T3a：镜下侵犯膀胱周围软组织 T3b：大体观察侵犯膀胱周围软组织（膀胱外肿块）	T4a：膀胱外肿瘤直接侵犯前列腺间质、精囊腺、子宫、阴道 T4b：膀胱外肿瘤侵犯盆壁、腹壁

续表

部位	T1	T2	T3	T4
肾盂和输尿管	侵犯上皮下结缔组织	侵犯肌层	肾盂肿瘤穿透肌层侵入肾盂周围脂肪或肾实质；输尿管肿瘤穿透肌层侵犯输尿管周围脂肪	侵犯邻近器官或通过肾脏侵犯肾周脂肪
前列腺	T1：临床肿瘤不明显，无法扪及 T1a：在≤5%的切除组织中组织学检查偶然发现 T1b：在＞5%的切除组织中组织学检查偶然发现 T1c：穿刺活检发现单侧或双侧叶存在肿瘤，但无法扪及	T2：肿瘤可扪及但局限于前列腺内 T2a：累及单侧叶的1/2或更少 T2b：累及超过单侧叶的1/2，但未累及双侧叶 T2c：累及双侧叶	T3：侵犯被膜外但未固定或未侵犯邻近结构 T3a：被膜外侵犯（单侧或双侧） T3b：肿瘤侵犯单侧或双侧精囊	肿瘤固定或侵犯除精囊外的其他邻近结构：如外括约肌、直肠、膀胱、肛提肌和（或）盆壁
睾丸	T1：肿瘤局限于睾丸（包括睾丸网侵犯）不伴淋巴管血管侵犯 T1a：最大径＜3cm T1b：最大径≥3cm	T2：肿瘤局限于睾丸（包括睾丸网侵犯）伴淋巴管血管侵犯或肿瘤侵犯门部软组织或附睾或穿透睾丸白膜表面覆盖的脏层间皮层伴或不伴淋巴管血管侵犯	直接侵犯精索软组织伴或不伴淋巴管血管侵犯	侵犯阴囊伴或不伴淋巴管血管侵犯
甲状腺	T1a：肿瘤局限于甲状腺，最大径≤1.0cm T1b：肿瘤局限于甲状腺，1.0cm＜最大径≤2.0cm	肿瘤局限于甲状腺，2.0cm＜最大径＜4.0cm	T3a：肿瘤局限于甲状腺，最大径＞4.0cm T3b：大体可见仅侵犯甲状腺外带状肌（胸骨舌骨肌、胸骨甲状肌、甲状舌骨肌、肩胛舌骨肌），无论肿瘤大小	T4：大体可见侵犯带状肌以外 pT4a：大体可见甲状腺外扩展，侵犯皮下软组织、喉、气管、食管、喉返神经 pT4b：大体可见甲状腺外扩展，侵犯椎前筋膜或包裹颈动脉或纵隔血管，无论肿瘤大小
肾上腺	最大径≤5.0cm，无肾上腺外侵犯	最大径＞5.0cm，无肾上腺外侵犯	任何肿瘤大小伴有局部侵犯但未侵犯邻近器官	任何肿瘤大小，侵犯邻近器官（肾脏、横膈、胰腺、脾或肝脏）或大血管（肾静脉或下腔静脉）

pN 分期的评估原则：①区域淋巴结转移的大小包括淋巴结转移灶的大小、淋巴结的大小或淋巴结肿块的大小（可以是融合淋巴结形成的肿块）。②肿瘤直接侵入区域淋巴结时，归类为淋巴结转移不纳入评估 pT 分期；淋巴结内转移肿瘤结节不纳入肿瘤 pT 分期。③孤立肿瘤细胞簇（isolated tumor cell cluster，ITC）是指单个肿瘤细胞或小的肿瘤细胞簇最大径≤0.2mm，通常不伴间质反应，常见于被膜下淋巴窦内但也可存在于淋巴结实质内；ITC 可能代表肿瘤细胞在输送途中并未在淋巴结内增生，淋巴结仅存在 ITC 时通常分类为 N0（恶性黑色素瘤和 Merkel 细胞癌除外），表示为 N0（i＋）；不推荐采用免疫组化或分子技术检测 ITC。④微转移（micro-metastases），淋巴结微转移定义为肿瘤沉积灶＞0.2mm 但≤2.0cm；对于特定的部位，微转移表示为 mi，如 cN1mi。⑤淋巴结外扩展（extranodal extension，ENE），是指淋巴结转移灶穿透淋巴结被膜进入邻近组织，有时也被称为淋巴结外扩散（extranodal spread）、被膜外扩展（extracapsular extension）或被膜外扩散（extracapsular spread）。⑥区域淋巴结转移灶侵犯远处器官分类为 ENE，不作为远处转移。⑦肿瘤沉积（tumor deposits）或称卫星结节是指在原发癌淋巴引流区域内存在不连续的肿瘤结节，未检出淋巴组织、血管或神经结构；肿瘤沉积的定义与结节的外形、轮廓或大小无关。

2. 大体检查

内翻型乳头状瘤表面呈灰白色、波浪状，类似于桑葚或菜花（图2-1-1～图2-1-4）。由于肿瘤细胞密度高，病变部位不透明。

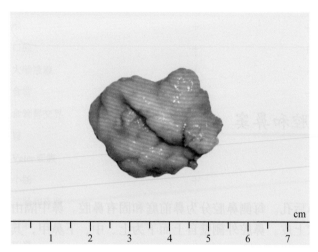

图2-1-1　左侧中鼻道内翻型乳头状瘤；男，42岁

大体检查：灰白色肿瘤切除标本，大小3.0cm×3.0cm×1.4cm，表面不平，切面呈灰白色，质地软

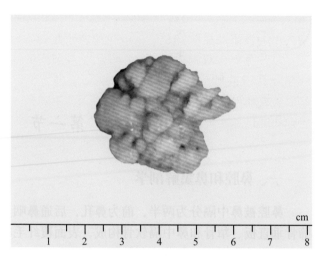

图2-1-2　右侧鼻腔内翻型乳头状瘤；男，55岁

大体检查：灰白色菜花状肿瘤切除标本，大小3.0cm×3.0cm×2.0cm，切面呈灰白色，局部半透明

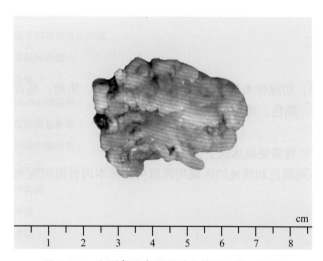

图2-1-3　左侧鼻腔内翻型乳头状瘤；男，50岁

大体检查：灰白灰黄色肿瘤切除标本，大小4.0cm×3.0cm×0.7cm，表面略呈菜花样

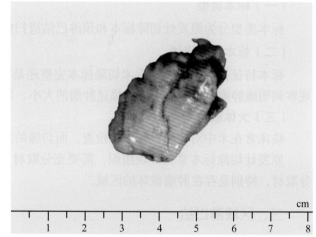

图2-1-4　右侧鼻腔内翻型乳头状瘤；男，52岁

大体检查：灰黄色肿瘤切除标本，大小3.7cm×2.0cm×0.8cm，表面较光滑，略呈分叶状

（二）鼻腔鼻窦乳头状瘤，嗜酸细胞型

1. 临床特征

嗜酸细胞型乳头状瘤大多数患者发病年龄＞50岁，无性别差异，大多发生于单侧鼻侧壁或鼻窦内（常见于上颌窦或筛窦），可以局限性或累及两个部位，如果未予以重视可扩展至毗邻区。患者出现鼻塞和间断性鼻出血。

2. 大体检查

病变呈鱼肉样，粉红色、黄褐色或红褐色息肉样肿瘤（图2-1-5）。

第二章

头 颈 部

第一节 鼻腔和鼻窦

一、鼻腔和鼻窦解剖学

鼻腔被鼻中隔分为两半，前为鼻孔，后通鼻咽为鼻后孔。每侧鼻腔分为鼻前庭和固有鼻腔。鼻中隔由筛骨垂直板、犁骨和鼻中隔软骨构成，表面覆纤毛柱状上皮。鼻腔外侧壁自上而下为上、中、下鼻甲，其下方的裂隙分别为上鼻道、中鼻道和下鼻道。

鼻窦为鼻腔周围同名颅骨内的含气腔，开口于鼻腔，包括上颌窦、额窦、筛窦和蝶窦4对。

二、标本描述和取材

（一）标本类型

标本类型分为原发灶切除标本和颈淋巴结清扫标本。

（二）标本特征描述

标本特征描述内容包括手术切除标本完整还是破碎；切除标本的大小、颜色、坏死情况、质地；是否观察到明确肿瘤，若见肿瘤则需描述肿瘤的大小、界限、颜色、质地、坏死情况等。

（三）大体取材

临床常在术中对切缘进行冰冻检查，而切缘的具体位置需要临床医生提供。

原发灶切除标本常为碎块组织，需要充分取材，不同颜色和质地的区域均需取材。标本内骨组织应充分取材，特别是存在肿瘤破坏的区域。

三、区域淋巴结

选择性颈淋巴结切除标本需要检出≥10枚淋巴结，根治或改良根治的颈淋巴结切除标本需要检出淋巴结≥15枚。测量最大转移淋巴结包括融合淋巴结（含淋巴结和转移癌）的大小，最大转移淋巴结的大小（直径≤3cm或直径＞6cm）影响N分期。转移淋巴结应当报告是否存在淋巴结外扩展。具体参阅本章第二节中区域淋巴结相关内容。

四、鼻腔和鼻窦大体病理学

（一）鼻腔鼻窦乳头状瘤，内翻型

1.临床特征

内翻型乳头状瘤是鼻腔鼻窦最常见的乳头状瘤，来源于鼻腔鼻窦衬覆上皮。常见于50～60岁（发病年龄范围6～84岁），男性常见，男女比（2.5～3）:1，易复发，恶性转化率1.9%～27%，不同报道之间存在差异。鼻腔和上颌窦是最常见的部位，上颌窦以内侧壁最常见，其他部位少见。30%的内翻型乳头状瘤为多发性。临床表现无特征性，包括鼻塞、鼻出血、鼻溢液、嗅觉减退和长时间头痛。

2.大体检查

内翻型乳头状瘤表面呈灰白色、波浪状，类似于桑葚或菜花（图2-1-1～图2-1-4）。由于肿瘤细胞密度高，病变部位不透明。

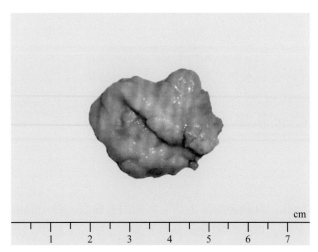

图2-1-1　左侧中鼻道内翻型乳头状瘤；男，42岁
大体检查：灰白色肿瘤切除标本，大小3.0cm×3.0cm×1.4cm，表面不平，切面呈灰白色，质地软

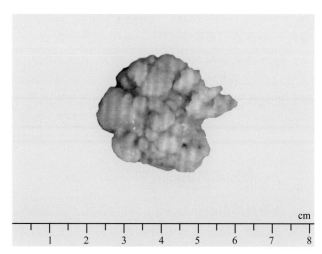

图2-1-2　右侧鼻腔内翻型乳头状瘤；男，55岁
大体检查：灰白色菜花状肿瘤切除标本，大小3.0cm×3.0cm×2.0cm，切面呈灰白色，局部半透明

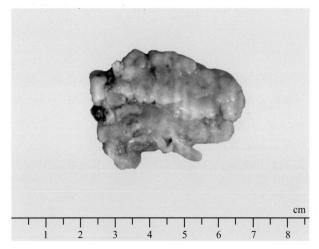

图2-1-3　左侧鼻腔内翻型乳头状瘤；男，50岁
大体检查：灰白灰黄色肿瘤切除标本，大小4.0cm×3.0cm×0.7cm，表面略呈菜花样

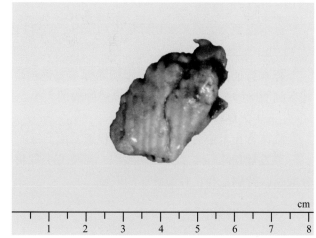

图2-1-4　右侧鼻腔内翻型乳头状瘤；男，52岁
大体检查：灰黄色肿瘤切除标本，大小3.7cm×2.0cm×0.8cm，表面较光滑，略呈分叶状

（二）鼻腔鼻窦乳头状瘤，嗜酸细胞型

1.临床特征

嗜酸细胞型乳头状瘤大多数患者发病年龄＞50岁，无性别差异，大多发生于单侧鼻侧壁或鼻窦内（常见于上颌窦或筛窦），可以局限性或累及两个部位，如果未予以重视可扩展至毗邻区。患者出现鼻塞和间断性鼻出血。

2.大体检查

病变呈鱼肉样，粉红色、黄褐色或红褐色息肉样肿瘤（图2-1-5）。

（三）鼻腔鼻窦乳头状瘤，外生型

1.临床特征

外生型乳头状瘤典型发病年龄20～50岁（发病年龄范围2～87岁），好发于男性，男女比为（2～10）∶1，通常发生于前鼻中隔的下部。肿瘤增大可继发累及鼻腔侧壁，但极少原发于此处。病变不累及鼻窦，双侧病变罕见。发生于鼻前庭的良性角化性皮肤肿瘤不属于鼻腔鼻窦外生型乳头状瘤。患者典型临床症状为鼻出血、单侧鼻塞和存在无症状肿块。

2.大体检查

病变呈乳头样或疣状，灰白色、粉红色或黄褐色，不透明，广基贴附于鼻中隔上（图2-1-6）。典型病变最大径为2cm。

（四）血管瘤

1.临床特征

血管瘤（haemangioma）又称为分叶状毛细血管瘤、化脓性肉芽肿、毛细血管瘤和海绵状血管瘤。黏膜血管瘤大约占头颈部血管瘤的10%，占非上皮鼻腔鼻窦肿瘤的25%。任何年龄均可发生，平均年龄40岁。发病高峰为男性儿童及青少年和妊娠期女性。年龄＞40岁患者无性别差异。肿瘤最常发生于前鼻中隔，其次为鼻甲和鼻窦。临床症状为鼻出血和鼻塞，症状持续时间短。

2.大体检查

肿瘤平均最大径＜1cm，病变最大径达8cm也有报道。大体外观包括弥漫性、扁平状肿块，膨胀性、息肉样结节（图2-1-7，图2-1-8）。病变质地软，表面常存在溃疡。

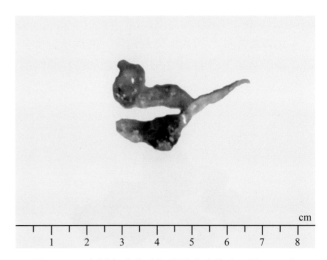

图2-1-5 右侧鼻腔嗜酸细胞型乳头状瘤；男，57岁

大体检查：灰黄灰红色破碎肿瘤切除标本，总体积3.5cm×2.8cm×0.4cm

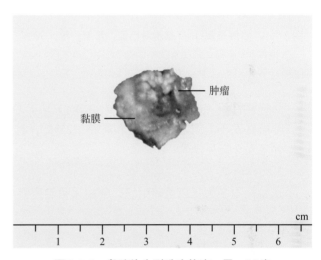

图2-1-6 鼻腔外生型乳头状瘤；男，36岁

大体检查：灰白色黏膜切除标本，大小1.6cm×1.6cm×0.3cm。黏膜表面见灰白色乳头状肿瘤，大小1.0cm×0.8cm×0.2cm

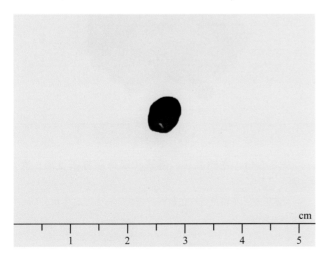

图2-1-7 左侧鼻腔化脓性肉芽肿；女，16岁

大体检查：红色结节状肿瘤切除标本，最大径0.6cm

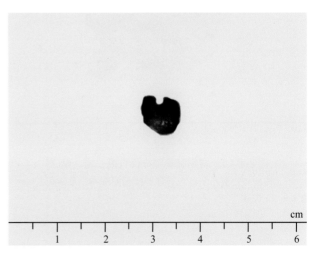

图2-1-8 右侧鼻腔化脓性肉芽肿；女，44岁

大体检查：暗红色肿瘤切除标本，大小0.8cm×0.7cm×0.5cm

（五）结外NK/T细胞淋巴瘤

1.临床特征

鼻腔鼻窦淋巴瘤大约占所有头颈部恶性肿瘤的12%～15%，是继鳞状细胞癌、腺癌之后的第三位常见恶性肿瘤。结外NK/T细胞淋巴瘤（extranodal NK/T-cell lymphoma）常发生于东亚、墨西哥和中南美洲。结外NK/T细胞淋巴瘤最常见于上呼吸道和上消化道（70%～80%），主要发生于鼻腔、鼻窦和Waldeyer环（咽淋巴环）。肿瘤也可发生于皮肤、胃肠道、软组织等其他结外部位。鼻腔肿瘤患者常出现鼻塞和（或）鼻出血。鼻腔肿瘤能够导致鼻中隔或腭部穿孔，侵犯皮肤或眼眶时伴有瘀斑和溃疡。鼻腔肿瘤临床症状类似于慢性鼻窦炎。大多数患者为Ⅰ期和Ⅱ期，10%～20%的病例扩散至皮肤、胃肠道、睾丸和远处淋巴结。

2.大体检查

送检标本多为活检标本或碎块组织，坏死组织常见（图2-1-9）。

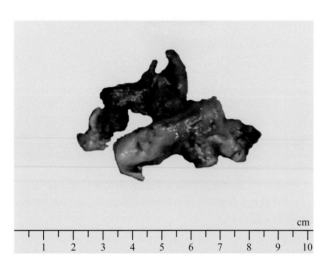

图2-1-9　右侧鼻窦NK/T细胞淋巴瘤，鼻型；男，50岁

大体检查：灰白灰褐色破碎肿瘤切除标本，总体积5.0cm×3.0cm×1.0cm

（六）腺样囊性癌

1.临床特征

腺样囊性癌（adenoid cystic carcinoma）是鼻腔鼻窦最常见的恶性唾液腺型肿瘤，发病年龄为11～92岁。肿瘤好发于上颌窦（60%）和鼻腔（25%），具有隐匿性。临床症状包括鼻塞、鼻出血、疼痛、腭部及面部肿胀和牙齿松动等。

2.大体所见

送检标本多为灰白色碎组织，肿瘤无明显边界（图2-1-10，图2-1-11）。

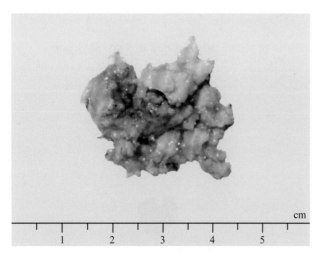

图2-1-10　右侧筛窦腺样囊性癌；男，65岁

大体检查：灰白灰红色破碎肿瘤切除标本，总体积2.3cm×2.4cm×1.0cm

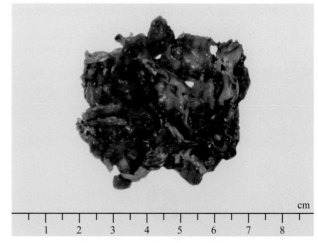

图2-1-11　左侧鼻腔、筛窦和蝶窦腺样囊性癌；女，43岁

大体检查：灰白色灰红色破碎肿瘤切除标本，总体积5.0cm×4.5cm×1.5cm

（七）成熟性畸胎瘤

1.临床特征

鼻腔鼻窦畸胎瘤罕见。头颈部畸胎瘤约占全部畸胎瘤的6%。肿瘤多发生于新生儿和婴幼儿。

2.大体检查

肿瘤界限清楚，囊性或实性，切面呈灰黄色，质地软（图2-1-12）。

（八）炎性息肉

1.临床特征

炎性息肉（inflammatory polyp）是非肿瘤性病变，由于长期慢性炎症刺激所致。发病常与过敏有关。炎性息肉好发于成年人。临床症状包括头痛、鼻塞和流鼻涕。

2.大体检查

病变最大径可达数厘米，灰白色，半透明状，可有蒂，表面光滑，局部出血呈灰红色（图2-1-13～图2-1-17）。切面水肿明显，大小不等囊腔，腔内充满黏液。

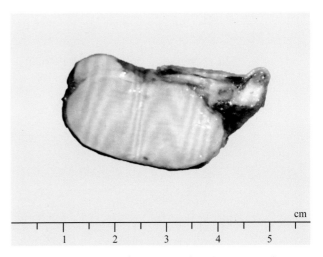

图2-1-12 左侧鼻腔成熟性畸胎瘤；男，32岁

大体检查：结节状肿瘤切除标本，大小4.0cm×2.5cm×1.5cm，表面光滑。切面实性，主要呈灰黄色，周围呈灰白色，质地较软

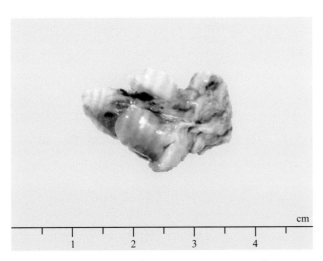

图2-1-13 双侧鼻腔炎性息肉；男，28岁

大体检查：灰白色息肉切除标本，大小2.5cm×1.2cm×0.5cm，内含骨质

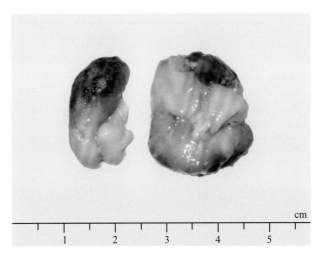

图2-1-14 左侧鼻腔炎性息肉；男，31岁

大体检查：灰白灰红色息肉切除标本两块，大小分别为2.2cm×2.0cm×1.0cm和2.0cm×1.0cm×0.8cm

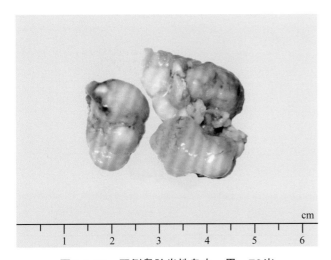

图2-1-15 双侧鼻腔炎性息肉；男，76岁

大体检查：灰白色息肉切除标本3个，总体积3.5cm×2.8cm×1.0cm。切面见大小不等囊肿，内含黏液

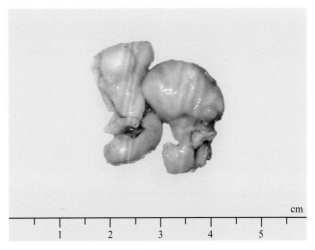

图2-1-16 双侧鼻腔炎性息肉；女，60岁

大体检查：灰白色破碎息肉切除标本，总体积2.5cm×2.5cm×1.0cm。切面部分呈囊性，囊腔最大径0.7cm，灰白灰黄色，质地软

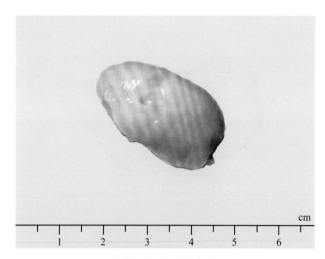

图 2-1-17　左侧后鼻孔炎性息肉；男，55岁

大体检查：灰白色息肉切除标本，大小3.4cm×2.0cm×1.8cm。切面呈囊性，内含灰黄色胶冻样物

（九）真菌病

1.临床特征

鼻真菌病（mycosis）是指发生于鼻腔和鼻窦的真菌感染。致病菌主要为曲霉菌、毛霉菌和念珠菌。机体免疫力低下、鼻中隔偏曲、鼻息肉、鼻腔及鼻窦机械性阻塞时容易引起真菌感染。根据临床表现分为4型：非侵袭型、侵袭型、曲霉菌瘤型和变态反应型。非侵袭型常见于无免疫缺陷患者，好发于上颌窦及鼻腔，常出现鼻塞、流脓涕、涕中带血和头痛等症状。侵袭型常见于免疫缺陷患者，临床症状重。非侵袭型和曲霉菌瘤型患者行鼻窦清理术，预后较佳。

2.大体检查

真菌菌团常呈灰褐色（图2-1-18～图2-1-21）。

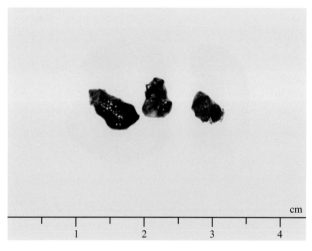

图 2-1-18　右侧上颌窦曲霉菌病；女，56岁

大体检查：暗紫色碎组织，总体积1.5cm×0.8cm×0.4cm，质脆

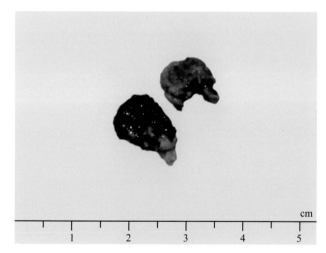

图 2-1-19　左侧上颌窦曲霉菌病；女，64岁

大体检查：灰白灰褐色碎组织，总体积1.5cm×1.0cm×0.3cm

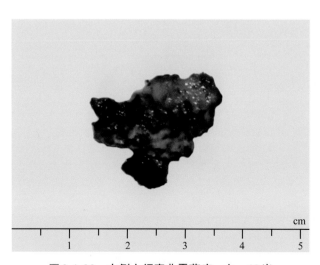

图 2-1-20　左侧上颌窦曲霉菌病；女，43岁

大体检查：灰褐色组织，大小2.5cm×2.0cm×1.0cm

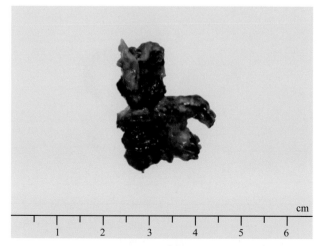

图 2-1-21　右侧鼻窦曲霉菌病；女，76岁

大体检查：灰褐色碎组织，总体积3.5cm×1.5cm×0.7cm

五、WHO（2017年）鼻腔、鼻窦及颅底肿瘤分类

癌

角化型鳞状细胞癌

非角化型鳞状细胞癌

梭形细胞鳞状细胞癌

淋巴上皮样癌

鼻腔鼻窦未分化型癌

NUT癌

神经内分泌癌

小细胞神经内分泌癌

大细胞神经内分泌癌

腺癌

肠型腺癌

非肠型腺癌

畸胎癌肉瘤

鼻窦乳头状瘤

鼻窦乳头状瘤，内翻型

鼻窦乳头状瘤，嗜酸细胞型

鼻窦乳头状瘤，外生型

呼吸性上皮病变

呼吸性上皮腺瘤样错构瘤

浆黏液性错构瘤

唾液腺型肿瘤

多形性腺瘤

恶性软组织肿瘤

纤维肉瘤

未分化多形性肉瘤

平滑肌肉瘤

横纹肌肉瘤，非特殊型

胚胎性横纹肌肉瘤

腺泡状横纹肌肉瘤

多形性横纹肌肉瘤，成人型

梭形细胞横纹肌肉瘤

血管肉瘤

恶性外周神经鞘瘤

双表型鼻腔鼻窦肉瘤

滑膜肉瘤

交界性/低级别恶性软组织肿瘤

韧带样型纤维瘤病

鼻腔鼻窦血管周细胞瘤

孤立性纤维性肿瘤

上皮样血管内皮细胞瘤

良性软组织肿瘤

平滑肌瘤

血管瘤

神经鞘瘤

神经纤维瘤

其他肿瘤

脑膜瘤

鼻腔成釉细胞瘤

软骨间叶错构瘤

淋巴造血系统肿瘤

结外NK/T细胞淋巴瘤

骨外浆细胞瘤

神经外胚叶/黑色素细胞肿瘤

尤因肉瘤/外周原始神经外胚叶瘤（Ewing sarcoma/PNET）

嗅神经母细胞瘤

黏膜黑色素瘤

第二节　喉

一、喉解剖学

成年人喉位于第3～6颈椎前方，上界是会厌上缘，下界为环状软骨。喉软骨构成喉的支架，包括甲状软骨、环状软骨、会厌软骨和成对的杓状软骨。甲状软骨构成喉的前壁和侧壁，前角向前突出为喉结。环状软骨位于甲状软骨下方，是喉软骨中唯一完整的软骨环。环状软骨前部低窄，后部高阔。会厌软骨被覆黏膜构成会厌（图2-2-1）。

喉腔是由喉壁围成的管腔，侧壁有上、下两对黏膜皱襞，上方的皱襞称为前庭襞（又称室带、假声带），下方皱襞称为声襞（声带）。两对皱襞将喉腔分为前庭襞上方的喉前庭（声门上区），声襞下方的声门下腔，前庭襞和声襞之间的喉中间腔（图2-2-2）。

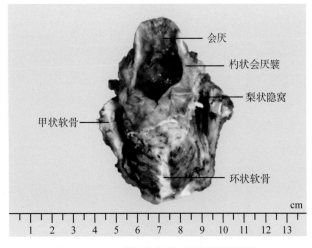

图2-2-1　全喉切除标本后面观解剖结构

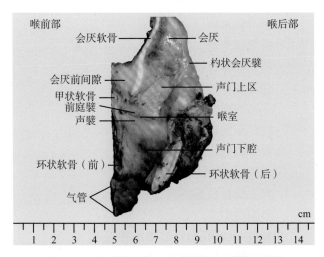

图2-2-2　全喉切除标本矢状面切开后解剖结构

为临床分期所需，喉被分为三个区域：声门上区、声门区和声门下区。①声门上区从会厌软骨的尖部至喉室尖端（喉室侧缘与声带上表面连接处）水平线之间的区域，其中包括会厌（包括会厌尖部、舌面和喉面）、杓状会厌襞（喉面）、杓状软骨和前庭襞（室带）。会厌通过舌骨平面分为舌骨上会厌部和舌骨下会厌部。②声门区由真声带的上表面和下表面组成，包括前联合和后联合。声门区从喉室侧缘向下延伸大约1cm宽度（从喉室至真声带游离面之下0.5～1cm的区域）。③声门下区范围包括真声带平面下1cm至环状软骨下缘之间的区域。

会厌前间隙呈三角形，其前界为甲状软骨和甲状舌骨膜，后界为会厌和舌骨会厌韧带，下界为舌骨会厌韧带。声门旁间隙下界为弹性圆锥，外侧为甲状软骨，内侧为方形膜，后界为梨状隐窝。会厌前间隙和声门旁间隙均为由脂肪组织和结缔组织构成的潜在腔隙，存在淋巴管和血管，但无淋巴结。

前庭襞和喉室的黏膜与黏膜下层结构相似，上皮均为假复层纤毛柱状上皮，固有层和黏膜下层为疏松结缔组织，含有许多混合性腺体和淋巴组织。声襞较薄的游离缘为膜部，基部为软骨部。膜部覆有复层扁平上皮，固有层较厚，大量弹性纤维与其表面平行排列，形成致密的板状结构，称声韧带。固有层下方的骨骼肌为声带肌。声带的振动主要发生于膜部。声带的软骨部黏膜结构与前庭襞类似。

二、标本特征描述和取材

（一）标本类型

标本类型包括喉内切除标本、经咽激光切除标本（声门）、声门上喉切除标本、环状软骨上喉切除标本、垂直半喉切除标本、部分喉切除标本、全喉切除标本、颈淋巴结清扫标本。

确定标本类型，明确喉的切除范围（全喉、半喉、部分喉），测量标本的大小。是否同时切除舌骨、梨状隐窝、甲状腺和气管。梨状隐窝是下咽的一部分，为喉口两侧的深窝，从咽会厌皱襞到食管上口。梨状隐窝的外侧为甲状软骨，内侧为杓状会厌襞的咽下面、杓状软骨和环状软骨。喉切除标本常将梨状隐窝一并切除。复杂标本最好在手术医生的协助下检查和定位。

（二）标本特征描述

会厌位于喉的前上方，可用于喉切除标本的定位。沿喉的后正中线纵行切开。观察并描述肿瘤部位、大小、大体分型、肿瘤偏侧性（左侧、右侧、中线）、数量（单灶或多灶）、浸润范围，以及肿瘤至近端、远端及径向切缘的距离。肿瘤是否侵犯会厌前间隙、声门旁间隙和梨状隐窝。

肿瘤部位：①声门上区，包括会厌舌面、会厌喉面、杓状会厌襞、杓状软骨、前庭襞（假声带）、喉室；②声门区，包括声襞（真声带）、前联合、后联合、伴声门上区扩展；③声门下区；④跨声门扩展，是指来源于声门区或声门上区的癌垂直穿过喉室。《AJCC癌症分期手册（第8版）》根据肿瘤部位（声门上区、声门区和声门下区）分别进行T分期。

（三）大体取材

1.切缘取材

切缘包括近端切缘（前面为舌基底部、侧面为梨状隐窝或下咽侧壁、后面为环状软骨后上部）、远端切缘（气管切缘）和径向切缘（喉周围软组织）。墨汁标识喉周围的软组织切缘和黏膜切缘。纵向取近端和远端切缘，特别是当肿瘤距离切缘较近时。远端气管切缘也可横向取材。

2.肿瘤取材

平行于喉的纵轴从上至下多切面切开肿瘤，分别全层切取会厌软骨、肿瘤交界处、肿瘤、室带、喉室、声带、甲状软骨和环状软骨。肿瘤可根据具体情况多取材。若肿瘤全层标本较厚，可从切除组织块中间离断取材，记录清楚组织块的具体位置（内、外）。会厌前间隙、声门旁间隙、梨状隐窝、会厌、杓状会厌襞均需取材。喉软骨常钙化，需要进行脱钙处理。另有文献报道，也可采取垂直于喉的纵轴（水平面）取材。

三、区域淋巴结

头颈部癌的颈部淋巴结分为下述七区。

Ⅰ区：颏下淋巴结组（ⅠA）和颌下淋巴结组（ⅠB）；

Ⅱ区：颈内静脉淋巴结上组，分为ⅡA和ⅡB；

Ⅲ区：颈内静脉淋巴结中组；

Ⅳ区：颈内静脉淋巴结下组；

Ⅴ区：颈后三角区淋巴结组，分为ⅤA和ⅤB；

Ⅵ区：颈前淋巴结组；

Ⅶ区：上纵隔淋巴结组。

除上述颈部淋巴结之外还包括枕骨下淋巴结、咽后淋巴结、咽旁淋巴结、颊肌淋巴结、耳前淋巴结、腮腺周围和腮腺内淋巴结。中线淋巴结视为同侧淋巴结。

颈部淋巴结清扫包括根治性颈部淋巴结清扫、改良颈部淋巴结清扫、选择性颈部淋巴结清扫（分为肩胛舌骨肌上颈部淋巴结清扫、后侧颈部淋巴结清扫、侧颈部淋巴结清扫和前颈部淋巴结清扫）、高选择性颈部淋巴结清扫（纤维脂肪清扫≤2区）和扩大根治性颈部淋巴结清扫。病理医生必须熟悉颈部淋巴结分区，外科医生必须提供颈部淋巴结清扫的详细信息，包括淋巴结清扫方式和每个标本的具体解剖部位。根治或改良根治颈部淋巴结清扫必须检出≥10枚淋巴结。选择性颈部淋巴结清扫必须检出≥6枚淋巴结。

颈部淋巴结状态是上呼吸消化道癌最重要的一项预后参数。所有肉眼阴性的淋巴结必须全部取材。大体阳性的淋巴结可以部分取材送检。必须仔细测量最大转移淋巴结包括融合淋巴结（含淋巴结和转移癌）的大小，最大转移淋巴结的大小（≤3cm或>6cm）影响N分期。大的（>3cm）淋巴结常存在淋巴结外扩展。存在转移的淋巴结应当报告是否存在淋巴结外扩展。淋巴结外扩展是N分期的一部分。《AJCC癌症分期手册（第8版）》将淋巴结外扩展分为临床淋巴结外扩展和病理淋巴结外扩展。临床检查存在非常明确的大体淋巴结外扩展（包括多发性融合淋巴结、皮肤侵犯、肌肉侵犯、紧密固定于临床结构或侵犯脑神经、臂神经丛、交感神经干、膈神经伴功能障碍），并且影像学检查强烈支持时，临床也可确定淋巴结外扩展阳性。不同文献对于淋巴结外扩展的定义存在差异。美国病理学家协会（College of America Pathologists，CAP）对淋巴结外扩展定义为淋巴结内转移肿瘤穿透淋巴结被膜进入周围结缔组织，伴或不伴间质反应。淋巴结切开时，淋巴结外扩展表现为淋巴结与软组织交界处见不规则、质地硬、灰白色肿瘤。完整淋巴结被膜光滑，容易与周围脂肪分离。

组织病理学评估淋巴结外扩展的范围可进一步分为显微镜下淋巴结外扩展（microscopic ENE，ENE_{mi}）和肉眼可辨淋巴结外扩展（major ENE，ENE_{ma}）。ENE_{mi}定义为显微镜下突破淋巴结被膜肿瘤最大径≤2mm。ENE_{ma}定义为大体检查时肉眼可见明显的淋巴结外扩展或者显微镜下淋巴结外扩展超过淋巴结被膜>2mm。目前《AJCC癌症分期手册（第8版）》头颈部肿瘤N分期没有进一步区分ENE_{mi}和ENE_{ma}，两者存在均代表淋巴结外扩展阳性，但推荐进行数据收集以供未来分析所用。

四、喉大体病理学

（一）普通型鳞状细胞癌

1.临床特征

喉普通型鳞状细胞癌（conventional squamous cell carcinoma）是第二位常见呼吸道癌，仅次于肺癌。占男性所有恶性肿瘤的1.6%～2.0%，占女性所有恶性肿瘤的0.2%～0.4%。肿瘤好发于60～70岁，以男性多见，声门上区和声门区较常见，声门下区少见。喉普通型鳞状细胞癌早期临床表现为声音嘶哑（声门区和声门下区）、呼吸困难和喘鸣（声门上区），其他症状包括吞咽困难、音质改变、喉部异物感、咯血和吞咽痛。其常表现为呼吸困难、喘息或喘鸣、急性呼吸衰竭、咳嗽、咯血和声音嘶哑。喉鳞状细胞癌能直接侵犯周围结构或经淋巴管和血管转移，易发生区域淋巴结转移。

2.大体检查

喉普通型鳞状细胞癌可表现为边缘凸起的外生性、扁平状、结节状、息肉样病变，或凹陷性内生性病变（图2-2-3～图2-2-9），并常见中央溃疡。

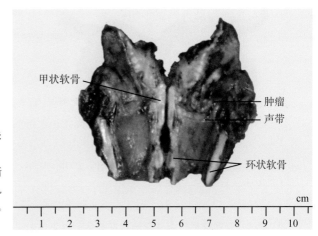

图 2-2-3 右侧声门上区中分化鳞状细胞癌；淋巴结内未见癌转移（0/36）；女，64岁

大体检查：全喉切除标本，大小5.3cm×3.0cm×2.8cm，气管断端直径2.0cm。距会厌末端1.6cm、气管切缘2.5cm、右侧声门上区见灰白色肿瘤，大小1.6cm×1.0cm×0.4cm。切面呈灰白色，质地硬。肿瘤未侵犯喉软骨

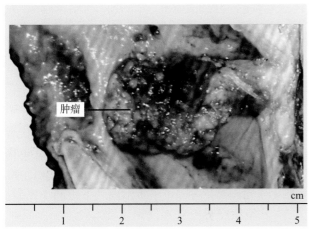

图 2-2-4 左侧声门区高分化鳞状细胞癌；淋巴结内未见癌转移（0/45）；男，51岁

大体检查：全喉切除标本，大小9.0cm×6.0cm×4.0cm。切开左侧声门区见菜花状肿瘤，大小2.5cm×0.6cm×0.5cm。切面呈灰白色，质地中等。肿瘤未侵犯喉软骨

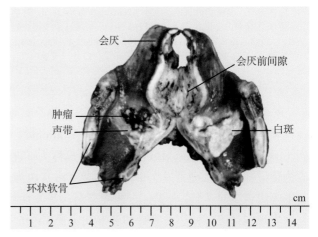

图 2-2-5 左侧声门上区高分化鳞状细胞癌；淋巴结内未见癌转移（0/25）；男，79岁

大体检查：全喉切除标本，大小9.0cm×5.5cm×4.5cm。切开左侧声门上区见灰白灰红色菜花状肿瘤，大小1.5cm×1.2cm×1.0cm；切面呈灰白色，质地中等，邻近但未侵犯甲状软骨。右侧声门下区见片状白斑，大小2.0cm×1.5cm

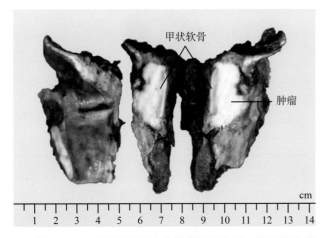

图 2-2-6 右侧跨声门中分化鳞状细胞癌；淋巴结内癌转移（2/59）；男，61岁

大体检查：全喉切除标本，大小7.5cm×7.3cm×3.7cm。喉右侧见跨声门扩展的灰白色肿瘤，大小4.0cm×3.0cm×3.5cm。切面呈灰白色，质地较硬。肿瘤向前侵犯并包绕甲状软骨，向下紧邻环状软骨上缘。肿瘤紧邻近端切缘和径向切缘

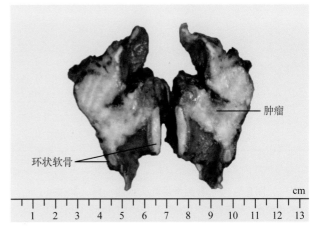

图 2-2-7 双侧跨声门高分化鳞状细胞癌；淋巴结内癌转移（1/39）；男，45岁

大体检查：全喉切除标本，大小7.5cm×4.0cm×4.0cm。肿瘤范围广，环绕整个喉腔，距近端切缘和远端切缘1.0cm，紧邻径向切缘。肿瘤切面呈灰白灰黄色，大小3.7cm×4.0cm×4.0cm，向上侵犯会厌底部，向前侵犯并破坏甲状软骨，向下侵犯环状软骨

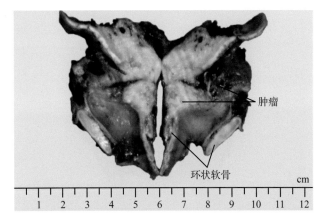

图2-2-8 双侧跨声门中分化鳞状细胞癌；淋巴结内见癌转移（5/27）；男，61岁
大体检查：全喉切除标本，大小8.2cm×5.0cm×4.0cm。肿瘤主体位于右侧声门上区，向下侵犯声门下区，并跨过中线侵犯喉左侧，大小3.8cm×3.0cm×1.7cm。肿瘤向前侵犯甲状软骨，向上侵犯会厌前间隙，向下紧邻环状软骨，切面呈灰白色，质地中等

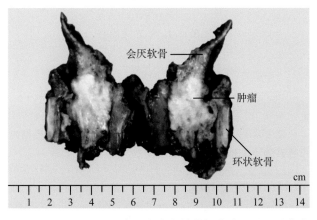

图2-2-9 双侧跨声门中分化鳞状细胞癌；淋巴结内未见癌转移（0/26）；男，61岁
大体检查：全喉切除标本，大小9.0cm×6.5cm×6.0cm。距会厌末端3.0cm、气管切缘2.0cm喉前壁见灰白色肿瘤，大小3.3cm×2.8cm×2.5cm。肿瘤跨声门扩展，侵犯会厌软骨、甲状软骨和环状软骨

（二）鳞状细胞乳头状瘤

1.临床特征

鳞状细胞乳头状瘤（squamous cell papilloma）是喉部最常见的良性上皮肿瘤。复发性呼吸道乳头状瘤病（recurrent respiratory papillomatosis）也称为喉乳头状瘤以多发性、连续性、局部复发性鳞状细胞乳头状瘤为特征。乳头状瘤常发生于声带和喉室，其次为假声带、会厌、声门下区、下咽和鼻咽。乳头状瘤扩展至下呼吸道少见（1%～3%），病死率高。复发性呼吸道乳头状瘤病常位于纤毛上皮与鳞状上皮的交界处，临床表现包括进行性声音嘶哑和外生性病变相关的喘鸣。

2.大体检查

鳞状细胞乳头状瘤表现为腔内生长的外生性、无蒂或带蒂、圆凸表面的肿块（图2-2-10，图2-2-11），质脆易碎，微小损伤易引起出血。

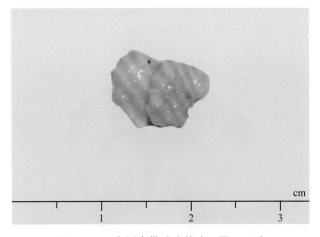

图2-2-10 右侧声带乳头状瘤；男，33岁
大体检查：灰褐色肿瘤切除标本，大小1.4cm×1.0cm×0.3cm

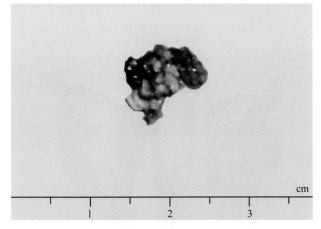

图2-2-11 右侧声带乳头状瘤；男，57岁
大体检查：灰白色乳头状瘤切除标本，总体积1.0cm×1.0cm×0.5cm

（三）声带息肉

1.临床特征

声带息肉（polyp of vocal cord）又称声带结节。由于发声过度损伤所致的非肿瘤性、非炎症性反应。其常见于过度发声的人群，女性多见。主要位于声带的前1/3。

2.大体检查

灰白色或灰红色广基结节或息肉（图2-2-12 ～图2-2-16）。

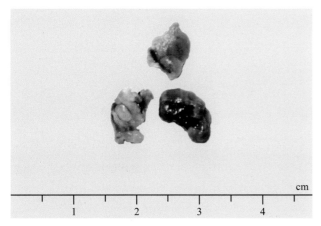

图2-2-12 右侧声带息肉伴出血；男，35岁
大体检查：灰白色、灰红色息肉切除标本3个，最大径0.6 ～ 1.0cm。灰白色、灰红色，质地中等

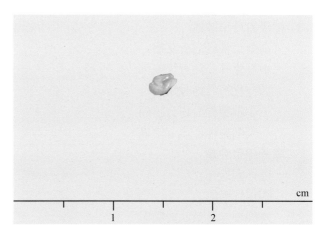

图2-2-13 右侧声带息肉；女，16岁
大体检查：灰白色半透明息肉切除标本，最大径0.3cm，水肿明显

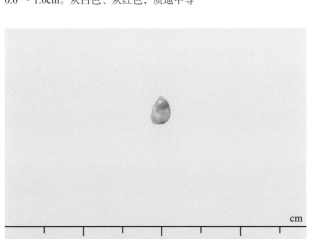

图2-2-14 右侧声带息肉伴出血；女，26岁
大体检查：灰白灰红色息肉切除标本，最大径0.3cm

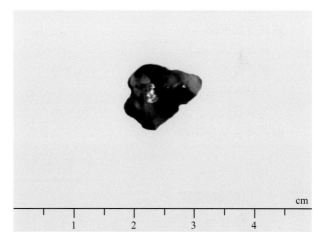

图2-2-15 左侧声带息肉；男，46岁
大体检查：灰红色息肉切除标本，大小1.4cm×0.8cm×0.3cm。切面见多根扩张的小血管，呈海绵状，质地软

五、WHO（2017年）下咽部、喉、气管及咽旁间隙肿瘤分类

恶性表面上皮性肿瘤
　　普通型鳞状细胞癌
　　　　疣状癌
　　　　基底样鳞状细胞癌
　　　　乳头状鳞状细胞癌
　　　　梭形细胞鳞状细胞癌
　　　　腺鳞癌
　　　　淋巴上皮样癌
前驱病变
　　异型增生，低级别

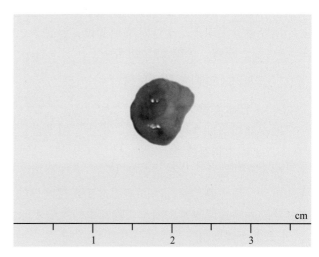

图2-2-16 左侧声带息肉伴溃疡；女，55岁
大体检查：灰白色息肉切除标本，大小0.7cm×0.5cm×0.3cm

异型增生，高级别

鳞状细胞乳头状瘤

鳞状细胞乳头状瘤病

神经内分泌肿瘤

高分化神经内分泌癌

中分化神经内分泌癌

低分化神经内分泌癌

小细胞神经内分泌癌

大细胞神经内分泌癌

唾液腺型肿瘤

腺样囊性癌

多形性腺瘤

嗜酸细胞乳头状囊腺瘤

软组织肿瘤

颗粒细胞瘤

脂肪肉瘤

炎性肌纤维母细胞肿瘤

软骨源性肿瘤

软骨瘤

软骨肉瘤

软骨肉瘤，1级

软骨肉瘤，2/3级

淋巴造血系统肿瘤

第三节 口 腔

一、口腔解剖学

口腔是消化道的起始部，前壁为上、下唇，侧壁为颊，上壁为腭，下壁为口腔底。口腔向前经口唇围成的口裂通向外界，向后经咽峡与咽相通。口腔借上、下牙弓和牙龈分为前外侧部的口腔前庭和后内侧部的固有口腔。

舌邻近口腔底，可分为舌体和舌根两部分，以界沟为界。舌体占舌的前2/3，为界沟之前可活动的部分，其前端为舌尖。舌根为舌的后1/3，以舌肌固定于舌骨和下颌骨等处。

口腔可分为以下几个特定解剖部位：唇黏膜、颊黏膜、下牙槽嵴、上牙槽嵴、磨牙后牙龈（磨牙后三角）、口底、硬腭、舌前2/3（口舌）。

二、标本特征描述和取材

（一）标本类型

原发灶切除标本包括部分舌、半舌、超半舌、全舌、部分颊、唇等。

（二）标本特征描述

标本特征描述内容包括肿瘤大小、大体分型（外生型或溃疡型）、浸润深度、距4个外周切缘及深部切缘的距离。口腔癌切除标本固定后常出现较明显的收缩，固定后的标本软组织收缩率可达30%。应用于临床分期的肿瘤建议测量未固定切除标本的肿瘤实际大小。

（三）大体取材

1.切缘取材

外科手术治疗口腔癌的目标是完整切除肿瘤并且经组织学证实肿瘤切缘阴性。"足够"切缘因解剖位置的不同而有所差别。美国国立综合癌症网络（NCCN）定义干净切缘（clear margin）为距离浸润癌≥5mm；紧邻切缘为距离浸润癌<5mm；阳性切缘为切缘上存在浸润癌和原位癌。全面、准确的切缘病理报告取决于切缘取材是否充分和外科医生关注的切缘是否已检查。

口腔癌切除标本一般包括4个外周切缘（包括黏膜和软组织）和1个深部切缘。切缘评估的基本原则是每个组织面必须与外科医生的手术切缘（骨、黏膜、软组织、血管和神经）相符合，能够代表真正的切缘并进行评估。术中切缘评估理想方法是以"样本为导向（specimen driven approach）"。外科医生与病理医生在进行标本交接时，直接讨论正确的解剖定位和识别任何手术所致的非切缘组织撕裂或切开。病理医生绘制标本图，利用不同颜色的墨汁标识各个外科切缘，并予以记录。非切缘的组织撕裂不要误认为是手术切缘，应当首先使用单色墨染撕裂处，这样可避免标识切缘的墨汁流动对非切缘组织的污染问题。病理医生应垂直于切缘每隔5mm连续切开标本，测量肿瘤与最近的外科切缘之间的距离并取材。癌和切缘之间的距离以毫米报告。由于口腔癌容易通过横纹肌和神经扩散，存在较多卫星灶，平行切取切缘时，镜下观察到的切缘可能为卫星灶之间的软组织，出现假阴性切缘，并且无法镜下测量浸润癌与切缘之间的距离，因此应尽量避免平行切取切缘。

2.肿瘤取材

口腔癌切除标本必须报告肿瘤的浸润深度（depth of invasion，DOI）、最差侵袭方式（worse pattern of invasion，WPOI）。淋巴结转移的风险与DOI和WPOI密切相关。因此肿瘤的取材必须能够保证准确评估上述两个预后参数。建议切取不同的组织块以便评估每一个的参数。

DOI评估浸润性癌，不考虑任何外生性成分，是用于评估口腔癌侵袭力的指标，纳入口腔癌的T分期。具体测量方法：首先在最邻近肿瘤的完整黏膜鳞状上皮的基底膜做一水平线，肿瘤浸润最深处至水平线之间做一垂直线，垂直线的长度即为DOI，尺度单位为毫米。因此必须将正常黏膜与肿瘤浸润最深处一同取材。如果大体检查时，癌已侵犯骨髓腔或皮下组织，DOI即变得无关紧要。

WPOI是口腔癌的预后参数之一，分为WPOI-1（推进式边缘）、WPOI-2（指状生长）、WPOI-3（分散大巢且每巢>15个细胞）、WPOI-4（小巢且每巢≤15个细胞）和WPOI-5。WPOI-5为肿瘤卫星灶之间或卫星灶距主癌巢之间的距离（肿瘤离散）≥1mm。WPOI需要在肿瘤浸润前缘处评估。《AJCC癌症分期手册（第8版）》推荐评估是否存在WPOI-5。WPOI-5最常见的表现形式是肿瘤通过软组织扩散，因此评估WPOI的切片应当取软组织与肿瘤交界处的肿瘤浸润前缘。

三、区域淋巴结

选择性颈部淋巴结切除标本中需要检出≥15枚淋巴结，根治或改良根治的颈部淋巴结切除标本需要检出≥22枚淋巴结。转移淋巴结需要评估是否存在淋巴结外扩展，《AJCC癌症分期手册（第8版）》将淋巴结外扩展纳入口腔癌N分期。具体参见本章第二节中区域淋巴结相关内容。

四、口腔大体病理学

鳞状细胞癌

1.临床特征

90%以上的口腔癌是鳞状细胞癌（squamous cell carcinoma）。世界范围内口腔癌为第六位常见癌，大多发生于50～70岁。口腔癌能够发生于口腔黏膜的任何区域，最常见的部位是舌、口底和牙龈，大约占所有口腔癌的50%。体积小的鳞状细胞癌可无症状，而进展期肿瘤出现各种不同的症状和体征，如不适、疼痛、舌活动性下降和戴用义齿刺激。经久不愈的溃疡提示恶性。不足50%的口腔鳞状细胞癌会出现溃疡。下唇癌患者典型表现为结痂。

2.大体检查

肿瘤呈外生性、结节状和溃疡性（图2-3-1，图2-3-2），灰白色、红斑、红白混杂。切面黄褐色或灰白色，质地硬，浸润性生长（图2-3-1B）。

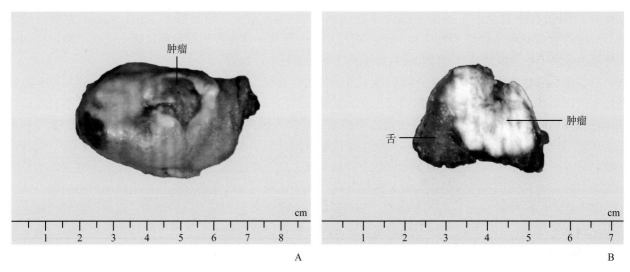

图 2-3-1　舌左侧缘高分化鳞状细胞癌；淋巴结内未见癌转移（0/5）；女，73 岁

大体检查：部分舌切除标本，大小 5.3cm×3.5cm×2.5cm。黏膜面见溃疡型肿物，大小 4.2cm×2.5cm×1.9cm，溃疡最大径 1.8cm。肿瘤切面呈灰白色，侵犯肌层，紧邻基底切缘

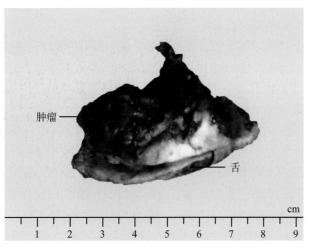

图 2-3-2　舌左侧缘高分化鳞状细胞癌；淋巴结内癌转移（2/7）；女，64 岁

大体检查：舌部分切除标本，大小 5.0cm×3.2cm×0.6cm。黏膜面见外生性肿瘤，大小 3.5cm×1.7cm×2.0cm。肿瘤表面粗糙，切面灰白色，质地硬，浸润肌层

颗粒细胞瘤

横纹肌瘤

淋巴管瘤

血管瘤

神经鞘瘤

神经纤维瘤

Kaposi 肉瘤

肌纤维母细胞肉瘤

口腔黏膜黑色素瘤

唾液腺型肿瘤

黏液表皮样癌

五、WHO（2017年）口腔与可移动舌部肿瘤分类

上皮性肿瘤和病变

鳞状细胞癌

口腔上皮异型增生

低级别

高级别

增生性疣状白斑

乳头状瘤

鳞状细胞乳头状瘤

尖锐湿疣

寻常疣

多灶性上皮异型增生

组织来源未定肿瘤

先天性颗粒细胞牙龈瘤

间叶性软骨黏液样肿瘤

软组织和神经源性肿瘤

多形性腺瘤

淋巴造血系统肿瘤

CD30阳性T淋巴细胞增生性疾病

浆母细胞性淋巴瘤

朗格汉斯细胞组织细胞增生症

骨髓外髓系肉瘤

第四节　大唾液腺

一、大唾液腺解剖学

唾液腺分布范围广，大唾液腺共三对，包括腮腺、下颌下腺和舌下腺。

腮腺最大，重量15～30g。略呈锥形，底朝外侧，尖向内侧突向咽旁。通常以下颌支后缘或以穿过腮腺的面神经丛为界，分为浅、深两部。浅部略呈三角形，上达颧弓、下至下颌角，前至咬肌后1/3的浅面，后至乳突前缘和胸锁乳突肌前缘的上份。深部位于下颌后窝内和下颌支的深面。腮腺管自腮腺浅部前缘发出，开口于平对上颌第二磨牙处颊黏膜上的腮腺管小乳头。35%的人群存在副腮腺。

下颌下腺呈扁椭圆形，重约15g。位于下颌体下缘及二腹肌前后腹所围成的下颌下三角内。内导管自腺的内侧面发出，开口于舌下阜。

舌下腺是最小的一对大唾液腺，重量2～3g。位于口腔底舌下襞的深面。导管有大、小两种，大导管与下颌下腺共同开口于舌下阜，小导管直接开口于舌下襞黏膜表面。

大唾液腺均为复管泡状腺。被膜伸入腺实质将其分隔成大小不等的小叶（图2-4-1）。腺实质由分支的导管和末端的腺泡组成。腺泡分为浆液性、黏液性和混合性三类。导管通常包括闰管（起始部）、纹状管（又称分泌管）、小叶间导管和总导管。腮腺为纯浆液性腺，下颌下腺和舌下腺均为混合性腺，下颌下腺以浆液性腺泡为主，舌下腺以黏液性腺泡为主。

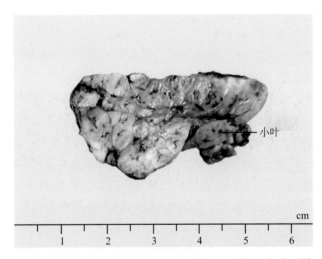

小叶

图2-4-1　下颌下腺剖面解剖结构，实质分为大小不等的小叶

二、大唾液腺切除标本病理取材

（一）标本类型

标本类型包括腮腺浅部切除标本、腮腺深部切除标本、全腮腺切除标本、下颌下腺切除标本、舌下腺切除标本、颈部淋巴结清扫标本。

（二）标本特征描述

标本特征描述内容包括肿瘤大小、肿瘤部位（左侧或右侧）、数目、颜色、被膜、囊性变、唾液腺实质外扩展和距外科切缘的最近距离。唾液腺实质外扩展是临床分期的重要指标，存在唾液腺实质外扩展为T3期。唾液腺实质外扩展是指临床或肉眼观察到明确的唾液腺周围软组织侵犯，单纯镜下观察软组织侵犯不能应用于临床分期，必须认真观察是否存在唾液腺实质外扩展。

（三）大体取材

1.切缘取材

唾液腺癌最主要的治疗方法为外科切缘阴性的肿瘤完全切除。外科切缘阳性必须再次手术以保证全部肿瘤被切除。标本墨汁标记后切取切缘，特别是距离肿瘤最近的外科切缘。重要的大神经需请临床医生缝线标识，以便取神经断端切缘。

2. 肿瘤取材

确定肿瘤位置后，垂直于切除标本的长轴、每隔2～3mm切开肿瘤。肿瘤取材需充分，包括肿瘤、肿瘤与周围唾液腺、肿瘤与切缘及肿瘤与大神经，以便显示它们之间的关系。

三、区域淋巴结

唾液腺内（特别是腮腺）及周围软组织常存在淋巴结，应仔细检查。必须仔细测量最大转移淋巴结包括融合淋巴结（含淋巴结和转移癌）的大小，最大转移淋巴结的大小（≤3cm或＞6cm）影响临床分期。所有外科切除的转移淋巴结均需要检查是否存在淋巴结外扩展。淋巴结外扩展纳入N分期。选择性颈部淋巴结清扫标本应至少检出10枚以上的淋巴结。完全性颈部淋巴结清扫（根治或改良根治颈部淋巴结清扫）应至少检出15枚以上的淋巴结。具体参阅本章第二节中区域淋巴结相关内容。

四、大唾液腺大体病理学

（一）黏液表皮样癌

1. 临床特征

黏液表皮样癌（mucoepidermoid carcinoma）的发病年龄范围广，是儿童和青年人最常见的唾液腺恶性肿瘤。发病高峰为20岁之前。腮腺是最常见的发病部位，其次为下颌下腺、舌下腺和其他口腔内小唾液腺。

2. 大体检查

典型表现为质地软或硬的界限清楚肿块或浸润性肿块，常伴囊腔。

（二）腺样囊性癌

1. 临床特征

腺样囊性癌（adenoid cystic carcinoma）的平均发病年龄57岁，女性略多，男女比1∶1.5，占所有头颈部癌＜1%，占所有唾液腺肿瘤＜10%。腺样囊性癌主要发生于大唾液腺，大约1/3的病例发生于口腔、鼻腔鼻窦或其他部位的小唾液腺。临床表现通常为肿胀或肿块，也可出现麻木、感觉异常或疼痛。累及运动神经能导致面瘫或舌无力。

2. 大体检查

典型表现为质地硬、灰白色、无包膜和浸润性肿块（图2-4-2，图2-4-3），体积大小不等。少见情况下存在坏死和（或）出血，提示存在高级别肿瘤。

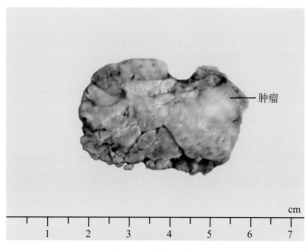

图2-4-2　下颌下腺腺样囊性癌；女，63岁

大体检查：下颌下腺切除标本，大小4.0cm×2.5cm×2.0cm。切面见结节状肿瘤，大小2.2cm×1.6cm×1.2cm；肿瘤邻近下颌下腺被膜，与周围组织分界不清，无包膜；切面呈灰白色，质地中等

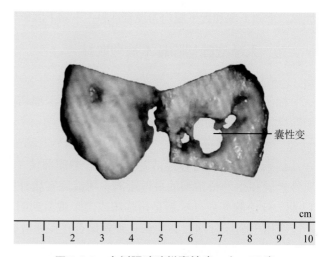

图2-4-3　左侧腮腺腺样囊性癌；女，53岁

大体检查：灰白色、灰红色结节状肿瘤切除标本，大小6.0cm×4.5cm×3.3cm。切面呈灰白色，局部呈囊性，内含透明状清亮液体

（三）肌上皮癌

1.临床特征

肌上皮癌（myoepithelial carcinoma）少见，任何年龄均可发生，无性别差异。大多数病例发生于腮腺，下颌下腺和舌下腺次之。临床表现为无痛性肿块，偶尔近期快速增大。如果侵犯面神经可出现面无力/面瘫。

2.大体检查

典型表现为界限不清，质地软至质地硬肿块。切面呈灰白色或黄褐色，偶尔伴有出血、囊性变和坏死。

（四）癌在多形性腺瘤中

1.临床特征

癌在多形性腺瘤中（carcinoma ex pleomorphic adenoma）占所有唾液腺肿瘤的3.6%（0.9%～14%），占所有恶性唾液腺肿瘤的12%（2.8%～42.4%）。12%发生于复发性多形性腺瘤。男性稍多，发病高峰60～70岁。病变主要发生于腮腺。临床表现为先前长期存在肿块突然快速生长，可伴有疼痛。

2.大体检查

大体外观差异较大，64%的病变呈浸润性生长。大多数病例存在大体可见的残存的多形性腺瘤成分，通常表现为质硬、钙化性结节（图2-4-4）。

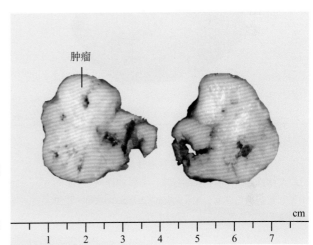

肿瘤

cm

图2-4-4　左侧腮腺癌在多形性腺瘤中，中分化腺癌；癌灶最大径2.5mm，局限于包膜内；男，27岁

大体检查：灰白色结节状肿瘤切除标本，大小3.0cm×3.0cm×2.5cm，表面光滑，包膜完整。切面呈灰白色，囊性变，质地较硬

（五）多形性腺瘤

1.临床特征

多形性腺瘤（pleomorphic adenoma）是儿童和成年人最常见的唾液腺肿瘤，唾液腺肿瘤大多数为多形性腺瘤。任何年龄均可发生，常见于30岁以上成年人，就诊时平均年龄45岁。男女比1∶2，多发于腮腺，其次为舌下腺和下颌下腺。肿瘤常为孤立性，但也能异时和同时发生多个多形性腺瘤。生长缓慢、无痛性肿块，可持续存在许多年。症状和体征取决于发病部位。面瘫和快速增大与肿瘤体积大和恶性转化有关。腮腺深叶多形性腺瘤可表现为口腔扁桃体后肿块或咽旁间隙肿瘤。

2.大体检查

典型表现为单个、质地硬、可活动、界限清楚肿块（图2-4-5～图2-3-9）。切面颜色多变，从浅黄褐色至灰色（图2-4-6～图2-4-9），伴或不伴软骨特征。退变和囊性变易见（图2-4-9B）。继发于细针穿刺活检能够发生出血和梗死。复发性肿瘤以大小不等的多结节为特点。

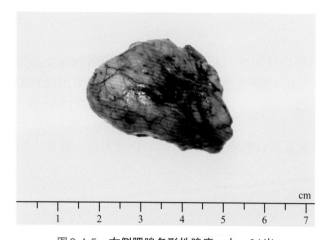

图2-4-5 右侧腮腺多形性腺瘤；女，64岁
大体检查：结节状肿瘤切除标本，大小3.5cm×2.5cm×1.5cm，包膜完整。切面呈灰白色，杂有淡黄色胶冻样物

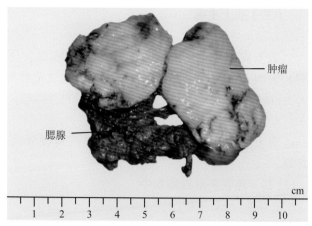

图2-4-6 右侧腮腺多形性腺瘤；男，39岁
大体检查：结节状肿瘤切除标本，大小5.7cm×3.5cm×3.0cm，包膜完整。切面呈灰白色，质地软。周围附唾液腺组织

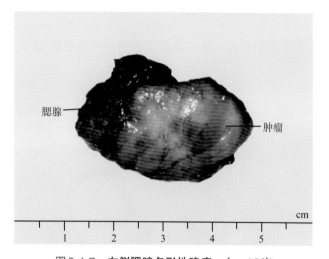

图2-4-7 左侧腮腺多形性腺瘤；女，16岁
大体检查：唾液腺切除标本，大小3.7cm×2.3cm×1.0cm。其中见灰黄灰白色肿瘤，大小2.8cm×2.2cm×0.8cm，包膜完整，与周围唾液腺组织界限清楚，质地中等

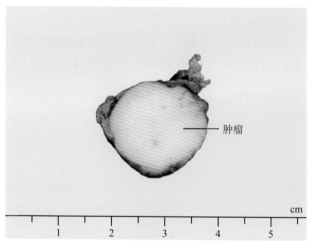

图2-4-8 左侧腮腺多形性腺瘤；女，38岁
大体检查：结节状肿瘤切除标本，大小1.6cm×1.4cm×1.1cm。切面呈灰白色，质地中等

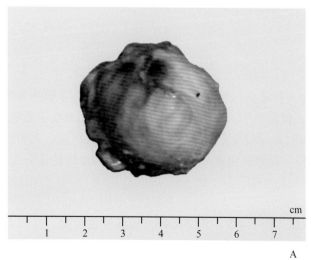

A

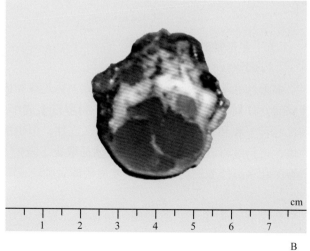

B

图2-4-9 左侧腮腺多形性腺瘤；男，39岁
大体检查：结节状肿瘤切除标本，大小3.3cm×3.0cm×2.0cm，包膜完整。切面呈灰白色，局部囊性变，大小2.0cm×2.0cm×2.1cm，内含胶冻样物

（六）肌上皮瘤

1.临床特征

肌上皮瘤（myoepithelioma）大约占所有大、小唾液腺肿瘤的1.5%，分别占大、小唾液腺良性肿瘤的2.2%和5.7%。男女发病率无差异。大多数肿瘤发生于成年人，儿童少见。发病年龄范围9～85岁，平均年龄44岁，发病高峰30岁。主要发生于腮腺，其次为硬腭和软腭（大约占40%）。典型表现为无痛性缓慢生长的肿块。

2.大体检查

界限清楚的实性肿瘤（图2-4-10），切面呈黄褐色或黄色，有光泽（图2-4-11）。

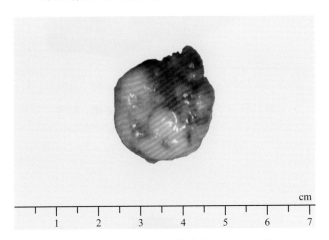

图2-4-10　左侧腮腺肌上皮瘤；女，44岁

大体检查：结节状肿瘤切除标本，大小2.7cm×2.6cm×1.6cm，包膜完整。切面呈灰黄色，质地中等

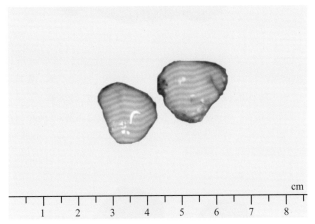

图2-4-11　右侧腮腺肌上皮瘤；男，31岁

大体检查：结节状肿瘤切除标本，大小1.8cm×1.6cm×1.3cm，包膜完整。切面呈浅黄色，质地中等

（七）Warthin瘤

1.临床特征

Warthin瘤（Warthin tumour）是唾液腺第二常见肿瘤，占所有唾液腺肿瘤的5%～15%，好发于60～70岁，男性略多。病变几乎总是发生于腮腺，有时发生于腮腺旁淋巴结。大多数肿瘤位于腮腺下极，偶尔呈多灶性，同时或异时出现，累及单侧或双侧腮腺，也可与其他类型的腮腺肿瘤同时发生。临床表现为无痛性、缓慢生长和波动性肿胀。疼痛或面神经瘫痪少见，但可发生于化生（或梗死）亚型。

2.大体检查

大多数肿瘤呈圆形至卵圆形肿块，界限清楚（图2-4-12～图2-4-14）。切面实性和多囊性伴有明显的乳头状结构（图2-4-15～图2-4-18）。囊腔含有黏液或乳白色液体或褐色液体。

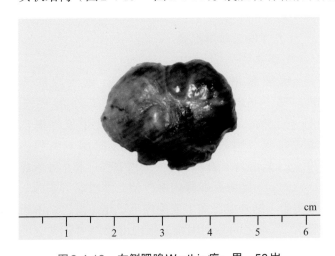

图2-4-12　左侧腮腺Warthin瘤；男，58岁

大体检查：灰白灰红色肿瘤切除标本，大小2.7cm×2.1cm×1.0cm，包膜完整。切面呈灰白灰红色，质地较硬

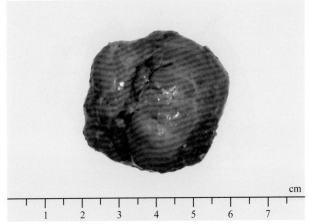

图2-4-13　左侧腮腺Warthin瘤；男，50岁

大体检查：灰红色结节状肿瘤切除标本，大小4.0cm×3.2cm×2.6cm，包膜完整。切面呈灰红色，质地软

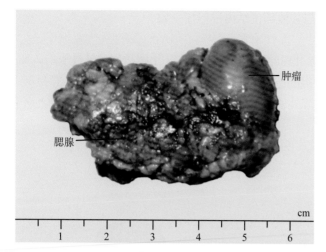

图2-4-14 右侧腮腺Warthin瘤；男，67岁

大体检查：唾液腺切除标本，大小4.5cm×2.8cm×2.0cm。标本一侧见灰红色结节状肿瘤，大小2.5cm×1.0cm×1.0cm，包膜完整。切面呈灰红色，质地软

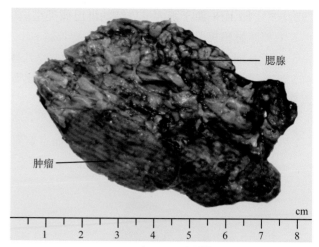

图2-4-15 左侧腮腺Warthin瘤；男，53岁

大体检查：唾液腺切除标本，大小7.0cm×5.0cm×3.0cm。其中见灰红色结节状肿瘤，大小3.0cm×2.6cm×2.0cm，包膜完整，质地中等

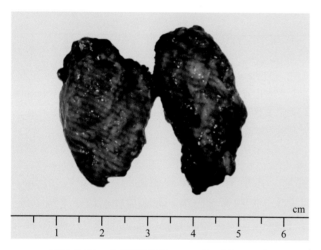

图2-4-16 右侧腮腺Warthin瘤；男，47岁

大体检查：唾液腺切除标本，大小3.5cm×3.0cm×2.0cm。切面见灰红色结节状肿瘤，大小2.5cm×2.3cm×2.0cm。包膜完整，质地软，见乳头状和裂隙样结构

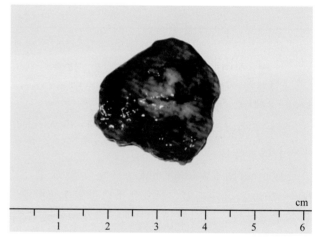

图2-4-17 右侧颈部Warthin瘤；男，54岁

大体检查：灰红色结节状肿瘤切除标本，大小2.5cm×2.2cm×1.4cm，包膜完整。切面呈灰白灰红色，质地软，见裂隙状结构

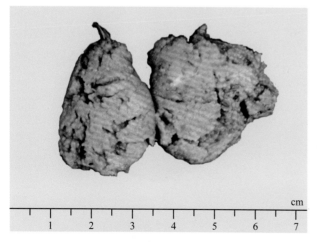

图2-4-18 左侧腮腺Warthin瘤；女，61岁

大体检查：结节状肿瘤切除标本，大小4.1cm×2.5cm×1.5cm。包膜完整。切面呈灰白色，质地软，乳头状结构

（八）唾液腺淋巴瘤

1.临床特征

唾液腺淋巴瘤少见，占所有唾液腺肿瘤的1.7%～6.0%，占头颈部所有结外淋巴瘤6%～26%。原发性唾液腺淋巴瘤比继发性淋巴瘤更常见。唾液腺淋巴瘤多发于腮腺（大约占70%），其次为下颌下腺（大约占20%）和小唾液腺（＜10%）。腮腺存在腺内淋巴结，淋巴瘤可来源于腺实质（结外淋巴瘤）或腺内淋巴结（淋巴结淋巴瘤）。二者之间鉴别困难，腺内淋巴结可包含有唾液腺组织，在淋巴瘤累及时能够增生。来源于腺实质内淋巴瘤大多数为结外边缘区淋巴组织黏膜相关淋巴瘤（MALT淋巴瘤）、滤泡性淋巴瘤和弥漫大B

细胞淋巴瘤，而来源于腺内淋巴结的淋巴瘤类型更多，与其他部位结内淋巴瘤一致。

唾液腺淋巴瘤常发生于老年人，平均年龄 57～63 岁。女性略多。2.3%～10.0% 的病例为双侧性。大多数患者表现为无痛性增大肿块。一些病例可出现疼痛、面神经瘫痪或颈淋巴结增大，也能出现梗阻性唾液腺炎的临床表现。B 症状非常少见。80% 以上为局限性病变（Ⅰ或Ⅱ期）。

MALT 淋巴瘤是最常见的原发性唾液腺淋巴瘤，滤泡性淋巴瘤不同研究之间差异明显，从 0～30% 不等。弥漫大 B 细胞淋巴瘤占 7%～27%。其他类型淋巴瘤少见。

2.大体检查

肿瘤与周围组织界限不清，灰白色，鱼肉样，质地软（图 2-4-19，图 2-4-20）。

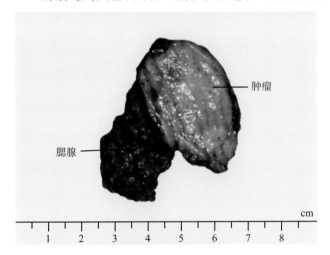

图 2-4-19　左侧腮腺套细胞淋巴瘤；男，66 岁
大体检查：灰红色结节状肿瘤切除标本，大小 4.0cm×2.5cm×2.0cm；切面灰黄色，质地软。相连唾液腺，大小 3.0cm×2.0cm×0.8cm

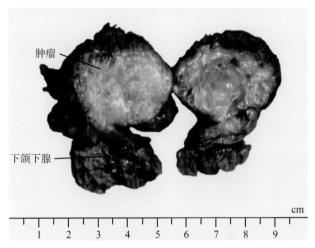

图 2-4-20　下颌下腺 EB 病毒阳性弥漫大 B 细胞淋巴瘤，生发中心亚型；男，53 岁
大体检查：唾液腺切除标本，大小 5.7cm×5.0cm×3.5cm。切面见灰白灰黄色结节状肿瘤，大小 5.0cm×3.5cm×3.5cm；界限不清，质地较软

（九）唾液腺炎

1.临床特征

急性唾液腺炎（sialadenitis）通常由细菌感染所致，少见。慢性唾液腺炎较常见，临床无明显症状，常由结石梗阻所引起（涎石病）。

2.大体检查

急性唾液腺炎形成脓肿，可见脓腔。慢性唾液腺炎由于纤维化质地硬，灰白色，小叶结构消失（图 2-4-21，图 2-4-22）。

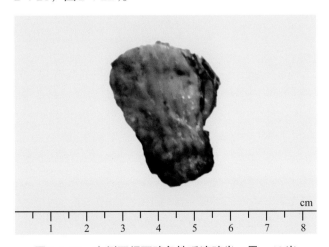

图 2-4-21　左侧下颌下腺急性唾液腺炎；男，40 岁
大体检查：唾液腺切除标本，大小 4.0cm×3.8cm×2.5cm。表面具有被膜，切面呈灰黄色，结节状，质地较硬

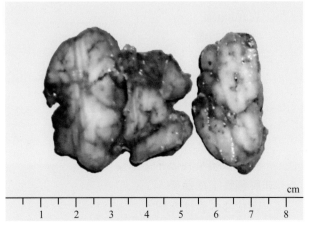

图 2-4-22　右侧下颌下腺慢性唾液腺炎；男，27 岁
大体检查：唾液腺切除标本，大小 4.0cm×3.5cm×2.5cm。切面灰白色，分叶状，质硬

五、WHO（2017年）唾液腺肿瘤组织学分类

恶性肿瘤

黏液表皮样癌

腺样囊性癌

腺泡细胞癌

多形性腺癌

透明细胞癌

基底细胞腺癌

导管内癌

腺癌，非特指（NOS）

唾液腺导管癌

肌上皮癌

上皮-肌上皮癌

癌在多形性腺瘤中

分泌性癌

皮脂腺癌

癌肉瘤

低分化癌

未分化癌

大细胞神经内分泌癌

小细胞神经内分泌癌

淋巴上皮样癌

鳞状细胞癌

嗜酸细胞癌

恶性潜能未定

唾液腺母细胞瘤（成涎细胞瘤）

良性肿瘤

多形性腺瘤

肌上皮瘤

基底细胞腺瘤

Warthin瘤

嗜酸细胞瘤

淋巴腺瘤

囊腺瘤

乳头状唾液腺瘤

导管乳头状瘤

皮脂腺瘤

管状腺瘤及其他导管腺瘤

非肿瘤性上皮病变

硬化性多囊性腺病

结节性嗜酸细胞增生

淋巴上皮样唾液腺炎

闰管增生

软组织良性病变

血管瘤

脂肪瘤/唾液腺脂肪瘤

结节性筋膜炎

淋巴造血系统肿瘤

结外边缘区淋巴组织黏膜相关淋巴瘤（MALT淋巴瘤）

第五节 颈 部

一、颈部大体病理学

（一）鳃裂囊肿

1.临床特征

鳃裂囊肿（branchial cleft cyst）大约占颈部囊肿的20%和颈侧部囊肿的90%。具有两个发病高峰，分别为年龄＜5岁（大约占20%）和20～40岁（大约占75%），无性别差异。典型发病部位为颈侧部下颌角附近，沿胸锁乳突肌的前部或边上分布，但囊肿也能发生于从舌骨至胸骨上的任何部位。病变在颈部左侧和右侧发病率相同，双侧性少见。临床表现为无痛性颈部肿胀，吞咽困难、发声困难、呼吸困难和喘鸣也可发生。囊肿感染可发生自发性破裂，产生通向皮肤或咽部的脓性窦道。

2.大体检查

单房囊肿内含清亮至浓稠的内容物（图2-5-1，图2-5-2）。大小不等，可达10cm。

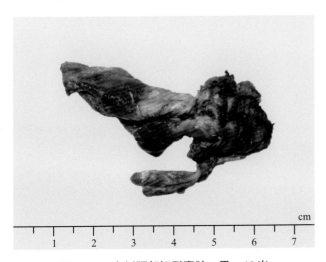

图 2-5-1 左侧颈部鳃裂囊肿；男，48岁

大体检查：灰红色囊壁样组织切除标本，大小5.5cm×3.0cm×1.3cm

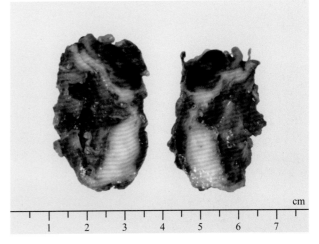

图 2-5-2 左侧颈部鳃裂囊肿；男，30岁

大体检查：已剖开灰红色囊肿切除标本，大小4.0cm×2.5cm×2.0cm。切面灰白灰红色，囊壁厚薄不一，内壁较光滑

（二）甲状舌管囊肿

1.临床特征

甲状舌管囊肿（thyroglossal duct cyst）是颈部最常见的先天性肿块，任何年龄均可发生，无性别差异，尸检检出率为7%。典型发病部位为颈中线或颈中线2cm以内，舌骨、舌骨下或舌骨上（颏下）平面，少见发病部位包括舌内、舌骨内和甲状腺内。临床表现为无痛性肿块、窦道、瘘管或反复发作的肿胀，肿块可随吞咽移动。

2.大体检查

囊肿通常直径＜2cm（0.5～10cm）（图2-5-3）。囊内容物稀薄和黏液样，伴有感染时表现不同。若存在实性区域应当考虑是否存在恶性变。

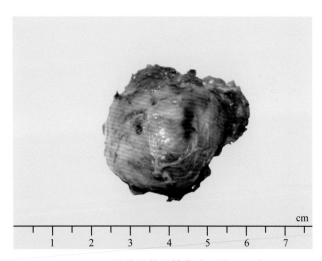

图 2-5-3 颈前甲状舌管囊肿；男，57 岁

大体检查：灰红色囊肿切除标本，大小 4.0cm×3.0cm×2.5cm。切面见囊腔两个，最大径分别为 2.5cm 和 0.8cm，内含黄绿色液体，囊壁菲薄

二、WHO（2017 年）颈部肿瘤及瘤样病变组织学分类

起源未知肿瘤
　　原发灶未知的癌
　　Merkel 细胞癌
　　异位相关性癌
淋巴造血系统肿瘤
囊肿及囊肿样病变
　　鳃裂囊肿
　　甲状舌管囊肿
　　舌下囊肿
　　皮样囊肿或畸胎瘤样囊肿

第三章

消化系统

第一节 食 管

一、食管解剖学

食管长约25cm，上端与咽相接，下端穿过膈肌进入腹腔，与胃贲门连接（图3-1-1）。食管可分为颈段、胸上段、胸中段和胸下段。颈段食管：上起自下咽，下达胸廓入口即胸骨上切迹水平，内镜下测量距上切牙15～20cm。胸上段食管：上起自胸廓入口，下至奇静脉弓下缘（即肺门水平之上），内镜下测量距上切牙20～25cm。胸中段食管：上起自奇静脉弓下缘，下至下肺静脉下缘（即肺门水平之间），内镜下测量距上切牙25～30cm。胸下段食管：上起自下肺静脉下缘，下至食管胃结合部（即肺门水平之下），内镜下测量距上切牙30～40cm。

食管腔面有纵行皱襞，由内向外分为黏膜层、黏膜下层、肌层和外膜。黏膜表面被覆复层扁平上皮，大体呈白色，上皮下为固有层和黏膜肌层（图3-1-2）。上1/3段肌层为横纹肌，下1/3段为平滑肌，中1/3段两者混杂。

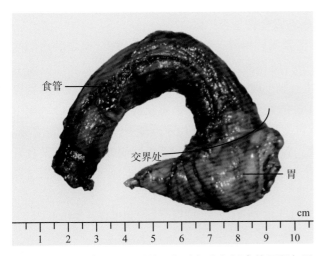

图3-1-1　食管解剖结构；切除标本包括食管下段与近端部分胃

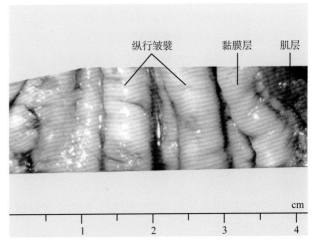

图3-1-2　食管纵行皱襞和黏膜；黏膜皱襞平行于食管长轴，正常黏膜面呈白色

二、标本特征描述和大体取材

（一）标本类型

标本类型包括内镜下黏膜切除标本、食管切除标本和食管胃切除标本。

（二）内镜下黏膜切除标本特征描述和大体取材

1.标本特征描述

标本通常呈圆形或卵圆形，临床医生需用缝线标识12点方向，并将标本钉在软木板或泡沫板上（图

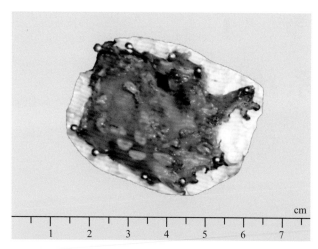

图3-1-3　内镜下黏膜切除标本；临床医生将黏膜切除标本用大头针平整固定于泡沫板上

3-1-3）测量标本大小。食管胃交界部标本需分别测量食管和胃的大小。

观察黏膜表面颜色，是否有肉眼可见的病变，病变的轮廓是否规则，有无明显隆起或凹陷，有无糜烂或溃疡等。测量病变的大小及病变距各切缘的距离（至少记录病变与黏膜侧切缘最近距离）。如果病变不明显，可涂碘（从固定液中取出并至少冲水30分钟以上再做碘染色）识别病变，病变区域碘不着色。复杂标本建议与临床医生沟通并指导取材。

2. 大体取材

（1）切缘取材：切缘包括黏膜切缘和深部切缘。黏膜切缘与深部切缘可用墨汁标记。如果病变距离黏膜切缘的距离小于1cm时，应采用垂直切缘取材。破碎标本无法评估黏膜切缘。

（2）肿瘤取材：内镜下黏膜切除标本应全部取材。首先确定病灶距离切缘最近处，垂直于此处切缘将标本切断。其余标本每间隔2mm平行于第一切面切开标本全层取材。如果标本太长，可以将1条分成多条取材。食管胃交界部标本宜沿近侧至远侧的平行方向取材，以更好地显示肿瘤与食管、肿瘤与食管胃交界及肿瘤与胃之间的关系。

（三）根治切除术标本特征描述和大体取材

1. 标本特征描述

切除的食管需测量长度和最大径，若同时切除胃，则需测量胃的大小。测量肿瘤距近端切缘、远端切缘及径向切缘的距离。描述肿瘤部位、大体分型、大小、颜色、质地、浸润深度、累及食管管周的比例、是否存在跳跃性病灶、与食管邻近结构之间的关系。观察近段食管是否扩张。

肿瘤部位：对于食管鳞状细胞癌而言，肿瘤部位与患者预后相关，参与临床分期，因此确定肿瘤部位非常重要。食管腺癌的肿瘤部位与预后无关。按照肿瘤中心所在的位置确定肿瘤部位。《AJCC癌症分期手册（第8版）》将食管分为上、中、下三段，即上段＝颈段＋胸上段；中段＝胸中段；下段＝胸下段＋食管胃交界。观察肿瘤与食管胃交界之间的关系，具体包括：①肿瘤完全位于食管，未累及食管胃交界；②肿瘤中心位于远端食管，累及食管胃交界；③肿瘤中心位于食管胃交界；④肿瘤中心位于近端胃，累及食管胃交界。累及食管胃交界患者，测量肿瘤中心距食管胃交界的距离。WHO（2010年）消化系统肿瘤分类定义累及食管胃交界的鳞状细胞癌分类为食管鳞状细胞癌；累及食管胃交界的腺癌不论其主体在何处，分类为食管胃交界腺癌。

食管邻近结构包括胸膜、腹膜、心包、奇静脉和膈肌（T4a），以及主动脉、气管和椎体（T4b）。

2. 大体取材

（1）切缘取材：包括近端切缘、远端切缘和径向切缘（或环周切缘）。推荐使用墨汁标记径向切缘。推荐纵向切取各个切缘，特别是肿瘤距离切缘较近时。对肿瘤距两端切缘较远者，也可横向切取两端切缘。

（2）肿瘤取材：沿食管纵轴在肿瘤的对面及未累及的部位剪开食管。沿纵轴每隔5mm切开肿瘤及周围正常食管，切取肿瘤和肿瘤旁黏膜，组织块必须包括食管、食管和肿瘤交界处及肿瘤的全层（包含径向切缘）。对于肿瘤侵犯最深处应重点取材。若累及胃时，应同时切取胃、胃和肿瘤交界处的全层。

三、区域淋巴结

区域淋巴结包括右侧颈下气管旁淋巴结、左侧颈下气管旁淋巴结、右上气管旁淋巴结、左上气管旁淋巴结、右下气管旁淋巴结、左下气管旁淋巴结、隆突下淋巴结、胸上段食管旁淋巴结、胸中段食管旁淋巴结、胸下段食管旁淋巴结、右侧下肺韧带内肺韧带淋巴结、左侧下肺韧带内肺韧带淋巴结、横膈淋巴结、贲门旁淋巴结、胃左淋巴结、肝总淋巴结、脾淋巴结、腹腔干淋巴结、颈食管周围Ⅵ淋巴结和颈食管周围Ⅶ淋巴结。

一般而言，淋巴结清扫数目越多，患者预后越好。要达到准确分期，需要尽可能清扫足够数量的淋巴结。淋巴结清扫数量与T分期相关。我国《食管癌诊疗规范（2018版）》要求区域淋巴结的数目应该≥12个。病理医生需要仔细查找食管周围组织内的淋巴结。食管胃切除标本需查找贲门旁淋巴结。临床单独送检的淋巴结，应单独取材、计数和报告。如果临床送检为淋巴结碎片，无法计数数量时应说明，必要时请临床医生注明送检淋巴结的数目。淋巴结外扩展未纳入N分期。

四、食管大体病理学

（一）食管鳞状细胞癌

1. 临床特征

近年来，中国食管癌的发病率有所下降，但病死率一直位居第四位。食管癌以鳞状细胞癌（squamous cell carcinoma of oesophagus）为主，占90%以上，而美国和欧洲以腺癌为主，占70%左右。肿瘤主要位于食管中1/3段，其次为下1/3段和上1/3段。早期食管癌的症状一般不明显，常表现为反复出现吞咽食物时有异物感或哽咽感，或胸骨后疼痛。进展期食管癌最常见的临床表现为吞咽困难、体重减轻、胸骨后或上腹部疼痛和由于狭窄导致的反流。

2. 大体检查

食管鳞状细胞癌的大体形态随浸润深度的差异而不同。日本食管学会将其分为浅表型（早期）和进展型。浅表型（0型）是指肿瘤浸润仅局限于黏膜层或黏膜下层（图3-1-4）；进展型（1～5型）是指肿瘤浸润肌层或穿透肌层。浅表型进一步分类如下：0-Ⅰ型（隆起型）是指息肉样或斑块样，可分为有蒂隆起型（0-Ⅰp）和无蒂隆起型（0-Ⅰs）；0-Ⅱ型（表浅型）包括表浅隆起型（0-Ⅱa）、表浅平坦型（0-Ⅱb）和表浅凹陷型（0-Ⅱc）。0-Ⅲ型是指凹陷型（溃疡型）。0-Ⅱ型常为一种模糊或隐匿性病变，碘溶液染色表现为不着色的区域。0-Ⅰ型和0-Ⅱ型病变可采取内镜黏膜切除术或内镜黏膜下剥离术治疗。

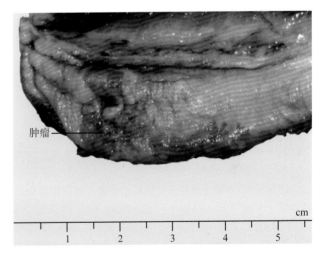

图3-1-4 食管下段中分化鳞状细胞癌；淋巴结内未见癌转移（0/6）；男，53岁

大体检查：食管胃切除标本，食管长7.0cm，最大径2.2cm；胃大小7.0cm×3.0cm×1.6cm。距离食管切缘1.0cm、胃切缘6.5cm处食管黏膜面见浅表型肿瘤，表面糜烂、粗糙，浅表溃疡形成，大小1.4cm×1.2cm；灰红色，质地较硬，浸润黏膜下层

进展期食管癌国内大体分型包括：①髓质型，以食管壁增厚为特点，边缘坡状隆起（图3-1-5～图3-1-8）。②溃疡型，少见，此类型也见于早期癌。中央有明显溃疡，通常伴有边缘隆起（图3-1-9～图3-1-12）。③蕈伞型，肿瘤边缘隆起，唇状或蘑菇样外翻，表面可伴有浅溃疡（图3-1-13，图3-1-14）。④缩窄型，以管腔明显狭窄为特点，患者吞咽困难症状明显。⑤腔内型，少见，此类型也见于早期癌。病变像蘑菇样或大息肉样，有细蒂。

日本进展期食管癌分型：1型（隆起型），主要以外生性生长为主；2型（局限溃疡型），界限清楚，管壁内生长和中央表浅溃疡；3型（溃疡浸润型），肿瘤界限不清、管壁内浸润和深在性溃疡；4型（弥漫浸润型），少见，以广泛管壁内浸润为特征，仅存在小的黏膜缺损和溃疡，食管壁增厚、僵硬；5型（未分类），表现为混合型特征。

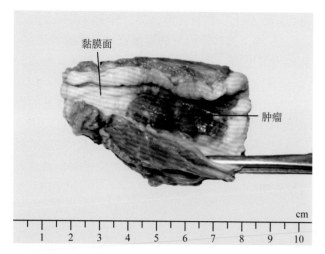

图3-1-5 食管中段高分化鳞状细胞癌；淋巴结内癌转移（1/16）；男，57岁

大体检查：食管切除标本，长6.0cm，局部管腔膨胀，最大径3.5cm。肿瘤距最近一侧食管切缘0.5cm，髓质型，大小3.5cm×2.0cm×1.2cm；表面呈灰红色，管壁僵硬，浸润深肌层，切面呈灰白色

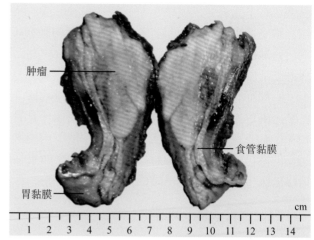

图3-1-6 食管下段高分化鳞状细胞癌；淋巴结内癌转移（2/12）；男，47岁

大体检查：食管胃切除标本，长9.0cm，直径2.5cm。肿瘤距最近一侧食管切缘0.5cm，髓质型，大小5.5cm×3.0cm×2.0cm；中央浅溃疡，周边隆起，黏膜皱襞消失，切面呈灰白色，未见明显坏死，浸润外膜，质地较硬

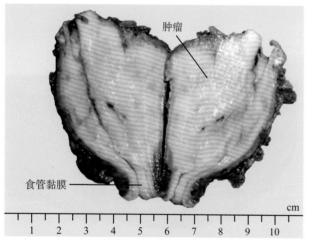

图3-1-7 食管上段中分化鳞状细胞癌；淋巴结内未见癌转移（0/3）；女，54岁

大体检查：食管切除标本，长6.5cm，最大径4.0cm。肿瘤紧邻一侧食管切缘，髓质型，环绕整个管腔，大小5.5cm×6.0cm×3.0cm，浸润外膜。肿瘤切面呈灰白色，质地中等

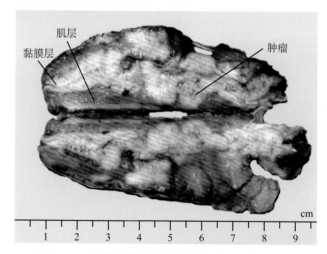

图3-1-8 食管中段中分化鳞状细胞癌；淋巴结内癌转移（1/9）；男，58岁

大体检查：局部已剖开食管切除标本，大小9.0cm×3.0cm×3.0cm。肿瘤紧邻一侧食管切缘，髓质型，大小7.0cm×3.5cm×1.8cm；切面呈灰白色，浸润外膜，质地较硬

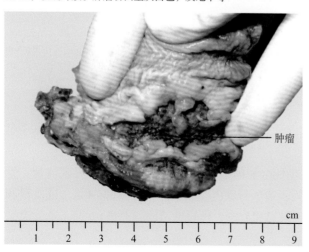

图3-1-9 食管中段高分化鳞状细胞癌；淋巴结内未见癌转移（0/7）；男，49岁

大体检查：食管切除标本，长6.5cm，最大径3.0cm。肿瘤距最近一侧食管切缘0.5cm，溃疡型，大小4.5cm×2.5cm×0.8cm，累及管周1/2，浸润外膜，切面呈灰白色，质地中等

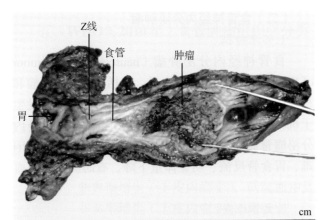

图3-1-10 食管下段高分化鳞状细胞癌；淋巴结内癌转移（1/7）；男，66岁

大体检查：食管胃切除标本，食管长15.0cm，最大径3.0cm；胃大小3.0cm×5.5cm×2.0cm。距食管切缘6.0cm见巨大溃疡型肿瘤，大小6.0cm×3.5cm×2.0cm；切面呈灰白色，浸润外膜

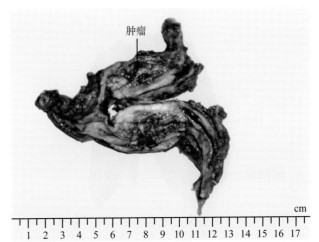

图3-1-11 食管下段梭形细胞癌；淋巴结内癌转移（1/13）；男，69岁

大体检查：食管切除标本，长14.0cm，最大径3.0cm。肿瘤距最近一侧食管切缘4.0cm，溃疡型，大小5.0cm×4.0cm×2.5cm。切面呈灰白色，浸润外膜。肿瘤距另一侧切缘2.5cm见破裂孔，长0.2cm

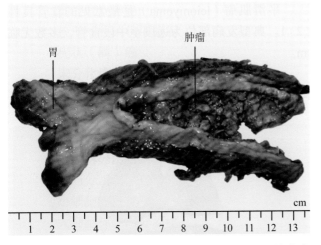

图3-1-12 食管下段中分化鳞状细胞癌；淋巴结内未见癌转移（0/7）；男，68岁

大体检查：食管胃切除标本，食管长11cm，最大径3.2cm；胃大小1.5cm×5.0cm×1.0cm。肿瘤紧邻食管切缘，溃疡型，大小8.0cm×4.0cm×1.5cm，溃疡深0.6cm。切面呈灰白色，质地中等，浸润外膜

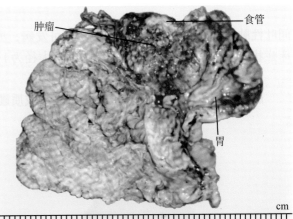

图3-1-13 食管下段中分化鳞状细胞癌；淋巴结内癌转移（3/46）；女，55岁

大体检查：全胃及食管切除标本，食管长1.5cm，最大径1.7cm；胃大弯长27cm，胃小弯长14.0cm。肿瘤紧邻食管上切缘，蕈伞型，大小10.0cm×7.5cm×3.5cm，主体位于胃小弯侧，分别浸润胃壁外膜和和食管浆膜下层。切面呈灰白色，质地中等

图3-1-14 食管中段高分化鳞状细胞癌；淋巴结内未见癌转移（0/12）；男，77岁

大体检查：已剖开食管切除标本，长9.0cm，最大径3.5cm。肿瘤距最近一侧食管切缘1.0cm，蕈伞型，大小5.5cm×3.2cm×1.0cm，切面呈灰白色，浸润肌层

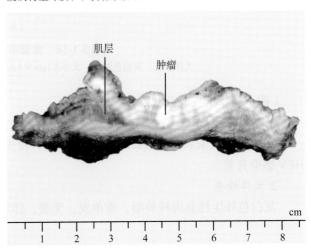

五、WHO（2010年）食管肿瘤组织学分类

上皮性肿瘤

 癌前病变

  鳞状上皮

   上皮内瘤变（非典型增生），低级别

   上皮内瘤变（非典型增生），高级别

  腺上皮

   非典型增生（上皮内瘤变），低级别

   非典型增生（上皮内瘤变），高级别

 癌

  鳞状细胞癌

  腺癌

  腺样囊性癌

  腺鳞癌

  基底细胞样鳞状细胞癌

  黏液表皮样癌

  梭形细胞鳞状细胞癌

  疣状（鳞）癌

  未分化癌

神经内分泌肿瘤

 神经内分泌瘤

  神经内分泌瘤 G1（类癌）

  神经内分泌瘤 G2

 神经内分泌癌

  小细胞癌

  大细胞神经内分泌癌

 混合性腺神经内分泌癌

间叶性肿瘤

 颗粒细胞瘤

 血管瘤

 平滑肌瘤

 脂肪瘤

 胃肠间质瘤

 Kaposi 肉瘤

 平滑肌肉瘤

 恶性黑色素瘤

 横纹肌肉瘤

 滑膜肉瘤

淋巴瘤

继发性肿瘤

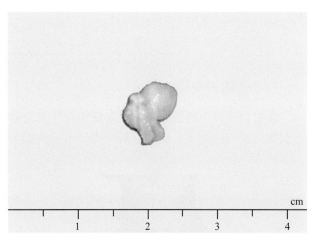

图 3-1-17　食管下段鳞状上皮乳头状瘤；男，53 岁

大体检查：灰白色息肉样肿瘤，最大径 0.6cm

第二节 食管胃交界部

一、食管胃交界解剖学

食管胃交界为解剖交界，是指管状食管变为囊状胃的部位，即食管纵行黏膜皱襞与放射状胃黏膜皱襞的交界（贲门的上界、腹膜返折、食管下括约肌的下缘），而不是组织学上食管黏膜移行为胃黏膜的鳞柱上皮交界（Z线）。Z线与食管胃交界两者位置并不相同，Z线可因炎性病变、胃反流病而明显上移。临床医生常以Z线作为食管与胃的分界。胃柱状上皮黏膜呈天鹅绒样和粉红色，而食管的鳞状上皮黏膜有光泽、光滑和白色（图3-2-1）。

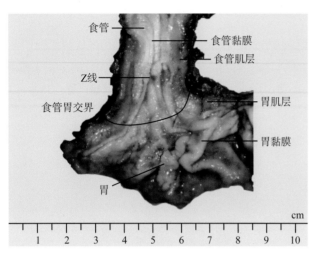

图3-2-1   食管胃交界解剖位置

二、标本特征描述和大体取材

（一）标本特征描述

切除食管需测量长度和最大径；切除胃需测量大小。标本特征描述内容包括肿瘤部位、大体分型、大小、切面颜色、质地、浸润深度（包括胃和食管）。测量肿瘤距近端食管切缘、远端胃切缘和食管径向切缘的距离、肿瘤中心点距离食管胃交界的距离，计算肿瘤位于食管和胃的相对比例。

肿瘤部位：明确胃食管交界的位置；必须仔细观察肿瘤与食管胃交界之间的关系，确定肿瘤的准确发生部位，肿瘤是否侵犯胃食管交界处。累及食管胃交界患者，需明确肿瘤中心位于食管或胃，测量肿瘤中心距食管胃交界的距离。

（二）大体取材

1.切缘取材

切缘包括近端食管切缘、远端胃切缘和食管径向切缘。推荐使用染料标记食管径向切缘。纵向切取近端切缘和远端切缘，特别是当肿瘤距离切缘较近时。对肿瘤距两端切缘较远者，也可横向切取两端切缘。

2.肿瘤取材

沿食管纵轴在肿瘤的对面、未累及的部位剪开食管和胃。沿食管纵轴切开肿瘤及周围正常食管和胃，组织块必须包括食管、食管与肿瘤交界、肿瘤（包含径向切缘）、胃与肿瘤交界和正常胃的全层。对于肿瘤侵犯最深处应重点取材。

三、区域淋巴结

《AJCC癌症分期手册（第8版）》规定，如果肿瘤累及胃食管交界，肿瘤中心位于贲门/近端胃≤2cm范围内（即肿瘤中心至交界处距离≤2cm，Siewert分型Ⅰ型和Ⅱ型），使用食管癌标准进行临床分期；肿瘤中心位于近端胃＞2cm范围内（即肿瘤中心至交界处距离＞2cm，Siewert分型Ⅲ型），使用胃癌标准进行临床分期。肿瘤中心虽在近端胃2cm之内但未累及食管胃交界患者，按胃癌分期。具体区域淋巴结分别参照食管和胃区域淋巴结。

仔细查找食管旁淋巴结和贲门旁淋巴结。

四、胃食管交界大体病理学

食管胃交界腺癌

1.临床特征

食管胃交界腺癌（adenocarcinoma of the esophagogastric junction）是一种独特的临床病理类型。WHO

（2010年）消化系统肿瘤分类中，食管胃交界腺癌定义为不管肿瘤的主体位于何处，横跨食管胃交界的腺癌称为食管胃交界腺癌。完全位于食管胃交界之上的肿瘤为食管肿瘤，完全位于食管胃交界之下的肿瘤为胃肿瘤。此定义包括了许多被称为"胃贲门癌"的肿瘤。发生在食管胃交界的鳞状细胞癌，即使其横跨食管胃交界仍被认为是远端食管鳞状细胞癌。临床表现为吞咽困难、体重减轻和腹部疼痛。

除WHO分类之外，食管胃交界腺癌另一分类为Siewert分型，Siewert分型为解剖学分型。Siewert分型是指肿瘤中心位于解剖学食管胃交界的上5cm和下5cm范围内的腺癌称作食管胃交界腺癌。依据肿瘤中心所在的部位进一步分为三型：Ⅰ型为远端食管腺癌，肿瘤中心位于食管胃交界部上1～5cm范围内；Ⅱ型为贲门腺癌，肿瘤中心位于食管胃交界部上1cm至下2cm范围内。Ⅲ型为贲门下腺癌，肿瘤中心位于食管胃交界部下2～5cm范围内。

2.大体检查

大体分型与胃癌相同。大体观察时应详细报告肿瘤中心位置及肿瘤中心距食管胃交界的距离（图3-2-2～图3-2-6）。

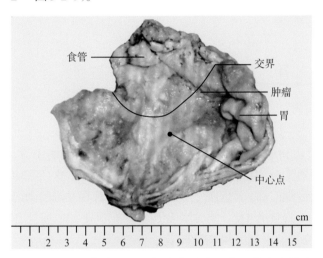

图3-2-2　食管胃交界低分化腺癌；淋巴结内癌转移（17/21）；大网膜内癌转移；男，76岁

大体检查：已剖开食管切除标本，食管长3.0cm，最大径2.3cm；胃大小7.0cm×6.0cm×4.5cm。肿瘤距食管切缘2.0cm、胃切缘1.0cm，弥漫浸润型，黏膜皱襞消失，肿瘤大小8.5cm×4.0cm×0.7cm，肿瘤中心距食管胃交界1.0cm，浸润胃壁全层及部分食管外膜，切面呈灰白色，质地中等

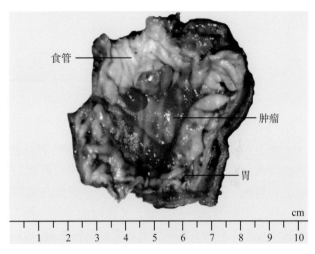

图3-2-3　食管胃交界中分化腺癌；淋巴结内未见癌转移（0/12）；男，57岁

大体检查：食管胃切除标本，食管长1.5cm，最大径1.5cm；胃大小4.0cm×3.5cm×3.0cm。肿瘤距食管切缘1.0cm、胃切缘1.0cm，溃疡型，大小3.0cm×3.0cm×1.2cm。切面呈灰白色，浸润胃壁浆膜下层及食管肌层。肿瘤中心距食管胃交界1.5cm

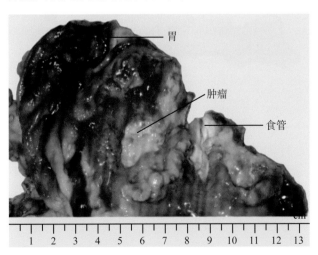

图3-2-4　食管胃交界中分化腺癌；淋巴结内未见癌转移（0/41）；男，67岁

大体检查：食管全胃切除标本，胃大弯长19.0cm，胃小弯长9.0cm；肿瘤距食管切缘1.0cm、胃切缘7.0cm，溃疡型，大小6.0cm×4.5cm×2.5cm。切面呈灰白色，浸润胃壁浆膜下层及食管外膜，胃内见大量黏液样物。肿瘤中心距胃食管交界处约2.5cm

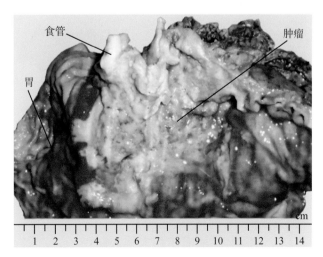

图3-2-5　食管胃交界低分化腺癌；淋巴结内癌转移（8/44）；男，63岁

大体检查：已剖开食管切除标本，其中食管长2.3cm，胃组织大小9.5cm×15.5cm×2.8cm。肿瘤距食管切缘0.9cm、胃切缘9.9cm，溃疡型，大小5.5cm×6.5cm×0.6cm，浸润胃壁浆膜下层及食管外膜。肿瘤中心距食管胃交界约2.2cm

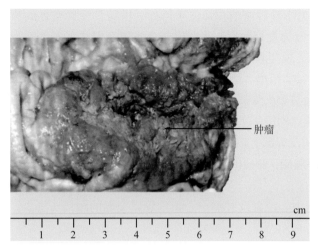

图3-2-6 食管胃交界低分化腺癌；淋巴结内癌转移（1/1）；男，60岁

大体检查：食管胃切除标本，食管长2.5cm，最大径2.5cm；胃大弯长28.0cm，胃小弯长6.5cm。贲门小弯侧见灰红色蕈伞型肿瘤，大小7.5cm×6.0cm×1.5cm，浸润胃壁浆膜下层及食管外膜，切面灰白色，质地中等。肿瘤中心距胃食管交界2.5cm

第三节 胃

一、胃解剖学

胃上连食管，下接十二指肠。胃有前壁和后壁、大弯和小弯，以及入口和出口。胃小弯凹向右上方，胃大弯凸向左下方。胃入口称贲门，胃出口称幽门。胃通常分为贲门部、胃底、胃体和幽门部。贲门平面以上为胃底。胃底至角切迹处为胃体。胃体与幽门之间为幽门部。幽门部分为右侧的幽门管和左侧的幽门窦。胃空虚时形成许多皱襞，充盈时变平坦（图3-3-1）。胃壁分4层，分别为黏膜层、黏膜下层、肌层和浆膜层（图3-3-2）。黏膜层形成许多纵行皱襞，分为上皮层、固有层和黏膜肌层。

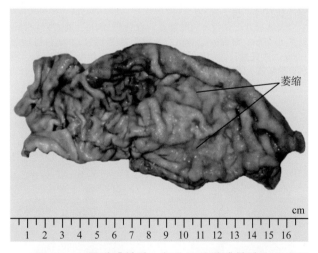

图3-3-1 胃黏膜皱襞；部分区域黏膜皱襞变平或消失，为慢性萎缩性胃炎改变

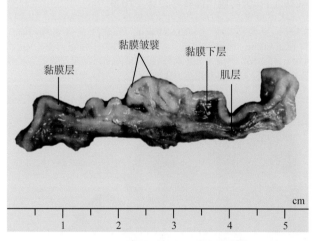

图3-3-2 横切面示胃壁解剖结构

二、标本特征描述和大体取材

（一）标本类型

标本类型包括内镜下黏膜切除标本、部分胃切除标本、近端胃大部分切除标本（图3-3-3）、远端胃大部分切除标本（图3-3-4）和全胃切除标本（图3-3-5）。

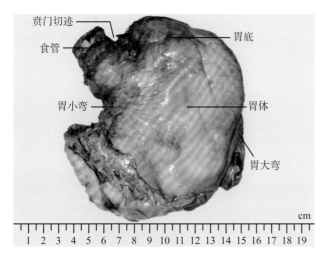

图3-3-3 近端胃大部分切除标本

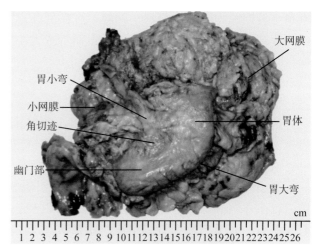

图3-3-4 远端胃大部分切除标本

（二）内镜下黏膜切除标本特征描述和大体取材

标本特征描述与大体取材参照本章第一节中食管内镜切除标本相关内容。

（三）根治切除标本特征描述和大体取材

1.标本特征描述

明确标本类型，测量胃切除标本的大小，分别测量胃大弯和胃小弯长度。近端胃切除标本明确是否同时切除食管，如已同时切除食管需测量食管长度和管径。远端胃切除标本是否连接十二指肠，如已连接十二指肠需测量其长度和管径。明确是否同时切除大网膜和小网膜，如已切除需测量大网膜和小网膜的大小，触检网膜内是否存在癌结节或淋巴结。明确胃的邻近结构，包括脾、横结肠、肝脏、膈肌、胰腺、腹壁、肾上腺、肾脏、小肠及后腹膜，是否同时切除。临床分期时，肿瘤通过胃壁侵犯十二指肠和食管时，十二指肠和食管不属于胃的邻近结构侵犯。

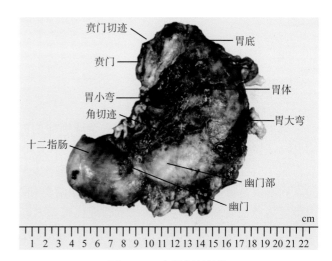

图3-3-5 全胃解剖结构

观察并描述肿瘤部位、大体分型、大小、数目、浸润深度、浸润范围、距各切缘的距离。若术前行新辅助化疗则需评估肿瘤的化疗反应。周围胃黏膜是否伴有充血、出血、溃疡、穿孔等其他改变。肿瘤部位包括贲门、胃底（前壁、后壁）、胃体（前壁、后壁、胃大弯侧、胃小弯侧）、幽门部（前壁、后壁、胃大弯侧、胃小弯侧）。近端胃切除标本应描述是否侵犯食管胃交界和食管。远端胃切除标本应描述是否侵犯十二指肠。

2.大体取材

（1）切缘取材：切缘包括近端切缘、远端切缘和径向切缘。径向切缘是指距肿瘤浸润最深处无腹膜覆盖软组织切缘。胃径向切缘是指大网膜和小网膜切缘。纵向切取近端和远端切缘，特别是当肿瘤距离切缘较近时。肿瘤距两端切缘较远者，也可横向切取两端切缘。推荐使用墨汁标记径向切缘。

（2）肿瘤取材：确定肿瘤的部位，在肿瘤对侧沿胃小弯侧或胃大弯侧切开胃。沿切除标本的纵轴、每隔3mm切开肿瘤及周围正常胃壁全层，取肿瘤侵犯最深处的一条组织，分别切取肿瘤、肿瘤与胃交界和肿瘤旁胃组织，组织块必须包括胃和肿瘤的全层（包含径向切缘）。肿瘤侵犯最深处应重点取材。

若肿瘤同时累及食管或十二指肠，肿瘤与食管或十二指肠交界处及肿瘤浸润管壁最深处也应全层取材。若同时切除大网膜和小网膜，可在剖开胃之前分离大网膜和小网膜，分离大网膜时应观察肿瘤是否穿透肌层侵犯胃结肠韧带、肝胃韧带或大小网膜。大小网膜内质地硬的癌结节和肿大淋巴结均需取材。

三、区域淋巴结

区域淋巴结包括胃大弯侧淋巴结、胃小弯侧淋巴结、右侧和左侧贲门旁淋巴结、幽门上淋巴结（包括胃十二指肠淋巴结）、幽门下淋巴结（包括胃网膜淋巴结）、胃左动脉淋巴结、腹腔动脉淋巴结、肝总动脉淋巴结、肝十二指肠淋巴结（沿肝固有动脉包括肝门）、脾动脉淋巴结和脾门淋巴结。

必须仔细查找胃周围淋巴结，按淋巴结引流区域对胃周围淋巴结进行分组，具体包括胃大弯侧淋巴结、胃小弯侧淋巴结、右贲门和左贲门旁淋巴结、幽门上和幽门下淋巴结。描述淋巴结的数目及大小，有无融合，有无与周围组织粘连，如有粘连，注意需附带淋巴结周围的结缔组织。所有检出淋巴结均应取材。未经新辅助治疗的根治术切除标本应至少检出16枚淋巴结，建议30枚以上。肿瘤沉积（tumor deposit）是指在原发癌的淋巴引流区域内的孤立性肿瘤结节，并且无可识别的残存淋巴组织、血管或神经结构。邻近胃癌的浆膜下脂肪组织内转移性肿瘤沉积基于临床分期的目的将其归类为区域淋巴结转移。

四、胃大体病理学

（一）胃癌

1.临床特征

胃癌（gastric carcinoma）大约占全球癌症的7.8%。我国胃癌发病率仅次于肺癌居第二位，病死率排第三位。胃癌高发地区（包括东亚、东欧、中美和拉丁美洲）常见胃窦和幽门病变，低发病率地区常见近端胃癌（"贲门"癌）。胃癌在低于30岁人群中少见，发病率随年龄的增长而增高。"非贲门"胃癌最常见的发病部位是胃窦-幽门区域。近端胃癌在南美和欧洲人群中常见。胃体癌典型病变位于胃大弯或胃小弯。内镜是敏感而特异的胃癌诊断技术。现代视频内镜能够识别胃黏膜表面在颜色、形状和结构的微小变化。早期胃癌患者常无特异的症状，随着病情的进展可出现类似胃炎、溃疡病的症状，主要包括上腹饱胀不适或隐痛、食欲缺乏、嗳气、反酸、恶心、呕吐、黑便等。进展期胃癌常出现体重减轻、贫血、乏力、胃部疼痛、出血和黑便等。

2.大体检查

非侵袭性肿瘤（上皮内瘤变或非典型增生）可能表现为扁平状，传统内镜很难检测，但通过染料染色后可以明显识别。除扁平状之外，也可能呈息肉样生长（有时报告为腺瘤），或黏膜表现为凹陷或淡红色或无色。早期胃癌（局限于黏膜及黏膜下层，无论是否存在淋巴结转移）的大体分型与早期食管癌分型相同。大多数早期胃癌最大径2～5cm，位于胃小弯侧和胃角周围，通常表现为凹陷性或溃疡性。

《胃癌诊疗规范（2018年）》推荐早期胃癌采用巴黎分型，具体分型如下：①隆起型（0-Ⅰ），又可分为有蒂隆起型（0-Ⅰp）和无蒂隆起型（0-Ⅰs）。②表浅型（0-Ⅱ），又可分为表浅隆起型（0-Ⅱa）、表浅平坦型（0-Ⅱb）和表浅凹陷型（0-Ⅱc）。同时具有表浅隆起和表浅凹陷的病灶根据表浅隆起/表浅凹陷的比例分为表浅凹陷＋表浅隆起型（0-Ⅱc＋Ⅱa）和表浅隆起＋表浅凹陷型（0-Ⅱa＋Ⅱc）。③凹陷型（溃疡）（0-Ⅲ），凹陷和表浅凹陷结合的病灶根据凹陷/表浅凹陷的比例分为表浅凹陷＋凹陷型（0-Ⅱc＋Ⅲ）和凹陷＋表浅凹陷型（0-Ⅲ＋Ⅱc）。

进展期胃癌采用Borrmann分型：Ⅰ型（结节隆起型）、Ⅱ型（局限溃疡型）、Ⅲ型（浸润溃疡型）、Ⅳ型（弥漫浸润型），溃疡型常见（图3-3-6～图3-3-13）；结节隆起型或称蕈伞型少见；弥漫浸润型表浅播散，形成扁平、斑块样病变，伴或不伴浅表溃疡（图3-3-14～图3-3-16）。如果广泛浸润可形成皮革胃。黏液腺癌呈胶冻样，切面有光泽。

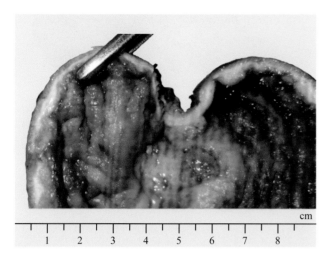

图3-3-6 **胃体低分化腺癌；淋巴结内癌转移（21/21）；男，63岁**

大体检查：近端胃大部分切除标本，胃大弯长16.0cm，胃小弯长11.0cm。肿瘤距近端切缘2.0cm、远端切缘4.0cm，位于胃小弯侧；溃疡型，溃疡面平整；大小3.7cm×2.0cm×1.8cm，浸润浆膜下层

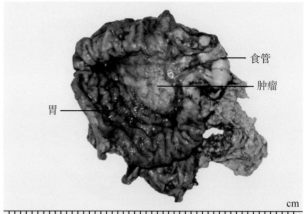

图3-3-7 **胃体低分化腺癌；淋巴结内癌转移（12/15）；男，74岁**

大体检查：食管胃切除标本，胃大弯长13.0cm，胃小弯长10.0cm；食管长2.5cm。肿瘤距食管切缘2.0cm、胃切缘0.5cm，巨大溃疡型，大小约为8.5cm×7.0cm×1.3cm，浸润浆膜下层。肿瘤中心距离食管胃交界3.5cm

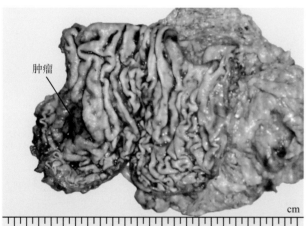

图3-3-8 **胃底低分化腺癌；淋巴结内癌转移（3/15）；男，54岁**

大体检查：近端胃大部切除标本，大小13.0cm×8.0cm×2.6cm，胃大弯长23.0cm，胃小弯长9.0cm。肿瘤距近端切缘3.5cm，溃疡型，大小5.3cm×4.5cm×0.9cm。切面呈灰白色，浸润浆膜下层

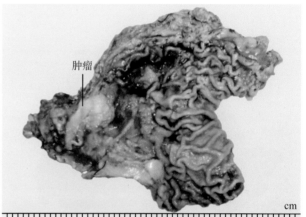

图3-3-9 **胃体低分化腺癌；淋巴结内癌转移（26/30）；大网膜内癌转移；男，53岁**

大体检查：近端胃大部分切除标本，胃大弯长25.0cm，胃小弯长11.0cm。肿瘤距远端切缘1.0cm、远端切缘5.0cm，巨大溃疡型，大小8.5cm×7.5cm×3.0cm。切面呈灰白色，浸润浆膜下层。淋巴结融合，最大者大小3.5cm×1.8cm×1.8cm

图3-3-10 **胃窦低分化腺癌；淋巴结内癌转移（13/40）；男，58岁**

大体检查：远端胃大部分切除标本，大小14.0cm×12.0cm×3.5cm，胃大弯长18.0cm，胃小弯长9.0cm。肿瘤距离远端切缘2.5cm、近端切缘5.5cm；溃疡型，主体位于胃小弯侧，大小6.0cm×4.0cm×2.0cm。肿瘤切面呈灰白色，浸润浆膜下层。淋巴结融合，最大者大小2.2cm×2.0cm×1.0cm

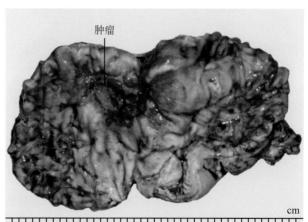

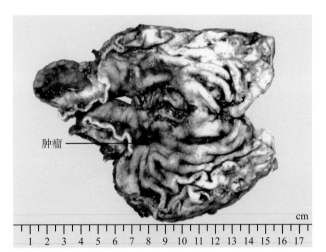

图3-3-11 **胃窦部中分化腺癌；淋巴结内未见癌转移（0/36）；男，77岁**

大体检查：远端胃大部切除标本，胃大弯长16.0cm，胃小弯长6.0cm。肿瘤距远端切缘5.0cm，溃疡型，主体位于胃小弯侧，大小2.5cm×2.0cm×1.3cm，溃疡深1.0cm；切面呈灰白色，质地中等。淋巴结最大径2.0cm

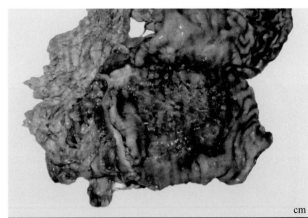

图3-3-12 **胃体黏液腺癌；淋巴结内癌转移（18/37）；大、小网膜内癌转移；女，65岁**

大体检查：远端胃大部切除标本，胃大弯19.0cm，胃小弯长8.0cm。肿瘤距近端切缘2.0cm，溃疡型，主体位于胃小弯侧，大小8.0cm×8.0cm×1.5cm。切面呈灰白色，胶冻样。肿瘤浸润胃壁全层和小网膜。大、小网膜上布满大小不等的灰白色结节

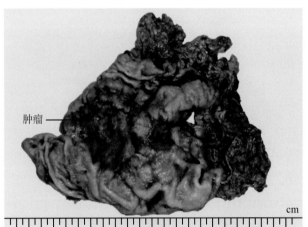

图3-3-13 **胃体低分化腺癌；淋巴结内癌转移（35/41）；男，60岁**

大体检查：已剖开全胃切除标本，大小18.0cm×9.0cm×4.0cm，胃大弯长24.0cm，胃小弯长12.0cm。肿瘤距近端切缘2.0cm、远端切缘2.0cm，巨大溃疡型，主体位于胃小弯侧，大小14.0cm×8.0cm×2.5cm，浸润浆膜层，切面呈灰白色。淋巴结肿大融合，最大者大小3.0cm×1.8cm×1.0cm

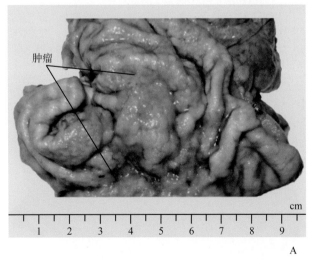

A

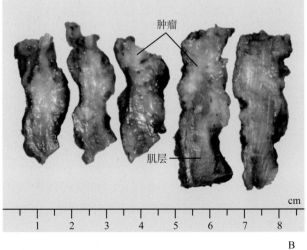

B

图3-3-14 **胃窦胃体交界低分化腺癌；淋巴结内癌转移（2/31）；男，45岁**

大体检查：远端胃大部切除标本，胃大弯长12.0cm，胃小弯长6.5cm。肿瘤距远端切缘3.0cm，浸润型，大小3.0cm×2.5cm×1.0cm，局部表浅溃疡。切面呈灰白色，浸润肌层。淋巴结最大径1.5cm

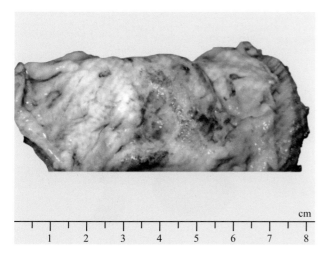

图3-3-15 **胃体低分化腺癌；淋巴结内癌转移（4/20）；女，66岁**

大体检查：远端胃大部分切除标本，大小10.5cm×5.0cm×2.5cm，胃小弯长9.5cm，胃大弯长12.5cm。肿瘤距远端切缘4.5cm，弥漫浸润型，主体位于胃小弯侧，大小3.5cm×2.5cm×1.5cm，局部浅表溃疡，深约0.5cm。切面呈灰白色，局部黏液样，质地中等，浸润肌层

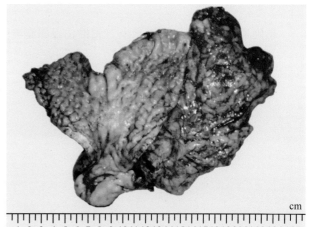

图3-3-16 **胃体低分化腺癌；淋巴结内癌转移（9/12）；大网膜内癌转移；男，59岁**

大体检查：远端胃大部切除标本，胃大弯长24.0cm，胃小弯长10.0cm。胃壁弥漫性增厚，黏膜皱襞消失，质地硬，无明显溃疡形成，切面肌层结构保存

（二）腺瘤性息肉

1.临床特征

腺瘤性息肉（adenomatous polyps）通常显示肠型分化的特征，表达肠的标志物（MUC2和CD10），胃黏液标志物（MUC5AC和MUC6）阴性。恶性转化风险与肿瘤大小（最大径＞2cm）和存在高级别上皮内瘤变相关。胃型腺瘤包括幽门腺腺瘤和胃小凹型腺瘤，通常发生于胃窦部。

2.大体检查

肿瘤常单发，体积较大，有蒂或无蒂，可恶变（图3-3-17），体积大的肿瘤应充分取材。

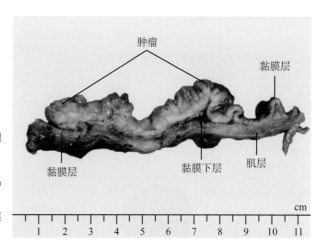

图3-3-17 **胃体管状绒毛状腺瘤，局灶癌变为低分化腺癌；淋巴结内未见癌转移（0/9）；男，61岁**

大体检查：远端胃大部切除标本，大小15.0cm×7.0cm×3.0cm，胃大弯长16.0cm，胃小弯长7.0cm。沿胃大弯侧剪开胃，肿瘤距近端切缘3.5cm、远端切缘2.5cm，主体位于胃体小弯侧黏膜面，菜花状，中央浅表溃疡，大小8.0cm×6.0cm×2.0cm。肿瘤位于黏膜层，未见肌层浸润，切面呈灰白色，质地中等

（三）胃底腺息肉

1.临床特征

胃底腺息肉（fundic-gland polyps）发生于胃底或胃体，可以散发、发生于家族性腺瘤性息肉病（familial adenomatous polyposis，FAP）或局限于胃而无结直肠腺瘤性息肉病的家族性疾病。散发性胃底腺息肉恶性转化的潜能非常低，非典型增生的发生率也非常低。

2.大体检查

息肉通常呈多发性、体积小、无蒂、表面光滑（图3-3-18～图3-3-22）。

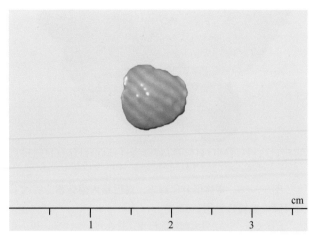

图3-3-18　胃底腺息肉；男，73岁
大体检查：灰白色息肉切除标本，最大径0.6cm，表面光滑

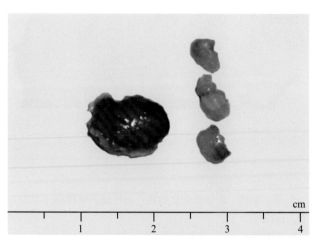

图3-3-19　胃底多发性胃底腺息肉；女，53岁
大体检查：灰白灰红色息肉切除标本4枚，最大径0.7cm一枚、0.3cm三枚，表面光滑

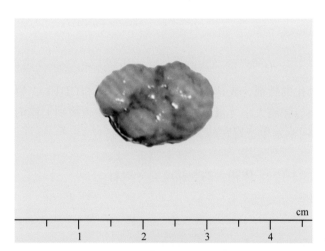

图3-3-20　胃底的胃底腺息肉；女，23岁
大体检查：灰白色息肉切除标本，无蒂，大小2.0cm×1.2cm×1.1cm

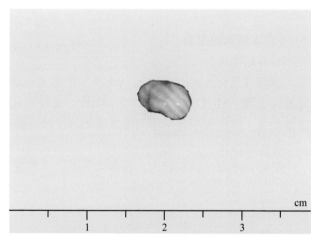

图3-3-21　胃底的胃底腺息肉；女，47岁
大体检查：灰白色息肉切除标本，最大径0.6cm

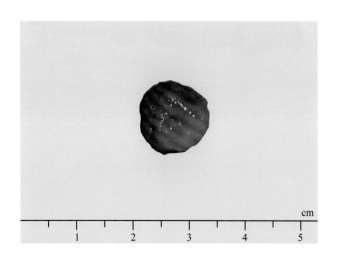

图3-3-22　胃底的胃底腺息肉；女，56岁
大体检查：灰红色息肉切除标本，最大径1.0cm，切面呈多囊性

（四）胃增生性息肉

1.临床特征

胃增生性息肉（hyperplastic polyp）是第二位常见的胃息肉，多见于幽门螺杆菌胃炎或自身免疫性胃炎引起的胃黏膜隆起，恶变少见。

2.大体检查

息肉通常体积小，无蒂，多发性，表面光滑或分叶状（图3-3-23～图3-3-25）。

（五）胃息肉病综合征

Peutz-Jeghers息肉（图3-3-26）、幼年性息肉和Cowden息肉通常不散发，而是作为Peutz-Jeghers综合征的一部分。

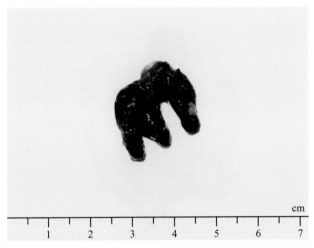

图3-3-23　胃体增生性息肉；男，56岁

大体检查：灰红色分叶状息肉切除标本，大小1.8cm×1.7cm×0.8cm。切面呈灰白灰红色，质地软

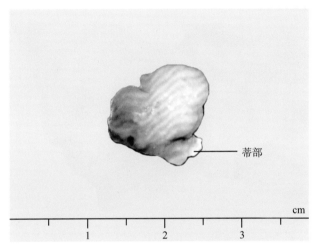

图3-3-24　贲门增生性息肉；男，53岁

大体检查：灰白色息肉切除标本，大小1.4cm×0.9cm×0.7cm，有蒂

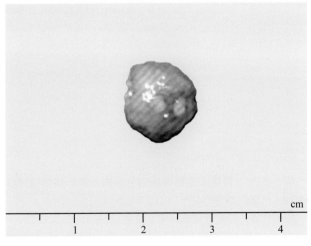

图3-3-25　贲门增生性息肉；男，42岁

大体检查：灰白色息肉切除标本，大小1.0cm×1.0cm×0.8cm，无蒂

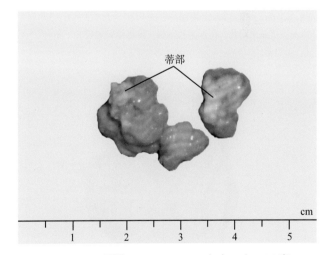

图3-3-26　胃体Peutz-Jeghers息肉；女，14岁

大体检查：灰白灰黄色息肉切除标本3枚，大小分别为1.1cm×1.0cm×0.5cm、1.0cm×0.6cm×0.4cm和0.7cm×0.5cm×0.4cm

（六）胃神经内分泌肿瘤

1.临床特征

胃神经内分泌肿瘤（neuroendocrine neoplasms of the stomach）包括胃神经内分泌瘤和胃神经内分泌癌两大类。大部分胃神经内分泌肿瘤是神经内分泌瘤（高分化、非功能性肠嗜铬样细胞类癌），主要发生于

胃体贲门交界处或胃体胃窦交界处黏膜，可分为Ⅰ型、Ⅱ型和Ⅲ型三种类型。Ⅰ型占所有胃神经内分泌肿瘤的74%，多发于女性，平均年龄63岁（15～88岁）；Ⅱ型占6%，无性别差异，平均年龄50岁（28～67岁）；Ⅲ型占13%，男性好发，平均年龄55岁。神经内分泌癌很少见，可发生在胃的任何部位。神经内分泌癌占神经内分泌肿瘤的6%～16%，好发于男性，平均年龄63岁。

2. 大体检查

大约60%的Ⅰ型神经内分泌瘤是多发，通常表现为体积小、棕褐色结节或息肉，位于黏膜内，或少见情况下位于黏膜下层。大多数肿瘤（77%）最大径<1cm，97%的肿瘤最大径<1.5cm。小部分（7%）的病例累及肌层。Ⅱ型表现为胃体积增大，胃壁增厚（0.6～4.5cm），肿瘤多发，位于黏膜或黏膜下层，最大径大于Ⅰ型，75%的病例最大径<1.5cm。Ⅲ型通常单发，最大径>2cm，76%和53%的病例分别浸润肌层和浆膜层（图3-3-27）。神经内分泌癌表现为体积大、蕈伞样肿块，浸润胃壁深层（图3-3-28，图3-3-29），常伴淋巴结和肝转移。

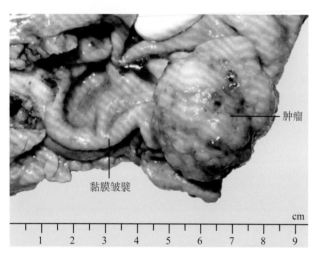

图3-3-27　胃体Ⅲ型神经内分泌瘤，G2；淋巴结内肿瘤转移（3/30）；女，37岁

大体检查：远端胃大部分切除标本，胃大弯长11.5cm，胃小弯长8.5cm。肿瘤紧邻近端切缘，息肉样，大小3.5cm×3.0cm×3.0cm。切面灰白色，浸润浆膜下层。淋巴结最大径1.0cm

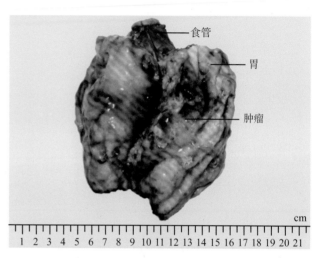

图3-3-28　胃体小细胞癌，淋巴结内癌转移（5/14）；男，46岁

大体检查：食管胃切除标本，食管长3.0cm，最大径3.0cm；胃大弯长12.0cm，胃小弯长7.5cm。肿瘤距胃切缘1.0cm，巨大蕈伞型，主体位于胃小弯侧，大小7.5cm×6.5cm×2.0cm，浅表溃疡；切面呈灰白色，质地中等，浸润浆膜下层。肿瘤浸润部分食管肌层，大小1.1cm×0.9cm

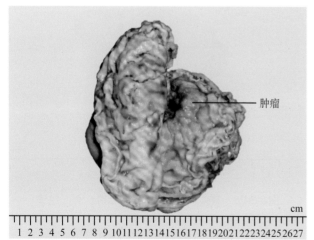

图3-3-29　胃体大细胞神经内分泌癌，淋巴结内癌转移（34/78）；男，71岁

大体检查：胃食管切除标本，食管长2.0cm，最大径2.0cm；胃为全切标本，胃大弯长31.0cm，胃小弯长9.0cm。肿瘤距食管切缘1.0cm，胃切缘4cm，溃疡型，主体位于胃小弯侧，大小5.0cm×4.0cm×3.5cm。浸润浆膜下层，向上累及食管。淋巴结相互融合，最大者大小3.5cm×3.0cm×2.0cm

（七）胃淋巴瘤

1. 临床特征

消化道淋巴瘤最常发生的部位是胃（50%～75%），其次为小肠（10%～30%），大肠少见（5%～10%）。胃淋巴瘤（lymphoma of the stomach）占所有胃恶性肿瘤的5%～10%，其中30%～60%为黏膜相关淋巴结织结外边缘区B细胞淋巴瘤（MALT淋巴瘤），其次为弥漫大B细胞淋巴瘤。好发年龄>50岁，无性别差异。低级

别恶性淋巴瘤经常表现长期的非特异性症状，包括消化不良、恶心和呕吐。高级别病变上腹部可触及肿块，能够引起包括体重下降在内的严重症状。胃弥漫大B细胞淋巴瘤较少发生骨髓累及、乳酸脱氢酶升高和B症状（发热、体重下降和盗汗）。

2. 大体检查

MALT淋巴瘤大体表现为糜烂、溃疡、早期胃癌样浅表凹陷性糜烂、褪色、鹅卵石样病变（表浅播散型）、隆起型（肿块形成型）和巨大皱襞（弥漫浸润型）。弥漫大B细胞淋巴瘤的体积差异较大，常表现为溃疡性肿块，类似于进展期胃癌（肿块形成型），黄色或奶油色，均质，鱼肉样（图3-3-30）。

（八）胃肠间质瘤

1. 临床特征

消化道的任何部位均可发生胃肠间质瘤（gastrointestinal stromal tumour，GIST）。胃GIST大约占所有GIST的60%，其中约25%具有恶性临床表现。空肠和回肠GIST约占所有GIST的30%，

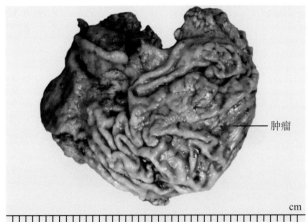

图3-3-30 胃弥漫大B细胞淋巴瘤，大网膜内肿瘤细胞浸润；合并高分化腺癌，浸润黏膜下层；淋巴结内未见肿瘤和癌转移（0/10）；男，75岁

大体检查：远端胃大部分切除标本，胃大弯长24.0cm，胃小弯长20.0cm。黏膜皱襞多灶性消失，浅表性溃疡，最大面积为2.2cm×0.7cm×0.7cm。切面呈灰白色，质地硬，浸润浅肌层

十二指肠GIST约占5%，直肠GIST约占3%，结肠GIST约占1%和食管GIST约占＜1%。一些病例可发生广泛播散，原发部位不清。网膜和肠系膜也可发生。《AJCC癌症分期手册（第8版）》单独列出胃肠间质瘤的临床分期，其中T分期通过肿瘤大小（最大径2cm、5cm和10cm）分类，肿瘤侵犯胃壁或肠壁的深度与T分期无关。核分裂象参与临床分期，具体标准为低（≤5个/5mm²）或高（＞5个/5mm²）。

典型胃肠间质瘤发生于老年人（60～65岁），无性别差异。最常见的临床表现包括腹部隐隐不适、溃疡、伴或不伴贫血的急性或慢性出血和腹部肿块。恶性胃GIST可以播散到网膜和腹腔其他部位，能够发生肝转移。

2. 大体检查

胃任何部位均可发生，界限较清楚，体积大小不等，可以是小的壁内结节，也可以是壁内外同时存在的体积大的多发肿块（图3-3-31～图3-3-34）。一些GIST仅通过细蒂附着于胃壁，形成明显的外生性肿块。有时会被误以为"网膜"GIST。胃GIST可以侵犯肝或脾被膜、横结肠系膜或侵入胰腺。GIST切面色泽变化较大，从灰白色至棕褐色，出血和囊性变常见，特别是体积大的肿瘤。

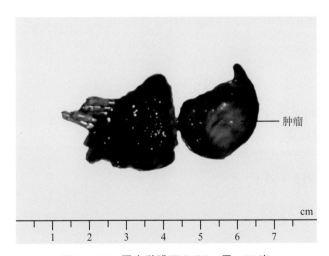

图3-3-31 胃底黏膜下GIST；男，60岁
大体检查：部分胃切除标本，大小4.2cm×2.2cm×1.5cm。黏膜下见结节状肿瘤，大小1.9cm×1.5cm×2.4cm，界限较清，切面呈灰白色，质地硬

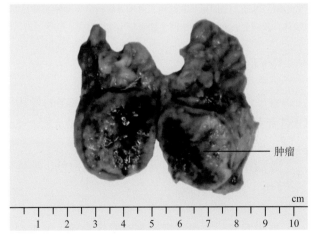

图3-3-32 胃体黏膜下GIST；女，58岁
大体检查：部分胃切除标本，大小6.5cm×4.3cm×4.0cm。黏膜下见结节状肿瘤，大小3.3cm×3.0cm×4.0cm。切面呈灰白灰红色，界限较清，局部出血

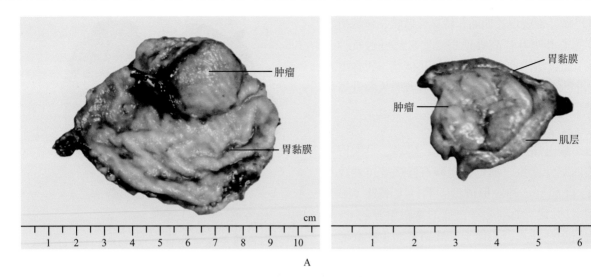

图3-3-33　胃体良性上皮样GIST；男，75岁

大体检查：部分胃切除标本，大小9.0cm×3.0cm×3.0cm。肿瘤距最近一侧切缘0.6cm，结节状，位于黏膜下，大小2.3cm×2.0cm×2.5cm，界限清楚，质韧。肿瘤同时向腔内和腔外呈半球形突起，浸润浆膜下层，黏膜面未见溃疡

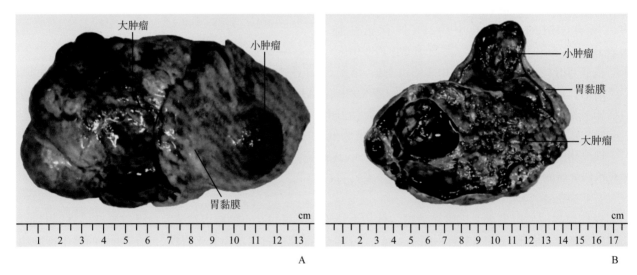

图3-3-34　胃体恶性GIST；女，59岁

大体检查：部分胃切除标本，大小11.5cm×7.5cm×0.5cm，切面见肿瘤两个，小肿瘤向黏膜面呈半球形突出，大小2.5cm×3.5cm×3.0cm，黏膜面呈灰红色，肿瘤界限较清。大肿瘤明显突向浆膜面，大小12.0cm×8.0cm×7.0cm，切面呈囊实性，囊内含血性液体，灰白色，质地较软，两个肿瘤相互分离

（九）平滑肌瘤

1.临床特征

胃平滑肌瘤（leiomyoma）少见，GIST的发病率大约是其50倍。平滑肌瘤好发于老年人，临床表现与GIST相似。肿瘤可以从小的壁内结节至最大径＞5cm的肿块。

2.大体检查

肿瘤常位于黏膜下，界限清楚，灰白色，质地硬（图3-3-35）。

（十）胃胰腺异位

1.临床特征

胃胰腺异位常为胃镜检查时偶然发现，可表现为肿块。

2.大体检查

胃胰腺异位大部分发生于黏膜下层，常通过内镜切除，小部分发生于肌层，需手术切除。大体表现为胃黏膜皱襞消失、扁平或呈单球形突起（图3-3-36～图3-3-38）。

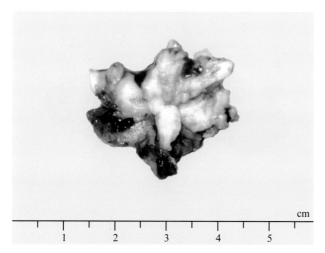

图3-3-35　贲门平滑肌瘤；男，22岁

大体检查：已剖开灰白色结节状肿瘤切除标本，大小2.8cm×2.5cm×2.0cm，界限清楚，质韧，表面被覆胃黏膜

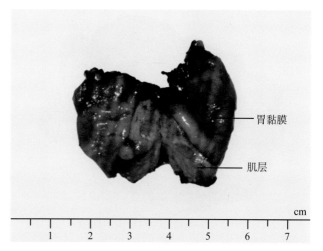

图3-3-36　胃窦部黏膜下层和肌层胰腺异位；男，33岁

大体检查：部分胃切除标本，大小4.0cm×3.0cm×1.0cm。表面附胃黏膜，大小4.0cm×3.0cm，黏膜皱襞消失。切面见肌层较厚，结构较乱

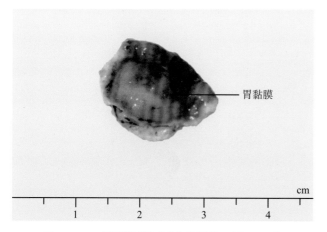

图3-3-37　胃窦黏膜下层胰腺异位；男，27岁

大体检查：内镜下胃黏膜切除标本，大小2.0cm×1.5cm×0.4cm，中央黏膜皱襞消失，呈无蒂息肉样隆起，最大径1.0cm。黏膜下见灰红色结节，大小0.9cm×0.4cm×0.6cm

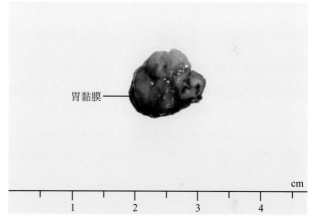

图3-3-38　胃窦黏膜下层胰腺异位；女，24岁

大体检查：内镜下胃黏膜切除标本，灰红色息肉样，大小1.0cm×0.8cm×0.4cm

（十一）慢性消化性溃疡

1.临床特征

慢性消化性溃疡（chronic peptic ulcer）多见于成年人。临床表现为周期性上腹部疼痛、反酸、嗳气等症状，易反复发作。胃任何部分均可发生，多位于胃小弯侧，胃窦部尤为多见。

2.大体检查

慢性消化性溃疡以单发为主，圆形或卵圆形，界限清楚，边缘整齐，状如刀切。周围黏膜皱襞从溃疡向周围呈放射状（图3-3-39，图3-3-40）。切面显示胃黏膜破坏缺失，肌壁内灰白色纤维组织增生（图3-3-40B）。大体检查有时无法准确区分胃溃疡与溃疡性胃癌，无法判断是否存在溃疡癌变。溃疡周围黏膜需全面取材。若溃疡周围存在灰白色结节时，提示癌变可能性大。

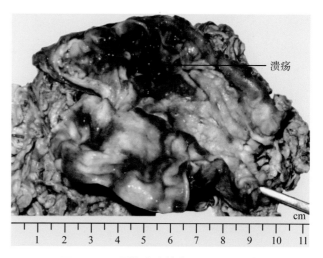

图3-3-39　胃体溃疡伴出血；男，54岁

大体检查：远端胃大部分切除标本，大小10.0cm×5.0cm×2.8cm，胃大弯12.0cm，胃小弯6.0cm。距近端切缘2.0cm、远端切缘4.0cm处见直径0.8cm溃疡，暗红色，明显出血，周围胃黏膜灰白灰红相间

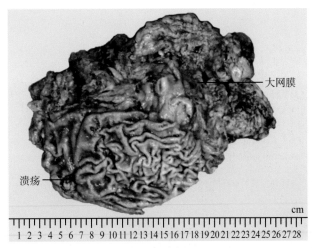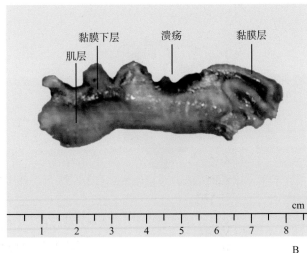

图 3-3-40　胃窦溃疡；局部癌变为低分化腺癌，癌组织位于溃疡周围黏膜层内，未浸润黏膜下层；淋巴结内未见癌转移（0/15）；男，56 岁

大体检查：已剖开远端胃大部切除标本，大小 18.5cm×11.0cm×1.0cm。距下切缘 4.0cm、胃小弯侧黏膜面见一溃疡，大小 2.3cm×1.0cm×1.5cm，溃疡深 1.0cm，深达浅肌层，表面附黏液。切面呈灰白色，质地偏硬

五、WHO（2010 年）胃肿瘤组织学分类

上皮性肿瘤

　　癌前病变

　　　　上皮内瘤变（非典型增生），低级别

　　　　上皮内瘤变（非典型增生），高级别

　　癌

　　　　腺癌

　　　　　　乳头状腺癌

　　　　　　管状腺癌

　　　　　　黏液腺癌

　　　　　　低黏附性癌（包括印戒细胞癌及其他变异型）

　　　　　　混合型腺癌

　　　　腺鳞癌

　　　　伴有淋巴样间质的癌（髓样癌）

　　　　肝样腺癌

　　　　鳞状细胞癌

　　　　未分化癌

神经内分泌肿瘤

　　神经内分泌瘤

　　　　神经内分泌瘤，G1（类癌）

　　　　神经内分泌瘤，G2

　　神经内分泌癌

　　　　小细胞癌

　　　　大细胞神经内分泌癌

　　混合性腺神经内分泌癌

　　EC 细胞，产生 5- 羟色胺的神经内分泌瘤

　　胃泌素生成性神经内分泌瘤（胃泌素瘤）

淋巴瘤

继发性肿瘤

第四节 壶 腹 部

一、壶腹部解剖学

Vater壶腹结构复杂，长度＜1.5cm，由胆总管远端和主胰管汇合而成。壶腹穿过十二指肠壁，开口于十二指肠大乳头。壶腹衬覆胰胆管型导管上皮，而十二指肠大乳头为小肠型上皮。壶腹远端周围围绕由平滑肌纤维组成的Oddi括约肌。具体参阅小肠和肝外胆管解剖学。

二、标本特征描述和大体取材

（一）标本类型

标本类型包括壶腹切除标本和胰十二指肠切除标本（Whipple手术切除标本）。胰十二指肠切除标本包括胰头、十二指肠大部分、胆总管远段。如果是经典的Whipple手术切除标本还包括胃窦部。目前多采取保留幽门的手术方式。此外胆囊和胆囊管有时也常规切除。

（二）标本特征描述

病理取材医生应详细观察切除标本内不同解剖部位，分别测量不同解剖部位切除标本的大小。切取切缘后，沿壶腹部的对侧切开十二指肠，观察十二指肠大乳头部肿瘤的特征。标本特征描述内容包括肿瘤位置、大小、数目、大体分型（外生型或溃疡型）、浸润深度、浸润范围、距各切缘的距离。

肿瘤位置包括壶腹内、壶腹周围/壶腹十二指肠（发生于十二指肠大乳头表面）、壶腹内和壶腹周围两者同时受累（混合型）。

（三）大体取材

1.切缘取材

壶腹切除标本包括深部切缘、十二指肠黏膜切缘、胰管切缘、胆管切缘。

胰十二指肠切除标本切缘较为复杂，包括8个外科切缘，可分为切断切缘和分离切缘。切断切缘包括胰颈部切缘（或称胰实质切缘，为胰头部的断端）、胆管切缘、近端切缘（胃或十二指肠切缘）和远端切缘（十二指肠或空肠切缘）。分离切缘包括胰头前表面切缘、胰头后表面切缘、肠系膜上静脉沟切缘（或称血管床）和钩突切缘（或称肠系膜上动脉切缘或腹膜后切缘）。一般认为胰头前表面切缘和后表面切缘不是真正的外科切缘，外科医生并未在此区域切除任何组织，美国病理学家协会（CAP）未将两者列入切缘范畴。肿瘤复发常发生于胰腺头部的钩突切缘，因此钩突切缘为最重要的外科切缘。肿瘤常侵犯钩突部，并且侵犯钩突部时肉眼难以观察，钩突切缘必须全面取材进行镜下评估。墨汁标记钩突切缘，平行于切缘切取3～5mm厚的横断组织，垂直于钩突切缘将横断组织垂直切取组织块，全部包埋。肠系膜上静脉沟切缘（血管床）距肿瘤最近处做垂直取材。其他切缘可采取横向取材。有条件的单位可采取多种不同颜色的染料将各切缘分别染色。

Adsay描述的Whipple手术切除标本大体取材方法：十二指肠展开平放于桌面，胰腺置于十二指肠上面，以便于观察胰腺后部组织结构。胰头后正中部可见一个独特的"四边形"区域（图3-4-1）。四边形的中央凹陷、表面光滑、质地较硬的区域为肠系膜上静脉沟，此沟为肠系膜上静脉和门静脉所

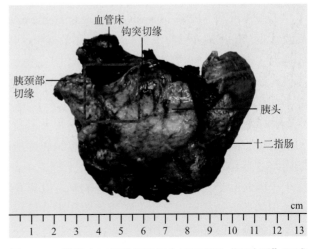

图3-4-1 胰腺十二指肠切除标本后面观示"四边形"区域

在的区域（血管床）。四边形的左垂直边界为胰颈部切缘，右垂直边界是钩突切缘。胰颈部切缘易于识别，常有烧灼痕迹，呈卵圆形，较平坦，表现出致密胰腺组织的细颗粒感。胰颈部切缘内仔细检查，可在外上部（有时也可以邻近边缘）发现胰管的横断面。胰管直径仅 2～3mm，肉眼较难识别。轻轻挤压胰头部有时会有胰液从胰管内滴出，有助于查找胰管。如果未查找到胰管，可垂直于烧灼的切缘薄切，切面容易识别灰白色、薄壁、管壁样结构的胰管。钩突切缘细长，相对质地软并凸起，具有"矮胖粗糙"（lumpy-bumpy）的外观。此外观与由脂肪和稀疏的胰腺小叶构成有关。外科医生采取钝性剥离此区域。

2. 肿瘤取材

胰头标本切开取材方式有两种。第一种为胰头对半切开法，此方法由 Adsay 于 2014 年描述。沿主胰管、胆总管平面将胰头切开。优点是能够充分显露壶腹部、主胰管与胆总管，清晰显示上述结构与肿块的关系，能够对肿瘤进行大体分型。第二种为横断面切开法，由 Verbeke 于 2013 年提出，英国皇家病理学院推荐此方法。垂直于十二指肠降部的平面连续切开胰腺标本，优点是易于操作，缺点是难以确定壶腹部的最佳切面。

本部分介绍胰头对半切开法。具体步骤：沿壶腹部对侧切开十二指肠，辨识十二指肠大乳头和小乳头。胆总管管径大并具有弹性，周围无并行结构，即便存在缩窄性肿瘤仍然可以用探针探查。胰管探查困难，很难探查胰管全长，原因在于胰管存在弯曲，管径细和易受肿瘤压迫闭塞。如果胰管无法用探针探查，可以尝试在壶腹部寻找胰管的开口，从开口处探查胰管。两根探针分别放置于胆总管和胰管内后，用取材刀沿两根探针所在的平面对半剖开胰头，最后切开十二指肠显示壶腹部平面。评估肿瘤的位置、浸润范围及其与胆总管和胰管之间的关系。沿壶腹的长轴切取肿瘤和周围十二指肠、胰腺、胰管、胆总管及胰腺周围软组织，最后平行于胰腺颈部切缘面包片法切取胰腺。

三、区域淋巴结

区域淋巴结包括胰腺周围淋巴结、肝动脉淋巴结和门静脉淋巴结。

胰十二指肠切除标本的淋巴结存在于胰腺表面。胰头切开之前容易触摸到，当胰头切开后就难以识别所有淋巴结。"剥橘皮"（orange-peeling）方法能够保证检出所有淋巴结。具体方法：切开胰头之前用两种不同的墨汁分别染色胰腺前表面和后表面，然后将胰头周围游离面的软组织用剪刀全部剥离。将剥离组织分成 7 个区域：胆总管周围、胰腺前、胰十二指肠前、胰腺上、胰腺下、胰腺后和胰十二指肠后。每个区域检出的淋巴结可分为相应的淋巴结组。即便没有触摸到淋巴结，所有组织也应全部包埋，以便镜下观察是否存在淋巴结。这些组织同样也是胰腺周围软组织，大约 90% 的胰腺导管腺癌镜下可发现胰腺周围软组织内存在癌灶。

四、壶腹部肿瘤大体病理学

1. 临床特征

壶腹部浸润性腺癌（invasive adenocarcinoma of the ampullary region）起源于 Vater 壶腹，来自于十二指肠黏膜、胆总管远端或胰腺头部的癌可以累及壶腹，仅以壶腹为中心、环形包绕壶腹或者显示完全替代壶腹时才视为"壶腹癌"。壶腹癌比胰腺导管癌、胆囊癌和肝外胆管癌少见，占所有胃肠道恶性肿瘤的 0.5%。男性多见，诊断时年龄 60～80 岁（29～85 岁）。临床表现包括持续性黄疸、腹痛、胰腺炎和体重下降。

2. 大体检查

基于大体表现和壶腹及其周围十二指肠受累范围，壶腹癌大体可分为壶腹内型、十二指肠壶腹周围型和混合型（图 3-4-2，图 3-4-3）。如果大组织切片能够包括壶腹、胆总管、胰管和十二指肠黏膜，有助于判断癌与这些结构之间的关系。大的（最大径＞4cm）壶腹癌由于累及多个结构导致大体分类困难。同样，发生于胰头、十二指肠或胆总管远端的癌可以累及壶腹，类似于原发性壶腹癌。如果这些癌的中心位于壶腹周围的邻近结构而仅肿瘤的周围侵犯壶腹，最好分类为原发于邻近器官的癌。壶腹周围癌被用于那些来源不定的癌，最好避免使用这一非特定的术语。

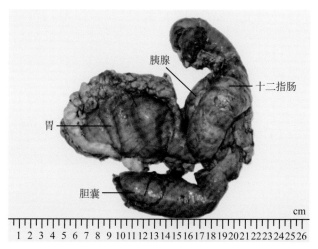

A

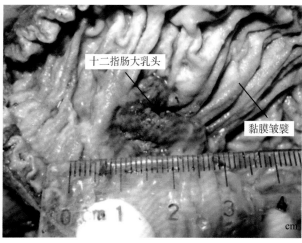

B

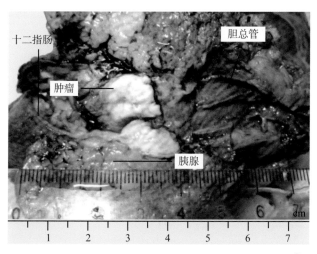

C

图3-4-2 壶腹部中分化腺癌；淋巴结内癌转移（4/11）；男，41岁

大体检查：Whipple手术切除标本，包括胆囊、胆囊管、胆总管、十二指肠、空肠、胰头和远端大部分胃。胃大弯长14.0cm，胃小弯长4.5cm，胃黏膜面未见明显异常。小肠长23.0cm，最大径3.0cm，远端小肠呈暗紫色。胰头大小5.5cm×4.0cm×3.5cm。十二指肠大乳头呈灰红色，大小1.3cm×1.2cm×1.5cm；距十二指肠大乳头开口0.5cm，壶腹内见灰白色肿瘤，大小1.5cm×1.2cm×1.5cm，质地较软，肿瘤浸润壶腹壁全层并浸润十二指肠和周围胰腺。胰头周围淋巴结融合，大小4.0cm×2.0cm×1.0cm。胆囊大小9.5cm×3.5cm×3.5cm，胆囊内充满墨绿色胆汁及血凝块

五、WHO（2010年）壶腹部肿瘤组织学分类

上皮性肿瘤

癌前病变

肠型腺瘤

管状腺瘤

管状绒毛状腺瘤

绒毛状腺瘤

伴有轻度非典型增生的非浸润性胰胆管乳头状肿瘤（低级别上皮内瘤变）

伴有重度非典型增生的非浸润性胰胆管乳头状肿瘤（高级别上皮内瘤变）

扁平上皮内瘤变（非典型增生），高级别

癌

腺癌

浸润性肠型

胰胆管型

腺鳞癌

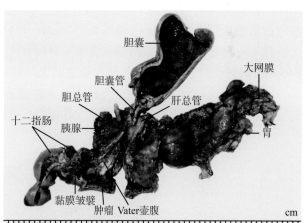

图3-4-3 壶腹部中分化腺癌；淋巴结内癌转移（3/16）；男，45岁

大体检查：Whipple手术切除标本，包括胆囊、胆囊管、胆总管、十二指肠、胰头、远端大部分胃和大网膜。十二指肠大乳头肿胀，黏膜隆起，切面见灰白色混合型肿瘤；肿瘤位于壶腹及周围十二指肠内，浸润十二指肠壁全层，界限不清，大小1.5cm×0.7cm×0.5cm

透明细胞癌

肝样腺癌

浸润性乳头状腺癌

黏液腺癌

印戒细胞癌

鳞状细胞癌

未分化癌

伴有破骨细胞样巨细胞的未分化癌

神经内分泌肿瘤

神经内分泌瘤

神经内分泌瘤，G1（类癌）

神经内分泌瘤，G2

神经内分泌癌

小细胞癌

大细胞神经内分泌癌

混合性腺神经内分泌癌

EC细胞，产生5-羟色胺的神经内分泌瘤

神经节细胞副神经节瘤

生长抑素生成性神经内分泌瘤

间叶性肿瘤

继发性肿瘤

第五节 小 肠

一、小肠解剖学

小肠上端起自胃幽门，下端连接盲肠，分为十二指肠、空肠和回肠三部分。空肠和回肠被肠系膜悬系于腹后壁（图3-5-1）。十二指肠长约25cm，包绕胰头，分为上部、降部、水平部和升部四部分。十二指肠降部壶腹开口处为十二指肠大乳头。有时在大乳头上方见十二指肠小乳头，为副胰管开口。空肠长约240cm，回肠长约360cm。空肠和回肠之间无明显界限，一般而言，十二指肠之外的小肠，近端40%为空肠，远端60%为回肠。小肠壁分为黏膜层、黏膜下层、肌层和浆膜层。小肠黏膜皱襞呈环行、半环行或螺旋形，表面有许多细小绒毛的黏膜层，可分为上皮层、固有层和黏膜肌层。

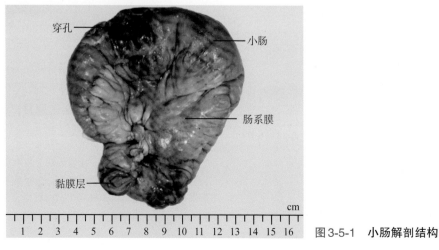

图3-5-1 小肠解剖结构

二、标本特征描述和大体取材

（一）标本类型

标本类型包括节段性小肠切除标本、回盲部切除标本、胰十二指肠切除标本（Whipple手术切除标本）。

（二）标本特征描述

节段性小肠切除标本测量小肠的长度和直径。回盲部切除标本包括回肠、盲肠和阑尾，分别测量各部分的长度和直径。胰十二指肠切除标本包括胰头、十二指肠大部分、胆总管远段和胃窦部，病理取材医生应详细观察切除标本内不同解剖部位，分别测量不同解剖部位的大小。胰十二指肠切除标本具体取材原则请参照本章壶腹癌相关内容。

沿肿瘤对侧肠壁切开肠管，观察并描述肿瘤的大体分型、大小、数量、是否存在穿孔、浸润深度、浸润范围、距两侧切缘及径向切缘的距离。肿瘤周围小肠是否有充血、出血、溃疡、穿孔、狭窄、扩张、憩室、套叠、扭转、粘连和坏死等。

（三）大体取材

1.切缘取材

切缘取材标本包括近端切缘、远端切缘和径向切缘标本。小肠径向切缘是指除十二指肠之外所有小肠的肠系膜切缘。纵向取近端和远端切缘，特别是当肿瘤距离切缘较近时。对肿瘤距两端切缘较远者，也可横向取两端切缘。推荐使用墨汁标记径向切缘。

2.肿瘤取材

沿切除小肠标本的纵轴、每隔3mm切开肿瘤及周围正常肠壁全层，取肿瘤侵犯最深处的一条组织，分别切取肿瘤、肿瘤与小肠交界和肿瘤旁小肠组织，组织块必须包括小肠和肿瘤的全层。肿瘤组织块数量可以根据肿瘤大小酌情取材。

三、区域淋巴结

非壶腹部十二指肠区域淋巴结包括胰周淋巴结、肝动脉淋巴结、胰十二指肠下淋巴结、肠系膜上淋巴结。空肠和回肠区域淋巴结包括盲肠淋巴结（仅为回肠末段）、回结肠淋巴结（仅为回肠末段）和肠系膜上淋巴结和非特指肠系膜淋巴结。

仔细查找肠系膜内淋巴结并取材。目前尚无明确预测小肠癌淋巴结阴性所需检出的最低淋巴结数量。

四、小肠大体病理学

（一）小肠癌

1.临床特征

小肠肿瘤最常见的组织学类型包括腺癌（24%～44%）、高分化神经内分泌肿瘤（20%～42%）、胃肠间质瘤（7%～9%）和淋巴瘤（12%～27%）。相对于小肠的长度和表面积而言，小肠癌（carcinoma of the small intestine）非常少见。小肠癌包括腺癌、黏液腺癌、印戒细胞癌、腺鳞癌、鳞状细胞癌、高级别神经内分泌癌、混合性神经内分泌癌和未分化癌。大多数小肠癌为中分化，其次为低分化，少数为高分化，分化程度似乎与预后无关。十二指肠是腺癌发生的主要部位，比空肠和回肠发生的总和还多。十二指肠又以Vater壶腹周围最多见。早期无明显临床症状，伴随肿瘤体积增大可出现肠梗阻、痉挛样腹痛、腹胀和呕吐等症状。可触及腹部包块，体重下降。肿瘤局部进展可出现穿孔、腹膜炎和腹水。多数空肠和回肠癌发现时已经处于进展期。

2.大体检查

十二指肠癌通常较局限，常为隆起型和息肉样，中央溃疡。空肠和回肠癌体积相对较大，多为环形狭窄型，肠壁环周浸润并缩窄（图3-5-2），偶尔为隆起型或息肉型。若肿瘤缺乏溃疡、主要位于肠外和多灶性，应首先除外转移。

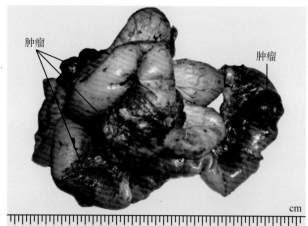

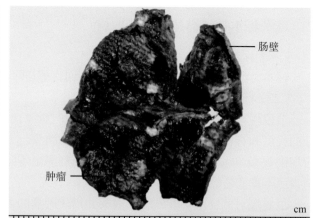

A

B

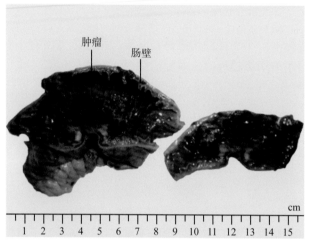

C

图3-5-2　空肠未分化癌伴空肠多发转移；淋巴结内癌转移（25/29）；男，58岁

大体检查：节段性小肠切除标本，长110.0cm。距一侧小肠切缘5.0cm处见一巨大肿瘤，大小13.0cm×2.5cm×7.0cm，此处肠管相互粘连，肿瘤切面呈灰红色，大部分坏死，弥漫浸润肠壁全层，肠管全周。其余小肠黏膜面另见19个肿瘤，肿瘤最大径1.0～7.0cm，小肿瘤长径明显与黏膜皱襞相平行，较大肿瘤呈息肉样样突向肠腔，部分呈半球形突出于浆膜面；切面均呈灰红色，局部灰白色。正常小肠明显扩张，肠壁变薄，肠腔内充满血凝块、坏死物和食物残渣

（二）小肠B细胞淋巴瘤

1.临床特征

原发性小肠淋巴瘤是指发生于小肠并形成肿块的结外B细胞淋巴瘤。原发性小肠淋巴瘤可同时存在淋巴结受累和远处播散，但是临床表现必须是小肠，并且针对此部位进行治疗。小肠淋巴瘤在小肠恶性肿瘤中占相当高的比例（30%～50%）。小肠B细胞淋巴瘤（B-cell lymphoma of the small intestine）最常见的组织学类型是弥漫大B细胞淋巴瘤，占所有病例的40%～60%。黏膜相关淋巴组织结外边缘区B细胞淋巴瘤（MALT）也是小肠和结直肠常见的淋巴瘤（3%～28%）。免疫增生性小肠病是肠MALT的一种独特形式。Burkitt淋巴瘤具有两种主要的发生形式，包括流行性和散发性。流行性主要发生在非洲，常见于儿童。典型发病部位为下颌、眼眶或脊柱旁，与EB病毒感染密切相关。小肠也是相对常见的发病部位，通常累及回肠，尤其是回盲部。散发性少见，与EB病毒感染无关。小肠淋巴瘤的临床症状与特定的组织学类型相关。惰性B细胞淋巴瘤典型表现为腹痛、体重下降和肠道梗阻，偶尔可出现恶心和呕吐。侵袭性强的肿瘤如Burkitt淋巴瘤可表现为体积大的腹内肿块或急性肠穿孔。免疫增生性小肠病常出现腹痛、慢性重度间歇性腹泻和体重下降。腹泻主要为脂肪痢，蛋白丢失性肠病也可见。50%的患者出现外周水肿、手足抽搐和杵状指。

2.大体检查

大部分B细胞淋巴瘤表现为回肠外生性或环形肿块（图3-5-3～图3-5-5），单发为主，多灶性仅占8%。滤泡性淋巴瘤、套细胞淋巴瘤和MALT呈结节状或息肉样。多发性淋巴瘤样息肉病（multiple lymphomatous polyposis，MLP）由遍布胃肠道的众多息肉样病变组成。空肠和回肠末端最常见，胃、十二指肠、结肠和直肠也可发生。大部分病例为套细胞淋巴瘤，其次为滤泡性淋巴瘤。免疫增生性小肠病的大体形态与分期相关。早期呈正常改变。随着病变进展，空肠上段增厚、肠系膜淋巴结增大和肿块形成。

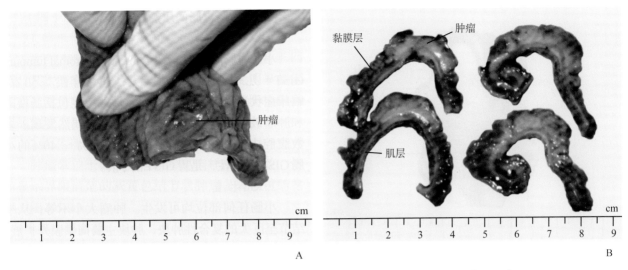

图 3-5-3　回肠弥漫大B细胞淋巴瘤；淋巴结未见肿瘤累及（0/1）；男，34岁

大体检查：已剖开节段性小肠切除标本，长7.0cm，最大径2.5cm。肿瘤距最近一侧切缘2.8cm，隆起型，大小2.5cm×3.2cm×1.0cm，中央浅表溃疡。肿瘤浸润浆膜下层，切面呈灰白色，质地软

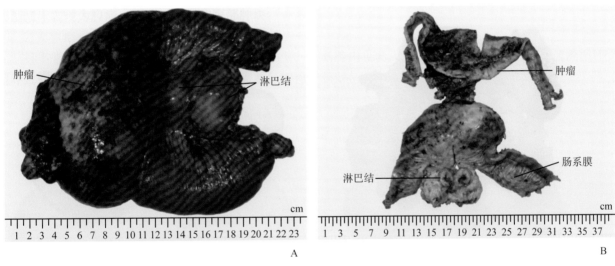

图 3-5-4　回肠MALT伴淀粉样物沉积；淋巴结内肿瘤累及（7/11）；女，76岁

大体检查：节段性小肠切除标本，长28.0cm。距一侧切缘8.0cm处肠管明显扩张，长15.0cm，最大径7.0cm。切开见管壁弥漫增厚，壁厚0.5～1.5cm，肠壁结构破坏；切面呈灰白色，鱼肉样，质地较硬，伴出血坏死；肠腔内充满血凝块。肠系膜淋巴结肿大，最大径2.2cm，切面出血坏死

图 3-5-5　回肠MALT；淋巴结内肿瘤累及；女，73岁

大体检查：节段性小肠切除标本，长31cm。切开见两个肿瘤，两肿瘤之间间隔2.0cm正常肠管。一个肿瘤距一侧切缘9cm，长10cm，厚3.0cm；另一个肿瘤距同侧切缘21cm，大小5cm×3.5cm×3.0cm。二者切面呈灰白色，鱼肉状，浸润浆膜下层。部分肠管明显扩张，最大径6cm，黏膜皱襞消失，表面光滑，管壁厚0.3cm

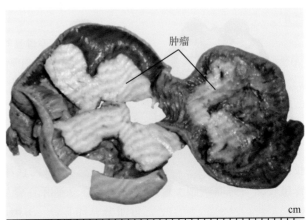

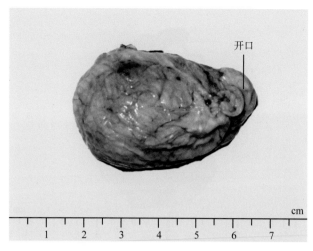

图3-5-11　空肠憩室，女，50岁

大体检查：灰黄色囊状组织切除标本，大小5.0cm×3.0cm×2.3cm。一侧见直径0.5cm的开口，囊内充满黄色粪便，内壁较光滑，壁厚0.2～0.4cm

癌
　　腺癌
　　　　黏液腺癌
　　　　印戒细胞癌
　　腺鳞癌
　　髓样癌
　　鳞状细胞癌
　　未分化癌
神经内分泌肿瘤
　　神经内分泌瘤
　　　　神经内分泌瘤，G1（类癌）
　　　　神经内分泌瘤，G2
　　神经内分泌癌
　　　　小细胞癌
　　　　大细胞神经内分泌癌
　　混合性腺神经内分泌癌
　　EC细胞，产生5-羟色胺的神经内分泌瘤
　　神经节细胞副神经节瘤
　　生长抑素生成性神经内分泌瘤
间叶性肿瘤
　　平滑肌瘤
　　脂肪瘤
　　血管肉瘤
　　Kaposi肉瘤
　　平滑肌肉瘤
淋巴瘤
继发性肿瘤

2.大体检查

憩室呈囊状结构，一侧为开口处（图3-5-11）。盲端常合并出血或坏死而呈暗紫色，合并感染可附脓苔。切面见囊腔。有时因出血坏死导致囊腔不明显。憩室开口处切缘需取材，以便镜下观察是否存在坏死或其他异常。

五、WHO（2010年）小肠肿瘤组织学分类

上皮性肿瘤
　　癌前病变
　　　　腺瘤
　　　　　　管状腺瘤
　　　　　　管状绒毛状腺瘤
　　　　　　绒毛状腺瘤
　　　　非典型增生（上皮内瘤变），低级别
　　　　非典型增生（上皮内瘤变），高级别

第六节 阑 尾

一、阑尾解剖学

阑尾是从盲肠下端后内侧壁向外延伸的一条细长蚓状器官，长5～7cm（图3-6-1）。阑尾根部多数在回盲口后下方约2cm处开口于盲肠，称此开口为阑尾口。阑尾系膜连接于回肠系膜。

二、标本特征描述和大体取材

（一）标本特征描述

测量阑尾的长度、直径、浆膜面是否充血和脓苔附着，仔细寻找是否存在穿孔。观察阑尾壁切面的颜色、腔内容物（粪便或粪石）、是否存在肿瘤。阑尾系膜的颜色、质地、是否存在淋巴结。若存在肿瘤需测量肿瘤的大小、颜色、质地、浸润深度和肿瘤距阑尾根部切缘的距离。

（二）大体取材

1.切缘取材

阑尾根部切缘需常规取材，无论是否存在肉眼可见的肿瘤。

2.阑尾取材

阑尾常规需取材三块，包括根部横断面切缘一块、中间部横断面一块、末端纵断面一块，应同时切取阑尾系膜（图3-6-1）。若存在肿瘤，则需对肿瘤进行充分取材。

三、区域淋巴结

区域淋巴结包括回结肠旁淋巴结。

四、阑尾大体病理学

（一）阑尾腺癌

1.临床特征

阑尾腺癌（adenocarcinoma of the appendix）包括黏液腺癌、低级别阑尾黏液性肿瘤（low-grade appendiceal mucinous neoplasm，LAMN）和印戒细胞癌，占阑尾切除标本的0.1%～0.2%。平均发病年龄60～70岁。阑尾腺癌大约占阑尾恶性肿瘤的58%，其余主要为类癌，男性多发。临床表现与急性阑尾炎无法鉴别，部分患者出现腹部或盆腔肿块。如果扩散到腹腔，阑尾腺癌经常引起腹膜假黏液瘤和大量黏液（图3-6-2），导致腹胀。

2.大体检查

阑尾增大、变形或完全被破坏。腔内黏液潴留导致阑尾囊性膨胀可称为黏液囊肿（图3-6-3），但需要注意的是，这只是一个描述性术语，不是病理诊断。少见情况，黏液形成许多珍珠样小球，此时称为黏液球病（myxoglobulosis）。

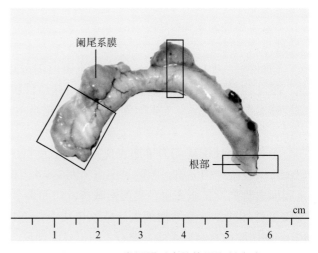

图3-6-1 正常阑尾形态结构及取材方式

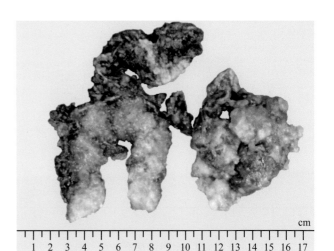

图3-6-2 阑尾来源腹腔低级别腹膜假黏液瘤；女，60岁

大体检查：灰红灰黄色肿瘤及脂肪切除标本，大小13.0cm×5.3cm×1.7cm。肿瘤大小9.0cm×4.0cm×1.5cm，界限不清，质地较硬，表面呈结节状，直径0.2～0.3cm。切面见丰富黏液

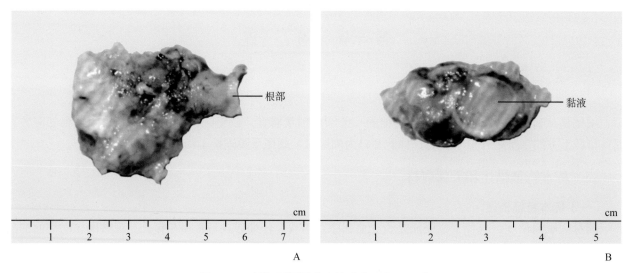

图3-6-3 低级别阑尾黏液性肿瘤；女，66岁

大体检查：阑尾切除标本，大小4.0cm×3.0cm×1.5cm，末端表面附黏液。切面管腔扩张，腔内充满黏液，壁内钙盐沉着

（二）急性阑尾炎

1.临床特征

急性阑尾炎（acute appendicitis）主要由细菌感染和阑尾腔阻塞所致。临床表现为右下腹部疼痛、发热、呕吐和白细胞计数增高，如穿孔可引起急性腹膜炎。根据病变的严重程度可分为急性单纯性阑尾炎、急性蜂窝织炎性阑尾炎（或称急性化脓性阑尾炎）和急性坏疽性阑尾炎。

2.大体检查

急性单纯性阑尾炎为早期表现，阑尾轻度肿胀，浆膜面血管扩张充血。切面呈灰白色或灰白间灰红色，管壁各层结构完整，腔内见出血（图3-6-4～图3-6-6）。急性蜂窝织炎性阑尾炎显著肿胀，管径增大，浆膜面血管高度扩张充血，表面附脓苔，切面多呈暗紫色（图3-6-7～图3-6-12）。急性坏疽性阑尾炎表现为阑尾壁坏死，管壁结构消失，暗紫色或全层灰白色脓苔样，易碎，有时合并穿孔（图3-6-13～图3-6-17）。阑尾腔内有时见粪便、粪石（圆形或卵圆形，质地硬）或脓液（图3-6-16）。炎症常累及周围肠系膜，出现出血、坏死或纤维化，有时明显肿大临床易误诊为肿瘤（图3-6-11）。

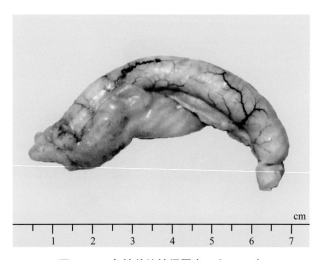

图3-6-4 急性单纯性阑尾炎；女，33岁

大体检查：阑尾切除标本，长7.0cm，最大径0.8cm，浆膜面血管扩张充血。切面呈灰白色，腔内见粪石

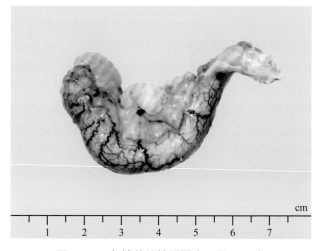

图3-6-5 急性单纯性阑尾炎；男，36岁

大体检查：阑尾切除标本，长7.0cm，最大径0.8cm，浆膜面血管扩张充血。切面呈灰白色，腔内见粪石

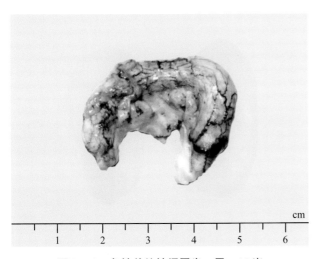

图3-6-6　急性单纯性阑尾炎；男，16岁

大体检查：阑尾切除标本，长6.5cm，最大径0.8cm，浆膜面血管扩张充血。切面呈灰白色，腔内含粪便

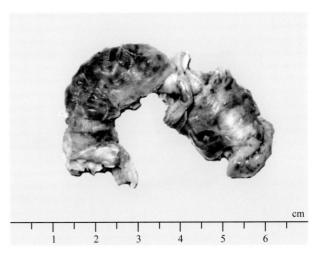

图3-6-7　急性蜂窝织炎性阑尾炎；女，38岁

大体检查：阑尾切除标本，长6.0cm，最大径1.2cm，浆膜面附脓苔。切面呈灰白暗紫色

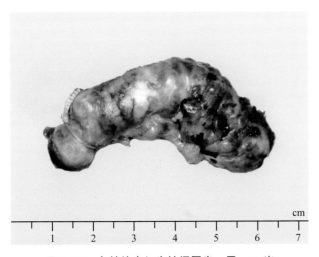

图3-6-8　急性蜂窝织炎性阑尾炎；男，27岁

大体检查：阑尾切除标本，长7.0cm，最大径1.1cm，浆膜面血管扩张充血。切面呈灰红色，腔内含脓液

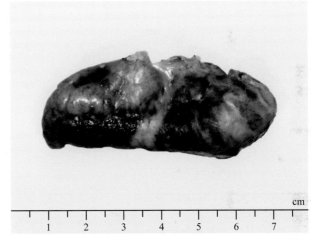

图3-6-9　急性蜂窝织炎性阑尾炎；女，41岁

大体检查：阑尾切除标本，长6.0cm，最大径1.9cm，浆膜面呈灰白灰红色。切面呈灰白灰红色，腔内含脓液

图3-6-10　急性蜂窝织炎性阑尾炎；女，53岁

大体检查：阑尾切除标本，长6.5cm，最大径1.8cm，浆膜面附脓苔。切面呈灰红色

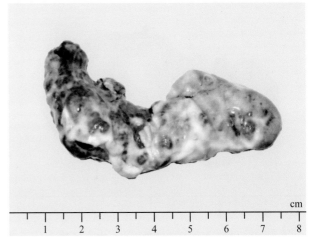

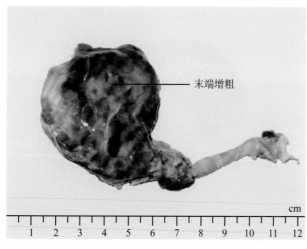

末端增粗

A

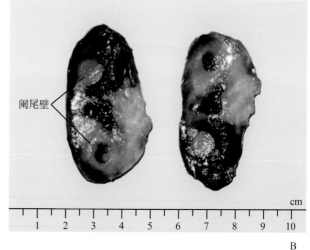

阑尾壁

B

图3-6-11　急性蜂窝织炎性阑尾炎；男，26岁

大体检查：阑尾切除标本，长11.5cm。末端明显增粗，呈灰红色，大小5.0cm×4.8cm×2.5cm，切面见阑尾壁结构保存，灰白灰红色

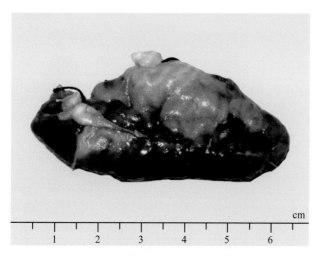

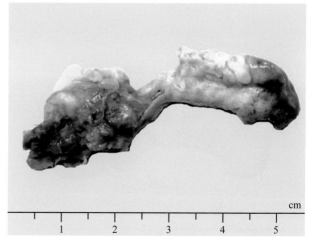

图3-6-12　急性蜂窝织炎性阑尾炎合并阑尾血吸虫病；男，29岁

大体检查：暗紫色阑尾切除标本，长5.8cm，最大径1.3cm，浆膜面附脓苔，切面呈暗紫色

图3-6-13　急性坏疽性阑尾炎；女，30岁

大体检查：阑尾切除标本，长4.5cm，最大径0.8cm。距阑尾根部切缘3.0cm处见直径0.6cm的破裂口，切面呈灰白灰红色，质脆

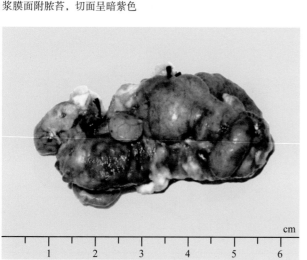

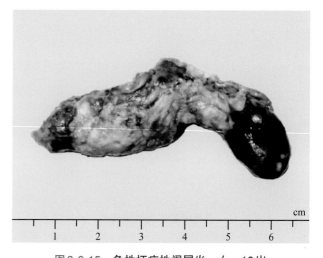

图3-6-14　急性坏疽性阑尾炎；女，41岁

大体检查：阑尾切除标本，长4.2cm，最大径1.0cm。浆膜面血管扩张充血，附脓苔，切面呈灰白灰褐色

图3-6-15　急性坏疽性阑尾炎；女，18岁

大体检查：阑尾切除标本，长6.0cm，最大径1.2cm，浆膜面大部分附着灰白色脓苔。切面呈暗紫色，腔内见粪石

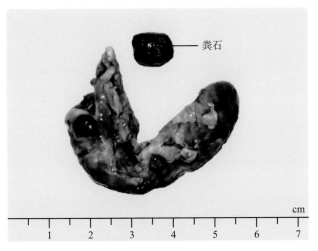

图3-6-16 急性坏疽性阑尾炎；女，20岁

大体检查：阑尾切除标本，长5.2cm，最大径1.4cm，浆膜面附脓苔。切面呈灰红色，腔内见粪石

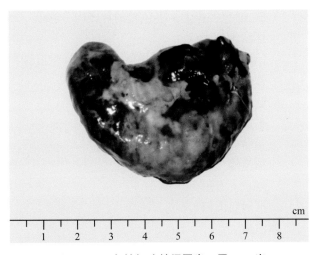

图3-6-17 急性坏疽性阑尾炎；男，17岁

大体检查：阑尾切除标本，长6.5cm，最大径3.0cm，浆膜面附脓苔，切面呈暗紫色

五、WHO（2010年）阑尾肿瘤组织学分类

上皮性肿瘤

　　癌前病变

　　　腺瘤

　　　　管状腺瘤

　　　　管状绒毛状腺瘤

　　　　绒毛状腺瘤

　　　非典型增生（上皮内瘤变），低级别

　　　非典型增生（上皮内瘤变），高级别

　　　锯齿状病变

　　　　增生性息肉

　　　　广基锯齿状腺瘤/息肉

　　　　传统锯齿状腺瘤

　　癌

　　　腺癌

　　　　黏液腺癌

　　　　低级别阑尾黏液性肿瘤

　　　　印戒细胞癌

　　　腺鳞癌

　　　未分化癌

神经内分泌肿瘤

　　神经内分泌瘤

　　　神经内分泌瘤，G1（类癌）

　　　神经内分泌瘤，G2

　　神经内分泌癌

　　　小细胞癌

　　　大细胞神经内分泌癌

　　混合性腺神经内分泌癌

EC 细胞，产生 5- 羟色胺的神经内分泌瘤

　　杯状细胞类癌

　　L 细胞，胰高血糖素样肽和 PP/PYY 生成性神经内分泌瘤

　　管状类癌

间叶性肿瘤

　　平滑肌瘤

　　脂肪瘤

　　神经瘤

　　Kaposi 肉瘤

　　平滑肌肉瘤

淋巴瘤

继发性肿瘤

第七节　大　　肠

一、大肠解剖学

　　大肠分为盲肠、阑尾、结肠、直肠和肛管。大肠管径较粗，肠壁较薄。除直肠、肛管和阑尾外，结肠和盲肠具有 3 种特征性结构，即结肠带、结肠袋和肠脂垂（图 3-7-1）。结肠带由肠壁纵行平滑肌增厚所形成，共有 3 条，分别称为网膜带、系膜带和独立带。

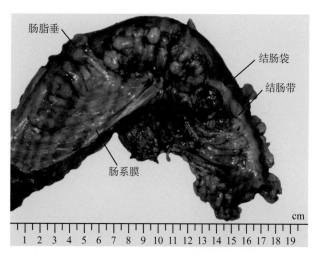

图 3-7-1　结肠解剖结构

　　盲肠是大肠的起始部，左侧与回肠相连接，其下端为盲端，上续升结肠。长 6 ～ 9cm。回肠末端向盲肠的开口，称为回盲口。回盲口上、下两片半月形的皱襞称回盲瓣。

　　结肠介于盲肠和直肠之间，分为升结肠（长 15 ～ 20cm）、横结肠（长 18 ～ 22cm）、降结肠（长 10 ～ 15cm）和乙状结肠（长 15 ～ 20cm）四部分。升结肠转折为横结肠的弯曲处称结肠右曲（或称肝曲）。横结肠转折为降结肠，转折处形成结肠左曲（或称脾曲）。

　　直肠长 12 ～ 16cm，具有两个弯曲，分别为直肠骶曲和直肠会阴曲。直肠下部显著肿大为直肠壶腹。直肠内面有半月形的横行的直肠横襞（或称 Houston 瓣）。

　　肛管长 2.5 ～ 3.5cm。肛管内面有 6 ～ 10 条纵行的黏膜皱襞称肛柱，成年人不明显。肛柱上端的连线称为肛直肠线，为直肠与肛管的分界线，此线肉眼难辨。各肛柱下端由半月形皱襞相连，此襞称肛瓣。肛瓣上方小的隐窝称肛窦，肛窦底部为肛腺的开口。肛柱下端和肛瓣边缘形成锯齿状环形线称齿状线。齿状线以上的肛管由内胚层的泄殖腔演化而来，内面为黏膜，黏膜上皮为柱状上皮。齿状线以下的肛管由外胚层的原肛演变而来，内面为皮肤，被覆鳞状上皮。齿状线下方宽约 1cm 的环形区域称肛梳或痔环，表面光滑，深面有静脉丛（图 3-7-2）。

　　盲肠、结肠和直肠肠壁可分为黏膜层、黏膜下层、肌层和外膜（图 3-7-3）。黏膜层分为上皮层、固有层和黏膜肌层。盲肠、横结肠、乙状结肠的外膜为浆膜。升结肠与降结肠的前壁为浆膜，后壁为纤维膜。直肠上 1/3 段大部、中 1/3 段前壁为浆膜，下 1/3 为纤维膜。直肠前部腹膜返折处位于直肠中 1/3 段和下 1/3

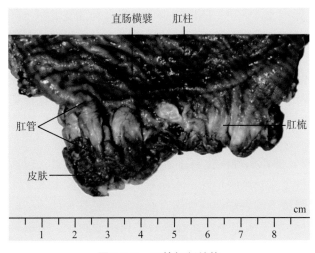

图 3-7-2　肛管解剖结构

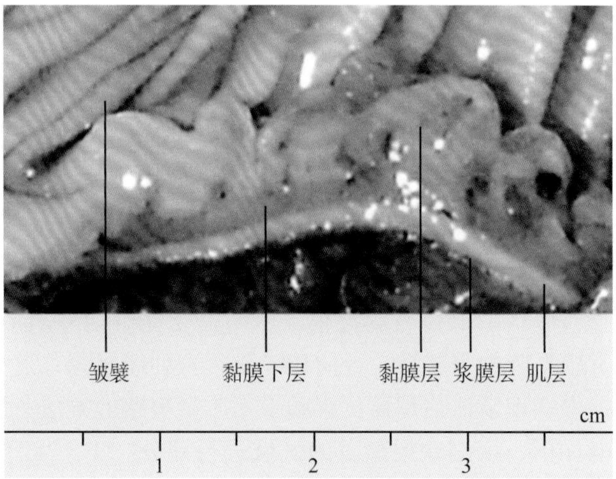

图 3-7-3　结肠纵切面示肠壁解剖结构

段的交界处，侧部腹膜返折处位于上 1/3 段和中 1/3 段交界处，后部腹膜返折处位置更高，大部分直肠后壁无浆膜覆盖。

二、病理取材

（一）标本类型

标本类型包括内镜切除标本和手术切除标本。

（二）内镜切除标本特征描述和大体取材

1. 标本特征描述

标本特征描述内容包括标本是否完整；肿瘤大小，表面光滑或分叶状，有无蒂部；有蒂息肉测量蒂长和直径。

2. 大体取材

（1）切缘取材

切缘取材标本包括基底部切缘（蒂部切缘）和黏膜切缘（周围存在黏膜组织时），无蒂息肉用墨汁标记切缘。

（2）肿瘤取材

无蒂息肉以切缘基底部为中心向两侧取材。有蒂息肉当蒂部切缘最大径＞2mm 时，略偏离蒂切缘中心垂直于蒂切缘平面切开标本，再平行于此切面、间隔 2 ～ 3mm 将标本全部切开取材；蒂部切缘最大径≤2mm 时，不要垂直切开蒂部，沿蒂切缘水平方向截取完整横断面单独包埋，然后再垂直于蒂切缘平面，间隔 2 ～ 3mm 对全部标本取材。

（三）手术切除标本特征描述和大体取材

1. 标本特征描述

切除标本类型包括全结肠切除标本、右半结肠切除标本、横结肠切除标本、乙状结肠切除标本、低位前直肠切除标本、腹会阴联合直肠切除标本、经肛局部直肠切除标本。测量切除肠管的长度和直径。

肿瘤部位：盲肠、回盲瓣、升结肠、肝曲、横结肠、脾曲、降结肠、乙状结肠、直肠乙状结肠和直肠。如果肿瘤位于两段结肠的交界处，肿瘤部位记录为肿瘤主体所在部位；如果肿瘤在两段结肠内体积相等，则记录为重叠病变（overlapping lesion）。当肿瘤位于乙状结肠和直肠之间，无法明确区分所在部位时，记录为直肠乙状结肠。直肠肿瘤分为完全位于前腹膜返折处之上、完全位于前腹膜返折处之下和横跨前腹膜返折处。

肿瘤特征描述内容：肿瘤的数目、大体分型、大小、颜色、质地、浸润深度、距两侧切缘及径向切缘的距离。观察肿瘤相对的浆膜面是否受累，受累浆膜常皱缩、有颗粒感、血管丰富或渗出。周围黏膜面是否存在息肉、出血、溃疡、穿孔等改变。若术前行新辅助化疗则需评估肿瘤的化疗反应。

全直肠系膜切除（total mesorectal excision，TME）标本大体评价：TME能够明显降低局部复发率（降低30%～40%）和提高生存率（提高约20%）。TME已成为中低位直肠癌标准的手术方式。手术切除范围包括直肠和直肠周围完整的软组织套（直肠系膜）。直肠系膜是指中下段直肠的后方和两侧包裹直肠、形成半圈1.5～2.0cm厚的结缔组织，内含动脉、静脉、淋巴组织和大量脂肪组织。直肠系膜最外层被直肠深筋膜所包裹。手术原则为直视下锐性分离直肠系膜周围盆筋膜壁层和脏层之间的无血管界面，保证切除标本的直肠系膜完整无撕裂。保证直肠系膜的完整性是直肠癌术后局部复发和远期转移最重要的影响因素。

施行中低位直肠癌根治术时需要完整切除直肠系膜。推荐病理医生对手术标本进行系统检查，包括直肠系膜的完整性、径向切缘是否有肿瘤侵犯，这是评价全直肠系膜切除手术质量的重要指标。手术切除标本病理学评估是评价直肠手术质量敏感的方法。无腹膜覆盖的新鲜切除标本直肠系膜完整性大体评估标准如下，依据缺损最重的区域进行评分。①不完整：直肠系膜体积小；直肠系膜缺损深达肌层，肉眼可见；横断切面上，径向切缘非常不规则。②几乎完整：直肠系膜体积中等；直肠系膜面不规则，破损深度＞5mm，但未至肌层；无肉眼可见的肌层。③完整：直肠系膜完整，表面光滑；直肠系膜表面仅存在较小的不规则性；破损深度＜5mm；没有向标本远端切缘形成锥形；横断切面上，径向切缘光滑。直肠系膜的完整性并非等同于径向切缘。如果直肠深筋膜破损，即手术层面进入直肠系膜内，即使径向切缘阴性，也认定为直肠系膜完整性破坏。

2. 大体取材

（1）切缘取材：切缘取材包括近端切缘、远端切缘和径向切缘（肠系膜切缘）。在直肠前腹膜返折处以下的肿瘤具有360°的径向切缘，之上可以有径向切缘或浆膜表面或两者同时存在，取决于肿瘤的位置。推荐距离肿瘤最近的切缘采用墨汁标记。需要强调的是浆膜面（脏腹膜）不是外科切缘。径向切缘是指距离肿瘤浸润最深处最近的软组织切缘，手术过程中通过钝性或锐性切除腹膜或腹膜下而产生的。直肠下段完全位于腹膜外，此处环周均为径向切缘，因此也称为环周径向切缘或环周切缘。近端和远端切缘采取垂直于切缘取材。

（2）肿瘤取材：沿肠壁长轴、垂直于肠壁切取肿瘤标本。肿瘤充分取材，不同质地、颜色等区域分别取材，肿瘤浸润最深处一般位于肿瘤的中心区域，至少取两块全层厚度肿瘤及肠壁组织，以判断肿瘤侵犯的最深层次，尤其需要注意浆膜面受累情况。肿瘤的中心坏死、纤维化明显，肿瘤细胞数量常较少，而肿瘤外周的细胞相对较丰富、纤维化程度较轻，必须切取肿瘤与黏膜交界处的组织。切除标本包括回盲部或肛管、肛门、回盲瓣、齿状线、肛缘均需要分别取材；若肿瘤累及上述部位，切取侵犯程度最重的组织块。

（3）全直肠系膜切除标本取材：为全面而准确地评估环周切缘，Quirke技术被提出。具体步骤：墨染无腹膜覆盖的区域（即环周切缘），沿直肠前壁切开直肠，肿瘤及肿瘤近端和远端2cm范围内的直肠不切开，保持完整（图3-7-4）。切开后至少固定48小时，最好固定72～96小时。充分固定后，未切开的直肠每隔3～5mm垂直于标本长轴连续切开。然后测量肿瘤距离环周切缘的距离和肿瘤大小

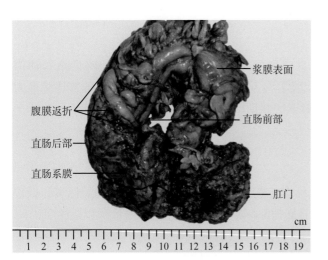

浆膜表面

腹膜返折

直肠前部

直肠后部

直肠系膜

肛门

cm
1 2 3 4 5 6 7 8 9 10 11 12 13 14 15 16 17 18 19

图3-7-4　全直肠系膜切除标本

等。距离环周切缘最近处的肿瘤取3块标本、腔面肿瘤取2块标本、浆膜面肿瘤取2块标本。

三、区域淋巴结

（1）盲肠：结肠周围淋巴结、回结肠淋巴结和右结肠淋巴结。

（2）升结肠：结肠周围淋巴结、回结肠淋巴结、右结肠淋巴结和中结肠右支淋巴结。

（3）肝曲：结肠周围淋巴结、回结肠淋巴结、右结肠淋巴结和中结肠淋巴结。

（4）横结肠：结肠周围淋巴结、中结肠淋巴结。

（5）脾曲：结肠周围淋巴结、中结肠淋巴结和左结肠淋巴结。

（6）降结肠：结肠周围淋巴结、左结肠淋巴结、乙状结肠淋巴结和肠系膜下淋巴结。

（7）乙状结肠：结肠周围淋巴结、乙状结肠淋巴结、直肠上淋巴结和肠系膜下淋巴结。

（8）直肠乙状结肠：结肠周围淋巴结、乙状结肠淋巴结、直肠上淋巴结和肠系膜下淋巴结。

（9）直肠：直肠系膜淋巴结、直肠上淋巴结、肠系膜下淋巴结、髂内淋巴结和直肠下淋巴结。

（10）肛管：直肠系膜淋巴结、腹股沟淋巴结（浅和深）、直肠上淋巴结、髂外淋巴结和髂内淋巴结。

取材方法：将肠系膜与肠壁分离，容易查找到的明显肿大的淋巴结先行分离和取材。然后用锋利的取材刀每隔3mm垂直切开肠系膜，观察切面灰黄色脂肪内是否存在灰白色淋巴结，如未发现则用手触摸脂肪查找质地硬的淋巴结。病理医生应至少检出12枚淋巴结。不同切除标本的淋巴结实际检出数量会存在不同，淋巴结检出数量取决于手术方式、标本的体积和患者因素（年龄和解剖学差异），此外病理医生的技能也是重要的影响因素。肥胖或老年人或术前化疗能够导致淋巴结检出困难。即使直径＜5mm的小淋巴结同样可以发生结直肠癌转移，因此必须认真仔细地查找淋巴结。若淋巴结数量＜12个，应重新检查标本或采用增加淋巴结检出的技术。应当注意由于各种影响淋巴结检出数量的因素在不同病例之间会有所差异，12枚淋巴结的检出标准应当作为质量控制的指标，应用于一系列或一段时间内检出数量的均值。不应过度强调单个标本必须检出12枚淋巴结，临床实践中一些标本即便有经验的病理医生也无法查找出12枚淋巴结。对于术前化疗或放疗的患者，淋巴结检出数量会减少。结肠和直肠在浆膜下层、肠系膜或者无腹膜覆盖的结肠或直肠周围组织中出现肿瘤沉积但无区域淋巴结阳性时，淋巴结分类为N1c。

四、大肠大体病理学

（一）结直肠癌

1.临床特征

结直肠癌（carcinoma of the colon and rectum）是来源于大肠的恶性上皮肿瘤。当肿瘤穿透黏膜肌层进入黏膜下层才出现转移，此时才称之为"癌"。大于90%的结直肠癌是腺癌。据估计，2008年占所有新发癌的9.7%。结直肠癌占男性恶性肿瘤的第四位，占女性恶性肿瘤的第三位。我国结直肠癌的发病率和病死率均保持上升趋势。2011年结直肠癌的发病率和病死率分别为23.03/10万和11.11/10万，城市地区远高于农村，且结直肠癌的发病率上升显著。多数患者发现时已处于中晚期。

大多数位于乙状结肠和直肠，伴随年龄的增长，结肠近段的肿瘤逐渐增多。部分患者无症状，肿瘤是通过筛查或监测被发现。肿瘤出血所导致的失血和贫血常见。许多患者出现排便习惯改变，特别是便秘，主要原因在于左半结肠内固体粪便被肿瘤阻塞所致。大便性状改变，表现为变细、血便、黏液便等。患者可出现腹胀、肠梗阻或穿孔。直肠乙状结肠病变能产生里急后重和直肠出血。其他非特异性症状包括发热、萎靡不振、体重下降和腹痛。

2.大体检查

结直肠癌大体表现多样：肿瘤主体向腔内生长的称为隆起型（或称外生性/蕈样）（图3-7-5～图3-7-14）；肿瘤以壁内生长为主并形成深达或贯穿肌层的溃疡的称为溃疡型（或称内生型）（图3-7-15～图3-7-19）；肿瘤向肠壁弥漫浸润导致肠壁增厚，但表面常无明显溃疡或隆起的称为浸润型（或称皮革样型）（图3-7-20）；结直肠壁环周受累且管腔环形狭窄时称为缩窄型（图3-7-21～图3-7-23）。同一肿瘤可出现多种不同类型表现，溃疡常见。一些癌来自有蒂腺瘤，癌常发生在未受侵犯的黏膜和黏膜下层构成的腺瘤茎部之上，可通过结肠镜息肉切除术进行治疗。近段至脾曲的癌多呈外生性肿块，而位于降结肠和直肠的癌以内生型和缩窄型多见。肿瘤切面呈相对均质的灰白色（图3-7-14），黏液癌可呈胶冻样（图3-7-11）。

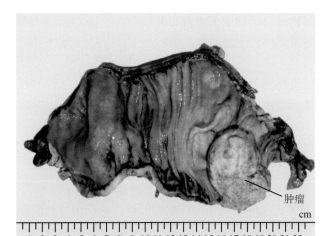

图3-7-5 乙状结肠黏液腺癌；淋巴结内癌转移（4/30）；女，73岁

大体检查：结肠切除标本，长21cm，最大径5.5cm。肿瘤距最近一侧切缘3.5cm，隆起型，大小5.5cm×4.0cm×2.5cm，堵塞肠腔。肿瘤切面呈灰白灰红色，质地中等，浸润浆膜下层。肿瘤一侧肠管明显扩张，肠腔内充满水样液体，肿瘤另一侧肠管内见粪便。肠系膜淋巴结最大径1.2cm

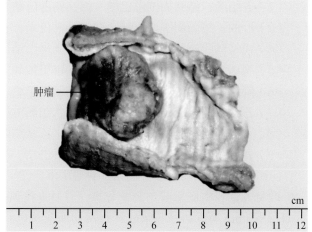

图3-7-6 直肠中分化腺癌；淋巴结内未见癌转移（0/8）；女，75岁

大体检查：直肠切除标本，长7.0cm。肿瘤距最近一侧切缘1.0cm，隆起型，大小3.5cm×3.0cm×1.7cm。肿瘤切面呈灰白色，浸润深肌层

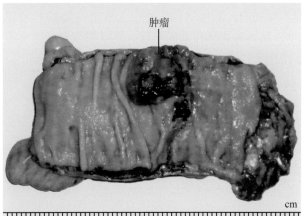

图3-7-7 直肠中分化腺癌；淋巴结内癌转移（4/14）；女，75岁

大体检查：直肠切除标本，长13cm，最大径2.2m。距近端切缘6.0cm见隆起型肿瘤，大小3.5cm×3.0cm×1.0cm。肿瘤切面呈灰白灰红色，浸润肌层

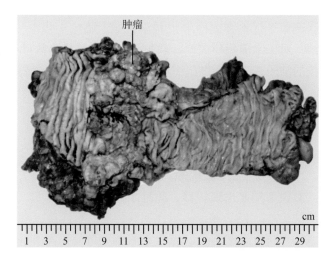

图3-7-8 升结肠中分化腺癌；淋巴结内癌转移（4/16）；女，60岁

大体检查：结肠及回盲部切除标本，长28.0cm。距近端切缘7.0cm肠管明显膨胀，切开见菜花状肿瘤，大小6.0cm×5.0cm×4.0cm，占据整个肠腔。肿瘤切面呈灰白色，浸润浆膜下层。局部肠管扩张、肠壁变薄，厚0.2cm。阑尾长5.5cm，直径0.5cm

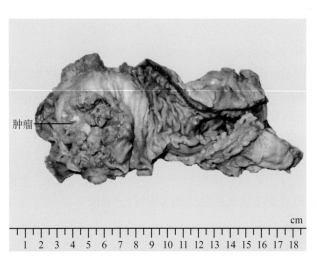

图3-7-9 乙状结肠中分化腺癌；淋巴结内未见癌转移（0/35）；男，78岁

大体检查：结肠切除标本，长14.0cm，局部肠管膨胀，最大径3.0cm。肿瘤距最近一侧切缘3.0cm，隆起型，大小3.0cm×3.8cm×1.0cm。肿瘤切面呈灰白灰红色，浸润浆膜下层

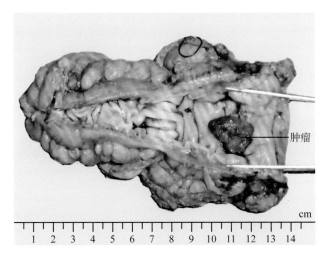

图 3-7-10　直肠中分化腺癌；淋巴结内未见癌转移（0/3）；女，54 岁

　　大体检查：直肠切除标本，长 11.0cm，最大径 6.5cm。距远端切缘 1.7cm、黏膜面见灰白灰红色隆起型肿瘤，大小 2.0cm×1.5cm×1.0cm，无蒂；肿瘤浸润外膜

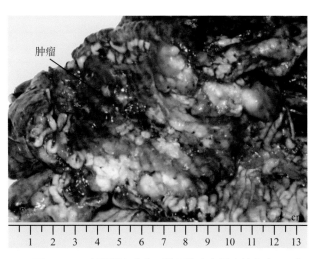

图 3-7-11　直肠黏液腺癌；淋巴结内未见癌转移（0/24）；女，42 岁

　　大体检查：直肠切除标本，长 14.0cm，最大径 2.6cm。距一侧切缘 4.0cm、另一侧切缘 3.0cm 见菜花状肿瘤，大小 7.0cm×5.0cm×1.0cm，表面附黏液。肿瘤侵犯肠管全周，浸润浆膜下层

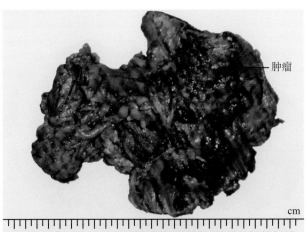

图 3-7-12　盲肠黏液腺癌；淋巴结内未见癌转移（0/20）；女，57 岁

　　大体检查：回盲部切除标本；小肠长 6.0cm，直径为 1.0cm；大肠长 15.0cm。距近端切缘 7.0cm 见隆起型肿瘤，大小 6.5cm×7.5cm×1.5cm，占据整个肠腔，浸润浆膜下层。肠系膜淋巴结肿大融合，最大径 2.5cm。阑尾长 4.0cm，直径 1.0cn

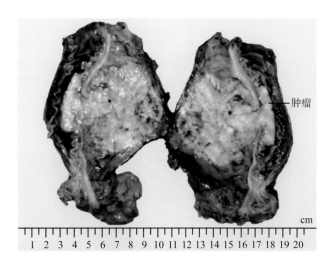

图 3-7-13　直肠腺鳞癌，分别为低分化腺癌和中分化鳞状细胞癌；淋巴结内癌转移（1/3）；男，70 岁

　　大体检查：直肠切除标本，长 10.5cm，最大径 6.5cm。肿瘤距最近一侧切缘 2.5cm，隆起型，大小 4.0cm×3.0cm×1.5cm，侵犯肠周 2/3，浸润外膜。肿瘤明显向直肠系膜内生长并形成结节状肿瘤，大小 6.0×5.0cm×4.0cm，切面呈灰白灰黄色

图 3-7-14　直肠中分化腺癌；淋巴结内未见癌转移（0/13）；女，62 岁

　　大体检查：直肠切除标本，长 12.5cm，直径 3.0cm。距远端切缘（系线处）1.5cm、肠黏膜面见灰红色隆起型肿瘤，大小 3.3cm×2.8cm×1.0cm，浸润肌层

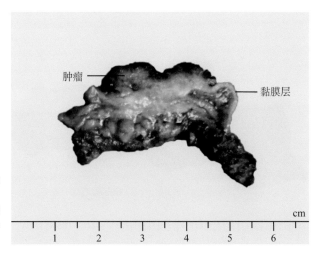

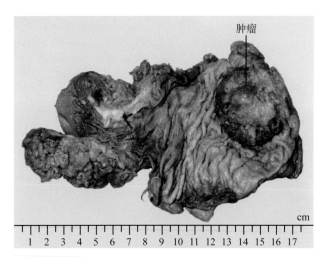

图3-7-15　直肠中分化腺癌；淋巴结内未见癌转移（0/25）；男，60岁

大体检查：直肠及肛管切除标本，长17.0cm，最大径4.8cm。距远端切缘8.5cm见隆起型肿瘤，大小5.0cm×4.5cm×1.6cm。肿瘤切面呈灰白色，质地中等，浸润浆膜下层。周围肠黏膜面见息肉4枚，其中一有蒂息肉直径0.9cm，余息肉为扁平状，最大径0.3～0.5cm

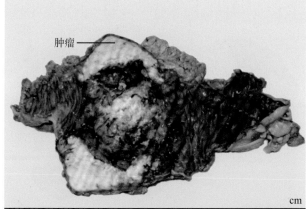

图3-7-16　结肠肝曲中分化腺癌；淋巴结内未见癌转移（0/37）；女，68岁

大体检查：结肠及回盲部切除标本，长29.0cm，肠管局部明显扩张，最大径8.5cm，壁厚0.2cm。距远端切缘7.0cm见巨大溃疡型肿瘤，大小10.0cm×9.5cm×3.8cm，切面呈灰白灰红色，浸润浆膜下层。阑尾长3.0cm，直径0.5cm

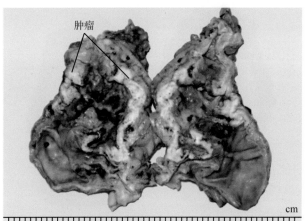

图3-7-17　升结肠低分化腺癌；淋巴结内癌转移（2/22）；女，60岁

大体检查：结肠及回盲部切除标本，其中小肠长2.5cm，最大径2.0cm；大肠长14.5cm，最大径6.5cm。盲肠高度扩张，肠壁菲薄。距远端切缘5.5cm见巨大溃疡型肿瘤，大小7.5cm×9.5cm×1.5cm，侵犯肠管全周，浸润浆膜层。切面呈灰白色，质地中等。肠系膜内淋巴结肿大，最大径1.8cm

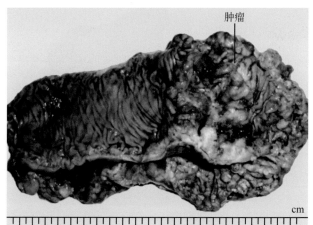

图3-7-18　横结肠黏液腺癌；淋巴结内癌转移（2/12）；男，45岁

大体检查：结肠切除标本，长18.0cm。距最近一侧切缘1.5cm见溃疡型肿瘤，大小4.5cm×5.5cm×2.0cm，周边隆起，中央凹陷，肠壁僵硬。切面呈灰白色，侵犯肠管全周，浸润浆膜下层。肠系膜内淋巴结肿大融合，最大径2.2cm

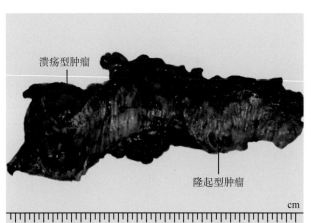

图3-7-19　双发结肠癌，乙状结肠（溃疡型）和降结肠（隆起型）均为中分化腺癌；淋巴结内未见癌转移（0/22），男，73岁

大体检查：左半结肠切除标本，长27.0cm，最大径2.3cm。溃疡型肿瘤距最近一侧切缘2.0cm，大小6.0cm×5.7cm×2.0cm，浸润浆膜下层，切面呈灰白灰红色，见坏死，质地中等。距另一侧切缘9.0cm见隆起型肿瘤，大小3.0cm×2.0cm×0.6cm，浸润肌层

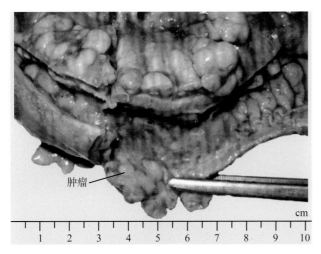

图3-7-20 降乙状交界处低分化腺癌；淋巴结内癌转移（6/9）；女，52岁

大体检查：左半结肠切除标本，长27.0cm，最大径3.3cm。肿瘤距最近一侧切缘7.0cm，浸润型，大小7.0cm×3.5cm×1.0cm，中央见直径3.0cm的浅溃疡，浸润浆膜下层

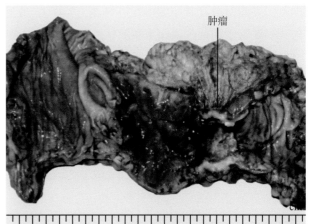

图3-7-21 横结肠中分化腺癌；淋巴结内未见癌转移（0/39）；女，45岁

大体检查：结肠切除标本，长28.0cm，最大径2.2cm。肿瘤距最近一侧切缘7.0cm，缩窄型，大小3.0cm×3.5cm×1.0cm，浸润浆膜层。切面呈灰白色，质较硬

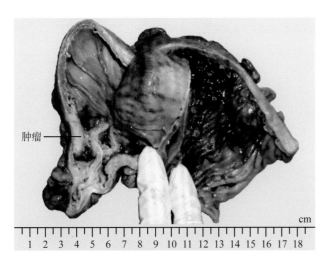

图3-7-22 乙状结肠中分化腺癌；淋巴结内未见癌转移（0/11）；女，72岁

大体检查：结肠切除标本，长22.0cm，最大径6.0cm。肿瘤距最近一侧切缘4.0cm，缩窄型，环绕肠管，大小4.0cm×3.0cm×0.6cm。肿瘤切面呈灰白色，浸润浆膜下层。肿瘤一侧肠管明显扩张

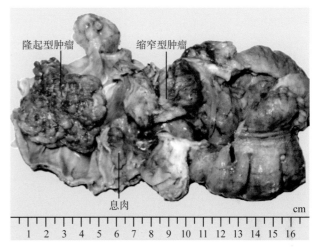

图3-7-23 双发大肠癌，缩窄型为中分化腺癌，隆起型为管状绒毛状腺瘤局部癌变（黏膜内癌）；淋巴结内癌转移（4/16）；男，75岁

大体检查：结肠及回盲部切除标本，小肠长7.0cm，最大径3.0cm；大肠长16.0cm，最大径5.5cm。距远端切缘1.5cm见隆起型肿瘤，大小5.5cm×4.5cm×2.0cm，未见肌层浸润。距回盲瓣3.0cm见缩窄型肿瘤，大小3.8cm×3.5cm×1.2cm，侵犯肠管全周，浸润浆膜下层。切面均呈灰白色，质地中等

（二）腺瘤

1.临床特征

腺瘤（adenomas）定义为存在异型上皮。伴有高级别非典型增生的腺瘤可存在局灶性浸润，此时可称为高级别上皮内瘤变或黏膜内癌。右半结肠和左半结肠发生的腺瘤各占40%，其余20%位于直肠。腺瘤多无明显临床症状，常体检发现，少数可出现便血或腹痛。

2.大体检查

组织学分为管状腺瘤、管状绒毛状腺瘤和绒毛状腺瘤。管状腺瘤多见，体积小的（常最大径＜1cm），多发，表面较光滑，息肉样凸向结直肠腔内，广基无蒂或有蒂（息肉位于茎之上）（图3-7-24～图3-7-29）。少数可呈平坦状或凹陷，通过黏膜变红、结构细微改变或特殊内镜技术加以识别。管状绒毛状腺瘤体积常

较大，表面呈分叶状（图3-7-30～图3-7-41）。绒毛状腺瘤少见，好发于直肠或乙状结肠，单发，体积大，宽基底附着于肠壁，表面呈颗粒状。与癌不同的是常不出现明显的溃疡或坏死，肿瘤切面位于黏膜上，不侵犯肌层，切面从基底向腔面呈现"放射状"结构（图3-7-42～图3-7-46）。

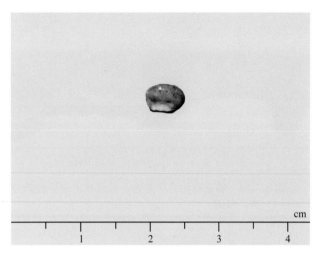

图3-7-24　乙状结肠管状腺瘤；男，68岁
大体检查：灰红色息肉样肿瘤切除标本，表面光滑，无蒂，最大径0.5cm

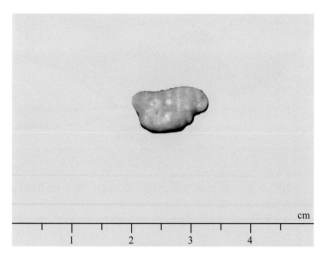

图3-7-25　降结肠管状腺瘤；女，73岁
大体检查：灰白色息肉样肿瘤切除标本，大小1.1cm×0.6cm×0.5cm，表面光滑，无蒂

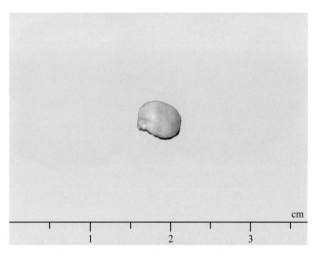

图3-7-26　乙状结肠管状腺瘤；男，42岁
大体检查：灰白色息肉样肿瘤切除标本，最大径0.4cm，表面光滑

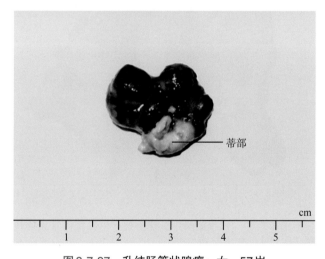

图3-7-27　升结肠管状腺瘤；女，57岁
大体检查：暗红色分叶状有蒂息肉样肿瘤切除标本，大小1.7cm×1.4cm×1.0cm，表面光滑，蒂长0.6cm

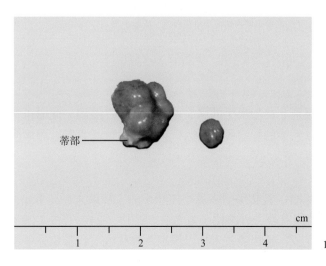

图3-7-28　横结肠和乙状结肠管状腺瘤；男，60岁
大体检查：灰红色息肉样肿瘤切除标本两枚，最大径分别为1.0cm和0.3cm，表面光滑，大息肉有蒂，蒂长0.2cm

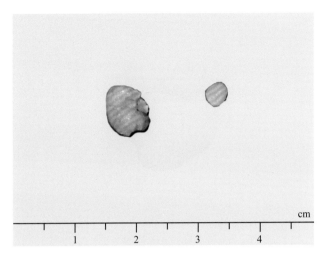

图 3-7-29　升结肠多发性管状腺瘤；男，62 岁

大体检查：灰白色息肉样肿瘤切除标本两枚，最大径分别为 0.7cm 和 0.3cm，表面光滑，均无蒂

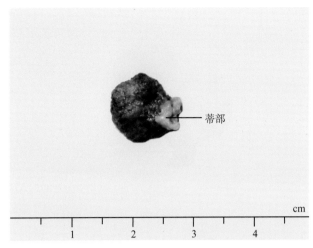

图 3-7-30　乙状结肠管状绒毛状腺瘤；男，82 岁

大体检查：暗红色有蒂息肉样肿瘤切除标本，大小 1.1cm× 1.0cm×0.7cm，表面颗粒状，蒂长 0.3cm，直径 0.3cm。切面呈灰红色，质地中等

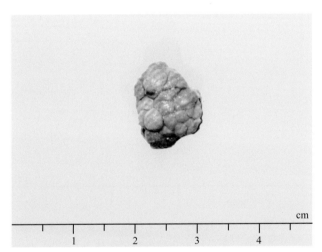

图 3-7-31　直肠管状绒毛状腺瘤；男，51 岁

大体检查：灰白色分叶状肿瘤切除标本，大小 1.3cm× 1.0cm×0.5cm

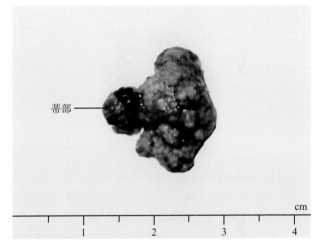

图 3-7-32　直肠管状绒毛状腺瘤；女，60 岁

大体检查：灰红色有蒂菜花状肿瘤切除标本，大小 2.0cm× 1.3cm×1.0cm，表面颗粒状。蒂宽，直径 0.6cm。切面呈灰白色，质地软

图 3-7-33　降结肠管状绒毛状腺瘤；女，54 岁

大体检查：灰红色有蒂息肉样肿瘤切除标本，大小 2.0cm× 2.0cm×1.0cm，表面颗粒状。蒂长 0.5cm，直径 0.5cm。切面呈灰白色，质地软

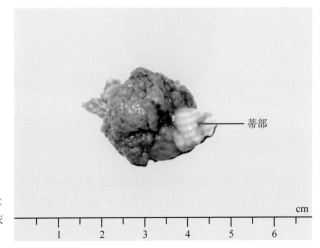

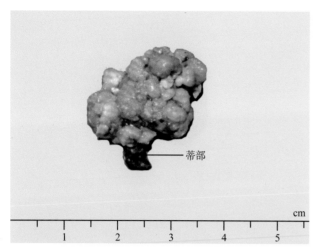

图3-7-34　直肠管状绒毛状腺瘤；女，63岁

大体检查：灰白色有蒂菜花状肿瘤切除标本，大小2.5cm×1.5cm×1.5cm，蒂长径0.6cm

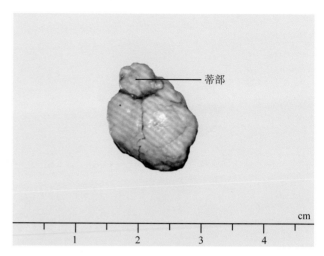

图3-7-35　乙状结肠管状绒毛状腺瘤；男，65岁

大体检查：灰白色有蒂息肉样肿瘤切除标本，大小1.6cm×1.4cm×1.0cm，略呈分叶状；蒂长0.4cm，最大径0.4cm

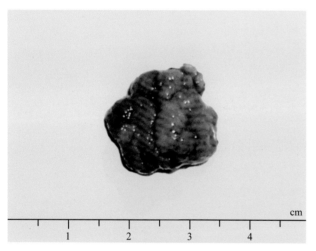

图3-7-36　直肠管状绒毛状腺瘤；女，39岁

大体检查：灰红色菜花状肿瘤切除标本，大小1.0cm×1.0cm×0.3cm

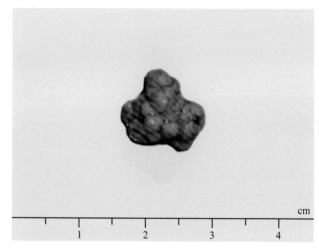

图3-7-37　直肠管状绒毛状腺瘤；女，64岁

大体检查：灰白色菜花状肿瘤切除标本，大小1.3cm×1.3cm×0.7cm

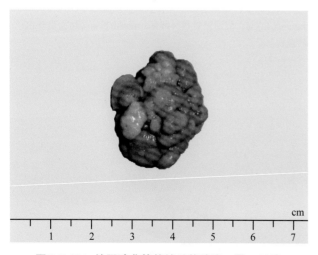

图3-7-38　结肠脾曲管状绒毛状腺瘤；男，60岁

大体检查：灰红色菜花状肿瘤切除标本，大小2.5cm×2.0cm×2.0cm

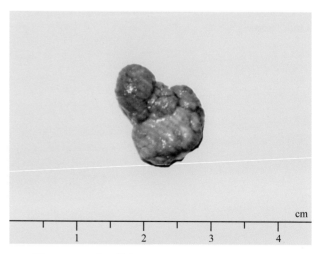

图3-7-39　直肠管状绒毛状腺瘤，局部黏膜内癌；男，49岁

大体检查：灰白灰红色息肉样肿瘤切除标本，大小1.6cm×1.2cm×0.8cm，略呈分叶状

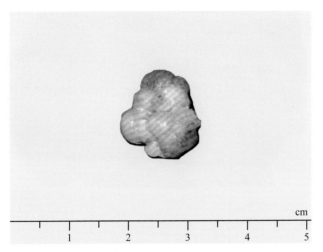

图3-7-40 直肠管状绒毛状腺瘤，局部黏膜内癌；男，62岁

大体检查：灰白色菜花状肿瘤切除标本，最大径1.2cm，有蒂

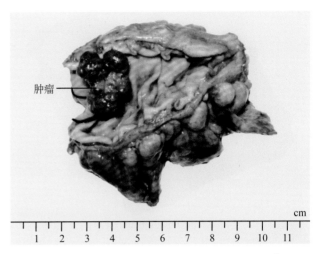

图3-7-41 乙状结肠管状绒毛状腺瘤，局部黏膜内癌；男，55岁

大体检查：结肠切除标本，长7.0cm，最大径5.5cm。距近端切缘（系线处）1.0cm见隆起型肿瘤，灰红色，分叶状，大小2.2cm×1.4cm×1.5cm，蒂长1.5cm；切面呈灰红色，质地中等

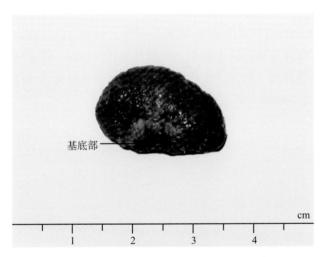

图3-7-42 降结肠绒毛状腺瘤；女，72岁

大体检查：灰红色息肉样肿瘤切除标本，大小2.2cm×1.5cm×1.2cm，无蒂，表面颗粒状。切面呈灰白灰红色，质地中等

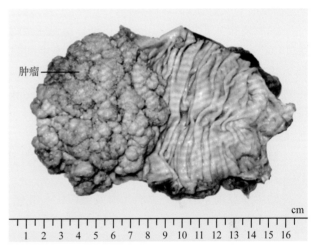

图3-7-43 横结肠绒毛状腺瘤；女，60岁

大体检查：已剖开结肠切除标本，长13.0cm，最大径7.5cm。紧邻一侧切缘见隆起型肿瘤，菜花状，表面无坏死，大小8.0cm×7.0cm×3.5cm。切面呈灰白色，质地中等。肿瘤累及肠管全周，未见肌层浸润

图3-7-44 直肠绒毛状腺瘤；男，59岁

大体检查：直肠切除标本，长13.0cm，直径3.0cm。距远端切缘1.3cm肠黏膜面见灰红色隆起型肿瘤，大小4.0cm×3.5cm×2.5cm，宽基底，表面颗粒状。切面呈灰白色，呈现放射状结构

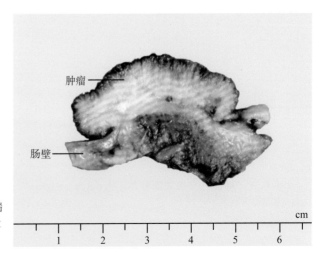

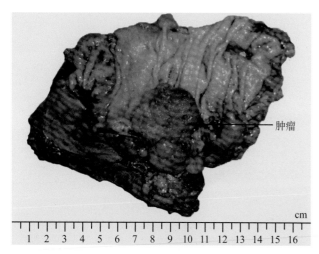

图3-7-45　乙状结肠绒毛状腺瘤，局部黏膜内癌；女，85岁

大体检查：结肠切除标本，长13.2cm，直径3.0cm。距肿瘤最近一侧切缘5.5cm见隆起型肿瘤，大小4.2cm×3.2cm×2.4cm，无蒂，表面呈颗粒状

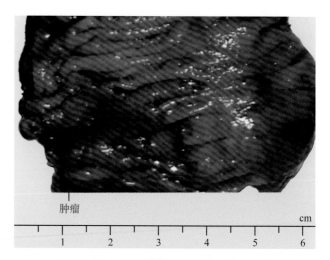

图3-7-46　横结肠绒毛状腺瘤；男，75岁

大体检查：已剖开结肠切除标本，长18cm。距一侧切缘1cm、另一侧切缘15.5cm黏膜面见扁平状肿瘤。黏膜皱襞消失，表面光滑，面积1.5cm×1.5cm

腺瘤体积大（最大径1cm）、更加广泛绒毛状结构和高级别上皮内瘤变/非典型增生，称为"进展期腺瘤"（advanced adenomas），进展期腺瘤和平坦凹陷型腺瘤具有更高的恶变率。腺瘤最大径＞2cm、位于结肠近段的、具有更多的管状绒毛状或绒毛状结构、多发性腺瘤（数量≥5个）或男性具有更高发展为异时性进展期腺瘤或癌（metachronous advanced adenoma or carcinoma）的可能性。

（三）幼年性息肉

1.临床特征

散发幼年性息肉（juvenile polyp）大多数发生于儿童。

2.大体检查

幼年性息肉常有蒂，表面光滑或颗粒状，红色，切面见囊腔（图3-7-47～图3-7-51）。

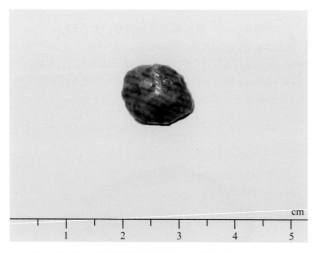

图3-7-47　降结肠和乙状结肠交界处结肠幼年性息肉；女，24岁

大体检查：灰红色息肉切除标本，大小1.3cm×1.0cm×0.7cm，切面呈灰红色

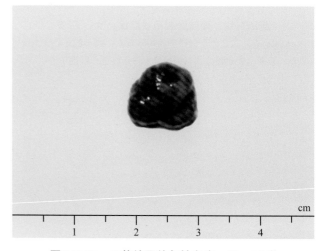

图3-7-48　乙状结肠幼年性息肉；男，21岁

大体检查：灰红色息肉切除标本，大小1.2cm×0.9cm×1.0cm，无蒂，切面呈灰白灰红色

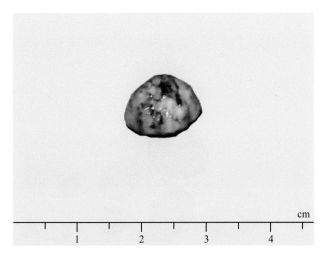

图3-7-49 直肠幼年性息肉；女，26岁

大体检查：灰白色息肉切除标本，大小1.1cm×0.8cm×0.6cm，蒂直径0.4cm

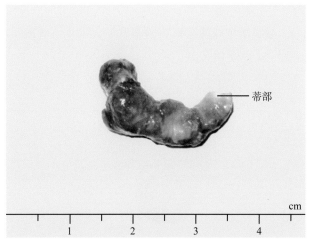

图3-7-50 降结肠幼年性息肉；男，24岁

大体检查：灰白色圆柱状息肉切除标本，长2.2cm，最大径0.8cm，蒂直径0.5cm

（四）Peutz-Jeghers息肉

1.临床特征

一种错构瘤性胃肠道息肉，好发于小肠，伴发黏膜皮肤黑色素沉积。

2.大体检查

Peutz-Jeghers息肉表面呈粗糙分叶状，有时类似腺瘤，但具有更大的分叶，与幼年性息肉光滑的表面形成鲜明对照。息肉茎通常短而宽或者不存在。息肉大小0.5～5.0cm（图3-7-52，图3-7-53）。

（五）炎性息肉

1.临床特征

炎性息肉（inflammatory polyps）常见于各种慢性炎症性病变包括溃疡性结肠炎、克罗恩病、憩室炎和血吸虫病。

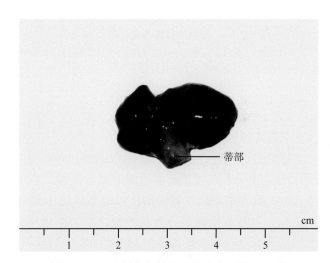

图3-7-51 直肠幼年性息肉伴出血；男，19岁

大体检查：暗紫色息肉切除标本，大小2.6cm×1.5cm×0.8cm。有蒂，蒂长0.4cm

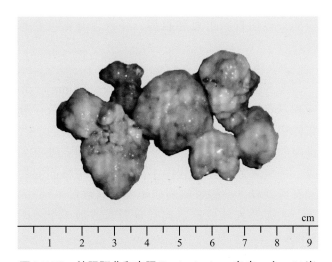

图3-7-52 结肠肝曲和直肠Peutz-Jeghers息肉；女，14岁

大体检查：灰白灰黄色息肉切除标本7枚，总体积5.0cm×4.0cm×1.0cm

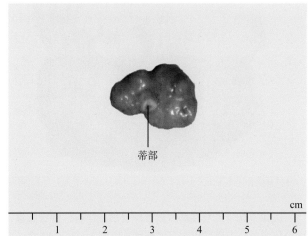

图3-7-53 结肠肝曲Peutz-Jeghers息肉；女，16岁

大体检查：灰白色有蒂息肉切除标本，大小1.6cm×1.2cm×1.0cm

2.大体检查

黏膜增生或隆起形成的多发性、大小不等的息肉。息肉由反应性上皮、炎性肉芽组织和纤维组织构成（图3-7-54，图3-7-55）。

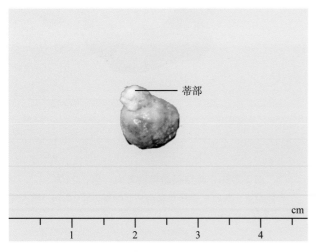

图3-7-54 回盲部炎性息肉；男，44岁

大体检查：灰白灰红色息肉切除标本，大小1.0cm×0.8cm×0.7cm，表面粗糙。有蒂，蒂直径0.3cm

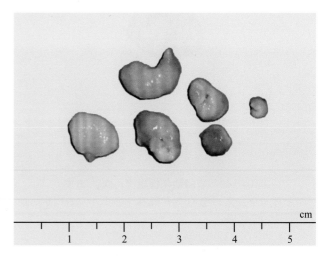

图3-7-55 直肠多发性炎性息肉；男，55岁

大体检查：灰白色息肉切除标本6枚，3枚最大径0.6cm、1枚最大径0.5cm、1枚最大径0.3cm、1枚最大径0.2cm，均无蒂

（六）家族性腺瘤性息肉病

1.临床特征

家族性腺瘤性息肉病（familial adenomatous polyposis，FAP）是一种常染色体显性遗传病。经典的诊断标准是临床上在症状全面进展的患者至少发现100个以上结直肠腺瘤性息肉，必须经组织学证实为腺瘤。FAP患者的一级亲属中即使腺瘤数量较少同样可以诊断，特别是青少年。FAP结直肠腺瘤能发生于全结肠，与散发性腺瘤分布相类似，左半结肠稍多。癌的分布与腺瘤相类似。20～30岁内镜能够检查出结肠和直肠腺瘤，平均年龄15.9岁（8～34岁）。伴随年龄增大息肉数量增多。FAP最重要的临床特点是几乎不可避免的一个或更多结直肠腺瘤进展为癌。进展为癌的平均年龄为40岁。21岁时，癌变风险为1%～6%。50岁时，未经治疗的患者癌变风险＞90%。FAP早期，腺瘤不产生任何症状。结直肠腺瘤引起的特异性症状通常发生在20岁后期或30岁前期，包括直肠出血和腹泻，经常伴有黏液便和腹痛。

2.大体检查

大多数息肉体积小（通常最大径＜5mm），无蒂和球形，可呈分叶状。少见情况下，可散在分布体积大的有蒂息肉。在症状全面进展的疾病中，息肉的数量经常成百上千，"地毯样"覆盖整个大肠。一些家族中，家族内不同患者之间腺瘤的数量有所差异，一些家族的成年人腺瘤数量不到100个，大多数家族成员息肉数量数百或数千个（图3-7-56）。

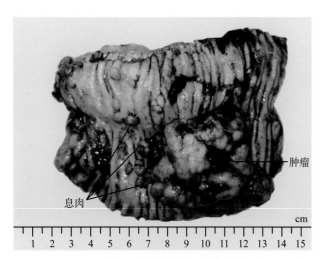

图3-7-56 乙状结肠家族性腺瘤性息肉病，管状腺瘤；中分化腺癌；淋巴结内未见癌转移（0/15）；男，43岁

大体检查：结肠切除标本，长11.0cm；肿瘤距最近一侧切缘2.0cm，隆起型，大小4.5cm×4.0cm×1.2cm；切面呈灰白灰红色，质地较硬，浸润浆膜下层。周围黏膜面见20余枚息肉

（七）增生性息肉

1.临床特征

增生性息肉（hyperplastic polyps，HP）是最常

见的锯齿状病变，大约超过所有锯齿状息肉的75%，常见于远端结肠，很少引起症状。

2. 大体检查

典型病变大小1～5mm，最大径＞1cm少见，表面光滑，无蒂，半球状（图3-7-57，图3-7-58）。多发性增生性息肉常见于远端结肠。通常被描述为类似于珍珠色的露珠，扁平状，在管腔完全扩张时更难被发现。发生于近端结肠的增生性息肉体积更大。体积大的近端增生性息肉由于扁平状和被黄色黏液覆盖有时难以发现。

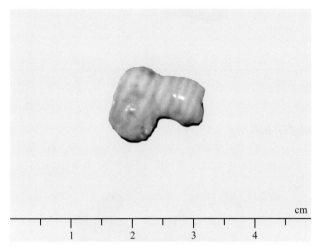

图3-7-57　横结肠增生性息肉；女，67岁

大体检查：灰白色息肉切除标本，大小1.3cm×1.2cm×0.6cm

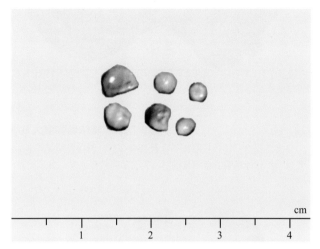

图3-7-58　降结肠和乙状结肠交界处增生性息肉；男，44岁

大体检查：灰白色息肉切除标本6枚，最大径0.1cm两枚，最大径0.2cm两枚，最大径0.3cm两枚，无蒂

（八）结肠和直肠B细胞淋巴瘤

1. 临床特征

大肠原发性淋巴瘤比胃或小肠淋巴瘤都少见，在胃肠道淋巴瘤中占比不超过10%。大多数结直肠恶性淋巴瘤是B细胞淋巴瘤。原发性淋巴瘤仅占结直肠恶性肿瘤的0.2%～0.4%。男女比2∶1。大多数结直肠淋巴瘤发生于盲肠（73%）和升结肠。HIV感染的重度免疫缺陷患者直肠淋巴瘤多见。多灶性病变少见。临床表现与上皮肿瘤类似。

2. 大体检查

大多数低级别淋巴瘤呈界限清楚的隆起性肿块，侵犯肠壁深层。弥漫大B细胞淋巴瘤和Burkitt淋巴瘤形成体积大的肿块，伴肠腔狭窄和溃疡形成，累及结直肠较长的肠管（图3-7-59）。低级别MALT淋巴瘤能长期保持局限性，但也可扩散累及肠系膜淋巴结。套细胞淋巴瘤可表现为孤立性肿块或多发性息肉（多发性淋巴瘤样息肉病）。大多数病例，结肠比小肠更易受累。息肉大小0.5～2.0cm，回盲部更大。除了套细胞淋巴瘤，其他淋巴瘤也可以表现为息肉病的特点。一半以上的套细胞淋巴瘤表现为结肠黏膜的亚临床受累，黏膜无任何肉眼可见的异常改变。

（九）脂肪瘤

1. 临床特征

黏膜下脂肪瘤（lipoma）特别好发于老年人结肠，偶然发现。体积大的肿瘤引起梗阻、溃疡和坏死导致的肠道出血。

2. 大体检查

肿瘤呈息肉样，突向管腔，位于黏膜下层，表面覆盖黏膜。切面呈黄色，界限清楚，质地软（图3-7-60）。

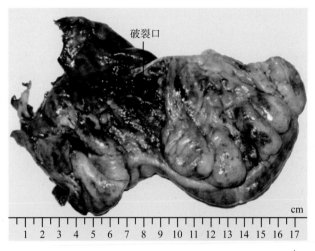
破裂口

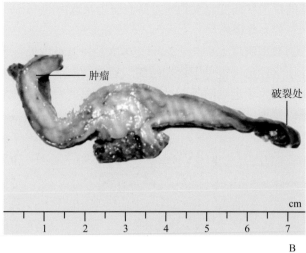
肿瘤
破裂处

A
B

图3-7-59　降结肠弥漫大B细胞淋巴瘤并破裂穿孔；女，71岁

大体检查：结肠切除标本，长19.0cm。一侧肠管明显扩张，最大径8.0cm。距一侧切缘3.0cm见破裂口，大小2.0cm×0.5cm，呈暗紫色。扩张处肠管管壁明显增厚，表面黏膜皱襞消失，黏膜面光滑，厚达1.0cm；切面呈灰白色，鱼肉样，质地中等，肠壁结构破坏

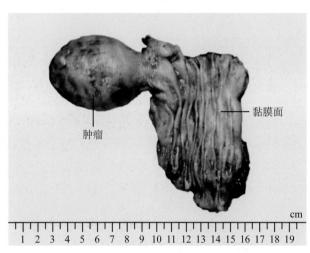
肿瘤
黏膜面

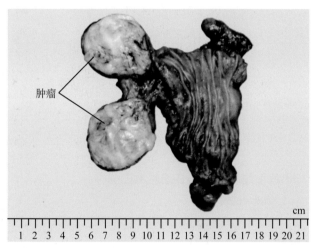
肿瘤

A
B

图3-7-60　横结肠黏膜下脂肪瘤伴溃疡；女，39岁

大体检查：结肠切除标本，长7.0cm，最大径5.0cm。肿瘤距最近一侧切缘1.5cm，息肉样突起于黏膜面，表面大部分光滑，顶部溃疡形成。肿瘤大小6.0cm×4.5cm×4.0cm，切面呈灰黄色，界限清楚，质地软

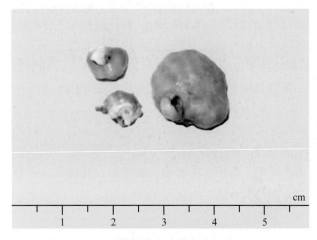

图3-7-61　肛管纤维上皮性息肉；女，68岁

大体检查：灰白色息肉切除标本3枚，最大息肉大小2.0cm×1.5cm×1.0cm，其余两枚最大径均为0.8cm

（十）肥大性肛乳头

1.临床特征

肥大性肛乳头（hypertrophied papillae）又称纤维上皮性息肉。肛乳头由于炎症刺激而增大，并呈息肉样突入肛管。临床表现为息肉逐渐增大，大便时脱出肛外，有时出现便血和肛门瘙痒。

2.大体检查

肥大性肛乳头类似于皮肤的纤维上皮性息肉，灰白色息肉样，有蒂或无蒂，表面被覆鳞状上皮（图3-7-61～图3-7-63）。

胃肠间质瘤

Kaposi 肉瘤

平滑肌肉瘤

淋巴瘤

继发性肿瘤

六、WHO（2010年）肛管肿瘤组织学分类

上皮性肿瘤

癌前病变

肛管上皮内瘤变（非典型增生），低级别

肛管上皮内瘤变（非典型增生），高级别

Bowen 病

肛周鳞状上皮内肿瘤

Paget 病

癌

鳞状细胞癌

疣状癌

未分化癌

腺癌

黏液腺癌

神经内分泌肿瘤

神经内分泌瘤

神经内分泌瘤 G1（类癌）

神经内分泌瘤 G2

神经内分泌癌

小细胞癌

大细胞神经内分泌癌

混合性腺神经内分泌癌

间叶性肿瘤

继发性肿瘤

第八节　肝　　脏

一、肝脏解剖学

肝脏可分为上、下两面。肝脏上面与膈肌相邻，称为膈面。肝脏下面与腹腔器官相邻，称为脏面。肝脏的膈面由镰状韧带分为左、右两叶，肝左叶小而薄，肝右叶大而厚。肝的脏面，由H形的沟分为4叶：肝左叶、肝右叶、方叶和尾状叶，其中脏面的肝左叶与膈面相一致，脏面的肝右叶、方叶和尾状叶相当于膈面的肝右叶。H形的沟由左、右纵沟和横沟组成。横沟内有肝左、右管，肝固有动脉左右支，肝门静脉左右支和肝的神经、淋巴管等出入，称为第一肝门，通常称肝门。左侧纵沟前部肝圆韧带通过，后部容纳静脉韧带。右侧纵沟前部为胆囊窝，后部为腔静脉沟。肝内有4套管道，形成两个系统，即Glisson系统（肝门静脉、肝固有动脉和肝管的各级分支）和肝静脉系统（肝左、中、右静脉，肝右后静脉和尾状叶静脉）。依据Glisson系统在肝内的分布情况，将肝分为左、右半肝，5个叶和9个段。每个肝段可视为功能和解剖上的独立单位。

二、肝脏大体病理取材

（一）标本类型

标本类型包括肝楔形切除标本、肝大部分切除标本（≥3个节段）、肝小部分切除标本（<3个节段）、全肝切除标本。

（二）标本特征描述

明确标本的部位：右叶、左叶、尾状叶、方叶或特定节段（需临床提供具体部位信息）。测量切除标本的大小。孤立性或多灶性，如果是多灶性则必须描述5个最大结节的大小、部位、界限、治疗反应、卫星结节、大体分型、颜色、质地、出血、坏死、瘢痕、肿瘤扩展（肿瘤是否累及门静脉主要分支、肝静脉、肝被膜、胆囊、横膈膜及其他器官）、肿瘤至肝实质切缘的距离。5个结节之外的其他结节仅需描述大小和部位。临床分期中，卫星结节、多灶性原发性肝癌和肝内转移均视为多发性肿瘤。周围肝组织是否伴有肝硬化，明确肝硬化类型。

（三）大体取材

1.切缘取材

切缘取材主要为肝实质切缘，肝内胆管细胞癌有时可能包括胆管切缘。部分肝切除标本的肝实质切缘非常大，切缘全部取材不实际。推荐手术医生标识肝实质切缘内关键区域以便于取材及镜下评估。若大体评估切缘阴性，则在距离肿瘤结节最近的切缘区域取材。

2.肿瘤取材

垂直于肝实质切缘间隔0.5cm连续性切开标本。每个肿瘤结节均需要取材。肝癌外周区域是肿瘤异质性区域、高侵袭性细胞群集中区域、微血管侵犯和卫星结节形成的高发区域。必须特别重视在癌与癌旁肝组织交界处取材。肿瘤四侧、癌与癌旁肝组织交界处按照癌与肝组织1:1的比例取材；肿瘤内至少取材一块，对于质地和色泽不一的区域增加取材。单个肿瘤长径≤3cm的肝癌，应全部取材。

距肿瘤边缘≤1cm（近癌旁）和>1cm（远癌旁）范围内的肝组织分别取材一块。肝硬化结节必须取材。

三、区域淋巴结

肝细胞癌区域淋巴结包括肝门淋巴结、肝十二指肠韧带淋巴结、膈下淋巴结、腔静脉淋巴结。这些淋巴结中最重要的是肝动脉淋巴结和门静脉淋巴结。

肝左区胆管细胞癌区域淋巴结包括膈下淋巴结、肝门淋巴结和肝胃韧带淋巴结。肝右区胆管细胞癌区域淋巴结包括肝门淋巴结和胰腺周围淋巴结。

四、肝脏大体病理学

（一）肝局灶性结节状增生

1.临床特征

肝局灶性结节状增生（focal nodular hyperplasia，FNH）并非真正肿瘤，而是继发于局部血管异常的一种肝细胞反应性增生。继血管瘤之后第二位常见的肝良性肿瘤，成人尸检发生率大约为0.8%。80%～90%的病例发生于30～40岁女性，与口服避孕药相关。2/3的病例为孤立性病灶。多数无症状，偶然发现。20%的病例伴发肝血管瘤。

2.大体检查

典型的局灶性结节状增生是淡染、质地硬肿块，最大径从数毫米至大于10.0cm。边缘清楚、分叶状和无包膜。病变由较多结节构成，每个结节2.0～3.0mm，结节被萎缩带分隔，呈多结节外观。病变特征性改变是具有中央或偏心性星状瘢痕，放射状向周围扩展，部分包绕一些结节（图3-8-1）。局灶性结节状增生亚型，不完全或早期型可能缺乏中央瘢痕，具有不同程度的充血区。

（二）肝细胞癌

1.临床特征

肝细胞癌（hepatocellular carcinoma）是原发性肝癌最常见的组织学类型。临床症状包括腹痛、全身不适、厌食或体重下降、恶心或呕吐。其常见体征包括肝大、腹水、发热、黄疸和脾大。

2.大体检查

大多数肝细胞癌是结节状病变（图3-8-2～图3-8-10）。大体表现因肿瘤的大小和存在或缺乏肝硬化而不同。在存在肝硬化时，肝细胞癌经常有纤维假包膜，而没有肝硬化时通常无包膜。肝细胞癌典型病变质地比周围肝组织硬。单灶或多灶性，多灶性肿瘤是指肿瘤结节明显被非肿瘤性肝组织分隔。多灶性可以是同时发生的、独立性的肝细胞癌（即多灶性肝细胞癌），或者是来自原发性肿瘤的肝内转移。单灶性肿瘤可以呈单结节状或簇状生长，簇状结构由相互之间紧密排列和连续性的多结节构成。

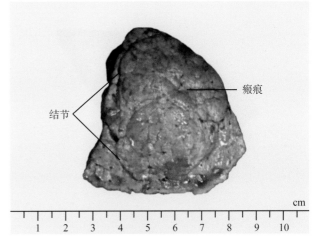

图3-8-1　肝局灶性结节状增生；男，24岁

大体检查：局部已剖开部分肝脏切除标本，大小9.5cm×5.5cm×5.5cm。切面见灰黄色结节，大小6.0cm×4.6cm×4.0cm。结节界限清楚，质地中等，中央瘢痕形成

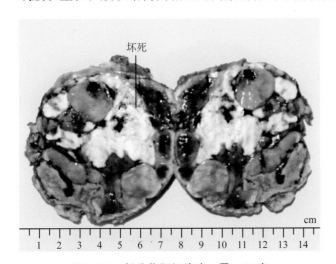

图3-8-2　低分化肝细胞癌；男，63岁

大体检查：部分肝脏切除标本，大小6.5cm×6.0cm×5.0cm。切面见灰白灰黄色界限不清的肿瘤，地图样坏死，大小4.5cm×4.5cm×4.0cm，质地软，浸润肝被膜

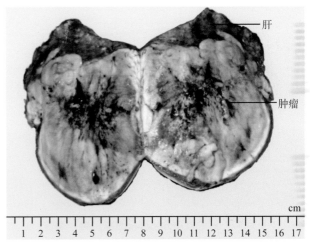

图3-8-3　低分化肝细胞癌；男，52岁

大体检查：部分肝脏切除标本，大小10.0cm×7.0cm×9.5cm。切面见灰白色鱼肉样肿瘤，大小8.8cm×6.3cm×7.5cm，局部出血坏死，界限尚清，浸润肝被膜

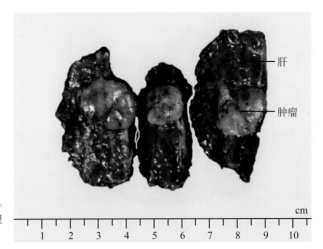

图3-8-4　中分化肝细胞癌；女，51岁

大体检查：部分肝脏切除标本，大小4.7cm×2.3cm×5.2cm。切面见灰红灰黄色结节状肿瘤，大小1.6cm×1.5cm×2.2cm，界限较清，浸润肝被膜

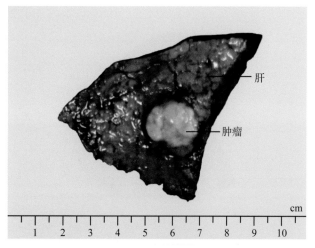

图3-8-5　中分化肝细胞癌；男，47岁

大体检查：部分肝脏切除标本，大小6.5cm×4.5cm×5.0cm。肿瘤距肝实质切缘0.8cm，距肝被膜下0.3cm，灰白色结节状，大小2.5cm×2.0cm×2.0cm，界限清楚，质地软

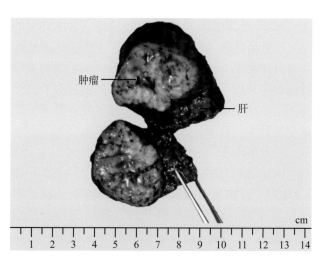

图3-8-6　肝S6段中分化肝细胞癌；男，67岁

大体检查：部分肝脏切除标本，大小8.0cm×5.0cm×3.7cm。切面见肿瘤距肝实质切缘1.2cm，灰黄色，大小4.3cm×4.0cm×4.0cm，浸润肝被膜

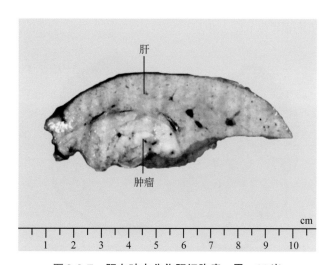

图3-8-7　肝左叶中分化肝细胞癌；男，38岁

大体检查：部分肝脏切除标本，大小8.5cm×8.0cm×3.5cm，缝线处见灰黄色结节，最大径3.0cm，界限清楚，浸润肝被膜

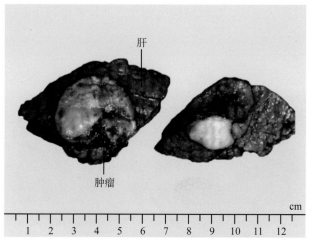

图3-8-8　中分化肝细胞癌；男，47岁

大 体 检 查：部分肝脏切除标本，大小7.0cm×5.0cm×3.5cm。距肝实质切缘0.8cm见灰白色结节状肿瘤，大小3.5cm×3.3cm×3.0cm。局部向肝表面突起，界限较清，质地硬，浸润肝被膜

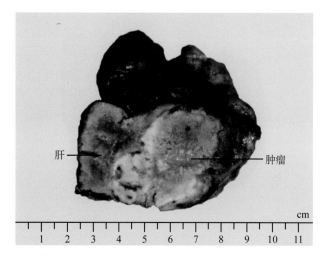

图3-8-9　中分化肝细胞癌；男，41岁

大体检查：部分肝脏切除标本，大小11.0cm×6.0cm×4.5cm。切面见灰白色结节状肿瘤，大小4.0cm×4.6cm×4.0cm，凸起于肝表面。肿瘤距肝实质切缘1.1cm，界限较清，绝大部分坏死，浸润肝被膜

术语"巨块型"是指肝细胞癌生长呈巨大明显的肿块，伴或不伴小的卫星结节。另一种亚型，蒂状肝细胞癌是指肿块突出肝外，有蒂或无蒂。弥漫型或肝硬化样型少见，表现为大量小肿瘤结节弥漫性分布于整个肝脏，类似于肝硬化的再生结节。肝细胞癌的大体表现因肿瘤坏死程度和侵犯门静脉及肝静脉的程度不同而变化。早期肝细胞癌通常表现为境界不清的结节状病变，最大径＜2cm。单个肿瘤最大径≤1cm为微小癌，最大径1～3cm为小肝细胞癌。

卫星结节的标准未定。中国《原发性肝癌规范化病理诊断指南（2015版）》中定义为主瘤周边近癌旁肝组织内出现的肉眼或显微镜下小癌灶，与主瘤分离，两者组织学特点相似（图3-8-10）。CAP卫星结节诊断标准为原发肿瘤2cm范围内，体积比原发肿瘤小，与原发肿瘤之间有正常肝组织分隔的结节。结节如果位于血管或淋巴结内被分类为血管或淋巴结侵犯则非卫星结节。

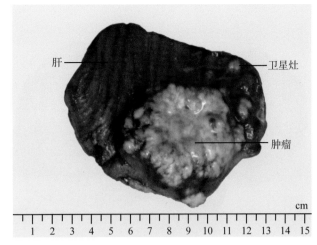

图3-8-10　中分化肝细胞癌；男，23岁

大体检查：部分肝脏切除标本，大小11.0cm×8.0cm×5.0cm。切面见多个灰白色不规则形结节，最大者大小5.8cm×5.0cm×4.5cm，周围见多个卫星结节，最大径0.5～1.5cm。肿瘤浸润肝被膜并向外凸起，肿瘤距肝实质切缘2.5cm

（三）肝内胆管细胞癌

1.临床特征

肝内胆管细胞癌（intrahepatic cholangiocarcinoma）是肝脏第二位常见的原发性恶性肿瘤，占5%～15%。好发于老年人，男性稍多。临床表现与解剖部位、生长方式和临床分期相关。其常见临床表现包括全身不适、盗汗、右上腹疼痛和体重下降。肝轻度增大、腹水少见，门静脉高压症无或轻微。肝门胆管细胞癌通常表现淤胆。

2.大体检查

大体分为三种亚型：肿块型、导管周围浸润型和肿块/导管周围浸润混合型。肿块型大约占所有病例的60%，表现为肝实质内界限较清的结节或肿块，侵犯周围肝实质，切面呈灰色或灰白色，实性，质地硬（图3-8-11～图3-8-13）。导管周围浸润型大约占20%，表现为沿胆管系统弥漫性扩散，累及胆管狭窄（图3-8-14）、周围胆管梗阻性扩张和胆管炎，其余为混合型。此外还包括导管内生长型，表现为扩张胆管腔内息肉样或乳头状肿瘤，这种类型是胆管导管内乳头状肿瘤的恶性转化，常不伴肝硬化。

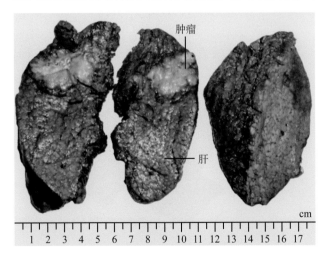

图3-8-11　肝内中分化胆管细胞癌；男，49岁

大体检查：部分肝脏切除标本，大小13.0cm×10.5cm×5.0cm。距肝实质切缘1.0cm见灰白灰红色肿块型肿瘤，大小3.5cm×2.5cm×3.0cm，质地硬，界限不清，浸润肝被膜

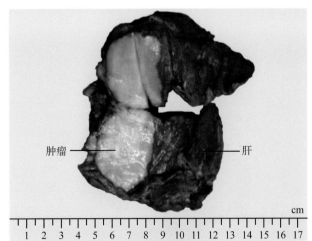

图3-8-12　肝内中分化胆管细胞癌；女，68岁

大体检查：部分肝脏切除标本，大小14.5cm×6.8cm×3.5cm。肝被膜下见肿块型肿瘤2个，大小分别为4.0cm×3.0cm×2.5cm和3.0cm×2.2cm×0.5cm，肿瘤浸润肝被膜，距肝实质切缘3.0cm。肿瘤切面呈灰白色，界限较清，质地较硬

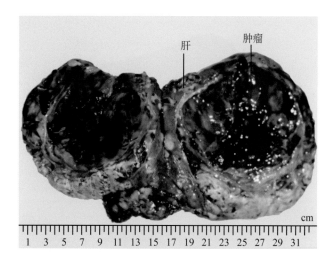

图3-8-13　肝内低分化胆管细胞癌；女，42岁

大体检查：灰红灰黄色多结节状肿瘤，大小22.5cm×14.0cm×8.5cm，肿瘤表面附肝组织，肝组织大小22.0cm×4.0cm×3.0cm。肿瘤切面呈灰黄灰红色，多结节状，灰黄色区域囊性变，囊腔大小不一，内见大量暗红色液体及黏液，囊壁最厚处2.6cm；结节最大径0.5～3.0cm，肿瘤界限较清楚，质地较软

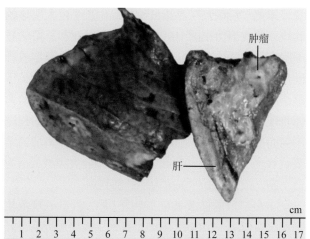

图3-8-14　肝内中分化胆管细胞癌；男，72岁

大体检查：部分肝脏切除标本，大小17.0cm×9.5cm×4.0cm。胆管扩张，胆管壁增厚，肿瘤呈胆管周围型，浸润肝被膜

　　来源于肝内小胆管或小导管的肝内胆管细胞癌通常表现为肿块型，而肝内大胆管（肝门周围肝内胆管细胞癌）来源可表现为三种亚型的任意一种。累及肝门的胆管细胞癌引起胆汁淤积、胆管纤维化和肝内胆管炎。进展期，胆管细胞癌由不同大小的结节构成，通常相互融合。肿块型体积大，中央坏死或瘢痕常见，切面可见黏液。

（四）海绵状血管瘤

1.临床特征

　　海绵状血管瘤（cavernous haemangioma）是肝最常见的良性肿瘤。尸检研究报道，其发生率0.4%～20%。任何年龄均可发生，年轻女性最常见。仅在血管瘤直径＞4cm时才能引起疼痛或肿块综合征。

2.大体检查

　　大小从几毫米至巨大肿瘤不等，巨大肿瘤能够累及大部分肝。通常单灶、质地软或波动感。切开时，由于血液流出导致部分萎缩变小，呈蜂窝样外观（图3-8-15，图3-8-16）。近期出血或血栓机化、纤维化和钙化可见。

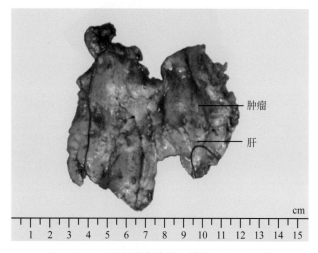

图3-8-15　肝左叶海绵状血管瘤；女，44岁

大体检查：部分肝脏切除标本，大小10.0cm×6.5cm×3.0cm。切面见灰红色肿瘤，大小5.0cm×3.5cm×1.5cm，界限不清

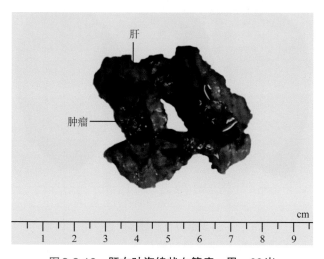

图3-8-16　肝右叶海绵状血管瘤；男，68岁

大体检查：部分肝脏切除标本，大小3.5cm×3.0cm×1.5cm。切面见暗紫色肿瘤，囊实性

（五）血管平滑肌脂肪瘤

1.临床特征

血管平滑肌脂肪瘤（angiomyolipoma）主要发生于成年人，发病年龄10～86岁。女性多见，男女比1:（2～5）。5%～10%伴有结节性硬化，常同时合并肾脏和肝脏多发性肿瘤。大多数患者无症状，偶然发现。体积大的病变可引起上腹部疼痛，少见情况下破裂出血。

2.大体检查

病变常单发，大小不等，范围0.8～36.0cm。界限清楚，无包膜（图3-8-17）。切面呈黄色、黄褐色或褐色，颜色与脂肪含量有关，鱼肉样，质地硬。体积大的肿瘤可伴有明显坏死和出血。

（六）继发性肝肿瘤

1.临床特征

大多数肝继发性肿瘤（secondary tumour of the liver）是转移癌，其次为恶性黑色素瘤，淋巴瘤和肉瘤少见。依据数量，乳腺癌、结直肠癌和胃癌最常见。许多患者常无临床症状。部分患者表现出腹水、肝大或腹部膨隆、肝区疼痛、黄疸、食欲缺乏和体重下降。患者也可以出现全身不适、乏力和发热等全身症状。

2.大体检查

右半结肠癌主要转移至肝右叶，左半结肠癌两叶均可转移。转移癌表现为多结节状、弥漫浸润性或孤立性（图3-8-18）。非常大的孤立性转移常见于结直肠癌或肾细胞癌转移。胃、胰腺或结直肠转移性腺癌由于坏死和瘢痕引起癌脐（转移灶中央性凹陷）。转移灶的周围常见血管围绕。黏液腺癌呈现具有光泽的胶冻样肿块，而高分化角化性鳞状细胞癌表现为颗粒状。转移性类癌典型呈实性，但可形成假囊肿。绒毛膜癌、甲状腺癌或肾癌、神经内分泌肿瘤或血管平滑肌肉瘤常见广泛出血。弥漫浸润性肿瘤如小细胞癌、淋巴瘤和肉瘤质地软、不透明、鱼肉样。

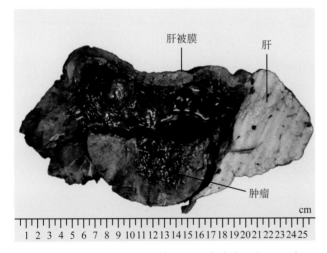

图3-8-17　肝脏上皮样血管平滑肌脂肪瘤；女，29岁

大体检查：部分肝切除标本，大小24.0cm×22.0cm×9.5cm。切面见肿瘤大小22.0cm×20.0cm×9.0cm，界限清楚，黄褐色，界限清楚，大片状坏死、黏液样变

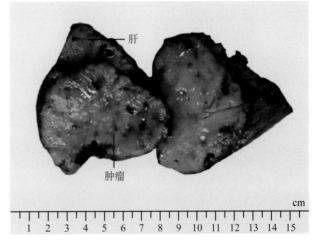

图3-8-18　乳腺导管癌肝转移；女，50岁

大体检查：部分肝切除标本，大小9.5cm×6.7cm×6.0cm。切面见结节状肿瘤，大小7.3cm×6.2cm×4.8cm。切面呈灰白色，质地硬，浸润肝被膜

五、WHO（2010年）肝和肝内胆管肿瘤组织学分类

上皮性肿瘤：肝细胞性

　　良性

　　　　肝细胞腺瘤

　　　　局灶性结节状增生

　　恶性相关和恶性前病变

　　　　大细胞改变

　　　　小细胞改变
　　　　非典型增生结节
　　　　　低级别
　　　　　高级别
　　恶性
　　　　肝细胞癌
　　　　肝细胞癌，纤维板层亚型
　　　　肝母细胞瘤，上皮亚型
　　　　未分化癌

上皮性肿瘤：胆管性
　　良性
　　　　腺管腺瘤（胆管周腺错构瘤和其他）
　　　　微囊性腺瘤
　　　　胆管腺纤维瘤
　　癌前病变
　　　　胆管上皮内肿瘤，3级（BilIN-3）
　　　　胆管内乳头状肿瘤伴低或中级别上皮内肿瘤
　　　　胆管内乳头状肿瘤伴高级别上皮内肿瘤
　　　　黏液性囊性肿瘤伴低或中级别上皮内肿瘤
　　　　黏液性囊性肿瘤高级别上皮内肿瘤
　　恶性
　　　　肝内胆管癌
　　　　胆管内乳头状肿瘤相关的浸润性癌
　　　　黏液性囊性肿瘤相关的浸润性癌

混合性或来源不明的恶性肿瘤
　　钙化性巢状上皮间质肿瘤
　　癌肉瘤
　　混合型肝细胞和胆管癌
　　肝母细胞瘤，上皮-间质混合型
　　恶性横纹肌样瘤

间质肿瘤
　　良性
　　　　血管平滑肌脂肪瘤（PEComa）
　　　　海绵状血管瘤
　　　　婴儿型血管瘤
　　　　炎性假瘤
　　　　淋巴管瘤
　　　　间质错构瘤
　　　　孤立性纤维性肿瘤
　　恶性
　　　　血管肉瘤
　　　　　胚胎型肉瘤（未分化肉瘤）
　　　　上皮样血管内皮瘤
　　　　Kaposi肉瘤

平滑肌肉瘤

横纹肌肉瘤

滑膜肉瘤

生殖细胞肿瘤

畸胎瘤

卵黄囊瘤（内胚窦瘤）

淋巴瘤

继发性肿瘤

第九节 胆 囊

一、胆囊和肝外胆管解剖学

胆囊为储存和浓缩胆汁的囊状器官，呈长梨形，长8～12cm，宽3～5cm，容量40～60ml。胆囊位于肝右叶下面的胆囊窝内，借结缔组织附着于肝，称为胆囊床。胆囊下面覆以浆膜，与结肠肝曲和十二指肠上曲相邻。胆囊分为3部分：胆囊底、胆囊体和胆囊颈（图3-9-1）。胆囊管与肝总管汇合为胆总管。胆囊壁由内向外分为黏膜层、肌层和外膜三层，外膜大部分为浆膜（图3-9-2）。

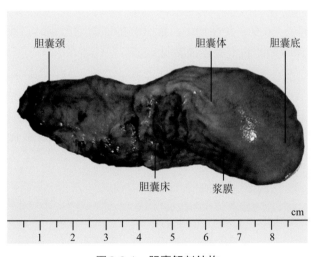

图3-9-1 胆囊解剖结构

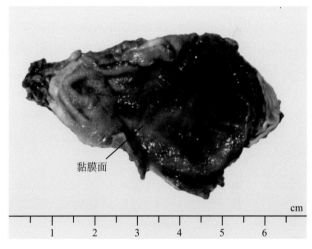

图3-9-2 胆囊剖开示黏膜面

肝左右管由左右半肝内的毛细胆管逐渐汇合而成，出肝门后合成肝总管。肝总管与胆囊管以锐角结合成胆总管。胆总管长4～8cm，直径0.6～0.8cm。胆总管在十二指肠后内侧壁内与胰管汇合，形成一略膨大的肝胰壶腹（Vater壶腹），开口于十二指肠大乳头。此外，胆总管与胰腺可不汇合，分别开口于十二指肠大乳头，或在进入十二指肠壁之前汇合，穿肠壁后开口于十二指肠大乳头。

二、标本特征描述和大体取材

（一）标本类型

标本类型包括单纯胆囊切除标本、根治性胆囊切除标本（同时肝切除和淋巴结清扫）。

（二）标本特征描述

胆囊需测量大小；根治术切除标本需测量肝组织大小。标本特征描述内容包括肿瘤位置（胆囊底、胆囊体、胆囊颈、胆囊管）、大小、数目、大体分型（外生性、溃疡性或弥漫浸润性）、浸润深度、浸润范围。肿瘤距胆囊管、胆囊床（胆囊表面粗糙无腹膜覆盖区域）或肝实质切缘的距离。胆囊内是否充满墨绿色胆汁或脓液；是否存在胆结石，结石是否位于胆囊管内，结石的数量、颜色、大小、质地。黏膜面外观、颜色，是否存在息肉。

（三）取材

1.切缘取材

切缘取材包括胆囊管切缘；根治术切除标本包括肝实质切缘。

2.肿瘤取材

沿胆囊的长轴，从胆囊底至胆囊管剪开胆囊。垂直于肿瘤长径切开肿瘤，切取肿瘤浸润最深处全层、肿瘤与正常组织交界处全层和肿瘤旁正常组织全层。息肉必须连同下方的蒂部和胆囊壁全层一起取材。若无明显肿瘤，需从胆囊底至胆囊颈取一条完整的组织条，每隔2cm分别切断取材，胆囊底、胆囊体和胆囊颈各取一块全层厚度的组织。若肿瘤侵犯肝组织，肝组织及肝组织内肿瘤应取材。

三、区域淋巴结

区域淋巴结包括胆总管淋巴结、肝动脉淋巴结、门静脉淋巴结和胆囊管淋巴结。必须仔细查找胆囊周围淋巴结。推荐应至少评估6枚区域淋巴结。

四、胆囊大体病理学

（一）胆囊癌

1.临床特征

胆囊癌（carcinoma of the gallbladder）大多发生于60～70岁，女性稍多。近50%的胆囊癌因胆结石而行胆囊切除时偶然发现。即使偶然发现，通常已处于临床晚期。右上腹疼痛常见。

2.大体检查

胆囊癌常形成浸润性灰白色肿块，导致弥漫性管壁增厚和胆囊壁僵硬（图3-9-3，图3-9-4）。肿瘤可导致胆囊增大，或由于颈部或胆囊管梗阻而萎缩。当肿瘤发生于胆囊体和侧壁时呈现沙漏样畸形。胆囊内乳头状肿瘤恶性转化的癌常有蒂，息肉样或菜花样。黏液癌和印戒细胞癌切面呈黏液样或胶冻样。

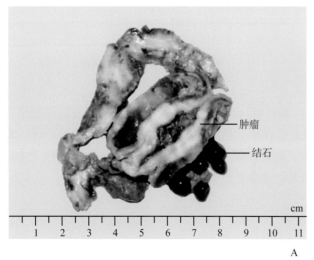
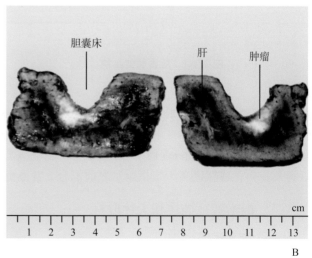

图3-9-3 胆囊低分化腺癌；女，75岁

大体检查：胆囊切除标本，大小5.0cm×3.0cm×2.5cm。胆囊内见结石6粒，直径0.5～0.8cm。胆囊壁弥漫性增厚，黏膜面粗糙，切面呈灰白色，质地较硬。胆囊相连部分切除肝组织，大小9.0cm×5.0cm×5.0cm，胆囊床周围肝组织内见灰白色肿瘤大小2.5cm×1.7cm×0.7cm，界限不清，浸润性生长，肿瘤距肝实质切缘1.5cm

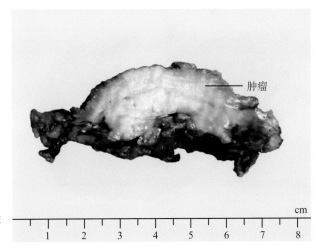

图3-9-4 胆囊低分化腺癌；淋巴结内癌转移（2/33）；女，46岁

大体检查：已剖开胆囊切除标本，大小6.5cm×3.5cm×3.0cm。胆囊局部可见肿瘤，大小4.0cm×3.0cm×2.0cm；内生性生长，浸润胆囊周围脂肪组织；切面呈灰白间灰黄色，质地中等

（二）腺瘤

1.临床特征

腺瘤（adenoma）是胆囊上皮来源的良性肿瘤。女性常见，大多发生于成年人。因胆石症或慢性胆囊炎切除的胆囊中腺瘤发生率为0.3%～0.5%。临床常无症状。

2.大体检查

体积较小，常单发，息肉样或菜花样，有蒂（图3-9-5，图3-9-6）。伴随体积增大，恶变的概率增加，体积大（长径＞1cm）的腺瘤应全部取材。

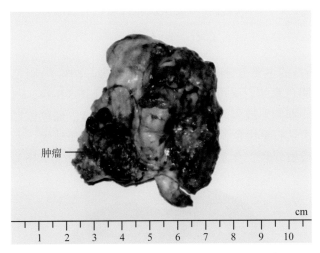

图3-9-5 胆囊乳头状腺瘤伴高级别上皮内瘤变；男，73岁

大体检查：已剖开胆囊切除标本，大小6.0cm×3.0cm×1.6cm。黏膜面见暗紫色菜花状肿瘤，大小2.5cm×1.5cm×0.6cm

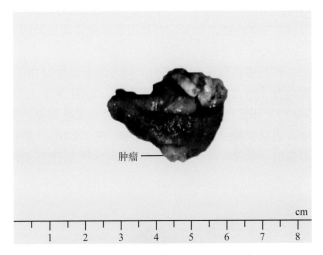

图3-9-6 胆囊管状腺瘤；男，20岁

大体检查：已剖开胆囊切除标本，大小3.5cm×2.6cm×1.0cm。壁厚0.2cm，内容物已流失，黏膜面粗糙。黏膜面见灰白色息肉，大小0.7cm×0.5cm×0.4cm

（三）胆固醇性息肉

1.临床特征

胆固醇性息肉（cholesterol polyps）是胆固醇沉着症的形态学变异。胆固醇沉着症又称草莓胆囊，胆囊黏膜面常存在许多黄色的小斑点。如果沉积物不断增大，并突向腔内称为胆固醇性息肉。

2.大体检查

息肉体积小，单发或多发，常呈金黄色，有蒂，质地软（图3-9-7，图3-9-8）。有时可脱落进入胆囊内容物中，取材时应注意观察。

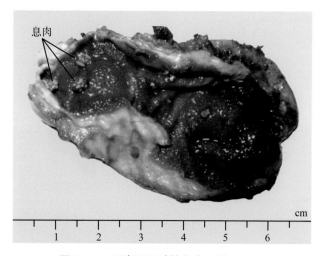

图3-9-7　胆囊胆固醇性息肉；男，40岁

大体检查：已剖开胆囊切除标本，大小6.5cm×2.3cm× 1.0cm。黏膜面见大小不等灰黄色息肉10余个，直径0.05～0.6cm，壁厚0.2～0.5cm

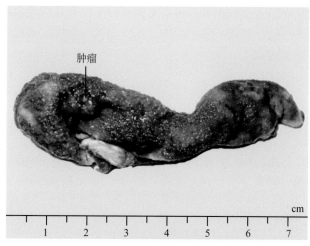

图3-9-8　胆囊胆固醇性息肉；女，57岁

大体检查：已剖开胆囊切除标本，大小7.5cm×2.0cm× 1.3cm。黏膜面见灰红色菜花状息肉，最大径0.9cm

（四）胆石症

1.临床特征

胆道系统内，胆汁的某些成分在各种因素作用下析出、凝集而形成结石，发生于各级胆管内的结石称为胆管结石（图3-9-9～图3-9-18），发生于胆囊内的结石称为胆囊结石，统称为胆石症（cholelithiasis）。胆囊结石常见，女性多发。流行病学调查显示，西方发达国家胆石症发病率为10%～15%，我国胆石症发病率为4.4%～8.2%。80%的患者无明显临床症状，每年2%～3%的患者可能出现胆绞痛、右上腹隐痛和黄疸等临床症状。胆囊结石是胆囊癌重要的危险因素。

2.大体检查

胆石主要位于胆囊腔内，偶可位于胆囊壁内。按胆石的主要成分分为胆固醇结石（约占80%）、胆色素结石（约占20%）和碳酸钙结石（非常少见），其中胆色素结石又可分为棕色色素结石（图3-9-14，图3-9-15）和黑色色素结石。胆固醇结石常呈黄色，圆形、卵圆形或多面体，表面光滑或桑葚样。棕色色素结石表面粗糙，易碎裂（图3-9-9，图3-9-10）。黑色色素结石呈黑色，似煤渣，部分呈圆形，质地硬，表面粗糙（图3-9-11～图3-9-13）。碳酸钙结石呈灰白色或黄绿色，无定形、致密的石灰样物（图3-9-16）。

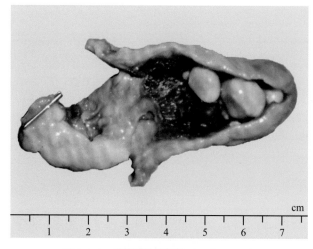

图3-9-9　胆囊胆固醇结石；女，68岁

大体检查：胆囊切除标本，大小6.5cm×1.7cm×0.5cm。壁厚0.1cm，黏膜面粗糙，腔内见数个大小不等黄色结石

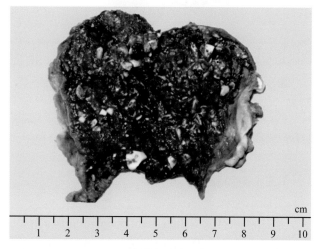

图3-9-10　胆囊胆固醇结石；女，46岁

大体检查：胆囊切除标本，大小5.5cm×3.5cm×1.0cm。腔内充满灰黄色泥沙样结石，总体积2.5cm×2.0cm×1.5cm，壁厚0.1～0.5cm

胆固醇是胆固醇结石的主要成分，胆红素是胆色素结石的主要成分，黑色色素结石主要成分为胆红素、碳酸钙和羟基磷灰石。胆囊壁可因长期炎症刺激而萎缩变硬，形态不规则，胆囊壁增厚（图3-9-17）。

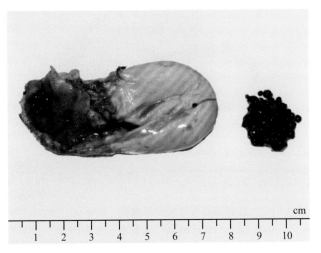

图3-9-11 胆囊黑色色素结石；女，37岁

大体检查：已剖开胆囊切除标本，大小7.5cm×3.0cm×1.4cm。腔内见较多黑色结石，总体积2.0cm×2.0cm×1.0cm，壁厚0.3～0.5cm

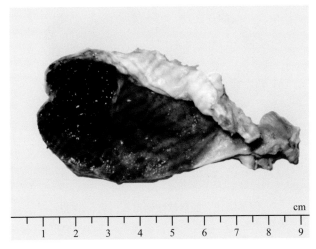

图3-9-12 胆囊黑色色素结石；女，65岁

大体检查：胆囊切除标本，大小5.0cm×2.5cm×1.8cm。腔内见黑色砂砾样结石，总体积2.0cm×2.0cm×1.0cm。黏膜面较粗糙，壁厚0.2～0.5cm

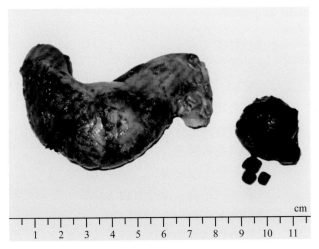

图3-9-13 胆囊黑色色素结石；女，25岁

大体检查：胆囊切除标本，大小9.0cm×3.0cm×2.2cm。黏膜面粗糙，壁厚0.3cm。胆囊内见黑色质地硬结石数枚，直径0.4～2.2cm

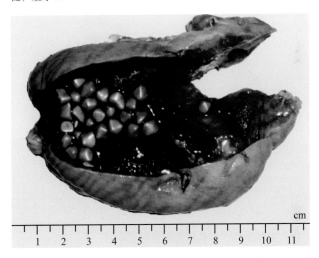

图3-9-14 胆囊棕色色素结石；女，72岁

大体检查：胆囊切除标本，明显肿大，大小10.0cm×4.5cm×2.5cm。黏膜面粗糙，壁厚0.2～0.5cm。腔内见20余枚灰黄色结石，最大径0.5cm

图3-9-15 胆囊棕色色素结石；女，63岁

大体检查：胆囊切除标本，大小10.0cm×4.5cm×5.0cm。腔内充满墨绿色胆汁及数十枚棕褐色结石，总体积4.0cm×3.5cm×1.0cm，壁厚0.3～0.6cm

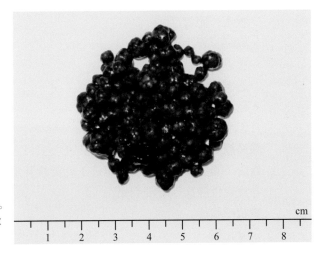

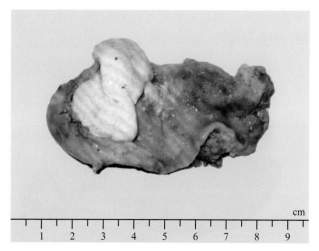

图3-9-16 胆囊碳酸钙结石；男，37岁

大体检查：已剖开胆囊切除标本，大小8.0cm×3.2cm×0.8cm。腔内见灰白色石灰样结石，总体积5.0cm×2.5cm×0.5cm。壁厚0.2～0.5cm。浆膜面触及淋巴结1枚，直径0.8cm

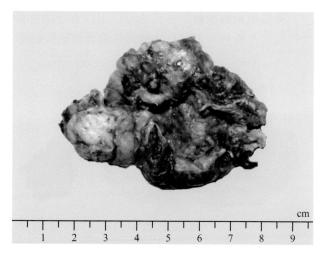

图3-9-17 胆囊结石导致慢性胆囊炎、纤维化；女，57岁

大体检查：已剖开胆囊切除标本，大小6.0cm×4.0cm×2.0cm，形态不规则。囊壁厚0.2～1.0cm，僵硬，切面呈灰白间灰红色。结石临床未送检

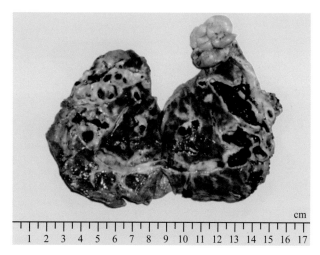

图3-9-18 肝内胆管黑色色素结石；女，70岁

大体检查：部分肝切除标本，大小7.5cm×8.0cm×3.0cm。肝内胆管扩张，最大径1.2cm，胆管内充满质地硬黑色结石

五、WHO（2010年）胆囊和肝外胆管肿瘤组织学分类

上皮性肿瘤
癌前病变
  腺瘤
    管状腺瘤
    管状绒毛状腺瘤
    绒毛状腺瘤
    胆管上皮内瘤变，3级（BillN-3）
    囊内（胆囊）或导管内（胆管）乳头状瘤伴上皮内瘤变
    黏液性囊性肿瘤伴低级别或中级别上皮内瘤变
    黏液性囊性肿瘤伴高级别上皮内瘤变

癌
  腺癌
    腺癌，胆管型
    腺癌，胃小凹型
    腺癌，肠型
    透明细胞腺癌
    黏液腺癌
    印戒细胞癌
  腺鳞癌
  囊内（胆囊）或导管内（胆管）乳头状肿瘤伴有浸润癌
  黏液囊性肿瘤伴有浸润癌
  鳞状细胞癌
  未分化癌

神经内分泌肿瘤

    神经内分泌瘤

        神经内分泌瘤，G1（类癌）

        神经内分泌瘤，G2

    神经内分泌癌

        小细胞癌

        大细胞神经内分泌癌

    混合性腺神经内分泌癌

    杯状细胞类癌

    管状类癌

间叶性肿瘤

    颗粒细胞瘤

    平滑肌瘤

    卡波西（Kaposi）肉瘤

    平滑肌肉瘤

    横纹肌肉瘤

淋巴瘤

继发性肿瘤

第十节 胰 腺

一、胰腺解剖学

胰腺长17～20cm，宽2～5cm，厚1.5～2.5cm。分为胰头、胰颈、胰体和胰尾4部分，各部分之间无明显界限。胰头、胰颈在腹中线右侧，胰体、胰尾在腹中线左侧。胰头为胰右端膨大的部分，其上、下和右侧被十二指肠包绕。胰头下部有一向左后上方的钩突，将肝门静脉起始部和肠系膜上动静脉夹在胰头和胰颈之间。胰管走行与胰长轴一致，从胰尾走向胰头，沿途接受许多小叶间导管，最后于十二指肠降部的后内侧壁内与胆总管汇合成肝胰壶腹，开口于十二指肠大乳头。胰腺由外分泌部和内分泌部组成。

二、标本特征描述和大体取材

（一）标本类型

标本类型包括切除活检标本（摘除标本）、胰十二指肠切除标本（Whipple切除标本）、胰腺全切除标本、胰体部分切除标本、胰尾部分切除标本。

（二）标本特征描述

标本切除范围：①标准的胰十二指肠切除标本切除范围包括远端胃的1/3～1/2、胆总管全段和胆囊、胰头（切缘在肠系膜上静脉左侧/距肿瘤3cm）、十二指肠全部、近段15cm的空肠；充分切除胰腺前方的筋膜和胰腺后方的软组织；钩突部与局部淋巴液回流区域的组织、区域内的神经丛、大血管周围的疏松结缔组织等。②标准的远侧胰腺切除标本切除范围包括胰腺体尾部，脾及脾动静脉，淋巴结清扫，可包括左侧Gerota筋膜和部分结肠系膜，但不切除结肠。③标准的全胰腺切除术切除范围包括胰头部、胰颈部及胰体尾部，十二指肠及部分空肠，胆囊及胆总管，脾及脾动静脉，淋巴结清扫；可包括胃窦、幽门、Gerota筋膜或部分结肠系膜，但不切除结肠。分别测量切除标本中不同器官和组织的大小。

肿瘤位置：胰头部肿瘤是指发生在肠系膜上静脉左缘右侧的胰腺肿瘤；钩突部肿瘤也属于胰头部肿瘤；胰体部肿瘤是指发生在肠系膜上静脉左缘和腹主动脉左缘之间的胰腺肿瘤；胰尾部肿瘤是指发生于腹

主动脉左缘与脾门之间的胰腺肿瘤。

胰腺肿瘤与邻近器官或组织之间的关系包括十二指肠、壶腹部、胰腺外胆总管、胃、肠系膜上静脉、门静脉、腹腔干、肠系膜上动脉和肝总动脉。

（三）大体取材

1.切缘取材

节段切除标本（包括远端胰切除标本）的切缘包括近端胰实质切缘和远端胰实质切缘。摘除标本切缘为胰实质切缘。胰十二指肠切除标本切缘取材参照壶腹部腺癌病理取材。

2.肿瘤取材

胰十二指肠切除标本具体取材参照壶腹部腺癌病理取材。胰体尾＋脾脏切除标本：肿瘤主体书页状切开；根据肿瘤大小至少每1cm取1块组织；肿瘤与胰腺被膜、胰管、胰腺切缘、周围胰腺、脾脏之间的交界处必须取材。多灶性肿瘤需取肿瘤之间的胰腺组织。

三、区域淋巴结

胰头和胰颈部肿瘤区域淋巴结：胆总管淋巴结、肝总动脉淋巴结、门静脉淋巴结、幽门淋巴结、胰十二指肠前动脉弓淋巴结、胰十二指肠后动脉弓淋巴结、肠系膜上静脉淋巴结、肠系膜上静脉右侧壁淋巴结。胰体和胰尾部肿瘤区域淋巴结：肝总动脉淋巴结、腹腔干淋巴结、脾动脉淋巴结和脾门淋巴结。

可不必对胰腺周围区域淋巴结进行分区。如果单独送检的区域淋巴结应明确报告。CAP推荐胰十二指肠切除标本至少检出12枚淋巴结。我国《胰腺癌诊疗规范（2018年版）》要求在标准的淋巴结清扫范围下，应获取15枚以上的淋巴结。新辅助治疗后的患者，获取淋巴结数目可少于15枚。

四、胰腺大体病理学

（一）胰腺导管腺癌

1.临床特征

据WHO统计，2012年全球胰腺癌发病率和病死率分别列恶性肿瘤的第十三位和第七位。中国国家癌症中心最新统计数据显示，从2000年至2011年中国胰腺癌的发病率增加，2015年我国胰腺癌发病率位居恶性肿瘤中第九位，病死率位居恶性肿瘤中第六位。胰腺导管腺癌（ductal adenocarcinoma of the pancreas）好发年龄60～80岁，男性多发。生存率极低，病死率接近发病率。大多数（60%～70%）胰腺导管腺癌发生于胰头部，其余发生于胰体部（5%～15%）或胰尾部（10%～15%）。大多数胰腺癌为孤立性，但多灶性也能发生。罕见情况下，异位胰腺进展为癌。腹部不适或腹痛是常见的首发症状，其他临床表现包括无法解释的体重下降、黄疸和瘙痒。70%的患者发生糖尿病，初发糖尿病有时能够成为胰腺癌的首发症状。晚期症状与肝转移和（或）临床器官侵犯（十二指肠）或腹腔受累（腹水）有关。

2.大体检查

胰腺导管腺癌是质地硬、硬化性和界限不清的肿块，破坏正常胰腺小叶结构。切面呈黄色或白色（图3-10-1）。出血和坏死少见，可出现微囊，特别是体积大的肿瘤。大多数胰头癌最大径1.5～5.0cm，平均最大径2.5～3.5cm，体尾部肿瘤体积更大。最大径<2cm的胰腺导管腺癌少见，大体检查时较难识别。胰头癌常侵犯胆总管和（或）主胰管而引起狭窄，狭窄又导致两个导管系统近端扩张。主胰管狭窄能导致上游胰腺实质继发性改变，包括导管扩张、潴留囊肿形成，以及胰腺

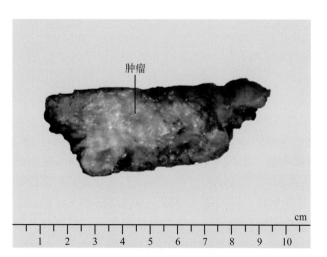

图3-10-1　胰体部和尾部中分化胰腺导管腺癌；女，59岁
大体检查：胰腺体部和尾部切除标本，大小7.0cm×4.5cm×2.5cm。切面见灰白色结节状肿瘤，大小4.7cm×4.0cm×3.2cm，与周围胰腺界限不清，质地较硬

实质萎缩、纤维化（即梗阻性慢性胰腺炎）。大体上区分慢性胰腺炎和胰腺导管腺癌浸润存在困难，有时很难明确肿瘤的界限。

（二）胰腺浆液性囊腺瘤

1.临床特征

胰腺浆液性囊腺瘤（serous cystadenoma）如没有特别说明则为微囊性囊腺瘤。相对少见，占所有胰腺肿瘤的1%～2%。平均发病年龄60岁（26～91岁），女性稍多。肿瘤多发于胰体部或胰尾部（50%～75%），其余发生于胰头部。多灶性、体积大或几乎累及整个胰腺的病变少见。大约40%的切除肿瘤为偶然发现。患者会出现与局灶肿块占位效应相关的症状，包括腹痛、可触及肿块、恶心和呕吐及体重下降，黄疸少见。

2.大体检查

浆液性囊腺瘤通常单个病灶、界限清楚、向外微凸、圆形，直径1～25cm（平均6cm）。切面呈蜂窝样和由大量细小囊肿组成（通常最大径＜1.0cm）（图3-10-2），腔内充满浆液（清亮水样）。囊肿与较大的胰管不相通，中央为致密纤维结节状瘢痕，并由中央向周围形成放射状薄层纤维间隔。中央瘢痕可钙化。病变边缘的囊肿经常比近中央的体积大。

浆液性囊腺瘤包括四种亚型：巨囊性浆液性囊腺瘤（macrocystic serous cystadenoma）、实性浆液性囊腺瘤、VHL相关性浆液性囊性肿瘤和混合性浆液神经内分泌肿瘤。巨囊性浆液性囊腺瘤好发于男性，大部分患者年龄＞60岁（28～85岁，平均62岁），主要位于胰头部。大体表现为囊性肿块，直径2～14cm

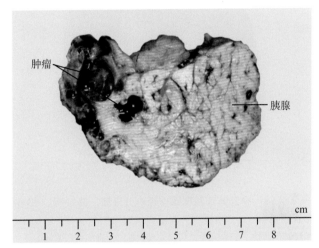

图3-10-2　胰尾部巨囊性浆液性囊腺瘤；女，52岁
大体检查：胰腺体部和尾部切除标本，大小6.0cm×3.5cm×2.0cm，周围附脂肪。胰腺尾部见多囊性肿瘤，大小3.0cm×2.0cm×2.2cm。囊肿内含清亮液体，囊壁菲薄，内壁光滑

（平均7.2cm），囊肿数量少或仅一个巨大肉眼可见的囊肿组成，充满水样清亮或浅褐色液体。病变内囊腔通常直径1～3cm，也可大于8cm。囊腔排列不规则，有时囊腔之间被厚的纤维间隔分隔和位于纤维间质内，无中央瘢痕。囊肿和纤维组织可向邻近的胰腺组织扩展，导致界限不清。

（三）胰腺神经内分泌肿瘤

1.临床特征

胰腺神经内分泌肿瘤（neuroendocrine neoplasms of the pancreas）包括分化好的神经内分泌瘤和分化差的神经内分泌癌。胰腺神经内分泌瘤少见，占所有胰腺肿瘤的1%～2%。基于手术切除标本数据，30%～40%的神经内分泌瘤为无功能性。胰腺神经内分泌瘤任何年龄均可发生，儿童期少见。发病高峰为30～60岁，发病时平均年龄50岁。高级别胰腺神经内分泌癌常发生于老年人，大多数为年龄＞40岁的男性。胰腺神经内分泌瘤能够发生于胰腺任何部位，一些功能型在胰头（胃泌素瘤）或胰尾部（VIP瘤）稍多见。大约2/3外科切除的无功能性神经内分泌瘤发生于胰头部。高级别神经内分泌癌好发于胰头部。

功能性胰腺神经内分泌瘤的临床症状因过度分泌激素所导致，一些激素为胰腺内分泌激素（胰岛素、胰高血糖素和生长抑素），或者为非胰腺内分泌激素（促胃液素、血管活性肠肽、生长激素释放激素、促肾上腺皮质激素）。无功能性（或失活性、临床沉默性、无症状性）肿瘤没有特定的临床激素综合征，但仍然可能血中激素水平升高和组织切片内免疫标记阳性。大多数肿瘤细胞表达胰多肽或神经降压素的肿瘤被分类为无功能性肿瘤，因为该肿瘤不引起特定的激素症状。无功能性肿瘤仅在体积大和侵犯邻近器官或发生转移时才会出现临床症状。

高级别胰腺神经内分泌癌的临床表现类似于胰腺外分泌肿瘤，可出现广泛转移。胰头部病变由于梗阻引起背痛和黄疸。

2.大体检查

大多数胰腺神经内分泌瘤界限清楚，孤立性、灰黄色或粉褐色（图3-10-3）。质地软和鱼肉样或致密纤维化。体积大的肿瘤能够出血或坏死。囊性变少见。功能性肿瘤中，胰岛素瘤通常比胰高血糖素瘤、生长抑素瘤、胃泌素瘤或血管活性肠肽瘤小（最大径＜2cm），但是肿瘤的大小与激素相关临床症状的严重程度无关。无功能性神经内分泌瘤通常直径＞2cm（通常最大径＞5cm）；肿瘤体积大与发现晚有关。神经内分泌癌体积大，出血坏死明显（图3-10-4）。

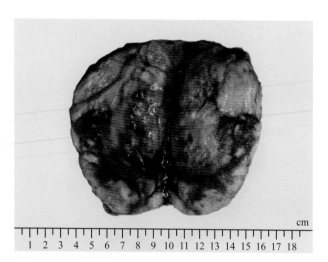

图3-10-3　胰腺体部和尾部神经内分泌瘤，G₂；男，66岁

大体检查：胰腺体部和尾部肿瘤切除标本，大小12.0cm×7.5cm×7.0cm，包膜完整。切面呈灰黄色，伴有出血，质地中等

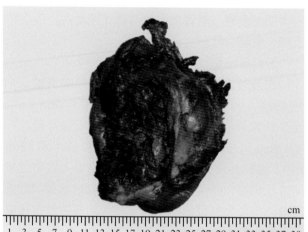

图3-10-4　胰腺大细胞神经内分泌癌；淋巴结内癌转移（10/10）；男，44岁

大体检查：胰腺切除标本，大小12.0×8.5cm×3.0cm。切面见灰白灰红色肿瘤，大小7.0cm×5.0cm×4.0cm，大部分出血坏死

（四）胰腺实性-假乳头状瘤

1.临床特征

胰腺实性-假乳头状瘤（solid-pseudopapillary neoplasm of the pancreas）少见，占所有胰腺外分泌肿瘤的0.9%～2.7%，囊性肿瘤的5%。主要发生于年轻女性，女性约占90%，平均年龄28岁（7～79岁）。男性少见，平均年龄35岁（25～72岁）。大约占年龄＜40岁的所有胰腺肿瘤患者的30%。胰腺任何部位均可发生。通常为常规体检或影像学检查偶然发现。能够引起腹部不适、早饱、恶心、呕吐和疼痛。

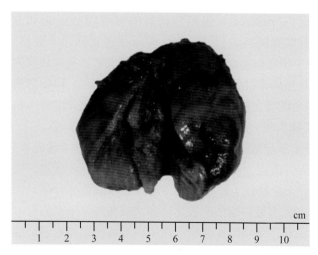

图3-10-5　胰腺实性-假乳头状瘤；女，31岁

大体检查：灰红色结节状肿瘤切除标本，大小5.5cm×5.5cm×5.0cm，包膜较完整。切面呈囊实性，灰黄色，质地软

2.大体检查

肿瘤体积大、圆形、孤立性，平均最大径8cm（0.5～25.0cm），常有波动感，具有包膜，与周围胰腺界限清楚（图3-10-5），多发性少见。切面呈分叶状，实性区呈浅褐色或黄色，伴有出血、坏死和充满坏死碎屑的囊性变（图3-10-6）。每种成分所占比例存在很大差异。小肿瘤与体积大的肿瘤相比实性区所占比例高。质地通常非常软，一些病例可见质地较硬和纤维化。偶尔，出血囊性变非常广泛似囊肿。肿瘤壁内可存在钙化。

五、WHO（2010年）胰腺肿瘤组织学分类

上皮性肿瘤

良性

腺泡细胞囊腺瘤

浆液性囊腺瘤

癌前病变

胰腺上皮内瘤变，3级（PanIN-3）

导管内乳头状黏液性肿瘤伴轻-中度非典型增生

导管内乳头状黏液性肿瘤伴重度非典型增生

导管内管状乳头状肿瘤

黏液性囊性肿瘤伴轻度-中度非典型增生

黏液性囊性肿瘤伴高度非典型增生

恶性

导管腺癌

腺鳞癌

胶样癌（黏液性非囊性癌）

肝样腺癌

髓样癌

印戒细胞癌

未分化癌

伴破骨细胞样巨细胞的未分化癌

腺泡细胞癌

腺泡细胞囊腺癌

导管内乳头状黏液性肿瘤相关浸润性癌

混合性腺泡-导管癌

混合性腺泡-神经内分泌癌

混合性腺泡-神经内分泌-导管癌

混合性导管-神经内分泌癌

黏液性囊性肿瘤相关浸润性癌

胰腺母细胞瘤

浆液性囊腺癌

实性-假乳头状肿瘤

成熟性畸胎瘤

间叶性肿瘤

恶性淋巴瘤

继发性肿瘤

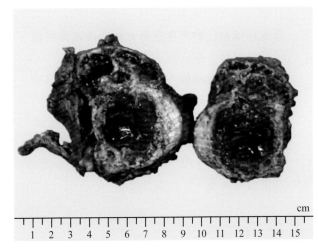

图3-10-6　胰尾部实性-假乳头状瘤；女，42岁

大体检查：灰红色肿瘤切除标本，大小7.5cm×6.0cm×6.0cm。肿瘤大部分区域钙化，质地硬；大片状出血坏死、囊性变

六、WHO（2017年）胰腺神经内分泌肿瘤

非功能性（无症状性）神经内分泌肿瘤

胰腺内分泌微小腺瘤

非功能性神经内分泌肿瘤

胰岛素瘤

胰高血糖素瘤

生长抑素瘤

胃泌素瘤

血管活性肠肽瘤（VIP瘤）

伴或不伴类癌综合征的产生五羟色胺肿瘤

产生 5- 羟色胺肿瘤

伴库欣综合征的产生促肾上腺皮质激素肿瘤

产生促肾上腺皮质激素肿瘤

胰腺神经内分泌癌（低分化神经内分泌肿瘤）

小细胞神经内分泌癌

大细胞神经内分泌癌

混合性神经内分泌 – 非神经内分泌肿瘤

混合性导管 – 神经内分泌癌

混合性腺泡 – 神经内分泌癌

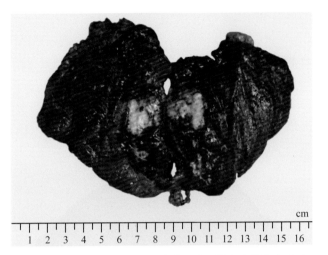

图 4-1-14　左肺下叶小细胞癌；淋巴结内癌转移（5/5）；男，51岁

　　大体检查：肺叶切除标本，大小 12.0cm×10.0cm×3.0cm。肿瘤距支气管切缘 1.5cm，大小 3.0cm×3.0cm×2.8cm。切面呈灰白灰黄色，结节状。肿瘤未侵犯脏胸膜

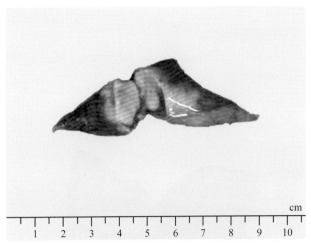

图 4-1-15　左肺上叶小细胞癌；男，68岁

　　大体检查：部分肺切除标本，大小 7.5cm×2.5cm×2.3cm。肿瘤切面呈灰白色，大小 2.0cm×1.7cm×1.0cm，侵犯脏胸膜

（六）大细胞神经内分泌癌

1.临床特征

　　大细胞神经内分泌癌（large cell neuroendocrine carcinoma）与吸烟关系密切，为高级别神经内分泌癌。症状和体征与其他非小细胞肺癌类似。最常见于肺外周，可以无任何临床症状。中央型大约占 20%，能引起阻塞性相关病变如肺不张和肺炎。患者常见的临床症状包括咳嗽、咯血、呼吸困难、肺炎和胸痛，副肿瘤综合征少见。具有一些与小细胞癌相似的生物学侵袭性，主要发生区域淋巴结和区域外淋巴结，以及同侧和对侧肺、脑、骨、肝转移。

2.大体检查

　　肿块体积大，常发生于肺的外周（84%）和上叶（63%），也可以累及亚段或大的支气管。大小平均为 3～4cm（0.9～12.0cm）。肿瘤大体界限清楚，伴有坏死，切面呈红褐色（图4-1-16）。肿瘤常侵犯胸膜、胸壁和邻近结构，偶尔可伴有出血，很少形成空洞。

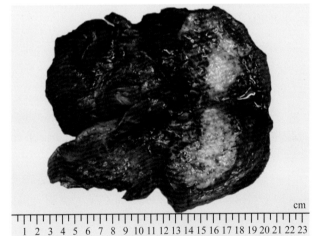

图 4-1-16　右全肺大细胞神经内分泌癌；淋巴结内癌转移（1/40）；男，57岁

　　大体检查：全肺切除切除标本，大小 18.0cm×17.0cm×7.2cm，支气管断端直径 2.4cm。肿瘤紧邻支气管切缘，大小约 7.0cm×7.3cm×5.2cm。切面呈灰白灰黄色，界限较清。未侵犯脏胸膜

（七）大细胞癌

1.临床特征

　　由于免疫组化检测的普遍应用，过去30年，大细胞癌（large cell carcinoma）占所有肺癌的百分率从 9.4% 降至 2.3%。诊断时患者平均年龄大约60岁，男性为主。

2.大体检查

　　典型表现为外周型肿块，肿块体积大、界限清楚、实性肿块，常伴有坏死（图4-1-17），很少出现空洞。

（八）腺鳞癌

1.临床特征

腺鳞癌（adenosquamous carcinoma）占所有肺癌的0.4%～4.0%。男性为主，平均发病年龄与其他组织学亚型类似。

2.大体检查

典型肿瘤发生于外周肺实质，但也有中央型的报道（图4-1-18）。大体特征类似于其他非小细胞肺癌。

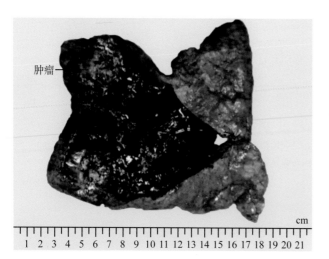

图4-1-17　左肺下叶大细胞癌伴横纹肌样表型；淋巴结内未见癌组织转移（0/12）；男，55岁

大体检查：肺叶切除标本，大小16.0cm×15.5cm×6.0cm。肿瘤位于脏胸膜下0.5cm，大小4.0cm×3.0cm×3.0cm，切面呈灰黄色，坏死明显。肿瘤界限较清，未侵犯脏胸膜

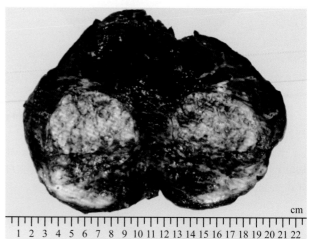

图4-1-18　左肺上叶中分化腺鳞癌；淋巴结未见癌转移（0/9）；男，65岁

大体检查：肺叶切除标本，大小13.0cm×11.0cm×6.5cm。肿瘤距离支气管切缘1.5cm，大小8.0cm×7.5cm×5.5cm，结节状，界限较清。肿瘤切面呈灰白色，局部出血坏死，部分区域灰褐色炭末沉积

（九）多形性、梭形细胞和巨细胞癌

1.临床特征

多形性、梭形细胞和巨细胞癌占所有外科切除肺癌病例的2%～3%，但流行病学研究显示为小于1%。纯梭形细胞（spindle cell）和巨细胞癌（giant cell carcinoma）罕见。

2.大体检查

肿瘤好发于外周，特别是上叶。肿瘤通常界限清楚，切面呈灰白或灰褐色，最大径＞5cm（图4-1-19～图4-1-21），伴有坏死和（或）空洞（图4-1-19）。常侵犯胸膜或纵隔。切面也可以具有胶冻样外观。

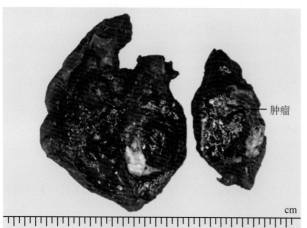

图4-1-19　左肺上叶多形性癌；淋巴结内癌转移（1/26）；男，59岁

大体检查：肺叶切除标本，大小15.0cm×12.0cm×6.3cm。肿瘤大小约10.5cm×6.3cm×5.5cm，切面呈灰白灰褐色，中央出血并囊性变。肿瘤侵犯胸壁

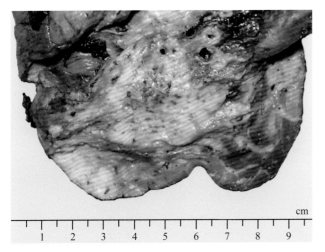

图 4-1-20 左肺下叶多形性癌；淋巴结内癌转移（1/1）；女，55 岁

大体检查：肺叶切除标本，大小 11.5cm×9.0cm×5.0cm。肿瘤距支气管切缘 2.5cm，大小 3.5cm×3.0cm×1.8cm，切面呈灰白灰黄色，界限不清，质地中等。肿瘤侵犯脏胸膜

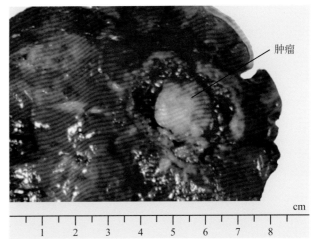

图 4-1-21 左肺上叶多形性癌；淋巴结内未见癌组织转移（0/4）；男，59 岁

大体检查：肺叶切除标本，大小 13.0cm×8.0cm×5.0cm。肿瘤距支气管切缘 3.0cm，大小 5.0cm×4.7cm×4.0cm。肿瘤切面呈灰白灰黄色，中央肿瘤呈灰白色结节状，外周坏死呈灰黄色、易碎，界限不清。肿瘤侵犯脏胸膜

（十）癌肉瘤

1.临床特征

肉瘤样癌占所有肺癌的 0.1% ～ 0.4%，其中仅 4% 的病例为癌肉瘤（carcinosarcoma）。男性是女性的 7 ～ 8 倍。发病年龄 38 ～ 81 岁，平均年龄 35 岁。

2.大体检查

与其他肉瘤样癌相比，癌肉瘤多见于中央型。通常表现为灰白色、坏死和出血性肿块（图 4-1-22）。

（十一）腺样囊性癌

1.临床特征

腺样囊性癌（adenoid cystic carcinoma）通常不超过所有肺肿瘤的 1%，没有性别差异。平均年龄 50 岁。患者常见临床表现包括气促、咳嗽、喘息和咯血，由于气道阻塞所引起。

2.大体检查

典型发病部位为支气管腔内。大体表现为界限清楚（图 4-1-23A），切面呈灰白色（图 4-1-23B），均质，浸润范围常超出肉眼所见的范围，必须对支气管周围软组织取材。

（十二）硬化性肺细胞瘤

1.临床特征

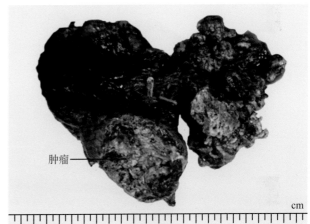

图 4-1-22 左肺上叶癌肉瘤，癌的成分为鳞状细胞癌；肉瘤成分为横纹肌肉瘤和软骨肉瘤；淋巴结内癌转移（1/12）；男，74 岁

大体检查：肺叶切除标本，大小 16.5cm×11.8cm×7.0cm。肿瘤距支气管切缘 0.5cm，大小 8.0cm×7.5cm×7.0cm。肿瘤切面呈灰黄色，易碎，侵犯脏胸膜。另见灰白灰褐色碎组织，总体积 11.0cm×9.0cm×6.5cm

硬化性肺细胞瘤（sclerosing pneumocytoma）以女性发病为主，大约 80% 的病例为女性。年龄分布范围广（11 ～ 80 岁），最常见于中年人，东亚人群发病率高。患者无典型临床症状，偶然发现。经典的肿瘤表现为孤立性和外周型。罕见情况下呈多灶性，累及脏胸膜或纵隔，或发生于支气管内呈息肉样外观。

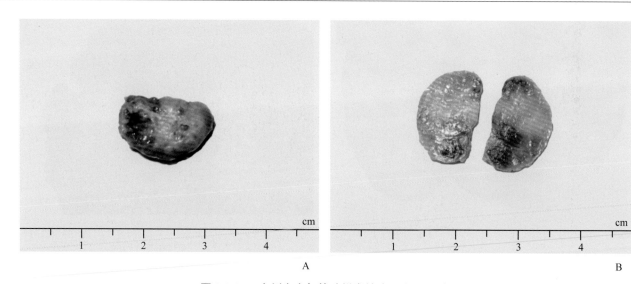

图 4-1-23　左侧主支气管腺样囊性癌；女，50 岁

大体检查：灰白色息肉样肿瘤，大小 1.5cm×1.0cm×0.7cm。表面光滑，切面呈灰白灰红色，质地较韧

2. 大体检查

肿瘤界限清楚，切面呈灰褐色或灰黄色，灶性出血（图 4-1-24）。可出现明显的囊性变和钙化。

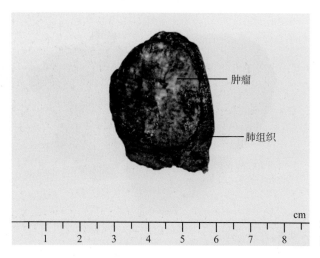

肿瘤

肺组织

图 4-1-24　右下肺叶硬化性肺细胞瘤；女，55 岁

大体检查：灰红色部分肺切除标本，大小 8.0cm×5.3cm× 3.2cm。切面见结节状肿瘤，大小 3.5cm×3.5cm×3.2cm，界限清楚，灰褐色间灰白色，质地中等

（十三）肺错构瘤

1. 临床特征

肺错构瘤（pulmonary hamartoma）是最常见的良性肺肿瘤。8% 的病例 X 线片表现出所谓的硬币样病变。男性常见，发病年龄高峰为 60 岁。患者无临床症状，X 线片表现为孤立性、界限清楚的结节。多灶性错构瘤少见。大多数肺错构瘤位于外周，大约 10% 位于支气管内。

2. 大体检查

肺错构瘤易于从肺内剥离，表现为质地硬、圆形或分叶状、白色、界限清楚的结节（图 4-1-25）。大多数最大径＜4.0cm。肿瘤体积大和（或）空洞不常见。支气管内的肺错构瘤常表现为灰黄色或灰白色、无蒂的息肉样肿瘤。

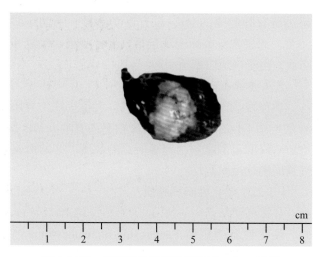

图 4-1-25　右肺下叶软骨样错构瘤；女，43 岁

大体检查：灰白色结节状软骨性肿瘤，大小 1.5cm×1.2cm× 1.3cm，与周围肺组织界限清楚

（十四）软骨瘤

1.临床特征

软骨瘤（chondroma）典型发生于Carney三联征年轻女性患者，通常年龄＜30岁。少见情况下，散发病例以男性为主，平均年龄53岁。通常无临床症状。Carney三联征表现为多发结节（平均3个），散发病例为外周型、孤立性结节，随机分布于所有肺叶。

2.大体检查

肿瘤通常位于外周的肺实质内，也可以发生于支气管内。大体表现为界限清楚，分叶状（图4-1-26）。

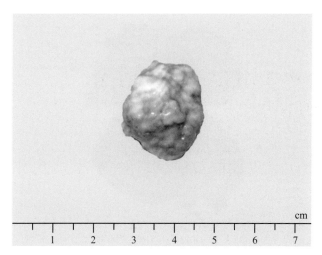

图4-1-26 右肺上叶软骨瘤；男，31岁

大体检查：灰白色结节状软骨性肿瘤，大小2.0cm×2.1cm×1.5cm。切面呈灰白色，质脆

（十五）炎性肌纤维母细胞瘤

1.临床特征

炎性肌纤维母细胞瘤（inflammatory myofi-broblastic）可发生于成年人和儿童。年龄分布范围广，儿童患者平均年龄8岁，成年人平均年龄44岁。炎性肌纤维母细胞瘤在所有成年人肿瘤的占比小于1%。男女比1:1。50%～60%的患者无症状。临床症状包括咳嗽、胸痛、发热和肺炎，其他少见症状包括咯血、呼吸困难、乏力、喘鸣或体重下降。肿瘤通常为外周型界限清楚病变。肿瘤也能发生于支气管和气管，其中10%～20%为中央型。10%～15%的病例出现坏死或钙化。肿瘤通常呈局限性，侵犯胸壁、纵隔或胸膜少见。

2.大体检查

肺内肿块典型表现为孤立性，多发肿块或肺外受累也可发生。肿瘤平均大小4cm（1～15cm），大体表现为质地硬、界限清楚肿块，切面呈灰白色鱼肉样、灰褐色或灰色，可出现坏死或砂砾体样钙化（图4-1-27）。

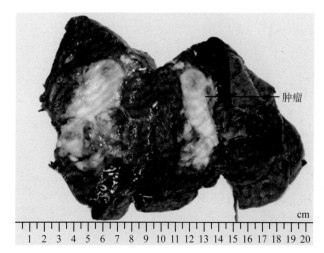

图4-1-27 右肺上叶炎性肌纤维母细胞瘤；肺门淋巴结内未见肿瘤转移（0/2）；男，41岁

大体检查：肺叶切除标本，大小16.0cm×11.0cm×6.0cm。肿瘤紧邻支气管切缘，大小6.5cm×3.0cm×5.5cm，包绕支气管。肿瘤界限较清楚，切面呈灰白间灰红色，大部分质地较软，局部钙化，质地硬

（十六）结核

1.临床特征

结核（tuberculosis）分为原发性肺结核和继发性肺结核。原发性肺结核多见于儿童，为第一次感染结核杆菌所引起的肺结核，临床症状和体征常不明显。继发性肺结核多见于成人，再次感染结核杆菌所引起的肺结核，临床症状包括低热、疲乏、盗汗、咳嗽和咯血等。

2.大体检查

肺实质由于炎症和纤维化而破坏，实性变，常伴支气管扩张和肺不张，胸膜增厚（图4-1-28）。结核球常位于上叶后段或下叶背段，是最常见的肺结核手术切除标本。结核球表现为圆形界限清楚的孤立性结节，常位于胸膜下。切面呈灰黄色，干酪样，可伴有钙化或空洞，质地较硬（图4-1-29～图4-1-32）。

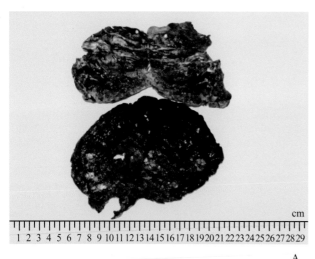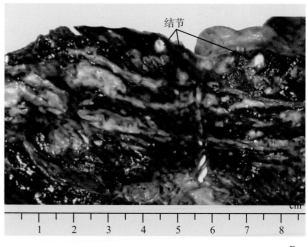

A   B

图 4-1-28　右肺粟粒性肺结核；女，32 岁

大体检查：二肺叶切除标本，大小分别为 11.0cm×8.0cm×2.0cm 和 12.0cm×8.5cm×4.5cm。切面见较多灰白灰黄色结节，最大径为 0.2～0.8cm。支气管明显扩张，最大径 1.2cm

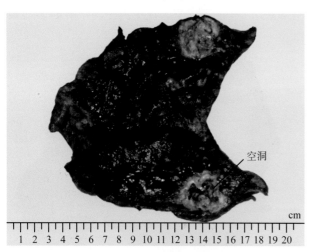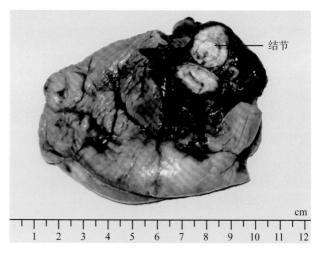

图 4-1-29　左肺下叶空洞型肺结核合并淋巴结结核；男，60 岁

大体检查：肺叶切除标本，大小 16.0cm×9.5cm×5.0cm。距离支气管切缘 0.5cm 见囊实性结节，大小 3.6cm×3.6cm×2.7cm，切面呈灰白色，中央空洞形成

图 4-1-30　左肺下叶基底段结核球；女，37 岁

大体检查：肺叶切除标本，大小 9.0cm×6.5cm×3.5cm。距支气管切缘 1.0cm 处见一结节，大小 2.0cm×1.8cm×1.8cm，界限清楚。切面呈灰黄色，中央呈同心圆样排列，质地中等

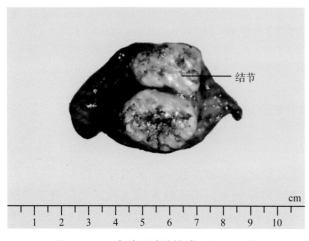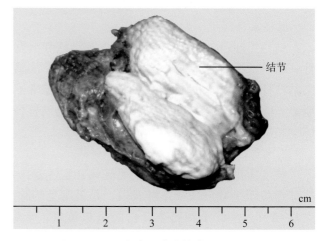

图 4-1-31　右肺下叶结核球；女，39 岁

大体检查：部分肺切除标本，大小 4.5cm×4.0cm×2.0cm。切面见一灰黄色结节，大小 2.6cm×2.1cm×2.4cm，界限清楚，呈干酪样，质地硬

图 4-1-32　左肺下叶结核球；女，26 岁

大体检查：部分肺切除标本，大小 4.5cm×2.5cm×2.0cm。切面见一灰黄色干酪样结节，大小 2.6cm×2.0cm×1.6cm，界限清楚

（十七）支气管扩张

1.临床特征

支气管扩张（bronchiectasis）多继发于慢性支气管炎、支气管肺炎、肺结核、异物吸入和肿瘤等。支气管扩张可局限于一侧肺叶或肺段，也可累及双侧肺，下叶多于上叶。病变常累及段级支气管以下。临床表现为慢性咳嗽、大量脓痰或反复咯血等症状。

2.大体检查

根据支气管扩张的形态，可分为囊性、囊肿性和圆柱状性。圆柱状性多发生于中小支气管，切面支气管呈圆柱状扩张，管壁不规则增厚，腔内常含有黏液和炎性渗出物（图4-1-33）。肺实质不同程度纤维化和炎症。囊性为较细的支气管壁破坏，多发生于外周部，局限或弥漫性，严重者可呈蜂窝样。

（十八）肺气肿

1.临床特征

肺气肿（pulmonary emphysema）是指呼吸细支气管、肺泡管、肺泡囊和肺泡过度充气呈持久性扩张，并伴有肺泡间隔破坏，以致肺组织弹性减弱，容积增大。肺气肿是支气管和肺疾病常见的并发症，尤以慢性支气管炎多见。

2.大体检查

临床以肺大疱手术切除标本多见。肺大疱是指肺泡腔囊性扩张，相互融合呈大的囊腔，囊腔直径≥1cm（图4-1-34，图4-1-35）。扩张的囊泡表面被覆增厚的胸膜，灰白色的肺大疱与周围灰红色的肺组织形成鲜明的对比，常合并出血。

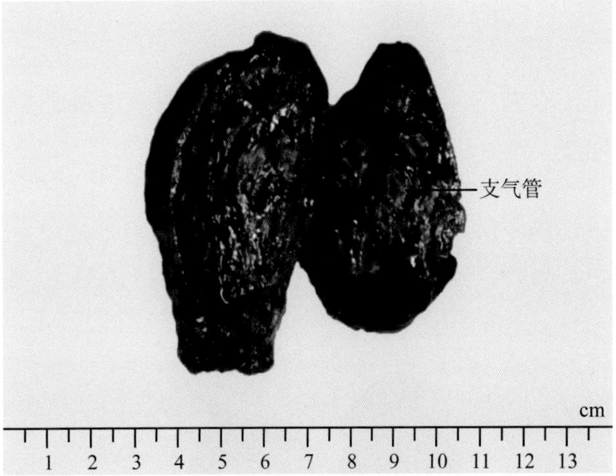

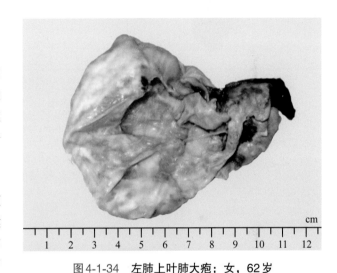

图4-1-33　左肺下叶支气管扩张并感染；女，28岁

大体检查：暗红色肺叶切除标本，大小11.0cm×7.3cm×4.0cm。支气管切缘直径1.0cm，切面见各级支气管腔明显扩张，直径0.5～0.8cm，管壁增厚

图4-1-34　左肺上叶肺大疱；女，62岁

大体检查：灰白色囊壁样组织，大小7.0cm×8.0cm×1.0cm，囊壁厚0.1cm，局部钙化

图4-1-35　右肺上叶肺大疱；男，50岁

大体检查：部分肺切除标本两块，大小分别为4.0cm×2.0cm×1.0cm和3.5cm×3.0cm×1.5cm。前者切面见最大径1.2cm的灰白色囊肿；后者切开呈囊性

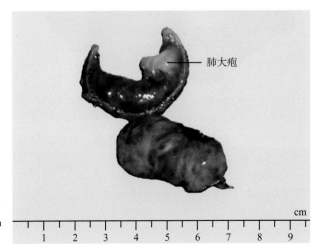

（十九）真菌病

1.临床特征

真菌病（mycosis）常包括肺毛霉病、肺曲霉病、隐球菌病、组织胞浆菌病、酵母菌病和球孢子菌病等。

2.大体检查

病变区域可不形成明显的肿块，也可形成单发或多发的结节（图4-1-36～图4-1-41）。曲霉菌团呈灰褐色，易碎，位于肺内或支气管腔内（图4-1-41）。肺组织内常出血或脓肿形成。

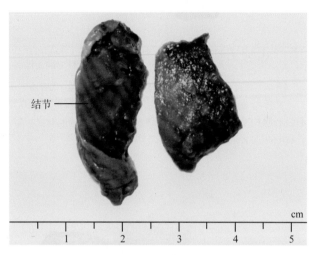

图4-1-36　右肺下叶隐球菌病；男，46岁

大体检查：部分肺切除标本，大小4.0cm×3.0cm×1.0cm。胸膜下见灰红色结节，大小2.0cm×1.3cm×0.8cm，与周围组织分界不清，质地中等

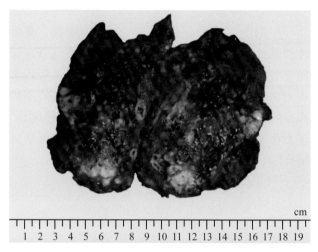

图4-1-37　右肺上叶真菌病，隐球菌和曲霉菌混合感染；淋巴结内病变累及（3/11）；女，50岁

大体检查：肺叶切除标本，大小11.0cm×9.0cm×5.0cm。切面见弥漫分布、大小不等的灰黄色结节，部分结节相互融合，最大径0.2～2.0cm，累及脏胸膜

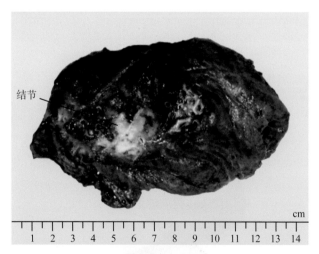

图4-1-38　左肺下叶结核合并曲霉病。淋巴结结核（3/6）；女，62岁

大体检查：肺叶切除标本，大小12.0cm×9.0cm×6.0cm。支气管旁见一灰白色结节，大小3.0cm×2.0cm×3.5cm，累及脏胸膜

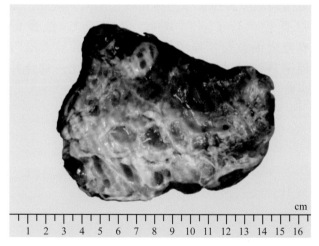

图4-1-39　左肺下叶支气管扩张合并曲霉病；男，62岁

大体检查：肺叶切除标本，大小12.0cm×8.5cm×4.0cm，其中支气管断端直径1.8cm，肺组织内支气管扩张，管径最大者1.5cm，管壁增厚及周围组织呈灰白灰黄色，管腔中可见脓性分泌物

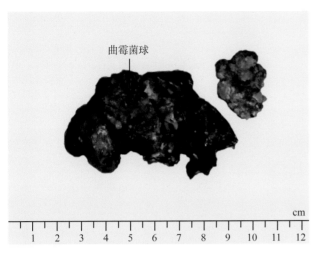

图 4-1-40　右上肺曲霉病；男，56 岁

大体检查：灰红色组织一块，大小 7.0cm×3.5cm×3.0cm，局部切面可见一灰褐色结节，直径 3.2cm，结节内含豆渣样物

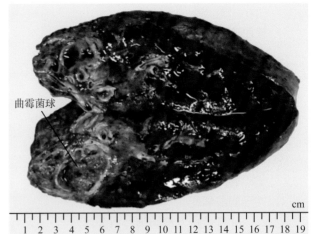

图 4-1-41　左侧肺支气管扩张合并曲霉病；男，45 岁

大体检查：肺叶切除标本，大小 18.0cm×10.5cm×5.0cm，脏层胸膜粗糙，附多量纤维素样物。支气管明显扩张，最大径 3.0cm，腔内充满暗褐色真菌团块和黏液。周围肺组织呈暗紫色，局部区域实性变，大小 5.0cm×5.0cm×4.5cm

五、WHO（2015 年）肺肿瘤组织学分类

上皮性肿瘤

腺癌

　附壁状腺癌

　腺泡状腺癌

　乳头状腺癌

　微乳头状腺癌

　实体状腺癌

　浸润性黏液性腺癌

　　浸润性黏液/非黏液混合型腺癌

　胶样型腺癌

　胎儿型腺癌

　肠型腺癌

　微浸润性腺癌

　　非黏液型

　　黏液型

　浸润前病变

　　非典型腺瘤性增生

　　原位腺癌

　　　非黏液型

　　　黏液型

鳞状细胞癌

　角化性鳞状细胞癌

　非角化性鳞状细胞癌

　基底样鳞状细胞癌

　浸润前病变

原位鳞状细胞癌

神经内分泌肿瘤

　小细胞癌

　　复合性小细胞癌

　大细胞神经内分泌癌

　　复合性大细胞神经内分泌癌

　类癌

　　典型类癌

　　非典型类癌

　浸润前病变

　　弥漫性特发性肺神经内分泌增生

大细胞癌

腺鳞癌

多形性癌

梭形细胞癌

巨细胞癌

癌肉瘤

肺母细胞瘤

其他未分类癌

　淋巴上皮样癌

　NUT 癌

唾液腺型肿瘤

　黏液表皮样癌

　腺样囊性癌

　上皮肌上皮癌

　多形性腺瘤

乳头状瘤

　鳞状上皮乳头状瘤

　　外生性

　　内翻性

　腺样乳头状瘤

　混合性鳞状细胞和腺样乳头状瘤

腺瘤

　硬化性肺细胞瘤

　肺泡性腺瘤

　乳头状腺瘤

　黏液性囊腺瘤

　黏液腺腺瘤

间叶性肿瘤

肺错构瘤

软骨瘤

血管周上皮样细胞肿瘤

淋巴管平滑肌瘤病

血管周上皮样细胞肿瘤，良性

　　　　透明细胞肿瘤

　　　血管周上皮样细胞肿瘤，恶性

　　　先天性支气管周肌纤维母细胞瘤

　　　弥漫性肺淋巴管瘤病

　　　炎性肌纤维母细胞瘤

　　　上皮样血管内皮瘤

　　　胸膜肺母细胞瘤

　　　滑膜肉瘤

　　　肺动脉内膜肉瘤

　　　伴 EWSR1-CREB1 基因易位的肺黏液样肉瘤

　　　肌上皮肿瘤

　　　　肌上皮瘤

　　　　肌上皮癌

淋巴组织细胞肿瘤

　　　黏膜相关淋巴组织结外边缘区淋巴瘤（MALT 淋巴瘤）

　　　弥漫大 B 细胞淋巴瘤

　　　淋巴瘤样肉芽肿病

　　　血管内大 B 细胞淋巴瘤

　　　肺朗格汉斯细胞组织细胞增生症

　　　Erdheim-Chester 病

异位起源性肿瘤

　　　生殖细胞肿瘤

　　　　畸胎瘤，成熟型

　　　　畸胎瘤，非成熟型

　　　肺内胸腺瘤

　　　黑色素瘤

　　　脑膜瘤，非特殊类型

WHO 胸膜肿瘤

间皮瘤

　　　弥漫性恶性间皮瘤

　　　　上皮样间皮瘤

　　　　肉瘤样间皮瘤

　　　　促结缔组织增生性间皮瘤

　　　　双相型间皮瘤

局限性间皮瘤

　　　上皮样间皮瘤

　　　肉瘤样间皮瘤

　　　双相型间皮瘤

高分化乳头状间皮瘤

　　　腺瘤样瘤

淋巴增生性病变

　　　原发性渗出性淋巴瘤

　　　伴慢性炎症性弥漫性大 B 细胞淋巴瘤

间叶性肿瘤

上皮样血管内皮瘤

血管肉瘤

滑膜肉瘤

孤立性纤维性肿瘤

　　恶性孤立性纤维性肿瘤

韧带样纤维瘤病

钙化性纤维性肿瘤

促结缔组织增生性圆形细胞肿瘤

第二节　胸　　腺

一、胸腺解剖学

纵隔是两侧纵隔胸膜间全部器官和结缔组织的总称。前界为胸骨、后界为脊柱胸段、两侧为纵隔胸膜、上界是胸廓上口，下界是膈肌。以胸骨角水平面为界将纵隔分为上纵隔和下纵隔。下纵隔以心包为界，分为前、中、后纵隔。胸腺位于前纵隔。胸腺位于胸骨柄后方，上纵隔的前部，贴近心包的上方，主动脉弓和头臂静脉等大血管前方。胸腺的下极可达横膈膜，上极达下颈部至甲状腺下部。通常分为不对称的左、右两叶，两叶借结缔组织相连。每叶多呈扁条状，质地软，周围有脂肪组织和淋巴结。胸腺由薄层结缔组织被膜所包绕。被膜结缔组织伸入胸腺内部形成小叶间隔，将实质分隔成许多不完全分离的胸腺小叶。胸腺随年龄而变化，性成熟时最大，此后逐渐萎缩。胸腺分为皮质和髓质，胸腺小体位于髓质内。

二、标本特征描述和大体取材

（一）标本类型

标本类型包括胸腺切除标本和部分胸腺切除标本。

（二）标本特征描述

测量切除标本的大小。描述肿瘤的大小、颜色、质地、界限、有无包膜侵犯、肿瘤距切缘的最近距离等。

胸腺邻近结构或器官是否同时切除，如一并切除应测量组织大小、有无侵犯、侵犯范围、距离切缘的最近距离等。胸腺邻近结构或器官包括肺、无名静脉（头臂静脉）、上腔静脉、膈神经、胸壁、心包外肺动脉或静脉、主动脉（升主动脉、主动脉弓或降主动脉）、主动脉弓血管、心包内肺动脉、心肌、气管和食管。

（三）大体取材

1.切缘取材

对于大多数胸腺切除标本，后表面为真正的切缘。若没有外科医生标识，病理医生很难定位胸腺切除标本的后表面。因此，在大体取材之前应当由外科医生对标本进行定位。墨汁标识外科切缘。若同时切除胸腺邻近结构（如胸膜、心包周围和肺），这些临床结构的切缘也应当由外科医生标识然后墨染。

国际胸腺肿瘤协作组织（International Thymic Malignancy Interest Group，ITMIG）对于胸腺恶性肿瘤切除标本的处理方法和程序如下：外科医生负责对标本方向正确定位，对受累结构标识，对受累器官或关注区域进行说明。可将标本摆放在"纵隔板"上，以体现肿瘤方向，与周围结构的关系和肿瘤的大小。"纵隔板"是指在一个软木板或蜡板上描绘出纵隔的轮廓。标本的方位摆放应该由外科医生在手术室完成而不是在病理科由病理医生单独进行。固定处理标本之前应该采用不同颜色染料标识标本的前、后、左、右。

2.肿瘤取材

由前向后每隔1cm像切面包片一样将肿瘤切成薄片。每隔1cm每块薄片均应取材送检。肿瘤取材数量按照标本长径的大小每厘米至少取一块组织，如10cm肿瘤就需要取10块组织。如肿瘤最大径＜5cm，至少要取5块肿瘤组织。未受累的胸腺组织随机取材。

三、区域淋巴结

N1：前区

　　下前颈部淋巴结：气管前淋巴结和气管旁淋巴结

　　甲状腺周围淋巴结、环状软骨前淋巴结/Delphian淋巴结

　　胸腺周围淋巴结

　　血管前淋巴结

　　主动脉旁淋巴结、升主动脉淋巴结、膈上淋巴结

　　膈上淋巴结/膈下淋巴结/贲门周围淋巴结

N2：深区

　　下腔静脉淋巴结/静脉角淋巴结：颈内静脉和锁骨下静脉汇合处

　　乳内淋巴结

　　上气管旁淋巴结

　　下气管旁淋巴结

　　主动脉下淋巴结（主动脉肺动脉窗）

　　隆凸下淋巴结

　　肺门淋巴结

　　ITMIG推荐前纵隔淋巴结应常规清扫。纵隔结构侵犯时深部淋巴结（如气管旁、主动脉肺动脉窗和隆突下）应进行系统采样。胸腺癌必须系统清扫N1和N2淋巴结。AJCC没有淋巴结取材的最低数量要求。淋巴结外侵犯没有要求报告。

四、胸腺大体病理学

（一）A型胸腺瘤

1.临床特征

胸腺瘤相对较少见，是成年人纵隔最常见的肿瘤。A型胸腺瘤（type A thymoma）为相对少见的亚型，大约占所有胸腺瘤的11.5%（3.1%～26.2%）。发病年龄较其他胸腺瘤大，平均年龄64岁（8～88岁）。男性稍多。17%的A型胸腺瘤患者出现重症肌无力。其他症状与肿块相关或影像学检查时偶然发现。肿瘤可伴发纯红细胞再生障碍。肿瘤发生于前纵隔，异位胸腺部位少见。

2.大体检查

肿瘤平均大小5.9～7.4cm，界限清楚或包膜完整（图4-2-1）。切面均质，浅褐色至灰白色，模糊的分叶状结构。部分肿瘤局部囊性变。

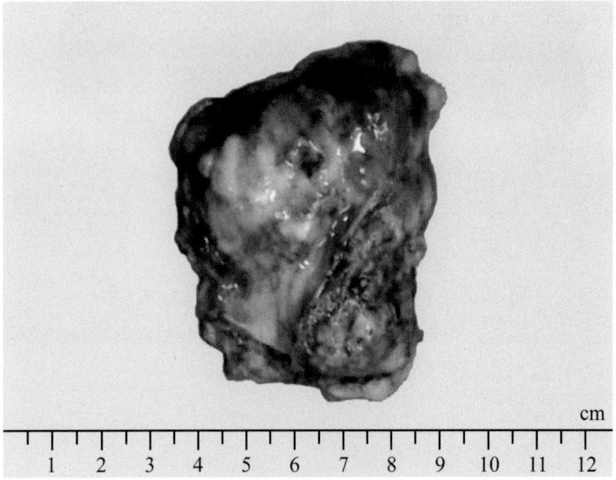

（二）AB型胸腺瘤

1.临床特征

AB型胸腺瘤（type AB thymoma）大约占胸腺

图4-2-1　前纵隔A型胸腺瘤；女，62岁

大体检查：灰白色结节状肿瘤结节标本，大小6.5cm×5.0cm×4.5cm，包膜完整。切面呈灰白色，局部质硬如骨

瘤的27.5%（15%～43%）。患者年龄11～69岁，平均年龄57岁。女性略多。18%的AB型胸腺瘤患者伴有重症肌无力，伴发纯红细胞再生障碍也有报道。其他患者的临床症状与肿块相关，或无临床症状。肿瘤发生于前纵隔，异位胸腺部位少见。

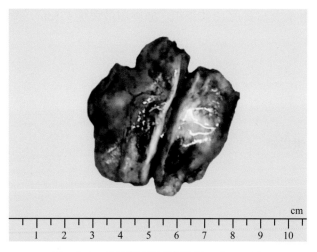

图4-2-2　前纵隔AB型胸腺瘤；女，70岁

大体检查：肿瘤切除标本，大小5.8cm×5.0cm×1.7cm，包膜完整。切面呈灰黄灰白色，多结节状

异位胸腺部位罕见。

2.大体检查

肿瘤包膜完整，或表现为侵犯纵隔脂肪组织及邻近器官。平均大小4～6.2cm。切面呈灰白色，质地软或硬，灰白色纤维间隔分隔呈分叶状（图4-2-3，图4-2-4）。肿瘤可以存在坏死、囊性变和（或）出血。

2.大体检查

肿瘤平均大小7.3～7.9cm，通常包膜完整（图4-2-2）。切面呈黄褐色、多结节状，结节被灰白色纤维带分隔。

（三）B$_2$型胸腺瘤

1.临床特征

B$_2$型胸腺瘤（type B$_2$ thymoma）大约占胸腺瘤的26%（8.0%～41.1%）。发病年龄范围广（4～83岁），通常发生于50～60岁成年人，平均发病年龄49岁，无性别差异，部分患者无症状。其他患者具有不同程度局部症状，如胸痛、咳嗽、呼吸困难和上腔静脉综合征和（或）自身免疫性疾病。54%的患者出现重症肌无力（24%～71%）。大约5%的病例出现纯红细胞再生障碍、低丙种球蛋白血症和（或）与其他自身免疫性疾病。肿瘤发生于前纵隔，

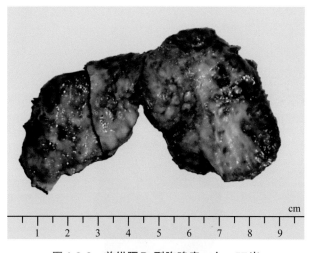

图4-2-3　前纵隔B$_2$型胸腺瘤；女，57岁

大体检查：肿瘤切除标本，大小5.5cm×4.0cm×1.8cm，包膜完整。切面呈灰白间灰黄色，质地硬，砂砾感

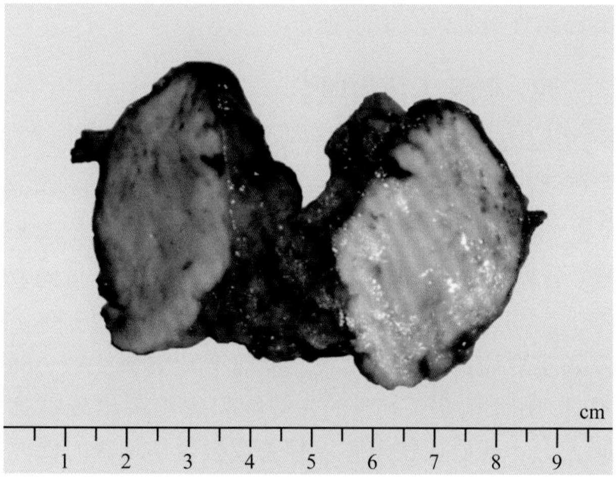

图4-2-4　前纵隔B$_2$型胸腺瘤；女，34岁

大体检查：肿瘤切除标本，大小7.0cm×4.8cm×3.5cm，包膜完整。切面呈灰白色，质地中等

（四）B$_3$型胸腺瘤

1.临床特征

B$_3$型胸腺瘤（type B$_3$ thymoma）大约占16%。诊断时平均年龄55岁（8～87岁），男性略多。大多数患者存在局部症状，如胸痛或上腔静脉综合征。50%的患者出现重症肌无力。B$_3$型胸腺瘤发生于前纵隔，异位胸腺部位罕见。

2.大体检查

肿瘤典型表现为界限不清，常侵犯纵隔脂肪和邻近器官，边缘平滑。切面呈灰白色或黄色（图4-2-5，图4-2-6），质地硬，纤维束将肿瘤分隔成结节状，可存在出血和坏死。

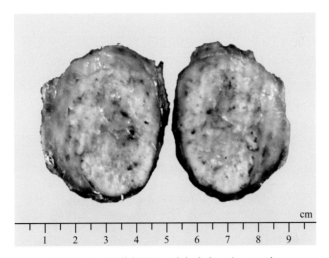

图4-2-5　左前纵隔B₃型胸腺瘤；女，22岁

大体检查：结节状肿瘤切除标本，大小6.0cm×4.5cm×2.5cm。切面呈灰白色间灰黄色，质地较硬

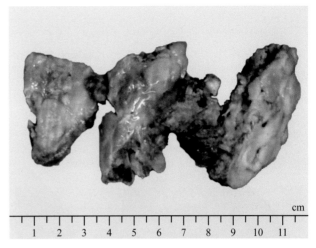

图4-2-6　前纵隔B₃型胸腺瘤；女，76岁

大体检查：肿瘤切除标本，大小10.0cm×5.0cm×3.0cm。切面呈灰白灰黄色，多结节状，最大径1.5～2.0cm

（五）胸腺滤泡性增生

1.临床特征

大约65%的重症肌无力患者存在胸腺滤泡性增生（thymic follicular hyperplasia）。

2.大体检查

胸腺滤泡性增生，即为胸腺滤泡性增生是指不论胸腺体积大小，胸腺中出现淋巴滤泡。大多数滤泡性增生的胸腺重量都在正常值范围内（图4-2-7，图4-2-8）。

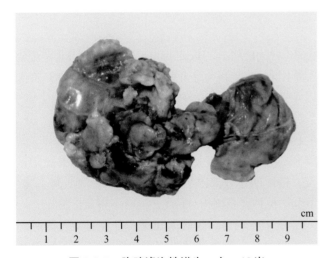

图4-2-7　胸腺滤泡性增生；女，40岁

大体检查：胸腺切除标本，大小6.5cm×4.0cm×1.0cm，包膜完整，质地软

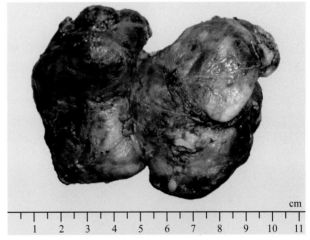

图4-2-8　胸腺滤泡性增生；男，12岁

大体检查：灰褐色胸腺切除标本，大小8.0cm×6.5cm×2.0cm，分叶状，包膜完整

（六）成熟性畸胎瘤

1.临床特征

畸胎瘤罕见，在所有纵隔肿瘤中占比小于10%。肿瘤可发生于青春期前或青春期后的男性和女性，没有性别差异。青春期前纯畸胎瘤大约占所有纵隔生殖细胞肿瘤的58%，甚至能发生于妊娠18周的胎儿。青春期后患者，大约占女性生殖细胞肿瘤的93%，男性的35%。50%的儿童和66%的成年人成熟性畸胎瘤（mature teratoma）患者无症状，常在偶然影像学检查或不相关的胸腺切除术过程中发现。由于肿瘤生长缓慢并且无临床症状，肿瘤体积大。部分患者可伴有胸痛、背痛或肩痛、呼吸困难、咳嗽和慢性肺炎所致的发热。新生儿和儿童比成年人更容易出现呼吸窘迫（respiratory compromise）。畸胎瘤好发于前纵隔和后纵隔。

2.大体检查

成熟性畸胎瘤通常包膜完整（图4-2-9A），平均直径10cm（3～25cm），也能够黏附于周围肺或大血管。切面具有多样性，表现为单囊或大小不等的多囊性，囊腔直径可从数毫米至数厘米不等。囊腔内能够包含透亮液体、胶样物、油脂、角化物和毛发（图4-2-9B），甚至牙齿，囊壁内可见脂肪、软骨和骨。不成熟畸胎瘤具有与成熟性畸胎瘤相似的大小。质地软，均质鱼肉样或广泛纤维和软骨样。出血和坏死常见。

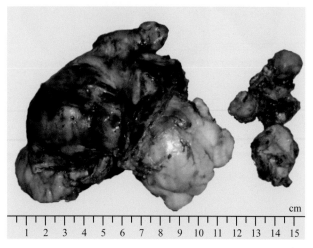
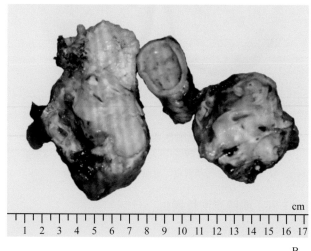

图4-2-9　后纵隔成熟性囊性畸胎瘤；男，11月

大体检查：灰红灰黄色分叶状肿瘤，大小12.0cm×7.0cm×6.0cm，包膜较完整。切面灰黄色，囊实性，囊腔多个，腔内含油脂及毛发，实性区存在骨组织。另见灰红色碎组织，大小5.0cm×3.0cm×2.5cm

（七）原发性纵隔（胸腺）大B细胞淋巴瘤

1.临床特征

原发性纵隔（胸腺）大B细胞淋巴瘤［primary mediastinal（thymic）large B-cell lymphoma］大约占非霍奇金淋巴瘤的2%～3%，与大多数其他成熟侵袭性B细胞淋巴瘤不同，主要发生于年轻成年人（平均年龄35岁），以女性为主，男女比为1：2。绝大多数患者表现为胸腺区前上纵隔局限性肿块。肿块体积大，60%～70%的肿块长径大于10cm，常侵犯邻近结构，如肺、胸膜和心包。能够发生区域性锁骨上和颈部淋巴结累及。进展期远处淋巴结外部位播散，如肾、肾上腺、肝和中枢神经系统相对常见，通常不累及骨髓。

临床表现与纵隔肿块相关，常伴有上腔静脉综合征（急性、亚急性呼吸困难和面颈部肿胀）。B症状可以存在。1/3的病例出现胸腔积液和心包积液。缺乏远处淋巴结和骨髓累及的表现对于排除系统性弥漫大B细胞淋巴瘤伴继发性纵隔累及非常有帮助。大约80%的病例诊断时为Ⅰ期或Ⅱ期。

2.大体检查

肿瘤切面呈黄褐色或浅褐色，有时伴有中央坏死（图4-2-10）。

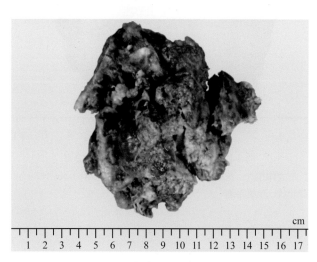

图4-2-10　前纵隔原发性纵隔大B细胞淋巴瘤，非生发中心亚型；侵犯肺组织；男，32岁

大体检查：灰白灰红色碎组织，总体积10.0cm×9.0cm×5.0cm，部分表面具有包膜。切面呈灰白灰黄色，质地中等

（八）滤泡树突状细胞肉瘤

1.临床特征

31%的滤泡树突状细胞肉瘤（follicular dendritic cell sarcoma）发生于淋巴结，58%发生于淋巴结外，10%同时存在于淋巴结和淋巴结外病

变。淋巴结病最常发生于颈部淋巴结。淋巴结外部位范围广，最常发生于扁桃体、胃肠道、软组织、纵隔（前纵隔和后纵隔）、腹膜后、网膜和肺。常见转移部位包括淋巴结、肺和肝。临床表现为缓慢生长的无痛性肿块，可出现腹痛。肿瘤体积大，平均直径7cm。大多数患者就诊时为局限性病变，全身症状少见。

2.大体检查

肿瘤体积大，包膜完整或浸润性。切面实性，浅褐色（图4-2-11）。

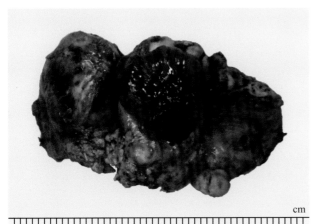 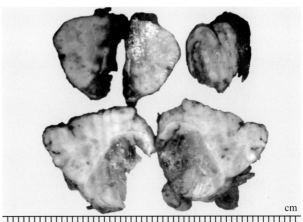

A B

图4-2-11 纵隔滤泡树突状细胞肉瘤，局部侵犯肺组织；女，32岁

大体检查：灰红灰黄色碎块组织，总体积20.0cm×12.0cm×6.0cm，局部具有包膜。其中一块肿瘤与肺组织相连，肺组织大小7.0cm×6.5cm×3.0cm，二者界限不清。肿瘤切面呈灰白灰黄色，质韧，具有砂砾感，部分区域呈黏液样和囊性变

（九）孤立性纤维性肿瘤

1.临床特征

孤立性纤维性肿瘤（solitary fibrous tumour）少见，典型发生于成年人，无性别差异。肿瘤好发于前纵隔，少数病例也来自于胸腺。

2.大体检查

该肿瘤体积大，包膜完整，纤维性肿块（图4-2-12，图4-2-13），少见情况下有蒂。

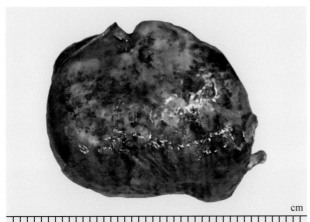 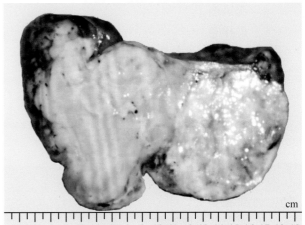

图4-2-12 纵隔恶性孤立性纤维性肿瘤；男，54岁

大体检查：肿瘤切除标本，大小16.0cm×12.5cm×10.0cm，包膜完整。切面呈灰白灰红色，鱼肉样

图4-2-13 左侧胸腔恶性孤立性纤维性肿瘤；男，49岁

大体检查：灰白灰红色结节状肿瘤切除标本，大小16.0cm×12.0cm×8.0cm，包膜完整。切面呈灰白色，鱼肉状，局部质韧

五、WHO（2015年）胸腺肿瘤分类

上皮性肿瘤

胸腺瘤

A型胸腺瘤，包括非典型变异型

AB型胸腺瘤

B_1型胸腺瘤

B_2型胸腺瘤

B_3型胸腺瘤

微结节性胸腺瘤伴淋巴样间质

化生性胸腺瘤

其他罕见类型胸腺瘤

微小胸腺瘤

硬化性胸腺瘤

脂肪纤维腺瘤

胸腺癌

鳞状细胞癌

基底细胞样癌

黏液表皮样癌

淋巴上皮瘤样癌

透明细胞癌

肉瘤样癌

腺癌

乳头状腺癌

伴腺样囊性癌样特征的胸腺癌

黏液性腺癌

腺癌，非特殊类型

NUT癌

未分化癌

其他罕见类型胸腺癌

腺鳞癌

肝样癌

胸腺癌，非特殊类型

胸腺神经内分泌肿瘤

类癌

典型类癌

非典型类癌

大细胞神经内分泌癌

复合性大细胞神经内分泌癌

小细胞癌

复合性小细胞癌

复合性胸腺癌

纵隔生殖细胞肿瘤

糖原细胞瘤

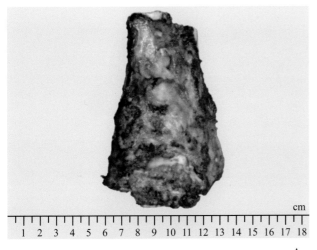

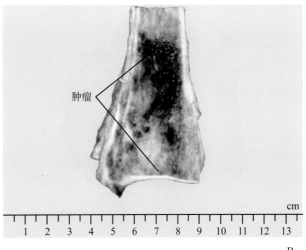

肿瘤

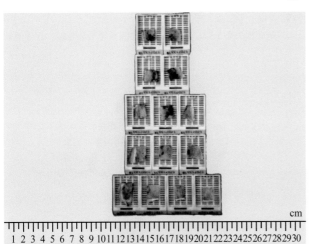

图 5-0-3　左侧胫骨和腓骨远端及部分跟骨切除标本（A）；切取胫骨骨肉瘤最有代表性的薄层切面（B）；切取的薄层组织全部取材，详细记录每个组织块的具体位置和编号（C）

三、区域淋巴结

原发骨肿瘤区域淋巴结转移非常罕见，一般不常规进行淋巴结清扫。

四、骨大体病理学

（一）骨软骨瘤

1.临床特征

骨软骨瘤（osteochondroma）占外科切除良性骨肿瘤的35%，占全部外科切除骨肿瘤的8%。其最常见于四肢长骨的干骺端，下肢长骨尤为多见，发病率依次为股骨远端、胫骨和腓骨近端、肱骨近端。肿瘤最好发生于30岁之前，男性较多，男女比约2∶1。临床症状和体征与病变的大小和部位有关。最常见的临床表现是疼痛，其次为逐渐增大的质硬肿块；肿胀、关节运动受限和压迫神经也可存在；其他症状与继发性并发症有关，如骨折、黏液囊肿形成、关节炎及压迫邻近的肌腱、血管或脊髓等。

2.大体检查

骨软骨瘤可以是广基型也可以是窄蒂型，少数病例呈分叶状（图5-0-4～图5-0-6）。表面光滑，灰白色，质地硬。表面被覆厚薄较一致的透明软骨帽，髓腔呈灰黄色，常因出血而呈红色（图5-0-4B）。软骨帽通常较薄（厚度随年龄增长而减少）。体积大的肿瘤表面软骨厚薄不一，表面呈结节状（图5-0-5，图5-0-6）。

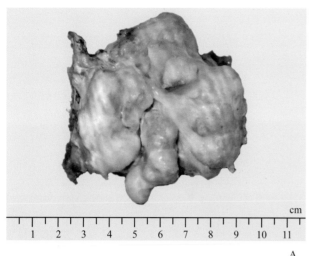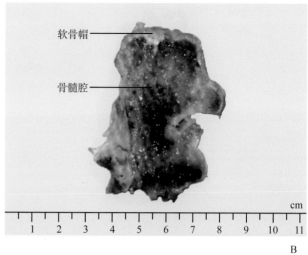

A　　　　　　　　　　　　　　　　　　　　　　　B

图5-0-4　右侧腓骨近端骨软骨瘤；男，23岁

大体检查：灰白色分叶状肿瘤切除标本，大小7.0cm×6.5cm×4.0cm，基底部大小5.5cm×1.2cm。肿瘤表面被覆软骨帽，软骨帽最厚处达0.4cm

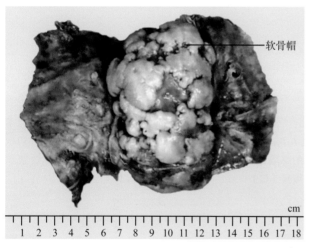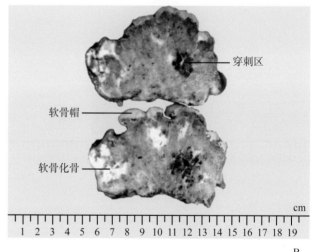

A　　　　　　　　　　　　　　　　　　　　　　　B

图5-0-5　右侧股骨近端多发性骨软骨瘤；男，41岁

大体检查：肿瘤切除标本，大小10.8cm×8.0cm×7.5cm，局部表面附膜状软组织，易剥离，厚0.1～0.8cm。软组织下为灰白色肿瘤，大小9.5cm×7.0cm×6.5cm，基底部大小7.5cm×6.5cm。肿瘤表面凹凸不平，呈灰白色结节状软骨样。切面见局灶出血为术前活检穿刺导致，片状白垩样软骨化骨区。软骨帽厚薄不一，最厚处约1.2cm

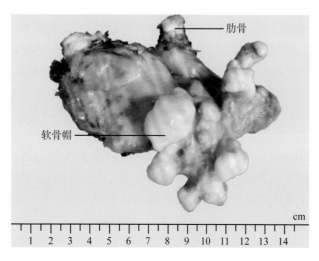

图5-0-6　肋骨骨软骨瘤；男，13岁

大体检查：肋骨切除标本，长6.0cm，最大径1.1cm。肋骨表面见鹿角状肿瘤，大小10.5cm×4.0cm×5.5cm；表面呈灰白色，软骨样；切面软骨帽厚0.1～1.6cm。部分软骨钙化区域呈灰黄色，髓腔内主要为团块状脂肪

（二）多发性骨软骨瘤

1.临床特征

多发性骨软骨瘤（multiple osteochondroma）是常染色体显性遗传病，大约80%的患者有家族史。孤立性骨软骨瘤发病率大约是多发性骨软骨瘤的6倍。男性发病率较高，男女比1.5∶1。患者大多数无明显症状。肿瘤主要发生在肢体长骨，特别是膝关节周围。并存多种骨骼发育畸形，如39%～60%的患者出现前臂畸形（尺骨变短继发桡骨弯曲），10%～50%的患者肢体不等长，8%～33%的患者膝关节外翻，2%～54%的患者踝畸形，37%～44%的患者身材矮小。最重要的并发症是骨软骨瘤恶性转化为继发性软骨肉瘤，据估计恶变率大约为5%。成年患者疼痛日渐加重、肿块继续生长和软骨帽厚度＞1.5～2.0cm，可能预示骨软骨瘤恶变为继发性软骨肉瘤。

2.大体检查

骨软骨瘤的数量≥2个，大体特征与孤立性骨软骨瘤类似（图5-0-7）。

（三）内生软骨瘤

1.临床特征

内生软骨瘤（enchondroma）相对常见，占所有良性骨肿瘤的10%～25%。手短管状骨是最常见的部位（约占40%）。在长管状骨中，患者发病率依次为肱骨近端、胫骨远端和股骨近端及远端。年龄分布范围较广，5～80岁均可发病，大部分患者的发病年龄为10～40岁。无明显性别差异。长管状骨发病患者经常是无症状的，除非通过机械性压迫使症状加重。手足部的短管状骨发病表现为可触及的膨胀、伴或不伴疼痛和病理性骨折。

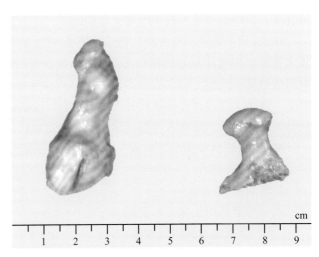

图5-0-7　双侧股骨远端多发性骨软骨瘤；男，17岁

大体检查：肿瘤切除标本（左侧股骨远端，图左侧），大小5.0cm×2.5cm×1.3cm。肿瘤切除标本（右侧股骨远端，图右侧），大小2.5cm×1.0cm×1.0cm。肿瘤表面均被覆薄层软骨帽，具有长茎

2.大体检查

大多数内生软骨瘤最大径＜5.0cm。由于采取刮除治疗，送检标本常为灰白色或乳白色碎块组织，结节内砂砾样黄色和红色区域分别为钙化或骨化区，结节周围包绕红色骨髓组织（图5-0-8）。在完整切除标本中，内生软骨瘤界限清楚，肿瘤被骨髓分隔呈多结节结构。长管状骨的多结节特征比短管状骨明显，短管状骨通常表现为融合性片状生长特征，无明显红色骨髓组织包绕，部分区域呈黏液样改变（图5-0-9）。

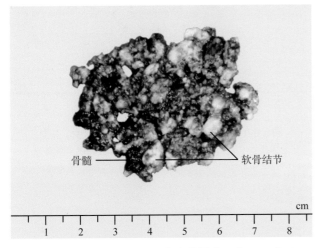

骨髓　　　　　软骨结节

图5-0-8　右侧肱骨近端内生软骨瘤；女，75岁

大体检查：灰白灰红色碎骨及软骨刮除标本，总体积3.5cm×3.0cm×1.0cm。其中可见灰红色骨髓和灰白色大小不等的软骨结节

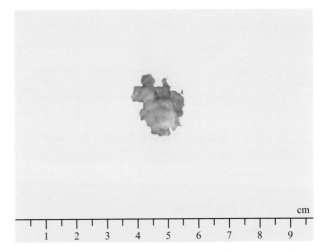

图5-0-9　左侧示指近节指骨内生性软骨瘤；女，7岁

大体检查：灰白色破碎软骨样肿瘤刮除标本，总体积2.5cm×1.5cm×1.0cm

（四）内生软骨瘤病

1. 临床特征

Ollier病和Maffucci综合征是内生软骨瘤病（enchondromatosis）最常见的亚型，两者相同点为都不是遗传性疾病，以及都不累及脊柱；而不同点在于是否同时发生血管瘤。Ollier病以多发性内生软骨瘤为特征，主要发生于肢体短管状骨和长管状骨。如果同时存在于皮肤、软组织或内脏血管瘤，则称为Maffucci综合征。该肿瘤少见，没有明显的性别差异。

Ollier病于儿童早期发病，75%的患者在20岁之前被诊断。肿瘤常发生于肢体一侧，呈非对称性分布。其主要发生于肢体短管状骨和长管状骨，扁状骨如骨盆和肋骨也可受累。长骨干骺端内生软骨瘤能够引起畸形或肢体不对称，偶尔有病理性骨折。骨科并发症的程度取决于内生软骨瘤的数量和发病部位。病变的大小、数量、部位及发病年龄和手术需求有广泛的临床差异。20.0%～45.8%的Ollier病患者有继发普通型软骨肉瘤的风险。成年人肿瘤持续生长或再次生长应当可疑恶性转化。

Maffucci综合征于出生时或儿童早期出现皮肤、皮下组织或内脏海绵状血管瘤。Maffucci综合征的骨骼特征与Ollier病相同，呈非对称性分布。Maffucci综合征继发软骨肉瘤的风险更高，达到52.0%～57.1%。

2. 大体检查

大体检查与内生软骨瘤类似。

（五）原发性滑膜软骨瘤病

1. 临床特征

原发性滑膜软骨瘤病（primary synovial chondromatosis）在任何滑膜衬覆的关节均可发病。少数病例完全发生于关节外滑膜衬覆的组织，被称为腱鞘滑膜软骨瘤病。其最常见于膝关节，其次为髋关节和手。发病年龄广，儿童至成年人（14～79岁）均可发病，最常见于30～50岁。男性多见，男女比2：1。常见临床表现包括疼痛、肿胀、可触及结节、关节绞锁或活动受限和继发退行性骨性关节炎。

2. 大体检查

灰白色、鹅卵石样、大小较一致的多发软骨样结节，结节大小0.2～1.0cm，质地硬，局部钙化或骨化区呈浅黄色（图5-0-10，图5-0-11）。全部或部分附着于滑膜组织，也可表现为多发游离体。

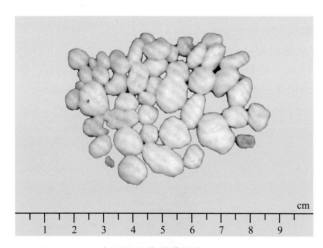

图5-0-10　右侧髋关节滑膜软骨瘤病；女，32岁

大体检查：灰白色圆形或卵圆软骨结节40余枚，总体积7.5cm×7.0cm×2.0cm

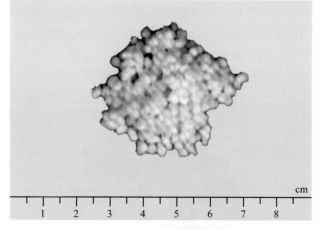

图5-0-11　右侧肩关节滑膜软骨瘤病；女，9岁

大体检查：灰白色、大小较一致的圆形或卵圆形软骨结节百余枚，总体积4.5cm×4.5cm×1.0cm，表面较光滑，质地硬

（六）软骨母细胞瘤

1. 临床特征

软骨母细胞瘤（chondroblastoma）少见，约占所有骨肿瘤的1%。发病年龄范围广（2～83岁），大多数确诊年龄为20～30岁，平均年龄大约20岁，以男性为主，男女比为2：1。几乎都是孤立性病变，通常发生于未成熟骨骼的骨骺或骨突。大于75%的病例累及长骨，大多发生在股骨，手足骨也是较常见的发病部位。大多数

患者临床表现为局部疼痛，以轻度疼痛为主，有时可持续多年。其他症状与发病部位有关，膝关节周围病变可引起软组织肿胀、关节僵硬和活动受限、跛行。

2.大体检查

大部分软骨母细胞瘤采取刮除治疗，送检标本常为碎块组织，表现为较多粉红色或棕褐色组织碎片，质地不同，质地软、质脆和质地硬组织混杂（图5-0-12）。局部钙化时表现为砂砾样和白垩样，出血和囊性变也可见。

（七）原发性中央性软骨肉瘤

1.临床特征

普通型软骨肉瘤包括原发性中央性软骨肉瘤（primary central chondrosarcoma）和继发性软骨肉瘤，两者占所有软骨肉瘤的85%。原发性中央性软骨肉瘤大约占所有软骨肉瘤的75%，继发性软骨肉瘤则占10%。

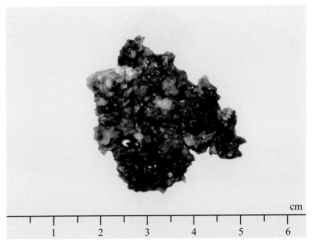

图5-0-12　右侧距骨软骨母细胞瘤；男，21岁
大体检查：灰白灰红色破碎肿瘤刮除标本，总体积3.0cm×2.5cm×1.0cm

原发性中央性软骨肉瘤大约占恶性骨肿瘤的20%，是继骨髓瘤和骨肉瘤之后第三位常见的骨原发性恶性肿瘤。

原发性中央性软骨肉瘤能够发生于任何由软骨内成骨形成的骨。四肢长骨是最常见的发病部位（占45%），其中股骨最常见（占20%～35%）、胫骨占5%；上肢骨占10%～20%，以肱骨最多。长骨50%位于干骺端，36%位于骨干，骺端约占16%。中轴骨也相对常见，其中髂骨占25%，肋骨占8%，肩胛骨占5%，胸骨占2%。手足短骨很少发生（占所有软骨肉瘤的1%）。

原发性中央性软骨肉瘤好发于中老年人，大多数患者年龄＞50岁，男性稍多。局部肿胀和（或）疼痛是最常见临床表现。临床症状通常轻微，与肿瘤的大小和部位有关。骨盆和中轴骨早期症状不明显，后期肿瘤体积明显增大才出现症状。症状通常存在很长时间（数月至数年）。颅底肿瘤能够引起神经系统症状。

2.大体检查

软骨肉瘤切面呈分叶状，半透明，有光泽，蓝灰色或白色（图5-0-13～图5-0-15）。钙化和骨化常见，黄白色、白垩样改变多位于肿瘤的中心区域。肿瘤常在髓腔内浸润，也可同时突破骨皮质及周围软组织肿块。黏液样变性常见，并形成大小不等的囊腔。

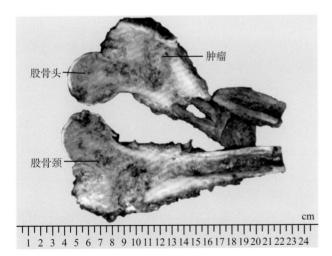

图5-0-13　右侧股骨近端原发性中央型软骨肉瘤，Ⅲ级；女，59岁
大体检查：股骨近端切除标本，大小17.5cm×9.0cm×5.5cm，股骨头大小4.0cm×4.0cm×4.0cm。距骨干切缘10.6cm、干骺端髓腔内见灰白色软骨样肿瘤，局部黏液样，大小4.0cm×4.0cm×3.0cm，质脆，侵犯并破坏骨皮质

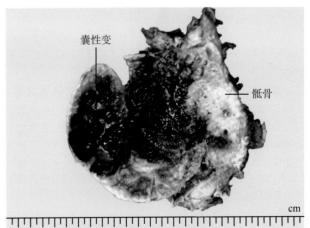

图5-0-14　骶骨软骨肉瘤伴广泛囊性变，Ⅱ级；男，65岁
大体检查：骶骨及部分结肠切除标本；骶骨大小15.0cm×11.0cm×10.0cm，骶骨前方见灰白色结节状肿瘤，大小10.5cm×11.0cm×9.0cm，表面光滑；肿瘤切面中央大片出血坏死，囊性变，囊壁厚0.5～1.0cm；肿瘤弥漫浸润并破坏骶骨。肿瘤前方表面粘连结肠一段，长13.0cm，直径3.0cm，未见肿瘤侵犯

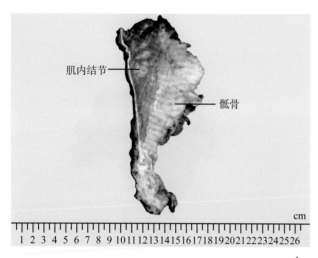

肌内结节

骶骨

A

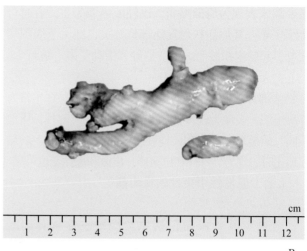

cm

B

图5-0-15　**骶骨软骨肉瘤，Ⅲ级；女，23岁**

大体检查：骶骨切除标本，大小14.5cm×14.5cm×9.0cm。肿瘤主要位于骶骨右侧，并广泛累及骶骨左侧。肿瘤弥漫浸润骶1～骶4，长13.0cm，宽4.0cm；向后方侵犯脂肪及横纹肌，其中见大小不等的灰白色结节。肿瘤切面呈灰白色，质地较硬。右侧髂血管内瘤栓，灰白色分支状圆柱形肿瘤，长9.0cm，最大径1.5cm

（八）继发性中央性软骨肉瘤

1.临床特征

继发于内生软骨瘤的发病年龄为31～80岁；继发于内生软骨瘤病的发病年龄为10～69岁。由内生软骨瘤病发生的继发性中央性软骨肉瘤（secondary central chondrosarcoma）平均发病年龄比原发性中央性软骨肉瘤低10～15岁。下肢长骨特别是股骨是好发部位，骨盆、肱骨、肋骨、肩胛骨和胫骨也较常见。Ollier病和Maffucci综合征可发生多灶性恶性转化。临床症状主要为疼痛。继发低级别软骨肉瘤时，43%～60%的患者有夜间痛和休息痛，21%的患者有隐痛，19%的患者有偶然痛。继发高级别软骨肉瘤时，80%的患者出现疼痛。从首次出现临床症状到诊断间隔2～4年。临床存在疼痛、位于中轴骨和病变最大径＞5cm支持软骨肉瘤的诊断。成年人先前存在的内生软骨瘤不断生长应可疑恶性转化。

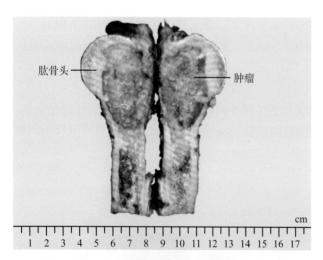

肱骨头

肿瘤

cm

图5-0-16　**右侧肱骨近端继发性中央性软骨肉瘤，Ⅰ级；女，49岁**

大体检查：已剖开肱骨近端切除标本，长10.5cm，肱骨头最大径4.0cm，骨干最大径2.0cm。距骨干切缘4.5cm见灰白色软骨样肿瘤，位于骨端和干骺端；肿瘤长5cm，宽3.0cm，距关节软骨0.3cm。肿瘤呈结节状，周围硬化骨围绕，大部分肿瘤呈均质胶冻样，质地软或质脆易碎。肿瘤局限于骨内

2.大体检查

大体检查与原发性中心性软骨肉瘤相似（图5-0-16）。

（九）继发性外周性软骨肉瘤

1.临床特征

继发性外周性软骨肉瘤（secondary peripheral chondrosarcoma）是由骨软骨瘤的软骨帽继发而来的软骨肉瘤。大约占所有普通型软骨肉瘤的15%。任何骨均可受累，最常发生于骨盆、髋关节周围和肩带骨。患者存在前驱病变时临床症状发生改变提示可能转化为软骨肉瘤，包括青春期后肿瘤快速生长、疼痛或肿胀加重等。

2.大体检查

继发于骨软骨瘤的软骨肉瘤具有厚的（厚度＞2cm）、分叶状软骨帽（图5-0-17，图5-0-18）。肿瘤呈灰白色，有光泽，质地脆，常见囊腔（图5-0-18B）。

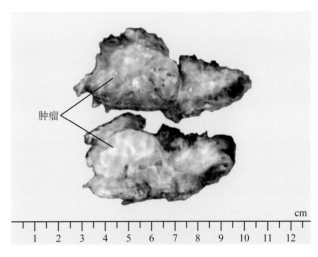

图5-0-17　左侧胫骨继发性外周性软骨肉瘤，Ⅰ级；女，22岁

大体检查：灰红色质硬肿瘤切除标本，大小7.5cm×4.0cm×3.5cm，表面覆软组织，局部见软骨。切面见肿瘤表面覆半透明软骨帽，呈多结节状，最厚处2.5cm，多灶性软骨化骨区，软骨帽下见少量骨组织

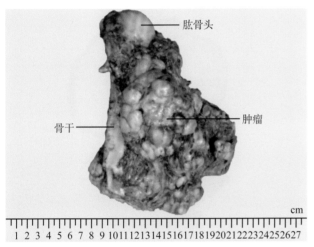

A

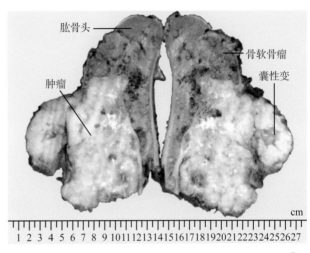

B

图5-0-18　右侧肱骨近端继发性外周性软骨肉瘤，Ⅰ级；男，34岁

大体检查：肱骨近端切除标本，长16.0cm，肱骨头最大径4.0cm。肱骨内侧面见巨大软骨样肿瘤，大小17.0cm×11.0cm×10.0cm，表面呈结节状。肿瘤切面呈灰白色软骨样，质脆，局灶囊性变，囊腔最大径2.0cm。肿瘤主要位于骨表面，局部侵犯髓腔。肱骨头与肿瘤之间残存骨软骨瘤，可见三层结构

（十）骨膜软骨肉瘤

1.临床特征

骨膜软骨肉瘤（periosteal chondrosarcoma）罕见，不超过所有软骨肉瘤的1%。长骨干骺端和骨干是最常见的部位（约占87%），特别是股骨远端（33%）和肱骨近端（33%）。发病年龄范围广（9～79岁），发病年龄高峰30岁。男性较多，男女比1.9：1。患者表现为疼痛，伴或不伴肿胀。

2.大体检查

肿瘤平均最大径4cm（1.0～12.5cm）。分叶状软骨肿块贴附于骨表面（图5-0-19）。肿瘤切面呈灰白色，有光泽。软骨内骨化和钙化的区域呈现砂砾样白色或灰黄色。肿瘤侵蚀下方皮质，髓腔通常不累及。

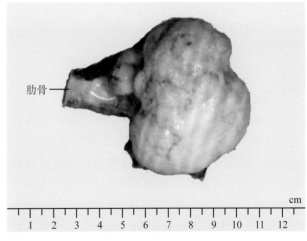

图5-0-19　右侧第三前肋骨骨膜软骨肉瘤，Ⅰ级；女，27岁

大体检查：肋骨切除标本，长7.0cm，最大径为1.3cm。肋骨表面见灰白色结节状肿瘤，大小6.7cm×5.0cm×4.5cm；切面呈半透明软骨样，有光泽，质脆，侵犯骨皮质

（十一）去分化软骨肉瘤

1. 临床特征

去分化软骨肉瘤（dedifferentiated chondrosarcoma）较罕见，来源于先前存在内生软骨瘤或分化较好的软骨肉瘤。绝大多数发生于骨内（中央性），与内生软骨瘤和分化较好的中央性软骨肉瘤相关，10% ～ 15%的中央性软骨肉瘤发展为去分化，少见发生于骨表面（外周性），与分化较好的外周性软骨肉瘤和骨软骨瘤相关，占所有去分化软骨肉瘤的8.9% ～ 13.7%。大多数病变为原发性，少数病例为低级别软骨肉瘤复发后演进为去分化。下肢病变最常见（占51%），上肢病变占23%，中轴骨病变占19%，胸壁病变占7%。平均发病年龄65.2岁，无明显性别差异。最常见的临床表现是疼痛，可触及肿块和病理性骨折。

2. 大体检查

肿瘤由两种不同质地的成分构成，软骨肉瘤呈灰白色，质地脆，囊性变和钙化灶易见；去分化成分质地软，两种成分镜下观察界限清楚（图5-0-20，图5-0-21）。

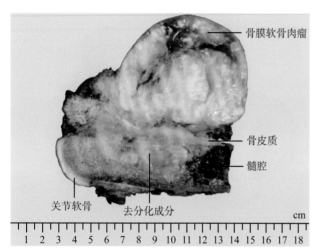

图5-0-20　左侧股骨远端去分化软骨肉瘤，去分化成分为平滑肌肉瘤；继发于股骨表面的骨膜软骨肉瘤，Ⅰ级；男，65岁

大体检查：股骨远端切除标本，长10.5cm，骨干切缘最大径3.0cm。股骨干骺端后方骨表面见球形肿瘤，大小5.0cm×2.5cm×2.0cm，表面光滑，切面呈灰白色软骨样，质地脆。股骨切面髓腔内见灰白色肿瘤，大小6.6cm×4.2cm×1.0cm。肿瘤距骨干切缘2.5cm，与周围骨组织分界不清，质地较软。骨皮质局部破坏，骨内、外肿瘤之间分界清

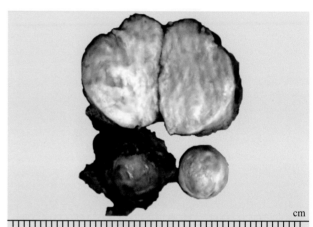

图5-0-21　右侧骨盆低级别软骨肉瘤多次手术后继发去分化软骨肉瘤；女，48岁

大体检查：灰白色结节状肿瘤切除标本，大小9.5cm×8.5cm×7.5cm。切面呈灰白色，编织状纹理，质地韧，局部质硬如骨

（十二）骨瘤

1. 临床特征

骨瘤（osteoma）通常为偶然发现，实际发病率无法统计。据报道3%的鼻窦CT扫描能够发现无症状的骨瘤。发生于骨表面的骨瘤又被称为象牙质样外生骨疣，发生于髓腔内时称为内生骨疣或骨岛。外生骨疣主要发生于鼻窦和眼眶区周围的颅面骨，额窦最多见（60%），其次为筛窦（25%）、上颌窦（约10%），蝶窦少见。病变大小平均为3.0cm（0.6 ～ 8.0cm）。内生骨疣（或骨岛）常发生于股骨近端、骨盆和肋骨。病变较小，0.1 ～ 2.0cm，大于2.0cm的病变称为巨大骨岛。外生骨疣以男性为主，男女比1.8：1。临床表现主要以头痛为主，肿胀、眼球突出、视力下降也可出现。内生骨疣通常无症状，体积较大时可出现疼痛。该病变被认为是骨内错构瘤样病变。

2. 大体检查

肿瘤常为体积较小、质地坚硬、表面光滑的灰白色结节状肿块（图5-0-22）。

（十三）骨样骨瘤

1.临床特征

骨样骨瘤（osteoid osteoma）占所有良性骨肿瘤的10%～12%，占所有原发性骨肿瘤的3%。任何骨均可发生，大约50%的病例发生于股骨和胫骨近端，10%发生于脊柱（特别是椎弓）。肿瘤最常见于长骨干骺端（54.8%）和骨干（38.1%）。按照瘤巢的位置常将其分为骨皮质型（88.5%）、髓内型（8.4%）、骨膜型（3.1%）。好发于儿童和青少年，发病年龄多在5～25岁，大约88%的患者发病年龄＜25岁。男性多见，男女比（2～3）∶1。患者最突出的临床表现是局部疼痛，最初表现为间断性和轻微的夜间疼痛。非甾体抗炎药即使小剂量也可完全缓解疼痛数小时。当病变发生于脊椎时，特别是儿童患者，由于脊柱肌肉痉挛可引起快速进展的疼痛性脊柱侧凸。

2.大体检查

骨样骨瘤常位于皮质内，体积小，圆形病灶，红色、砂砾样或肉芽样，周围被象牙白样硬化骨包绕，两者界限分明。病变最大径通常小于1.5cm。临床送检标本多为破碎的骨皮质和瘤巢碎片（图5-0-23）。由于病灶小，送检标本体积小，建议全部取材（特别是灰红色的碎块组织），以免遗漏肿瘤组织。

（十四）骨母细胞瘤

1.临床特征

骨母细胞瘤（osteoblastoma）罕见，约占所有良性骨肿瘤的3%，所有原发骨肿瘤的1%。大约1/3的病例发生于脊椎后部附件和骶骨，其次好发于下肢长骨，特别是股骨和胫骨的骨干髓腔内，颅面骨和手足骨也可见。绝大多数病例发生在骨内。发病年龄较广（6～75岁），80%的病例发病年龄＜30岁，平均发病年龄20岁。男性多见，男女比2.5∶1。临床表现主要为疼痛，发生率80%～100%，多呈持续性、逐渐加重的钝痛，夜间痛不明显，多数患者经非甾体抗炎药疗效欠佳。脊柱骨母细胞瘤常见症状包括背痛、脊柱侧凸（斜颈）和神经根受压。四肢骨母细胞瘤也产生疼痛和（或）肿胀，但是这些症状轻微，就医前常持续疼痛数月。

2.大体检查

骨母细胞瘤较大，平均最大径3.0～4.0cm，巨大者可达15cm。大多数肿瘤采取刮除治疗，送检标本通常是灰红色碎组织。完整切除标本，灰红色肿瘤与周围骨组织界限清，砂砾感，皮质变薄（图5-0-24）。继发囊性变时，囊腔内充满血液，类似于动脉瘤样骨囊肿。

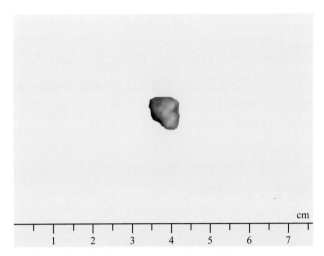

图 5-0-22　左侧筛窦混合型骨瘤；男，21岁

大体检查：灰白色质硬骨肿瘤切除标本，最大径0.5cm，表面光滑

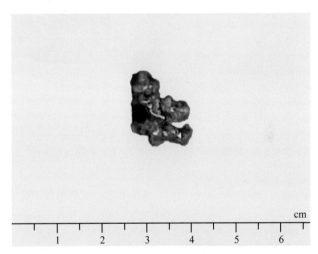

图 5-0-23　右侧肱骨髓腔内骨样骨瘤；男，26岁

大体检查：灰白灰红色破碎肿瘤刮除标本，总体积1.5cm×1.0cm×0.4cm

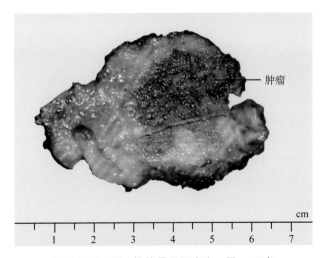

肿瘤

图 5-0-24　腰4椎体骨母细胞瘤；男，19岁

大体检查：椎骨切除标本两块，大小分别为7.5cm×4.0cm×3.5cm和2.5cm×1.2cm×2.0cm。大块骨组织表面附肌肉，大小5.0cm×2.0cm×2.0cm。切面见灰红色肿瘤，大小3.2cm×2.5cm×4.0cm，与周围组织分界较清

（十五）低级别中央型骨肉瘤

1.临床特征

低级别中央型骨肉瘤（low-grade central osteosarcoma）占所有骨肉瘤的1%～2%。大多数位于下肢长骨，特别是股骨远端（50%），其次为胫骨近端和肱骨近端，扁平骨和手足骨少见。发病年龄高峰20～30岁；女性略多。受累部位疼痛和（或）肿胀是最常见的症状。疼痛程度较轻或中等，持续时间长，诊断前常持续数月至数年不等（平均2年）。

2.大体检查

肿瘤主要位于干骺端髓腔内，界限较清，灰白色，实性，砂砾感（图5-0-25），常破坏骨皮质并侵犯周围软组织（5-0-25B）。

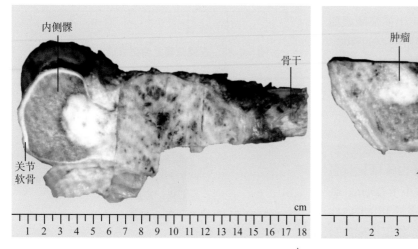
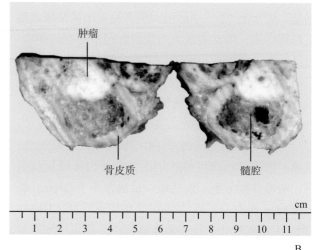

图5-0-25　左侧股骨远端低级别中央型骨肉瘤；男，35岁

大体检查：股骨远端及周围软组织切除标本，大小18.0cm×7.5cm×5.5cm，股骨长14.0cm，骨干最大径2.5cm。肿瘤大小11.0cm×7.0cm×5.0cm，切面呈灰白色，微囊性，质地较硬，有砂砾感。肿瘤侵犯髓腔，向上侵犯股骨内侧髁，关节软骨未见累及。肿瘤破坏骨皮质并有软组织肿块形成

（十六）普通型骨肉瘤

1.临床特征

普通型骨肉瘤（conventional osteosarcoma）是骨最常见的原发性高级别肉瘤，大约占所有高级别恶性骨肿瘤的75%。原发性普通型骨肉瘤可以发生在任何骨，大多数来源于四肢长骨，特别是下肢长骨，股骨远端最多见（30%），其次为胫骨近端（15%）和肱骨近端（15%）。在长骨，肿瘤通常发生在干骺端（90%），少见于骨干（9%），骨骺罕见。中轴骨和颅面骨多见于成年人。手足小骨罕见。诊断时平均年龄15岁（2～70岁）。具有两个明显的发病高峰，第一个大的发病高峰年龄为10～14岁，第二个小的高峰为年龄大的成年人（年龄＞40岁）。男性略多，男女比1.5∶1。

绝大多数骨肉瘤为原发性（97.9%），少数为继发性（2.1%）。普通型骨肉瘤具有疼痛、肿胀和运动障碍三大主要症状。疼痛具有深在性、进展性和诊断前持续数周至数月的特点。疼痛常由初期的间歇性隐痛进展为持续性剧痛，夜间显著。表面皮肤呈现皮温升高、红斑、水肿和明显曲张的静脉形成卡通样图案。肿块表现为不断增大和可触痛。因瘤骨数量的不同，质地有所差异，可表现为质地软、韧和硬。肿瘤巨大时导致关节运动受限、肌肉骨骼功能下降和关节积液。早期可伴有轻度发热、乏力、体重下降等表现，进展期出现恶病质。大约11%的患者诊断时已发生转移，出现咳嗽、咯血和胸部疼痛常提示肺转移。大约8%的病例合并病理性骨折，特别是股骨病变。

2.大体检查

肿瘤通常体积大，平均最大径9.5cm（1.5～31cm）。部分受累骨可明显膨大，骨周围可出现偏心性或环形软组织肿块（图5-0-26～图5-0-31），软组织肿块质地常较骨内肿块软，容易切开。肿瘤大体切面常呈

现多种不同的质地和色泽，与肿瘤内瘤骨成分、软骨肉瘤成分和纤维肉瘤成分之间的比例有关。肿瘤内瘤骨成分常呈灰白色、砂砾样，重度矿化时质地硬（图5-0-28），无法直接取材；软骨肉瘤成分呈灰白色，闪亮反光，质脆，容易切取（图5-0-29，图5-0-30）；纤维肉瘤样成分则呈鱼肉样、质地软（图5-0-31）。三种成分常相互混杂存在，特别是前两种成分。出血和囊性变常见（图5-0-26）。肿瘤常侵犯关节软骨下和骨干骨髓腔。目前骨肉瘤采用术前新辅助化疗的治疗模式，大体标本常出现瘤体缩小、出血、广泛坏死、黏液样变和纤维化等继发性改变。骨干骨肉瘤化疗后质地坚硬，取材非常困难。

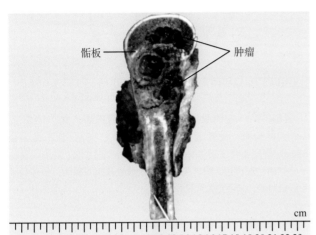

图5-0-26　左侧股骨远端成骨细胞型骨肉瘤伴多发囊肿；女，10岁

大体检查：股骨远端切除标本，长15.0cm，骨干断端直径1.8cm。表面附软组织，大小8.0cm×5.0cm×4.5cm；局部见皮肤组织，大小3.0cm×0.8cm。肿瘤距骨干切缘7.5cm，长6.5cm，切面呈多囊性，主要位于干骺端，局部破坏骺板，侵犯骨骺。肿瘤与周围软组织分界清

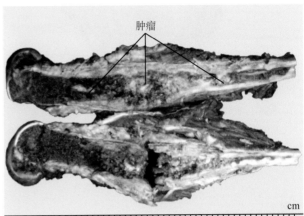

图5-0-27　左侧股骨骨干成骨细胞型骨肉瘤；女，13岁

大体检查：股骨远端切除标本，长26.5cm，最大径8.5cm。肿瘤位于骨干内，距骨干切缘5.5cm，肿瘤长11.5cm，宽5.0cm，侵犯周围软组织。肿瘤呈灰白灰黄色，质硬如骨皮质。肿瘤距骺板约4.0cm，软组织肿块内肿瘤质脆易碎，呈灰红色，与周围软组织分界较清

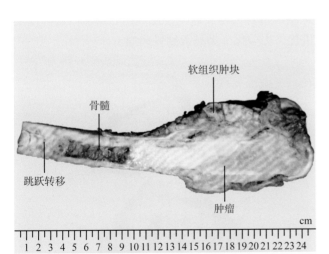

图5-0-28　右侧股骨远端成骨细胞型骨肉瘤，股骨内跳跃转移；右侧胫骨、右侧腓骨和左侧肩胛骨转移；女，17岁

大体检查：股骨远端及胫骨近端切除标本，表面附肌肉，总体积27.0cm×10.0cm×9.0cm，肌肉与骨易剥离；股骨长22.0cm；胫骨长6.5cm。股骨内肿瘤主体位于干骺端，长13.5cm，宽6.5cm，灰白色，质地硬；肿瘤破坏骨皮质形成软组织肿块。紧邻骨干切缘的髓腔内见跳跃转移灶，长4.5cm。肿瘤主体与跳跃转移灶之间有正常骨髓间隔

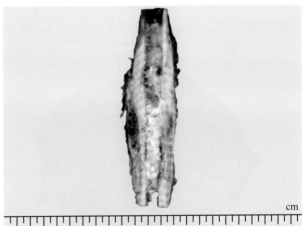

图5-0-29　右侧肱骨骨干成软骨细胞型骨肉瘤；男，16岁

大体检查：骨干切除标本，长15.0cm，最大径4.5cm。距骨干一端切缘2.5cm骨表面附肌肉，大小5.0cm×2.5cm×3.0cm。肿瘤距一侧骨干切缘1.1cm，距另一侧切缘4.0cm。肿瘤位于髓腔内，长9.5cm，灰白灰黄色，部分呈软骨样

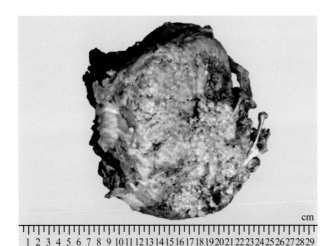

图 5-0-30　骨盆成软骨细胞型骨肉瘤；女，20岁

　　大体检查：肿瘤及周围软组织切除标本，总体积17.0cm×15.0cm×11.0cm。肿瘤切面呈灰白色软骨样，杂有灰黄色软骨化骨区，质地硬

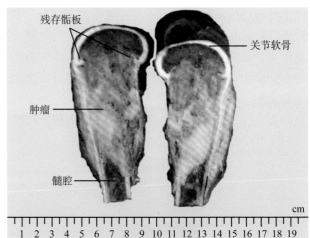

图 5-0-31　左侧股骨成纤维细胞型骨肉瘤；女，10岁

　　大体检查：股骨远端切除标本，长11.3cm，骨干最大径1.8cm。肿瘤距骨干切缘1.5cm，长8.0cm，宽3.5cm。肿瘤主要位于髓腔内，灰白色，局部突破骨皮质形成软组织肿块，破坏骺板并侵犯骺端，未侵犯关节软骨

（十七）骨旁骨肉瘤

1.临床特征

　　骨旁骨肉瘤（parosteal osteosarcoma）罕见，但却是最常见的骨表面骨肉瘤，约占所有骨肉瘤的4%。大约70%的骨旁骨肉瘤发生在股骨远端后侧骨表面，胫骨和肱骨近端也相对常见，主要位于长骨干骺端。大多数患者是年轻成年人，大约1/3的病例发生在30岁左右，比普通型骨肉瘤好发年龄晚大约10岁。女性略多于男性。患者通常存在无痛性肿块数年，膝关节运动受限可能是最初症状。隐痛和局限性压痛也可存在。

2.大体检查

　　骨旁骨肉瘤表现为坚硬、分叶状肿块，附着于骨皮质表面（图5-0-32）。软骨结节可以存在，偶尔肿瘤表面被覆不完整的软骨帽，容易误以为是骨软骨瘤。肿瘤边缘部位质地较软，侵犯周围软组织。局部皮质和髓腔侵犯可见。如果存在质地软、鱼肉样区域，提示进化（去分化）为高级别骨肉瘤。

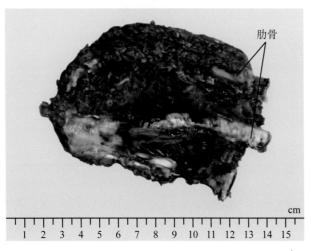

A

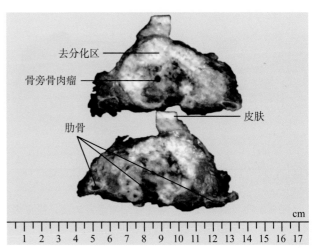

B

图 5-0-32　右侧第11肋骨去分化骨旁骨肉瘤，去分化成分为成骨细胞型骨肉瘤；男，27岁

　　大体检查：肋骨及肿瘤切除标本，大小13.0cm×8.5cm×6.0cm，表面附梭形皮肤，大小8.5cm×2.0cm。标本底部见肋骨3条，长分别为7.0cm、12.0cm和8.5cm，肿瘤包绕中间肋骨，位于肋骨表面，突向皮肤一侧。肿瘤大小6.0cm×6.0cm×3.9cm。切面见肿瘤由具有明显分界的两部分构成，中央围绕肋骨的肿瘤质地硬，灰白间灰红色，小灶出血；肿瘤外周相对较软，灰白色，有光泽，可以用取材刀切开，与周围组织分界不清。肿瘤侵犯周围横纹肌和另一条肋骨表面骨皮质，未见髓腔内侵犯

（十八）骨膜骨肉瘤

1.临床特征

骨膜骨肉瘤（periosteal osteosarcoma）在所有骨肉瘤中占比小于2%，占所有表面骨肉瘤的25%。大约80%位于股骨远端和胫骨近端，其次为肱骨、腓骨、尺骨和骨盆。发病部位以骨干为主（80%），其次为干骺端，通常表现为无蒂的、位于骨前部中间性病变，几乎包绕骨的全周。发病年龄高峰20～30岁，大宗病例报道约10%的患者年龄＞50岁，无明显的性别差异。肢体肿胀、肿块和（或）疼痛是最常见的症状，病程较短，通常持续时间＜1年，其中50%病例＜6个月。

2.大体检查

肿瘤平均最大径约10cm，位于骨皮质表面，基底宽（图5-0-33，图5-0-34），也可以完全包绕骨干。大多数病例皮质增厚明显，增厚的皮质或原有皮质可见继发性扇贝样改变。肿瘤以灰白色、有光泽的软骨基质为主，肿瘤基底部高度骨化。钙化的骨针从皮质垂直扩展到肿瘤表层，向外逐渐变细呈锥形进入软骨样基质。界限清楚，推挤性的边缘，由增厚的骨膜和反应性纤维组织构成的假包膜与正常组织分隔。有报道显示，肿瘤可扩展到髓腔，但罕见，也有学者认为如果侵犯髓腔就不应诊断骨膜骨肉瘤。

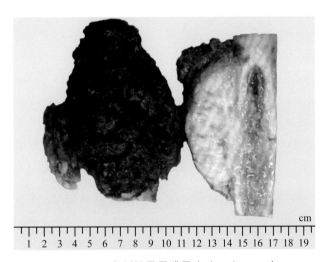

图5-0-33　右侧股骨骨膜骨肉瘤；女，21岁

大体检查：骨干切除标本，大小12.0cm×6.0cm×10.0cm。骨表面见结节状肿物，膨胀性生长，大小8.8cm×7.5cm×5.3cm。切面呈灰白色，质地硬，局部侵犯骨皮质，与骨皮质界限不清，未见明显髓腔浸润

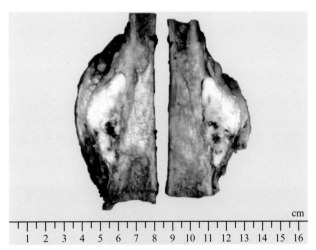

图5-0-34　右侧胫骨骨膜骨肉瘤；女，60岁

大体检查：骨干切除标本，长10.0cm，最大径2.5cm。表面附梭形皮肤，大小9.0cm×4.5cm。骨表面见灰白色肿瘤，大小5.0cm×2.0cm×4.0cm，局部侵犯皮下脂肪组织，与骨皮质关系密切，肿瘤质地较硬。骨皮质增厚，髓腔未见侵犯

（十九）高级别表面骨肉瘤

1.临床特征

高级别表面骨肉瘤（high-grade surface osteosarcoma）罕见，在所有骨肉瘤占比小于1%。股骨是最常见的发病部位（约占56%），其次为胫骨（约占36%），腓骨（约占8%）。主要位于长骨骨干的前内侧区域。平均发病年龄21岁（10～66岁），72%的患者年龄20～30岁。以男性为主，男女比（2～3）∶1。最常见的症状是肿胀（92%）和疼痛（67%），症状持续时间平均为11个月。8%的患者诊断时可发生肺转移。

2.大体检查

肿瘤平均大小11.0cm（4.5～22cm）。瘤体主要在骨外，位于受累骨的表面，常侵蚀皮质，髓腔可以存在少量肿瘤组织浸润（图5-0-35，图5-0-36）。肿瘤的质地有所不同，取决于骨母细胞、成纤维细胞或软骨母细胞中以何种成分为主。肿瘤扩展进入邻近软组织，通常形成界限清楚的分叶状肿块。

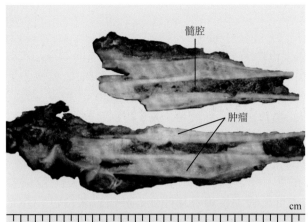

图 5-0-35　左侧股骨骨干高级别表面骨肉瘤；男，6 岁

大体检查：已剖开股骨近端及周围软组织切除标本，大小 20.0cm×11.5cm×4.5cm；股骨长 20.5cm，骨干断端直径 2.0cm。距骨干切缘 4.5cm，软组织内见巨大肿瘤，大小 10.5cm×4.0cm×3.0cm；肿瘤主要位于骨表面，侵犯骨皮质和髓腔；切面质地均匀，灰白色，鱼肉样，质地硬

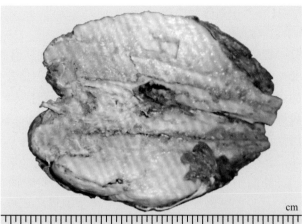

图 5-0-36　右侧股骨远端高级别表面骨肉瘤；女，42 岁

大体检查：股骨远段切除标本，长 24.5cm。肿瘤距骨干切缘 2.5cm，大小 17.0cm×10.0cm×4.5cm，肿瘤位于骨表面，包绕骨全周；切面呈灰白色软骨样，质地硬，侵犯髓腔

（二十）孤立性纤维性肿瘤

1. 临床特征

孤立性纤维性肿瘤（solitary fibrous tumor of bone）非常罕见，国外最多病例报道为 6 例，全部发生于脊椎，其中骶骨发病 4 例，腰 4 和胸 12 椎骨发病各一例；国内的一例报道来源于肩胛骨发病。肿瘤好发于成年人（20～70 岁）。肿瘤常为无痛性生长的肿块，由于压迫周围组织和神经产生相应症状。骶骨肿瘤可产生下肢疼痛麻痹、排尿困难、便秘等。

2. 大体检查

肿瘤界限清，无包膜或假纤维包膜，切面呈灰白色，质韧，局灶出血（图 5-0-37，图 5-0-38）。恶性肿瘤常侵犯周围组织，灶性坏死。肿瘤大小差异较大（1～20cm），大多数 5～10cm。

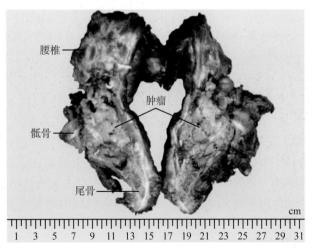

A

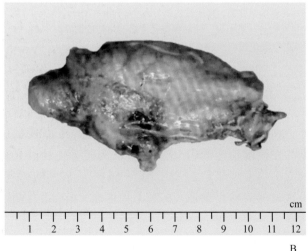

B

图 5-0-37　骶骨恶性孤立性纤维性肿瘤；男，36 岁

大体检查：腰 3～腰 5 椎体、骶骨和尾骨部分切除标本，总体积 19.0cm×11.0cm×7.0cm，标本正中切开见肿瘤主要位于腰椎和骶骨后方，大小 10.0cm×5.0cm×4.5cm。切面呈灰黄灰红色，质较软。肿瘤前方破坏骶骨骨质，局部侵犯骶前软组织，此处肿瘤与周围组织无法完整分离；肿瘤大部分与周围组织易分离，具有假纤维包膜

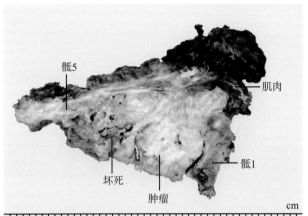

图 5-0-38　骶骨恶性孤立性纤维性肿瘤；男，49 岁

大体检查：骶骨及肿瘤切除标本，大小 16.0cm×8.0cm×8.5cm，后部肌肉附着，肌肉大小 16.0cm×8.5cm×2.5cm。肿瘤距上切缘 1.0cm、后切缘 1.3cm、下切缘 2.0cm，前切缘为肿瘤薄层假包膜。肿瘤凸向骶前，向后侵犯肌肉。肿瘤大小 9.0cm×5.5cm×7.0cm。肿瘤破坏骶 2～骶 4。切面呈灰白色，灶性坏死，质地较韧，与周围组织界限不清

（二十一）骨促结缔组织增生性纤维瘤

1. 临床特征

骨促结缔组织增生性纤维瘤（desmoplastic fibroma of bone）最常见四肢长管状骨，其中股骨、胫骨、肱骨和桡骨均好发，多位于长骨干骺端和干骺端骨干侧，完全位于骨干较少。骨盆、手足骨、下颌骨、脊椎、肋骨和颅骨也可累及。在所有原发性骨肿瘤占比小于 0.1%。93 例大宗报道，平均发病年龄 26.3 岁（1～86 岁），常见于青年人。男性稍多，男女比 1.5∶1。临床症状表现为局部肿胀或疼痛。

2. 大体检查

肿物平均最大径 8.1cm（3.0～16.0cm）。灰白色，实性，质地韧（图 5-0-39）。具有漩涡样特征，扇贝样边界。

（二十二）非骨化性纤维瘤

1. 临床特征

肿瘤局限于皮质内称为纤维皮质缺损。体积较大，累及髓腔时称为非骨化性纤维瘤（non-ossifying fibroma）。绝大多数非骨化性纤维瘤位于下肢长骨干骺端（后侧和内侧多见），特别是股骨远端和胫骨近端及远端。据估计大约 30% 的儿童存在该病变，发病年龄常小于 20 岁。男性多于女性，男女比 2∶1。通常无症状，病灶体积大或合并病理性骨折时出现疼痛和肿胀，特别是活动后明显。具有自限性，大多数在 20～25 岁自愈。肿瘤可导致病理性骨折。

2. 大体检查

完整手术切除标本罕见，主要为手术刮除标本，送检标本为碎块组织。肿瘤界限清，红褐色伴黄色区域，伴有硬化缘（图 5-0-40，图 5-0-41），囊性变可见，合并病理性骨折时可出现出血和坏死。

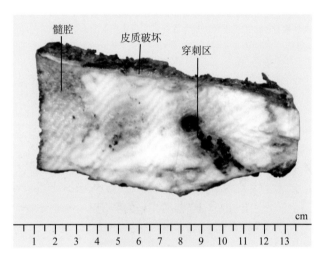

图 5-0-39　右侧胫骨骨干促结缔组织增生性纤维瘤；男，21 岁

大体检查：骨干切除标本，长 11.0cm；中部明显膨胀，最大径 5.0cm。切面髓腔内见灰白色肿瘤，长 8.5cm，宽 4.0cm；侵犯骨皮质及髓腔，界限不清，质地硬，可用取材刀切取肿瘤组织块。肿瘤距两侧骨干切缘分别为 1.2cm 和 1.3cm

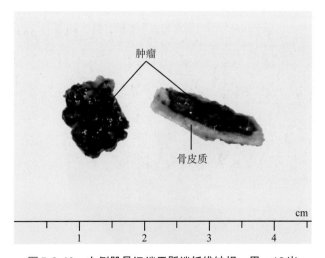

图 5-0-40　左侧股骨远端干骺端纤维缺损；男，18 岁

大体检查：灰褐色破碎肿瘤切除标本，总体积 1.0cm×0.5cm×0.5cm。另见骨一块，大小 1.7cm×0.5cm×0.3cm，一侧表面附灰褐色肿瘤

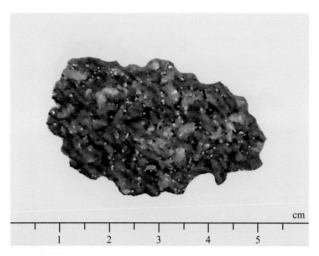

图 5-0-41 右侧胫骨远端髓内非骨化性纤维瘤；男，10岁
大体检查：红褐色破碎肿瘤刮除标本，总体积4.1cm×2.4cm×0.8cm

（二十三）尤因肉瘤

1. 临床特征

尤因肉瘤（Ewing sarcoma）少见，占所有恶性骨肿瘤的6%～8%。尤因肉瘤是儿童和青少年继骨肉瘤之后第二位常见骨原发性恶性肿瘤。任何骨均可发生，最常见的发病部位为骨盆、股骨和胸壁骨。长骨好发于骨干或干骺端偏骨干侧。其他骨如颅骨、椎骨、肩胛骨和手足短管状骨较少见。10%～20%的病例发生于骨外。大约80%的患者发病年龄＜20岁，发病高峰为10～15岁，年龄＞30岁的患者不常见。男性略多，男女比1.4∶1。最常见的临床表现为局部疼痛或肿胀，严重时可导致患者熟睡时惊醒，受累区伴有或不伴有肿块。与其他骨肉瘤不同，发热、体重下降、乏力和贫血常见，病理性骨折少见。实验室检查血清LDH升高和白细胞增多。

2. 大体检查

典型病变呈灰褐色，伴有侵袭性边缘，常见坏死和出血区。在髓腔内或骨膜下病变中的淡黄色坏死组织和半流体组织易误以为积脓。肿瘤位于髓腔内，软组织肿块明显。罕见软组织尤因肉瘤可以与大的外周神经相关（图5-0-42～图5-0-44）。骨尤因肉瘤标准治疗方案为术前穿刺活检，病理诊断后行新辅助化疗，

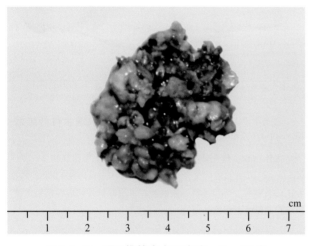

图 5-0-42 腰3椎管内尤因肉瘤；男，24岁
大体检查：灰白色破碎肿瘤切除标本，总体积3.5cm×2.5cm×1.0cm，灰白色鱼肉样，质地较软

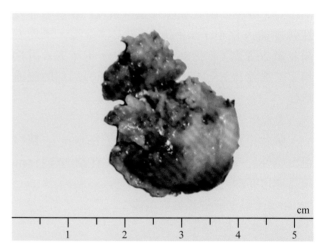

图 5-0-43 骶椎椎管内尤因肉瘤；女，31岁
大体检查：灰白灰红色肿瘤切除标本，大小3.0cm×2.0cm×0.7cm。局部已切开，表面较光滑。切面呈灰白灰黄色，灶性坏死，质地中等

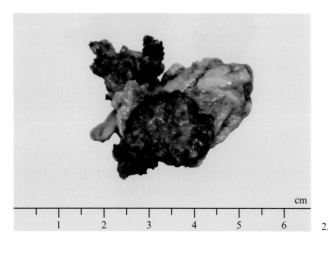

图 5-0-44 胸椎椎管内尤因肉瘤伴大片坏死；男，15岁
大体检查：灰白灰红色破碎肿瘤切除标本，总体积3.5cm×2.5cm×0.4cm

2.大体检查

肿瘤位于皮质内，界限清，灰黄色或灰白色，分叶状，质地坚韧，有砂砾感，外周硬化区则质硬如骨（图5-0-63，图5-0-64），偶尔呈多灶性。肿瘤体积大时可向髓腔内扩展和（或）突破皮质侵犯软组织，髓腔内肿瘤易剥离，骨皮质侵蚀变薄（图5-0-63B）。囊性变易见，腔内充满淡黄色或血性液体。

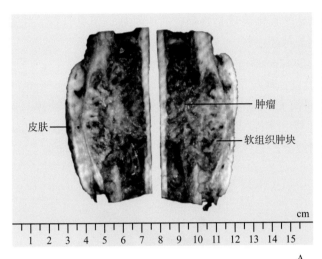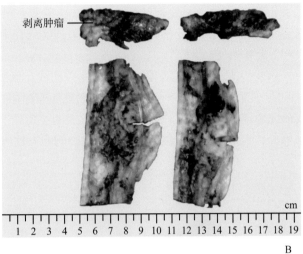

图5-0-63　右侧胫骨骨干中段经典型梭形细胞亚型造釉细胞瘤；男，21岁

大体检查：骨干切除标本，长8.7cm，表面附梭形皮肤。切面髓腔内见灰白色肿瘤，长7.5cm，最大径3.3cm。肿瘤向前破坏骨皮质，并形成软组织肿块，软组织肿块大小5.0cm×1.5cm×3.0cm。肿瘤内见大小不等囊腔，最大径2.2cm

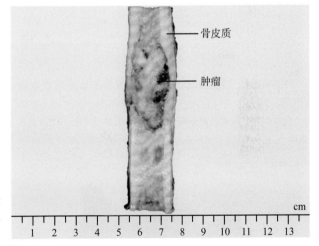

图5-0-64　右侧胫骨骨干经典型管状亚型造釉细胞瘤；女，38岁

大体检查：骨干切除标本，长10.4cm，骨干断端直径2.5cm。骨干中部膨胀，最大径3.5cm。髓腔内见灰白灰红色肿物，距一侧骨干切缘1.9cm，大小3.7cm×1.8cm×2.8cm，边界尚清。肿瘤侵蚀骨皮质，皮质厚薄不一；肿瘤部分区域与骨皮质粘连紧密，无法剥离

（三十二）单纯性骨囊肿

1.临床特征

任何骨都可发病。单纯性骨囊肿（simple bone cyst）主要发生于长骨，特别是肱骨近端（50%～60%），其次为股骨近端（20%～30%），两者大约占所有病例的80%，干骺端邻近骺板区域最常受累。平均发病年龄约15岁（范围1～74岁），约80%的患者发病年龄10～20岁。以男性为主，男女比（2～3）：1。大多数患者无症状，通常在病理性骨折或其他原因X线检查时偶然发现。一些患者可出现轻微疼痛、肿胀或运动受限。

2.大体检查

由充满浆液或血性液体的单个囊腔构成。囊内可见由骨嵴分隔形成的凹陷区。囊壁衬覆薄层、光滑、灰白至红褐色膜样组织。部分性间隔可见。由于通常采取刮除治疗，多为破碎的灰白灰红色囊壁样碎组织（图5-0-65）。

（三十三）动脉瘤样骨囊肿

1.临床特征

动脉瘤样骨囊肿（aneurysmal bone cyst）在任何骨均可发生，最常见于长骨（67%），长骨干骺端最常受累，包括股骨、胫骨、肱骨和腓骨远端。脊柱发病大约占15%，椎体后附件最常受累，主要为腰椎，其次为颈椎和胸椎。骨盆发病大约占9%。本病能够发生于各年龄组，最常见于10～20岁，75%～90%的患者年龄＜20岁，年龄＞30岁少见。女性稍多。最常见的临床表现是疼痛，有时肿胀，罕见骨折。妊娠时症状会出现或加重。椎骨病变能够压迫神经或脊索引起神经症状。

2.大体检查

病变界限清，由充满血液的多房囊腔构成，囊腔最大径从数毫米至数厘米不等，囊腔由棕色-白色质脆间隔分隔（图5-0-66～图5-0-68）。如果病变存在时间长久，囊内液可变为浆液性或浆液性血性液体。骨皮质变薄或消失，代之以骨膜新生骨形成的"蛋壳"包绕。实性区域可见，它可以是动脉瘤样骨囊肿的实性部分，也可能是继发性动脉瘤样骨囊肿的原发性肿瘤成分。

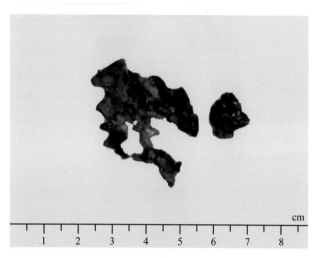

图5-0-65　右侧股骨近端单纯性骨囊肿合并病理性骨折；男，13岁

大体检查：灰褐色碎组织刮除标本，总体积3.0cm×2.5cm×0.7cm

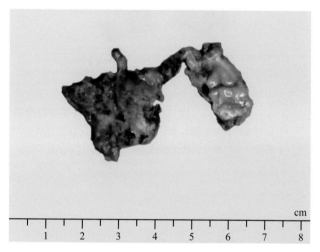

图5-0-66　右侧股骨远端动脉瘤样骨囊肿；女，9岁

大体检查：灰白色碎组织刮除标本，总体积3.0cm×2.0cm×1.2cm，部分组织呈囊壁样

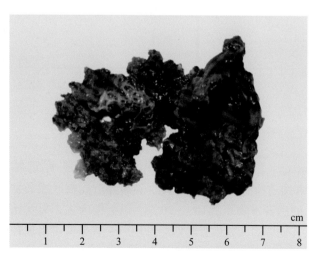

图5-0-67　右侧胫骨近端动脉瘤样骨囊肿；男，33岁

大体检查：灰红色囊壁样组织刮除标本，总体积4.0cm×2.5cm×1.0cm

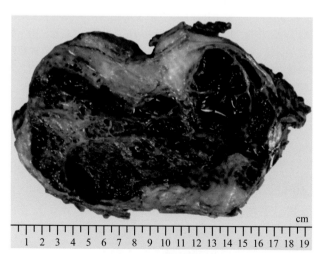

图5-0-68　左侧骨盆动脉瘤样骨囊肿，局部呈实体型改变；男，34岁

大体检查：骨及周围软组织切除标本，总体积24.0cm×17.0cm×16.0cm。切面见巨大肿瘤，最大径15.0cm；多囊性；囊内含血性液体；局灶实性，质地较软，有砂砾感；包绕股骨头

（三十四）纤维结构不良

1.临床特征

纤维结构不良（fibrous dysplasia）可分为单骨型（70% ~ 80%）或多骨型（20% ~ 30%）。多骨型常限定于身体的一端或一侧，任何骨均可发生，单骨型最常见的部位包括颅面骨、股骨、肋骨、胫骨和肱骨，是股骨近端和肋骨最常见的良性病变。多骨型按发病率由高到低依次为股骨、胫骨、颅面骨、骨盆、肋骨、肱骨、桡骨、尺骨、腰椎、锁骨和颈椎。病变好发于儿童和成年人（10 ~ 30岁），无性别差异。单骨型病变可隐匿发病直至成年。60%多骨型患者10岁前会出现症状，常引起严重的骨骼畸形（如双下肢不等长）。本病最常见的临床症状是疼痛和病理性骨折。

2.大体检查

受累骨经常膨胀扩大（图5-0-69A），病变多呈灰褐色，质地坚韧或砂砾感（图5-0-69B，图5-0-70）。可伴囊性变，囊内含淡黄色液体。当存在软骨时，软骨灶非常明显，表现为界清、淡蓝色、半透明样结构。

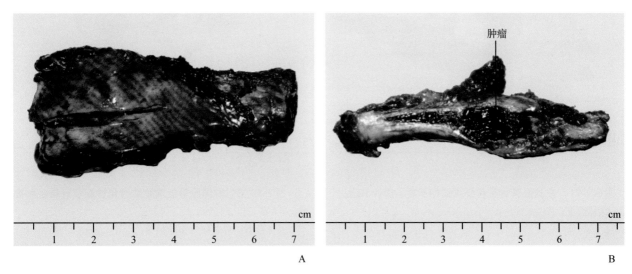

A
B

图5-0-69　右侧第6肋骨纤维结构不良伴病理性骨折；女，38岁

大体检查：部分肋骨切除标本，长6.0cm，其中长2.5cm的肋骨明显增粗，最大径2.0cm。切面髓腔内见灰红色暗紫色肿瘤，大小1.5cm×0.9cm×1.8cm，界限尚清，骨皮质变薄，局部骨折

（三十五）骨纤维结构不良

1.临床特征

骨纤维结构不良（osteofibrous dysplasia）常见于胫骨（75% ~ 80%），其中胫骨近端或中段1/3最常见。病变可以是双侧性伴有同侧或对侧腓骨累及。20%的病例同侧腓骨受累。平均发病年龄13.5岁（1 ~ 49岁），常小于20岁。该病罕见发生于15岁以后，如果发生临床应与骨纤维结构不良样造釉细胞瘤进行仔细鉴别。患者最常见症状是肿胀和疼痛，部分可发生病理性骨折和胫骨无痛性向前弯曲畸形，假性关节可发生。病变大多位于骨皮质内，但也可以扩展到髓腔，生长缓慢。

2.大体检查

刮除标本为破碎骨组织，实性，灰白灰黄色，

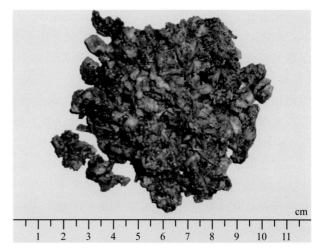

图5-0-70　右侧股骨近端纤维结构不良合并病理性骨折；女，17岁

大体检查：灰褐色破碎肿瘤刮除标本，总体积9.5cm×6.7cm×3.2cm

质地软或脆，与周围皮质混杂（图5-0-71）。骨膜完整，皮质变薄或消失。髓腔扩展通常以硬化边分界。

（三十六）脂肪硬化性黏液纤维肿瘤

1. 临床特征

脂肪硬化性黏液纤维肿瘤（liposclerosing myxofibrous tumor）好发于股骨近端，80%～90%发生在粗隆区，也可发生于胫骨、肱骨和肋骨，常于影像学检查时偶然发现。肿瘤好发于年龄40岁（15～80岁）的患者，没有性别差异。临床表现为骨痛或病理性骨折。

2. 大体检查

刮除标本呈碎块状，灰红灰黄色，切面有砂砾感。完整切除标本内可见病变局限于骨内，不累及骨外软组织，灰白灰红色，囊腔易见（图5-0-72）。

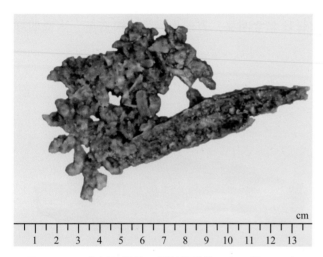

图5-0-71　左侧胫骨骨干骨纤维结构不良；男，10岁

大体检查：灰白灰黄色破碎骨组织刮除标本，总体积9.0cm×6.0cm×1.3cm

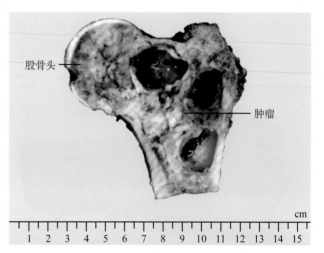

图5-0-72　右侧股骨近端脂肪硬化性黏液纤维性肿瘤；女，47岁

大体检查：股骨近端切除标本，大小9.5cm×9.0cm×4.7cm，股骨头大小4.5cm×4.6cm×4.0cm。股骨颈切面见灰白灰褐色肿瘤，长8.0cm，宽6.0cm。肿瘤界限清楚，部分区域半透明状，局部出血囊性变，与周围骨皮质易剥离

（三十七）未分化高级别多形性肉瘤

1. 临床特征

未分化高级别多形性肉瘤（undifferentiated high-grade pleomorphic sarcoma）罕见，占骨原发恶性肿瘤的2%～5%。主要发生于下肢长骨的干骺端，骨干也较常见。膝关节为常见发病部位（32%～54%），股骨远端和胫骨近端容易受累及。股骨所占比例最高（30%～45%），其次为胫骨和肱骨。扁平骨以骨盆最常见（10%～12%），几乎均为孤立性病变，可以是原发性或继发性。继发性占20%～28%，由先前存在的骨病变发展而来，如佩吉特（Paget）病、骨梗死、慢性骨髓炎或骨折，放疗也可诱发。诊断时大多数年龄20～80岁，发病高峰50～70岁，男性好发。临床表现主要为疼痛，其次为肿胀，持续时间从1周至3年不等（平均7～9个月）。少见情况下首发症状为病理性骨折。

2. 大体检查

肿瘤的大体表现不具有特征性，多位于长骨干骺端，可侵犯骨骺和骨干。切面呈灰白间灰黄色，质地软或坚韧，常伴黄色瘤样、坏死和出血区域（图5-0-73，图5-0-74）。肿瘤边缘不规则，大多数破坏皮质并侵犯软组织。

（三十八）恶性肿瘤骨转移

1. 临床特征

骨骼是恶性肿瘤常见的转移部位之一，仅次于肺和肝脏，由于恶性肿瘤的治疗方法发展很快，延长了患者的生存时间，导致骨转移的发病率持续上升。据统计50%以上的恶性肿瘤会发生骨转移。骨转

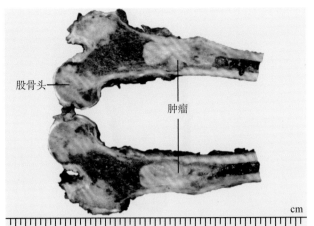

图5-0-73　右侧股骨近段未分化高级别多形性肉瘤；男，49岁

大体检查：股骨近端切除标本，长19.0cm，股骨头最大径4.5cm，骨干最大径3.2cm。距骨干切缘4.0cm，髓腔内见灰白色肿瘤，长7.5cm，最大径2.5cm。肿瘤位于干骺端偏骨干一侧，质地软，砂砾感，侵蚀骨皮质，分界尚清。肿瘤可从髓腔内剥离

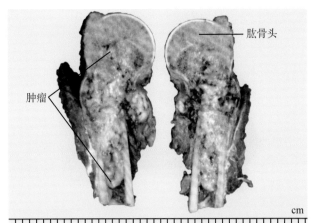

图5-0-74　右侧肱骨近端未分化高级别多形性肉瘤；男，50岁

大体检查：肱骨近端切除标本，长14.0cm，最大径5.0cm；肱骨头最大径为4.5cm，表面光滑。切面见灰白间灰黄色肿瘤，大小10.0cm×4.0cm×4.5cm，质地软，软组织肿块形成。肿瘤主要位于干骺端并向下侵犯骨髓腔，骨干髓腔内肿瘤易剥离

移最常见于肺癌、乳腺癌、前列腺癌、肾癌和甲状腺癌，占所有恶性肿瘤骨转移（malignant tumor bone metastasis）的80%。骨盆和四肢是最常见的转移部位（51.1%），脊柱和躯干转移占33.8%，上述两部位同时累及占17.3%。椎骨最多见，占47.8%，其次为髋骨21.2%、股骨9.7%、骶骨7.3%，其他部位包括肱骨、肩胛骨、颅骨、肋骨、锁骨和跟骨。恶性肿瘤骨转移最主要的临床症状为骨痛，随病情的进展而加剧。常伴发骨相关事件（skeletal-related events，SRE）。骨相关事件是指骨转移伴随的骨并发症，包括病理性骨折、高钙血症、脊髓压迫和需要放疗或手术治疗的骨并发症。

2.大体检查

送检标本常以穿刺活检为主。合并脊髓压迫或病理性骨折时需要手术治疗，此时切除标本多为碎块组织或部分骨组织切除标本，转移灶大多呈灰白色，恶性黑色素瘤骨转移可呈黑褐色（图5-0-75～图5-0-79）。

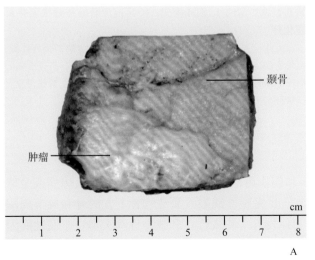

A

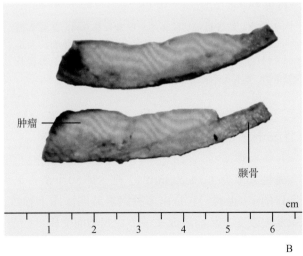

B

图5-0-75　右侧颞骨乳腺非特殊型浸润性癌转移；女，72岁

大体检查：扁状骨切除标本，大小5.4cm×4.3cm×0.5cm。内侧面可见一扁平状灰白色肿瘤，大小3.5cm×3.0cm×0.8cm，肿瘤与骨组织分界不清，切面呈灰白色，质地较硬

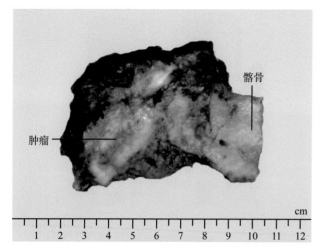

图 5-0-76　左侧髂骨肺腺癌转移；女，42 岁

大体检查：扁平骨及软组织切除标本，左侧为灰红色软组织，大小 7.5cm×5.5cm×3.0cm；右侧为扁骨，大小 5.0cm×3.5cm×0.3cm。切面见灰白色肿瘤，大小 4.5cm×3.5cm×2.0cm，破坏髂骨

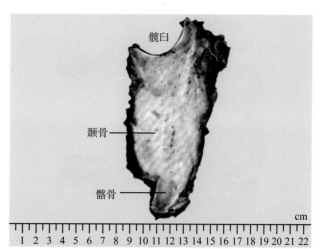

图 5-0-77　髂骨中分化鳞状细胞癌转移；女，48 岁

大体检查：部分髂骨切除标本，大小 16.5cm×15.5cm×6.0cm。切面骨内见灰白色肿瘤，界限不清，侵犯髋臼和周围软组织，肿瘤大小 11.0cm×6.0cm×7.5cm，灰白色，质地中等

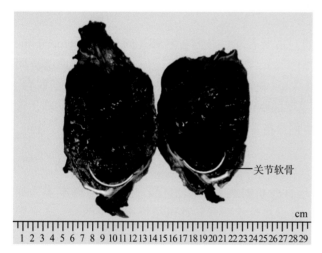

图 5-0-78　左侧肱骨和左侧肩胛骨恶性黑色素瘤转移；女，47 岁

大体检查：肱骨近端切除标本，肱骨长 18.0cm，肱骨头最大径 4.5cm，骨干断端直径 2.0cm。切面见黑褐色肿瘤，大小 12.5cm×10.0cm×11.5cm，质地较软，肿瘤广泛破坏肱骨并侵及周围软组织，肱骨头表面见关节软骨

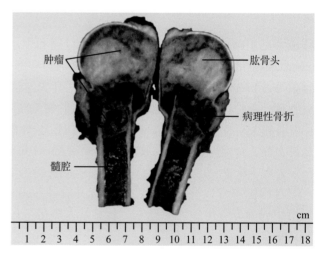

图 5-0-79　左侧肱骨近端腺样囊性癌转移合并病理性骨折；女，53 岁；临床病史：10 年前诊断腺样囊性癌并反复化疗

大体检查：肱骨近端切除标本，肱骨头下方解剖颈处骨折。距骨干切缘 4.0cm 处肱骨头及干骺端见灰白色肿瘤，长径 5.7cm，横径 4.0cm，质地硬，骨折处肿瘤呈灰红色，质较软；肿瘤侵犯周围软组织

（三十九）骨性关节炎

1.临床特征

骨性关节炎（osteoarthritis）是全球 50 个最常见疾病和创伤后遗症之一，全球超过 2.5 亿人患病或全球总人口的 4% 患病。它是由多种因素共同作用下导致关节软骨完整性缺陷，关节软骨下方的骨和关节周围组织发生改变，从而造成关节不稳和功能受限。一般分为原发性（特发性）和继发性两大类。原发性病因大部分未确定，遗传、年龄相关的生理改变、种族和生物化学因素可能发挥重要作用；主要累及膝关节、髋关节、脊柱及指间关节；多发生在 50 岁以上人群。继发性最常见的病因包括创伤后、发育异常、感染、炎症或生物化学因素；其多见于青年人群，如肩关节、腕关节、踝关节等部位出现退行性改变，应考虑为继发性。

磷酸钙晶体沉积（calcium pyrophosphate dihydrate crystal deposition）。病变主要好发于膝关节，也可发生于其他部位，如桡腕关节和肘关节等。除滑膜和关节旁沉积之外，也沉积在透明软骨、纤维软骨半月板和椎间盘（软骨钙化症）。

发病年龄常大于50岁，在45～85岁，每隔10年发病风险倍增。如果发病年龄＜45岁，应当考虑家族性或代谢病易感可能性。本病可分为四种临床表现：①无症状性，65～75岁普通人群中的10%～15%存在无症状性焦磷酸钙沉积病，年龄＞80岁则达40%，存在无症状性焦磷酸钙沉积病；②骨性关节炎伴有焦磷酸钙沉积病；③急性焦磷酸钙晶体关节炎；④慢性焦磷酸钙炎症性晶体关节炎。明确诊断需要在滑液中检出焦磷酸钙晶体，特征是表现为大小不等、菱形或杆状、无或弱的双折光，75%伴有炎症细胞。

2.大体检查

滑膜表面可见灰白色粉笔样物呈斑点状沉积（图5-0-93）。类似的沉积还存在于关节软骨和纤维软骨半月板。如痛风石样的体积大的沉积少见，称为肿瘤样或巨大焦磷酸钙沉积，大小2～4cm，界限清，灰白色粉笔样外观。肿瘤样或巨大焦磷酸钙沉积1/3发生于颞下颌关节，其次为手指和足趾，腕、髋、颈椎、肩关节、肱关节、膝关节和手也可发生。

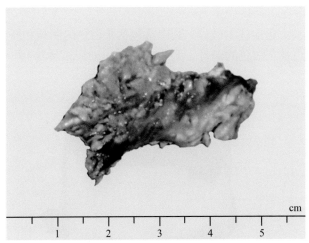

图5-0-93　右侧髋关节滑膜焦磷酸钙结晶沉积病；女，84岁

大体检查：灰白灰黄色组织切除标本，大小4.3cm×2.0cm×0.8cm，其中见灰白灰黄色石灰样物

（四十三）碱性磷酸钙晶体沉积病

1.临床特征

碱性磷酸钙晶体沉积病（basic calcium phosphate crystal deposition disease）在骨关节内主要产生两种临床表现：钙化性关节周围炎和碱性磷酸钙相关关节炎。以往使用钙化肌腱炎这一术语，但碱性磷酸钙沉积不仅仅局限于肌腱，滑膜和其他关节周围软组织也可发生，因此最近有学者提出使用更准确地术语即钙化性关节周围炎。钙化性关节周围炎最常见于肩关节，特别是右侧。好发于冈上肌肌腱，其次为冈下肌肌腱，肩胛下肌和小圆肌少见。发病率为2.7%～20%，10%～20%的患者双侧肩关节同时受累。女性多发，平均发病年龄30～50岁。临床分期：急性期、亚急性期和慢性期。患者主要的临床表现为疼痛，伴或不伴急性或逐渐发展的运动受限。20%的患者可以无症状。

2.大体检查

滑膜呈乳头状或纤维性增厚。晶体沉积表现为乳白色或粉笔样豆渣样物或黏稠如牙膏状（图5-0-94），偶尔产生小囊。

（四十四）椎间盘突出

1.临床特征

椎间盘是连接相邻两个椎体的纤维软骨盘，成人23个椎间盘。椎间盘由中央部髓核和周围部纤维环构成。纤维环保护髓核并限制其向周围膨出（图5-0-95）。当纤维环破裂时，髓核容易向后外侧脱出，突入椎管或椎间孔压迫相邻的脊髓或神经根引起放射性痛，称为椎间盘突出症（intervertebral disk prolapse）。临床症状主要包括下腰痛及背痛、坐骨

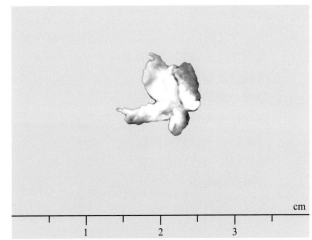

图5-0-94　右肩部碱性磷酸钙晶体沉积病；女，52岁

大体检查：灰白色石灰样碎组织切除标本，总体积1.1cm×1.2cm×0.4cm，周围见少量灰红色横纹肌

神经痛、马尾神经受压症状（鞍区麻木感、大小便障碍和双下肢不全瘫）、肌肉萎缩、间歇性跛行、肢体麻木或发凉等。坐骨神经痛为常见的症状，疼痛呈下肢放射性神经根性痛，沿腰骶部向臀后部、大腿后外侧、小腿外侧放射至足跟部或足背部，当患者改变体位或增加腹压时可引发疼痛。

2.大体检查

送检标本破碎，其中常包括灰白色的髓核和纤维环、黄色质硬的黄韧带、黄色质软的脂肪、灰红色肌肉及灰白色的碎骨（图5-0-96）。

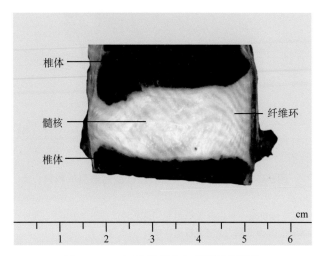

图5-0-95　正常椎间盘矢状面解剖结构

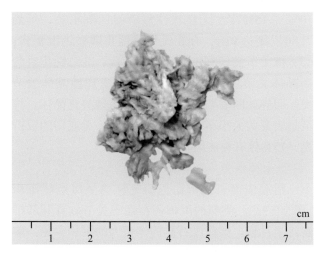

图5-0-96　腰4～腰5椎间盘突出症；男，42岁

大体检查：灰白灰红色破碎组织切除标本，总体积2.5cm×2.0cm×1.5cm

五、WHO（2013年）骨肿瘤组织学分类

成软骨性肿瘤

骨软骨瘤

软骨瘤

内生软骨瘤

骨膜软骨瘤

软骨黏液样纤维瘤

骨软骨黏液瘤

甲下外生骨疣

奇异性骨旁骨软瘤样增生

滑膜软骨瘤病

软骨母细胞瘤

原发性中央性软骨肉瘤

继发性中央性软骨肉瘤

继发性外周性软骨肉瘤

骨膜软骨肉瘤

去分化软骨肉瘤

间叶性软骨肉瘤

透明细胞软骨肉瘤

成骨性肿瘤

骨瘤

骨样骨瘤

骨母细胞瘤

低级别中央型骨肉瘤

普通型骨肉瘤

毛细血管扩张型骨肉瘤

小细胞型骨肉瘤

骨旁骨肉瘤

骨膜骨肉瘤

高级别表面骨肉瘤

成纤维性肿瘤

骨促结缔组织增生性纤维瘤

骨纤维肉瘤

纤维组织细胞肿瘤

非骨化性纤维瘤

骨良性纤维组织细胞瘤

尤因肉瘤

造血系统肿瘤

浆细胞骨髓瘤

骨孤立性浆细胞瘤

骨原发性非霍奇金淋巴瘤

富于破骨巨细胞肿瘤

小骨的巨细胞病变

骨巨细胞瘤

脊索肿瘤

良性脊索细胞瘤

脊索瘤

血管肿瘤

血管瘤

上皮样血管瘤

上皮样血管内皮瘤

血管肉瘤

肌源性、脂肪源性和上皮性肿瘤

平滑肌肉瘤

脂肪瘤

脂肪肉瘤

造釉细胞瘤

未明确肿瘤性质的肿瘤

动脉瘤样骨囊肿

单纯性骨囊肿

纤维结构不良

骨纤维结构不良

朗格罕斯细胞组织细胞增生症

Erdheim-Chester病

软骨间叶性错构瘤

Rosai-Dorfman病

未分化高级别多形性肉瘤

肿瘤综合征

Beckwith-Wiedemann综合征

巨颌症

内生软骨瘤病：Olier病和Maffucci综合征

Li-Fraumeni综合征

McCune-Albright综合征

多发性骨软骨瘤病

神经纤维瘤病1型

视网膜母细胞瘤综合征

Rothmund-Thomson综合征

Werner综合征

第六章

软 组 织

一、软组织解剖学

软组织是指除骨、淋巴造血组织、神经胶质之外的非上皮组织，这些组织包括纤维结缔组织（成纤维细胞）、脂肪、平滑肌、横纹肌、血管及外周神经组织等。

二、标本特征描述和大体取材

（一）标本类型

标本类型包括病变内切除标本、边缘切除标本、广泛局部切除标本、根治性切除标本和截肢标本。

病变内切除是指沿肿瘤内切除，外科切缘存在大体或镜下可识别的残余肿瘤，局部复发率几乎为100%。边缘切除是指外科切缘为围绕肿瘤的反应组织（假包膜），切缘几乎没有明显或仅有少量的正常组织。广泛性切除是指间室内切除，切除范围包括肿瘤、周围反应性组织（假包膜）和正常组织，但仍然为间室内切除，大体检查无肿瘤。根治性切除是指肿瘤及来源的间室完整切除。

（二）标本特征

软组织肉瘤超过50种不同的组织学类型。《AJCC癌症分期手册（第8版）》将软组织肉瘤按照肿瘤的发生部位分组进行临床分期，包括头颈部软组织肉瘤（约占10%）、躯干（占10%）和四肢（占40%～50%）软组织肉瘤、胸腔和腹腔脏器软组织肉瘤、胃肠道间质瘤、腹膜后软组织肉瘤及罕见组织学类型和部位。软组织肉瘤的原发解剖部位与局部复发和转移关系较密切，特别是四肢和躯干及腹膜后。头颈部和内脏相关临床资料有限，尚需进一步研究。

测量切除标本的大小。观察切除标本表面是否附有肌肉、脂肪、皮肤，分别测量肌肉、脂肪、皮肤的大小。观察皮肤是否存在瘢痕或溃疡，有无肿瘤侵犯，测量肿瘤侵犯范围。少见情况下肿瘤侵犯骨，应测量骨的大小、侵犯部位及范围。截肢标本罕见。

观察并描述肿瘤的大小、颜色、质地、界限是否清楚（完整包膜、部分包膜或浸润）、肿瘤深度（浅表或深部）、侵犯范围（侵犯肌肉、脂肪、皮肤和骨等）、是否存在卫星灶、有无继发性改变（包括出血、坏死和囊性变）、术前化疗或放疗反应、距离外科切缘的最近距离。

浅表肿瘤是指肿瘤位于浅筋膜（或称皮下脂肪）之上没有侵犯筋膜；深部肿瘤是指肿瘤位于浅筋膜之下或者位于浅筋膜之上，但侵犯或穿透筋膜。所有腹膜后、内脏病变均视为深部肿瘤。目前认为，肿瘤深度对于预后评估的作用有限，《AJCC癌症分期手册（第8版）》已将浸润深度从临床分期中删除。

（三）大体取材

1.切缘取材

切缘包括软组织切缘、皮肤切缘或骨切缘。软组织切缘通常包括前、后、内、外、上、下六个切缘，皮肤切缘包括上、下、左、右四个切缘。软组织肿瘤切缘应当垂直取材。无论何种类型的肿瘤，切开标本之前对标本进行墨汁标识和定位是准确病理评估所必需的。切除范围（大体残存肿瘤或完全切除）是决定软组织肉瘤是否会局部复发最重要的因素。足够"广泛"的正常切缘范围标准未定。CAP推荐注明了所有距离小于2cm的切缘和距最近切缘的距离。对于尤因肉瘤而言足够"广泛"的正常切缘分别是：筋膜、骨膜和肌间隔2mm；脂肪、肌肉和骨髓5mm；骨2～5cm。

2.肿瘤取材

组织学亚型、分级、肿瘤大小是临床分期的基本参数。组织学分级是分期中最重要的参数之一。分级是基于分析肿瘤多个病理参数，包括组织学亚型、分化程度、核分裂象和坏死。准确分级需要充分取材，若仅仅为穿刺活检或先前放化疗的肿瘤难以获得准确的分级。沿肿瘤的长轴每隔1cm连续平行切片（切面包片法）。肿瘤取材的数量通常推荐按照肿瘤最大径每厘米取一块。如果肿瘤体积非常大，特别是质地较一致时，可以酌情减少取材数量。活检诊断为高级别肿瘤时可以比诊断低级别的肿瘤取材数量少。不同质地的区域分别取材，坏死区取1块肿瘤即可，但要注意不要将黏液变或水肿误认为坏死。通常情况下，除切缘之外大多数肿瘤取材数量≤12块。如果需要评估放疗或化疗反应，那么非液化肿瘤长轴的最大剖面需要全部取材。

三、区域淋巴结

成年人软组织肉瘤区域淋巴结转移少见。淋巴结转移最常见的组织学类型包括上皮样肉瘤和软组织透明细胞肉瘤。淋巴结常规不需要取材，不必耗时、耗力去查找淋巴结。

四、软组织肿瘤大体病理学

（一）脂肪源性肿瘤

1.脂肪瘤

（1）临床特征

脂肪瘤（lipoma）发病年龄范围广，常见于40～60岁，可发生于皮下组织（表浅型脂肪瘤）和深部软组织（深部脂肪瘤），甚至骨表面（骨旁脂肪瘤）。骨骼肌内或骨骼肌间的深部脂肪瘤，分别称为肌内脂肪瘤和肌间脂肪瘤。

（2）大体检查

肿瘤界限清楚（图6-0-1～图6-0-9），切面呈黄色油脂状（图6-0-4），质地软。各类型脂肪瘤外观基本相似，但骨性脂肪瘤可见骨形成，软骨脂肪瘤内可见灰白色有光泽结节。肌内和肌间脂肪瘤在肿瘤周围经常附有骨骼肌（图6-0-5～图6-0-9），外观无其他特征性改变。

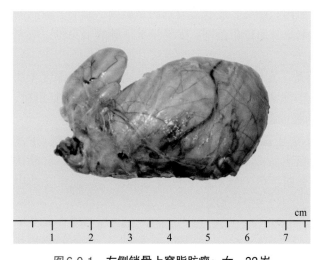

图6-0-1 左侧锁骨上窝脂肪瘤；女，32岁

大体检查：灰黄色肿瘤切除标本，大小5.5cm×3.5cm×2.5cm，包膜完整，略呈分叶状。切面呈灰黄色，质地软

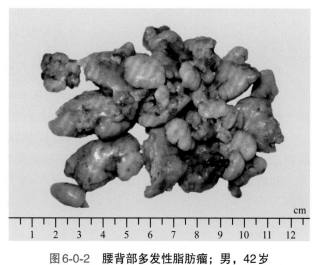

图6-0-2 腰背部多发性脂肪瘤；男，42岁

大体检查：灰黄色结节状肿瘤切除标本，总体积9.5cm×6.5cm×2.0cm，最大径1.2～4.0cm，包膜完整。切面均呈灰黄色，质地软

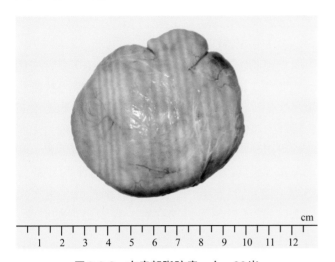

图 6-0-3 **右肩部脂肪瘤；女，36 岁**
大体检查：灰黄色肿瘤切除标本，大小 7.5cm×7.0cm×
2.5cm，包膜完整，切面呈灰黄色，质地软

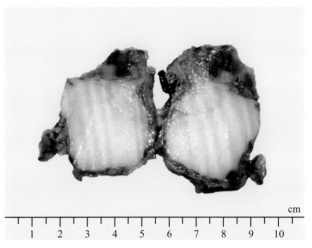

图 6-0-4 **右侧胸壁脂肪瘤；女，57 岁**
大体检查：灰白灰黄色肿瘤切除标本，大小 5.0cm×3.5cm×
2.0cm。切面见淡黄色结节状肿瘤，大小 3.0cm×3.0cm×2.0cm，
界限清楚，质地软

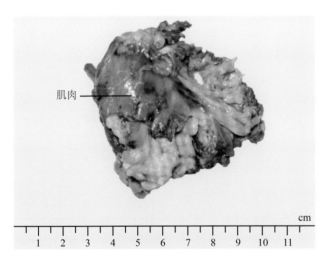

肌肉

图 6-0-5 **右侧腰背部肌内脂肪瘤；女，54 岁**
大体检查：灰红灰黄色肿瘤切除标本，大小 7.0cm×6.0cm×
2.5cm，切面呈灰红灰黄色，质地软，表面附肌肉

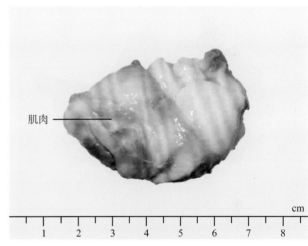

肌肉

图 6-0-6 **右前臂肌内脂肪瘤；女，63 岁**
大体检查：灰黄色肿瘤切除标本，大小 5.2cm×3.5cm×
1.5cm，包膜较完整，质地软，表面附肌肉

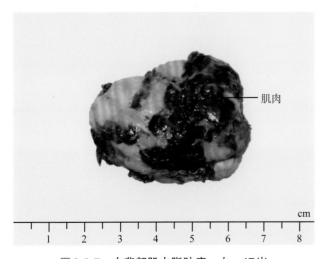

肌肉

图 6-0-7 **右背部肌内脂肪瘤；女，47 岁**
大体检查：灰黄灰红色肿瘤切除标本，大小 4.0cm×3.0cm×
2.0cm，包膜完整，切面呈灰黄间灰红色，质地软，表面附肌肉

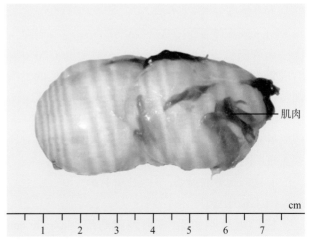

肌肉

图 6-0-8 **右膝内侧肌内脂肪瘤；男，66 岁**
大体检查：灰黄色分叶状肿瘤切除标本，大小 7.0cm×
3.5cm×1.7cm，包膜完整，切面呈灰黄色，质地软，表面附肌肉

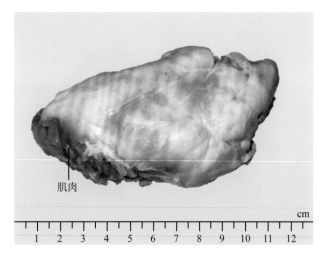

图6-0-9　右小腿外侧肌内脂肪瘤；男，20岁

大体检查：灰黄色肿瘤切除标本，大小11.0cm×5.0cm×4.0cm，包膜完整。切面呈灰黄灰红色，质地软，表面附肌肉

2.滑膜脂肪瘤病

（1）临床特征

滑膜脂肪瘤病（synovial lipomatosis）又称树枝状脂肪瘤（lipoma arborescens）或滑膜绒毛状脂肪瘤样增生。该肿瘤以滑膜下结缔组织中有脂肪浸润为特征，可能是一种反应性病变。临床表现为无痛性软组织肿瘤。任何滑膜衬覆的关节均可受累，膝关节最常受累。其好发于成年男性，平均年龄为55岁（15～90岁）；没有明显性别差异，男女比1：1.1。临床表现为长期存在、缓慢进展的肿胀，常伴有关节积液、疼痛和运动受限。

（2）大体检查

滑膜切除标本呈灰黄色，表面呈粗大的绒毛状或结节状（图6-0-10，图6-0-11），切面呈灰黄色，质地软。

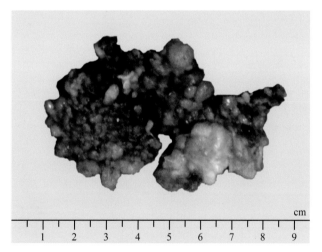

图6-0-10　左侧膝关节滑膜脂肪瘤病；女，66岁

大体检查：灰黄色菜花状肿瘤切除标本2块，大小5.0cm×5.0cm×2.5cm，切面呈灰黄色，质地软

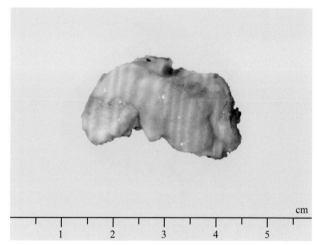

图6-0-11　右侧膝关节滑膜脂肪瘤病；女，34岁

大体检查：灰白灰黄色肿瘤切除标本，大小3.0cm×1.5cm×0.6cm。切面中央见灰黄色结节状肿瘤，质地软

3.血管脂肪瘤

（1）临床特征

血管脂肪瘤（angiolipoma）一般发生于20岁左右的青少年，男性相对较多。前臂是最常见的发病部位，其次为躯干和上臂。

（2）大体检查

肿瘤呈黄色或红色结节，具有包膜，大多直径<2cm（图6-0-12）。

4.梭形细胞脂肪瘤/多形性脂肪瘤

（1）临床特征

梭形细胞脂肪瘤/多形性脂肪瘤（spindle cell lipoma/pleomorphic lipoma）主要发生于颈后部和肩部。其好发于老年男性，平均年龄>55岁，无临床症状。

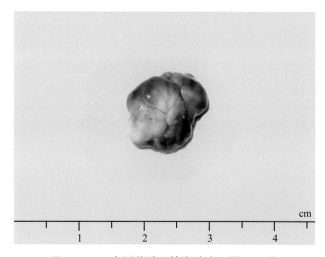

图6-0-12　右侧前臂血管脂肪瘤；男，56岁

大体检查：灰白灰红色分叶状肿瘤切除标本，大小1.5cm×0.7cm×0.4cm，包膜完整，质地较韧

（2）大体检查

椭圆形或饼状肿瘤，脂肪和梭形细胞成分相对含量不同导致颜色存在差异，呈现黄色或灰白色（图6-0-13），与普通脂肪瘤相比，该肿瘤质地较韧，一些病例呈胶冻状。

5.脂肪母细胞瘤

（1）临床特征

脂肪母细胞瘤（lipoblastoma）主要发生于婴幼儿，90%的病变发生在3岁之前，青少年和成年人罕见。男性略多。肿瘤最常发生于躯干和四肢，也可以发生于腹膜后、盆腔、腹腔、肠系膜、纵隔、头颈部和实性脏器（如肺、心脏和腮腺）。浅表界限清楚的脂肪母细胞瘤类似于脂肪瘤。弥漫性脂肪母细胞瘤发生于深部软组织，浸润性生长。两种类型均可复发。肿瘤也可挤压邻近结构，影响其正常功能。一些患者可出现发育迟缓或异常、癫痫、先天性畸形或家族性脂肪瘤。

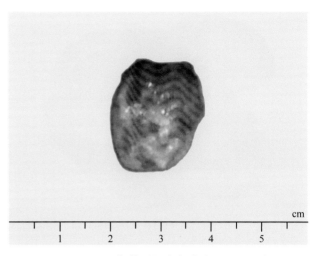

图6-0-13 颈部梭形细胞脂肪瘤；男，65岁

大体检查：灰红灰黄色结节状肿瘤切除标本，大小2.0cm×1.7cm×1.2cm。切面呈灰红灰黄色，质地较韧

（2）大体检查

典型脂肪母细胞瘤直径2～5cm，少见情况直径可大于10cm。肿瘤质地软，分叶状，灰黄色、灰白色或褐色（图6-0-14A）。切面可见纤细的灰白色纤维性小梁分隔成的黏液样结节、囊腔或脂肪结节（图6-0-14B）。

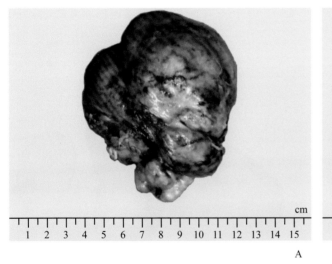

A

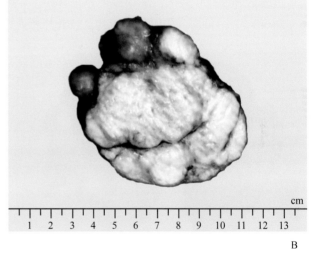

B

图6-0-14 右侧腘窝脂肪母细胞瘤；女，1岁

大体检查：灰红色分叶状肿物，大小9.5cm×7.8cm×6.0cm，包膜完整，切面多呈结节状，灰白色，质地中等

6.非典型性脂肪瘤性肿瘤/高分化脂肪肉瘤

（1）临床特征

非典型性脂肪瘤性肿瘤/高分化脂肪肉瘤（atypical lipomatous tumour/well differentiated liposarcoma）占全部脂肪肉瘤的40%～45%。其主要发生于中年人，发病年龄高峰为50～60岁。肿瘤常见于肢体深部软组织，尤其是大腿，其次为腹膜后、睾丸旁区域和纵隔。临床表现为深在性、无痛性、逐渐增大的肿瘤。

（2）大体检查

肿瘤体积大、界限清楚、分叶状（图6-0-15A），发生于腹膜后者可以是多个不相连的肿瘤。罕见浸润性生长。根据脂肪细胞、纤维成分和黏液成分含量的不同导致颜色存在差异，呈现黄色或白色（图6-0-15B）。较大病变常见有坏死区域。

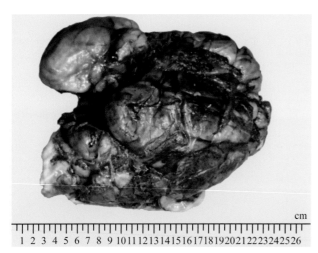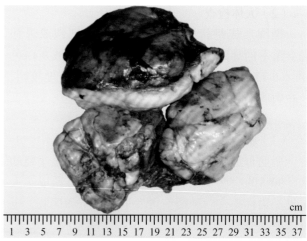

A

B

图6-0-15　左侧大腿高分化脂肪肉瘤；男，60岁

大体检查：灰黄色分叶状肿瘤切除标本，大小27.0cm×27.0cm×10.0cm，包膜完整。切面呈灰黄色，质地软

7.多形性脂肪肉瘤

（1）临床特征

多形性脂肪肉瘤（pleomorphic liposarcoma）为最少见的脂肪肉瘤类型，高度恶性，易发生肺部转移。肿瘤好发于四肢深部软组织，下肢多见。

（2）大体检查

大多数肿瘤体积较大，平均最大径＞10cm。肿瘤质地硬，常呈多结节状，切面呈白色或黄色（图6-0-16，图6-0-17）。许多病例可见黏液样区域和坏死区。

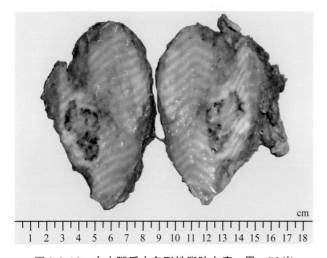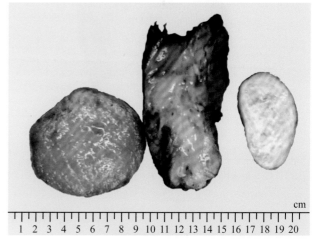

图6-0-16　右大腿后方多形性脂肪肉瘤；男，53岁

大体检查：灰红色肿瘤切除标本，大小10.5cm×8.0cm×6.0cm，表面覆梭形皮肤，大小9.0cm×1.5cm。肿瘤界限不清，切面呈鱼肉状，灰红灰黄色，质地较硬

图6-0-17　腹膜后多形性脂肪肉瘤；男，60岁

大体检查：灰白灰黄色多结节状肿瘤切除标本，总体积26.0cm×16.0cm×17.0cm，部分结节具有完整包膜。切面灰黄色或灰白色，均质细腻，质地软或韧，灶性出血

8.黏液样脂肪肉瘤

（1）临床特征

黏液样脂肪肉瘤（myxoid liposarcoma）是第二位常见的脂肪肉瘤，数量约占全部脂肪肉瘤的1/3，大约占所有成年人软组织肉瘤的10%。肿瘤好发于四肢深部软组织，2/3以上位于大腿肌肉内，很少原发于腹膜后或皮下脂肪。发病年龄高峰30～50岁，是20岁以下青少年最常见的脂肪肉瘤类型。

（2）大体检查

肿瘤界限清楚，呈多结节状。低度恶性者切面呈褐色、胶冻状（图6-0-18，图6-0-19）。高度恶性的圆形细胞区域呈白色，肉质感（图6-0-20～图6-0-22），常无肉眼可见的坏死。

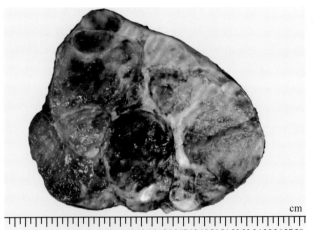

图6-0-18　右大腿黏液样脂肪肉瘤；女，38岁
大体检查：灰白色结节状肿物切除标本，大小19.0cm×18.0cm×12.0cm，局部已剖开，包膜完整。切面多呈结节状，灰红灰黄色，黏液样，质地软，灶性钙化

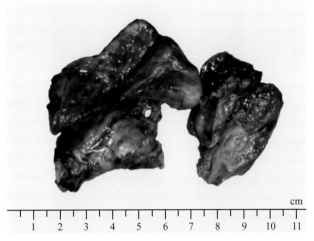

图6-0-19　右大腿黏液样脂肪肉瘤；男，31岁
大体检查：灰红色肿瘤切除标本，大小8.0cm×8.5cm×2.5cm。切面呈灰红色，水肿样外观，质地中等

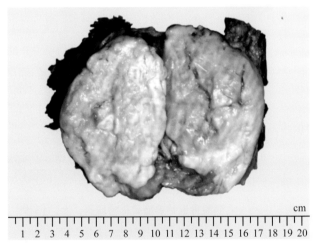

图6-0-20　右侧大腿黏液样脂肪肉瘤；女，59岁
大体检查：灰红色肌肉切除标本，大小15.5cm×7.5cm×7.5cm。切面中央见灰白色结节状肿瘤，大小11.5cm×7.5cm×6.0cm。肿瘤与周边肌肉界限较清楚，灰白色，质脆

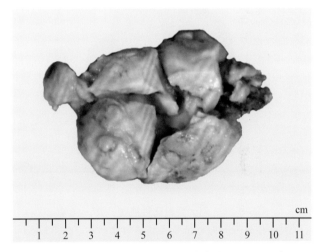

图6-0-21　右侧腋下黏液样脂肪肉瘤；男，34岁
大体检查：结节状肿瘤切除标本，表面具有包膜，大小6.5cm×4.0cm×4.0cm。切面呈浅黄色，均质，质地中等

图6-0-22　右侧小腿圆形细胞脂肪肉瘤；男，34岁
大体检查：胫骨及周围软组织切除标本，胫骨长16.7cm，骨干断端直径1.3cm；软组织总体积22.5cm×11.5cm×6.0cm；皮肤大小10.0cm×1.3cm。软组织切面见灰白灰黄色肿瘤，大小14.0cm×6.0cm×10.0cm，肿瘤包绕胫骨，界限较清楚，质地中等

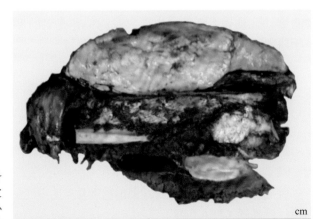

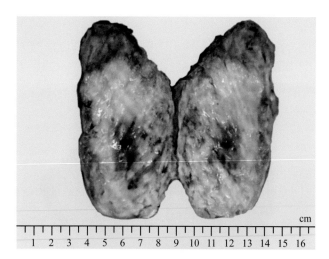

图6-0-23　腰椎旁骨化性肌炎；男，6岁
大体检查：灰白色肿瘤切除标本，大小11.0cm×5.5cm×5.5cm。切面呈灰白色，周围质地较硬，砂砾样，中央质地软，黏液样，局部出血

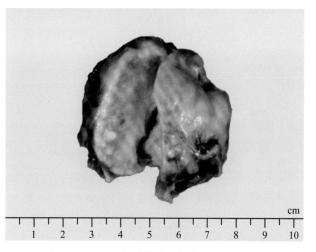

图6-0-24　右大腿骨化性肌炎；女，15岁
大体检查：灰白色结节状肿瘤切除标本，大小5.0cm×4.5cm×4.0cm。肿瘤表面光滑，切面呈灰白色，砂砾感

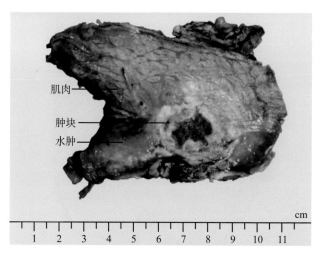

图6-0-25　右侧股骨远端表面骨化性肌炎；女，13岁
大体检查：灰红色软组织切除标本，大小9.5cm×6.0cm×5.0cm，大部分为肌肉，基底部见质硬骨组织，大小4.5cm×2.5cm。切面见灰白灰红色肿块，大小3.5cm×3.0cm×3.2cm；周围具有完整骨壳，中央呈灰红色，取材刀可切开取材。肿块两侧软组织明显水肿，半透明

（图中标注：肌肉、肿块、水肿）

（二）成纤维细胞源性肿瘤

1.骨化性肌炎

（1）临床特征

骨化性肌炎（myositis ossificans）最常见于易受损伤部位的骨骼肌内，如肘、大腿、臀部和肩膀。部分患者具有明确的损伤或重复性轻微伤的病史。任何年龄均可发病，尤其好动的青年男性最常发病。

（2）大体检查

肿瘤大小平均5.5cm（2～12.5cm），界限清楚，卵圆形，中心质地软，灰褐色，有光泽；周边质地坚硬，灰白色，砂砾感（图6-0-23～图6-0-25）。

2.颈纤维瘤病

（1）临床特征

颈纤维瘤病（fibromatosis colli）的特定发病部位为婴幼儿胸锁乳突肌，主要累及胸锁乳突肌的下1/3段。患儿胸锁乳突肌下段表现为光滑的梭形肿胀。由于肌肉缩短使患儿颈颜面部不对称性倾斜。

（2）大体检查

肿瘤局限于肌内，灰白色，与横纹肌混杂，无界限，质地韧，无出血和坏死（图6-0-26，图6-0-27）。

3.钙化性纤维性肿瘤

（1）临床特征

钙化性纤维性肿瘤（calcifying fibrous tumour）常见于儿童和青年。

（2）大体检查

肿瘤界限清楚，无包膜，大小范围在＜1～15cm。有些病变界限不清，浸润周围组织。切面质地硬，白色，砂砾感（图6-0-28）。

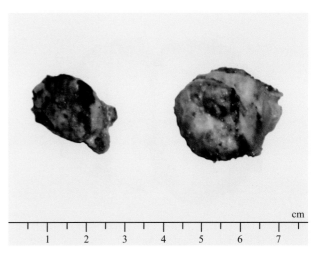

图6-0-26　左侧胸锁乳突肌锁骨头及胸骨头颈纤维瘤病；女，1岁

大体检查：灰白灰红色肿瘤切除标本（胸锁乳突肌锁骨头，图左侧），大小2.0cm×1.0cm×0.8cm。灰白灰红色肿瘤切除标本（胸锁乳突肌胸骨头，图右侧），大小2.5cm×2.4cm×1.5cm。两者切面均呈灰白间灰红色，质地韧

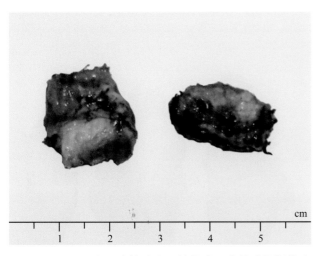

图6-0-27　左侧胸锁乳突肌锁骨头及胸骨头颈纤维瘤病；女，1岁

大体检查：灰白灰红色肿瘤切除标本（胸锁乳突肌胸骨头，图左侧），大小1.6cm×1.5cm×0.7cm；灰白灰红色肿瘤切除标本（胸锁乳突肌锁骨头，图右侧），大小1.7cm×1.0cm×1.0cm，两者切面均可见灰白色束状肿瘤，界限不清，质地韧

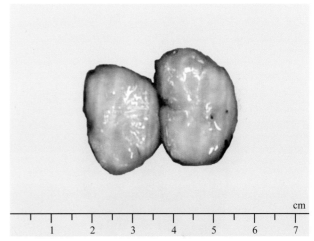

图6-0-28　左侧颈部钙化性纤维肿瘤；男，34岁

大体检查：结节状肿瘤切除标本，大小3.0cm×2.7cm×2.2cm，肿瘤无包膜。切面灰白色，质地韧

4.韧带样型纤维瘤病（desmoid type fibromatosis）

（1）临床特征

腹外纤维瘤病可发生于多个部位，主要为肩部、胸壁、背部、大腿和头颈部。腹部病变来自于腹壁肌肉腱膜结构。腹腔内纤维瘤病起源于盆腔或肠系膜。腹外纤维瘤病典型表现为深在性界限不清的质硬肿块，微痛或无痛。典型的腹壁病变见于年轻妊娠期女性或产后女性，以产后1年内最多见。

（2）大体检查

大多数肿瘤大小5～10cm，质地硬，切割时有砂砾感。切面呈灰白色，有光泽，粗大的梁状结构类似于瘢痕组织（图6-0-29～图6-0-34）。腹部肿瘤大体界限清楚。

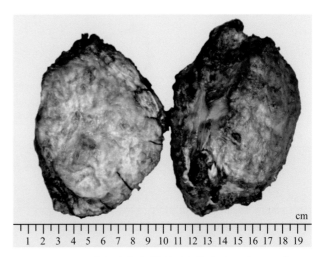

图6-0-29　右侧臀部韧带样型纤维瘤病；女，17岁

大体检查：已剖开肿瘤切除标本，大小12.0cm×15.0cm×9.0cm，无包膜。切面呈灰白色，编织状，质地韧

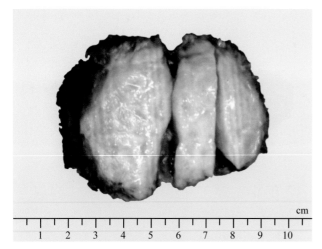

图6-0-30　左侧臀部韧带样型纤维瘤病；女，3岁

大体检查：已剖开灰褐色结节状肿瘤切除标本，大小5.5cm×5.0cm×3.6cm，无包膜。切面呈灰白色，编织状，界限不清

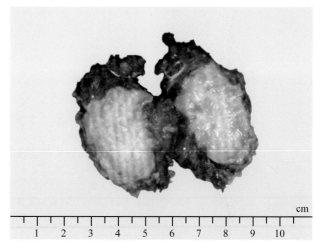

图6-0-31　右上臂韧带样型纤维瘤病；男，37岁

大体检查：灰红色软组织切除标本，大小5.0cm×5.0cm×3.5cm。切面见灰白色肿瘤，大小3.6cm×2.0cm×3.5cm，界限不清，质地韧

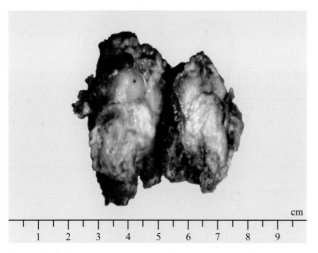

图6-0-32　右侧臀部韧带样型纤维瘤病；女，19岁

大体检查：灰红色肿瘤切除标本，大小5.7cm×3.8cm×2.5cm，界限不清。切面呈灰白色，质地韧

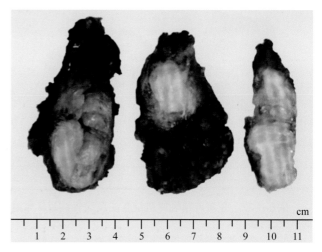

图6-0-33　右侧臀部韧带样型纤维瘤病；男，3岁

大体检查：灰红色肿瘤切除标本，大小8.0cm×6.6cm×3.6cm，界限不清。切面呈灰白色，结节状，质地韧

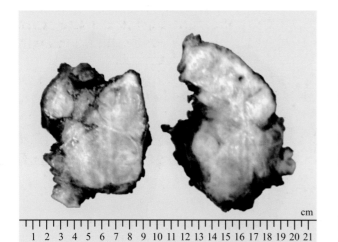

图6-0-34　右侧臀部韧带样型纤维瘤病复发；男，3岁

大体检查：灰白灰红色肿瘤切除标本，大小12.0cm×12.0cm×9.5cm，表面附梭形皮肤，大小13.0cm×2.0cm。皮肤表面见长11.0cm的陈旧性手术切口。肿瘤切面呈灰白色，质地韧，界限不清

5.孤立性纤维性肿瘤

（1）临床特征

孤立性纤维性肿瘤（solitary fibrous tumor）在全身各处均可发病，包括四肢、头颈部（尤其眼眶）、胸壁、纵隔、心包、腹膜后和腹腔。40%的病变位于皮下组织，其他病变见于深部软组织。其好发于中年人，平均年龄50岁（20～70岁）。

（2）大体检查

大部分表现为界限清楚的肿瘤，部分区域有包膜，平均大小5～8cm（1～25cm）。切面呈多结节状，灰白色，质地硬。偶见黏液样和出血区。存在肿瘤性坏死和边缘浸润性生长（约10%的病例）的肿瘤大多具有局部侵袭性或为恶性肿瘤（图6-0-35～图6-0-38）。

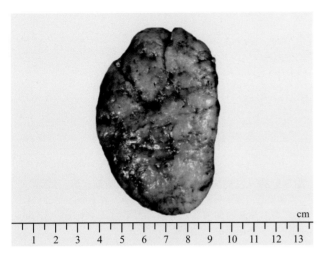

图 6-0-35　右侧腘窝恶性孤立性纤维性肿瘤；女，58 岁

大体检查：已剖开结节状肿瘤切除标本，大小 5.0cm×3.2cm×4.5cm，表面附脂肪。切面呈灰白色，质地较软

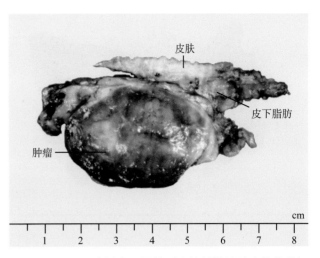

图 6-0-36　右侧大腿恶性孤立性纤维性肿瘤伴片状坏死；男，58 岁

大体检查：梭形皮肤和皮下脂肪切除标本，大小 6.0cm×0.8cm×0.3cm。肿瘤位于皮下脂肪内，大小 6.5cm×4.5cm×2.5cm，界限清楚。切面呈灰红色，局灶灰黄色，质地软

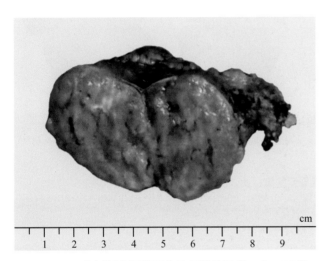

图 6-0-37　右侧腘窝恶性孤立性纤维性肿瘤；女，58 岁

大体检查：已剖开灰黄色结节状肿瘤切除标本，大小 5.0cm×3.2cm×4.5cm。切面呈灰黄色，质地中等，表面附脂肪

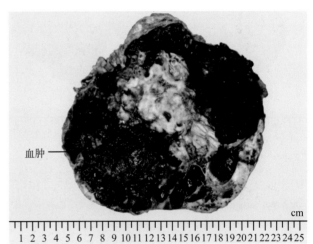

图 6-0-38　腹膜后恶性孤立性纤维性肿瘤伴血肿；男，71 岁

大体检查：肿瘤切除标本，大小 17.0cm×16.0cm×5.0cm，表面较光滑，局部附脂肪。切面呈囊实性，囊腔内含血凝块。实性区域呈灰白色，鱼肉样，质地较软

6. 炎性肌纤维母细胞瘤

（1）临床特征

炎性肌纤维母细胞瘤（inflammatory myofibroblastic tumour）主要发生于儿童和青少年的内脏和软组织，发病年龄常小于 20 岁，平均年龄 10 岁，可发生于全身各处，最常见的部位是肺、肠系膜和网膜。43% 的肺外炎性肌纤维母细胞瘤发生于肠系膜和网膜。

（2）大体检查

肿瘤界限清楚或多结节状，质地硬，白色或褐色，切面呈漩涡肉质感或黏液样（图 6-0-39 ～图 6-0-41）。少数病例局灶出血、坏死和钙化。肺外炎性肌纤维母细胞瘤平均直径为 6cm（1 ～ 17cm）。某些病例具有分带结构，中心为瘢痕带，周围柔软红色或粉红色。多结节性肿瘤一般局限于同一解剖部位，结节可连续或相互独立。

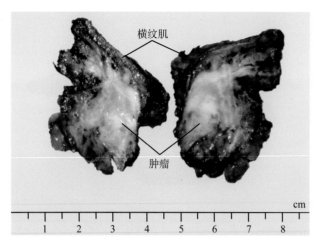

图6-0-39　左侧胸壁炎性肌纤维母细胞瘤；男，22岁

大体检查：灰红灰黄色软组织切除标本，大小4.0cm×3.0cm×2.5cm。切面见灰白间灰黄色肿瘤，大小2.0cm×1.7cm×1.5cm，与周围软组织界限不清，质地韧

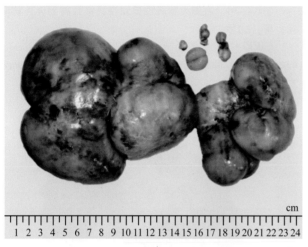

A

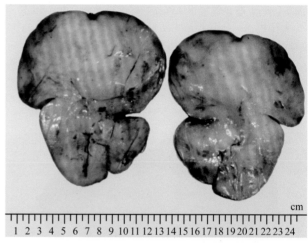

B

图6-0-40　盆腔炎性肌纤维母细胞瘤；女，39岁

大体检查：灰白灰红色结节状肿瘤切除标本8个，体积较大的肿瘤大小分别为13.0cm×12.5cm×5.0cm和8.0cm×7.5cm×5.5cm，表面光滑。切面呈浅黄色，均质，未见明显坏死，可见扩张血管，湿润。其余6个结节，最大径0.6～2.0cm

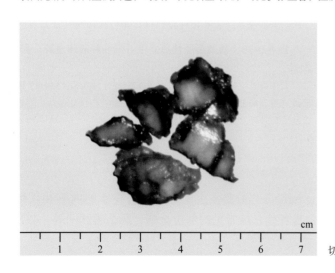

图6-0-41　食管炎性肌纤维母细胞瘤；男，32岁

大体检查：灰红色组织切除标本，大小3.0cm×3.0cm×1.0cm。切面见灰白色结节状肿瘤，大小1.8cm×1.2cm×1.0cm，质地韧

7. 婴儿型纤维肉瘤

（1）临床特征

婴儿型纤维肉瘤（infantile fibrosarcoma）36%～80%为先天性，36%～100%发生在1岁以内，2岁以后发生的少见。最常见的发病部位是四肢表浅或深部软组织，尤其好发于四肢末端，约占全部病例的61%，其次好发于躯干（19%）和头颈部（16%）。无痛性肿瘤，生长迅速。

（2）大体检查

肿瘤界限不清，分叶状。肿瘤压迫周围软组织形成假包膜，实际上肿瘤界限不清并呈浸润性生长（图6-0-42）。切面质地软或硬，肉质感，灰白色或褐色，不同程度的黏液样或黏液变、囊性变、出血、坏死，出血坏死区域呈现灰红灰黄色。

（三）纤维组织细胞肿瘤和瘤样病变

1.局限型腱鞘滑膜巨细胞瘤

（1）临床特征

局限型腱鞘滑膜巨细胞瘤（tenosynovial giant cell tumor，localized type）主要发病部位为手，大约85%的肿瘤发生于手指，是仅次于腱鞘囊肿的第二位常见手部软组织肿瘤。其紧临腱鞘滑膜或指关节内。病变少见情况下可以侵蚀邻近骨或累及皮肤。其他部位包括腕、踝、足和膝。关节内病变最常发生于膝，诊断时应当与弥漫型腱鞘滑膜巨细胞瘤相鉴别。任何年龄均可发病，发病高峰为30～40岁。女性稍多，男女比1∶2。通常表现为无痛性、缓慢生长的肿块，至术前可持续数年。部分病例有创伤史。

（2）大体检查

大多数病变较小（0.5～4.0cm），大关节病变可以更大，灰黄色，界限清楚，具有包膜（图6-0-43～图6-0-45）。切面呈分叶状，灰黄灰白色，部分区域呈褐色。

2.弥漫型腱鞘滑膜巨细胞瘤

（1）临床特征

弥漫型腱鞘滑膜巨细胞瘤（tenosynovial giant cell tumor，diffuse type）又被称为弥漫型巨细胞肿

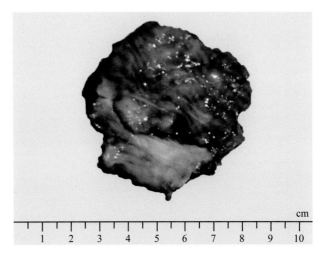

图6-0-42 右小腿婴儿型纤维肉瘤复发；男，3岁

大体检查：灰白色肿瘤切除标本，大小5.5cm×5.0cm×1.7cm，具有假包膜，局部浸润周围软组织。切面呈灰白色，质地韧

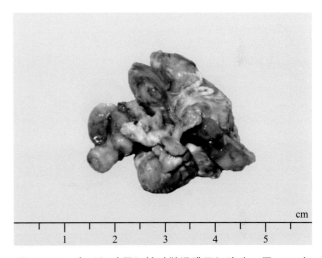

图6-0-43 右手肌腱局限性腱鞘滑膜巨细胞瘤；男，28岁

大体检查：灰黄色多结节状肿瘤切除标本，总体积3.2cm×1.3cm×0.8cm，包膜完整。切面呈灰黄色，质地中等

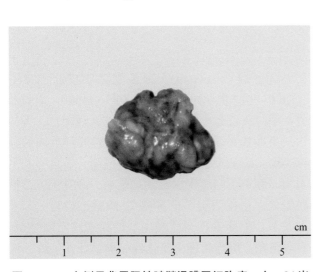

图6-0-44 左侧足背局限性腱鞘滑膜巨细胞瘤；女，31岁

大体检查：灰黄色肿瘤切除标本，大小2.0cm×1.5cm×1.0cm。切面呈灰白间灰黄色，伴钙化

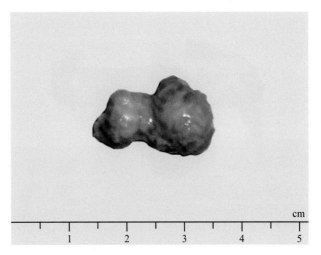

图6-0-45 右中指局限性腱鞘滑膜巨细胞瘤；女，32岁

大体检查：灰黄色多结节状肿瘤切除标本，大小2.0cm×1.0cm×0.8cm，包膜完整。切面呈灰黄色，质地硬

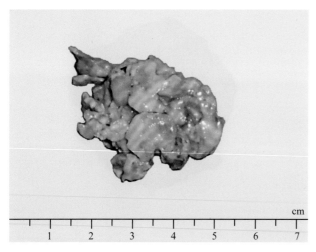

图6-0-46　右侧膝关节内弥漫型腱鞘滑膜巨细胞瘤；男，38岁

大体检查：灰黄色破碎肿瘤切除标本，总体积4.0cm×3.0cm×1.5cm

瘤、色素绒毛结节性滑膜炎和色素绒毛结节性滑囊炎。肿瘤通常发生于大关节。关节内病变主要位于膝关节（约占75%），其次为髋关节（15%），踝关节、肘关节和肩关节少见。关节外病变主要发生于膝关节周围区域、大腿和足部。发病年龄广，好发于青年人，平均年龄为35岁，女性稍多。临床表现为持续性、疼痛性肿块，伴有肿胀和运动受限。关节内血性积液常见。

（2）大体检查

病变通常体积较大（最大径＞5cm），呈实性或海绵样。所谓的色素绒毛结节性滑膜炎的典型特征是绒毛结节状生长特征（图6-0-46），而关节外肿瘤常缺乏此特点。关节外肿瘤通常呈灰黄色多结节状（图6-0-47，图6-0-48），切面色彩斑驳，白色、黄色和褐色交替存在（图6-0-47B）。

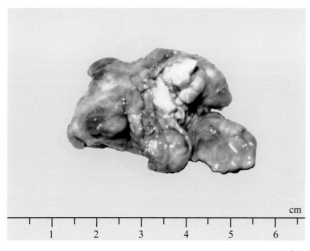

A

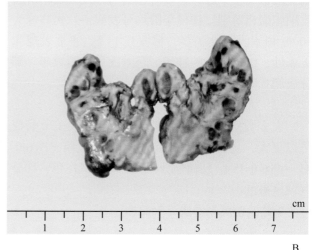

B

图6-0-47　右侧踝关节外弥漫型腱鞘滑膜巨细胞瘤；男，23岁

大体检查：灰黄色分叶状肿瘤切除标本，大小4.0cm×2.5cm×1.5cm。切面呈灰黄色，结节状，结节最大径为0.6cm，质地中等

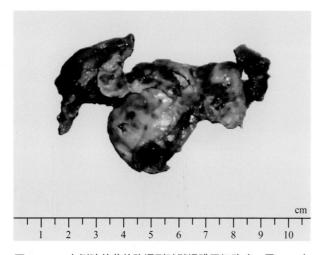

图6-0-48　左侧膝关节外弥漫型腱鞘滑膜巨细胞瘤；男，32岁

大体检查：灰黄色结节状肿瘤切除标本，大小5.0cm×4.0cm×1.6cm。结节具有包膜，切面呈灰黄色

3.黄色瘤

（1）临床特征

黄色瘤（xanthoma）通常发生于皮肤和皮下（图6-0-49），偶尔可累及肌腱（图6-0-50）、滑膜和骨。眼睑黄色瘤（黄斑瘤）常见（图6-0-51），大约占所有眼睑肿瘤的6%。黄色瘤分为五种不同的临床类型：皮疹型、结节性、腱黄色瘤、黄斑瘤和平坦型。腱黄色瘤属于深在性黄色瘤，好发于关节伸肌腱处，包括跟腱（最多见）、髌腱、指间关节和肘关节。临床表现为缓慢生长的无痛性质硬结节，界限清楚。肿瘤可发生于任何年龄，好发年龄＞50岁。无明显性别差异。播散性黄色瘤罕见，好发于男性青年人，以广泛分布的皮肤黄色瘤（特别是皱褶部位）、黏膜黄色瘤和尿崩症为特征。

（2）大体检查

黄色瘤为灰黄色结节状肿瘤（图6-0-49，图6-0-50），长径常小于5cm；包膜完整或不完整；切面呈灰黄色，质较硬（图6-0-49B）。

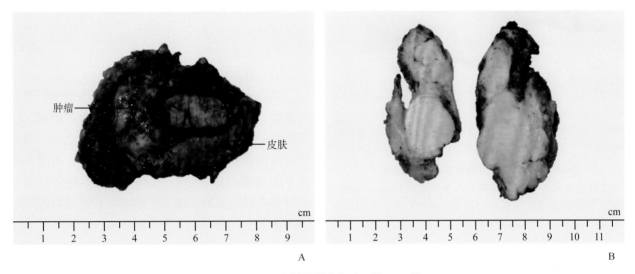

图6-0-49 右侧臀部黄色瘤；男，43岁

大体检查：灰黄色肿瘤切除标本，大小6.5cm×3.5cm×2.5cm。切面呈灰黄色，可见两个结节，大小分别为3.5cm×2.2cm×1.7cm和1.7cm×1.2cm×1.2cm。表面附梭形皮肤

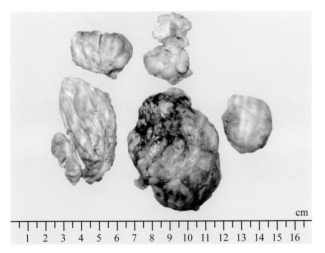

图6-0-50 多发性结节性黄色瘤（左外踝、左足背、双外踝骨质、左足跟腱部、右肘部）；男，42岁

大体检查：灰黄色结节状肿瘤切除标本6个，最大径1.5～6.5cm。切面呈灰黄色，质地硬

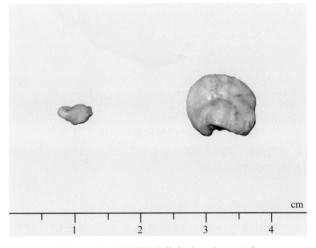

图6-0-51 双侧眼睑黄色瘤；女，44岁

大体检查：皮肤组织（左侧眼睑，图左侧），最大径0.5cm；皮肤组织（右侧眼睑，图右侧），大小1.5cm×1.0cm×0.3cm。表面均呈灰黄色

4.腱鞘囊肿

（1）临床特征

腱鞘囊肿（ganglion）好发于腕背侧、手掌、手指和足背外侧。任何年龄均可发生，多见于20～40岁。女性多见，男女比1∶3。腱鞘囊肿可以长时间缓慢增大或突然出现，大小可以发生变化，可变小甚至消失，一段时间后又出现。大多数患者无症状，大约20%的患者可引起一定程度的疼痛，通常为急性发作或反复损伤后。大约4%的患者发生的腕管综合征是由于腱鞘囊肿挤压尺神经引起。病因不清，可能与创伤有关。

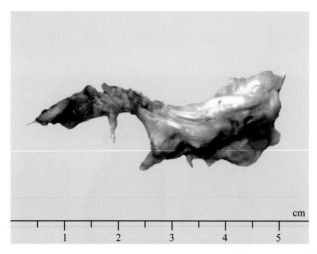

图6-0-52　右足背腱鞘囊肿；女，35岁
大体检查：灰白色囊肿切除标本，大小4.5cm×1.5cm×1.0cm，内容物已流失

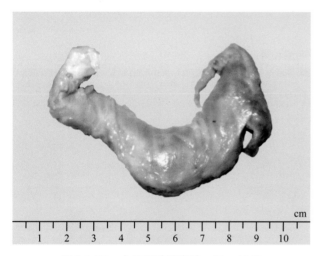

图6-0-53　右外踝腱鞘囊肿。男，41岁
大体检查：灰白色条索状囊肿切除标本，长11.0cm，最大径2.2cm，囊内含胶冻样物

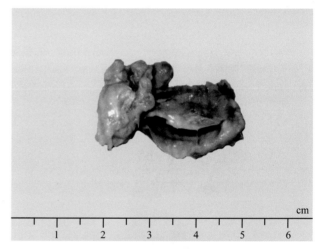

图6-0-54　右踝内侧腱鞘囊肿；女，65岁
大体检查：已剖开灰白色囊肿切除标本，大小3.0cm×2.0cm×1.2cm，壁厚0.1～0.2cm，内容物已流失

（2）大体检查

囊肿常单发，偶可多个。灰白色，圆形或椭圆形，最大径1～3cm，大者可达8cm，有弹性，界限清楚（图6-0-52～图6-0-54）。切面呈单囊或多囊性，内壁光滑，囊内含胶冻样黏液。囊肿通常含有与关节腔相通的蒂。

5.腘窝囊肿

（1）临床特征

腘窝囊肿（popliteal cyst）是膝关节周围最常见的囊肿，主要由腓肠肌–半膜肌滑囊膨胀形成，位于腘窝的内侧面，腓肠肌和半膜肌肌腱之间。通过股骨内侧髁水平关节囊后部的横向开口，滑囊与膝关节囊相通，此开口4～24mm。儿童期间滑囊与关节囊之间不相通，随着年龄的增长此开口逐渐增

大，滑液可以在两个囊之间流动。

不同研究之间，腘窝囊肿的发生率不同。成年人无症状膝关节腘窝囊肿的检出率为4.7%～37%。腘窝囊肿很少单独出现，常伴随其他关节病变，常见半月板撕裂、前十字韧带撕裂、骨性关节炎和风湿性关节炎等。儿童腘窝囊肿经常在身体检查时被偶然发现，很少伴发关节内病变。如果出现临床症状如肿胀和疼痛时，常伴发膝关节炎和过度活动综合征。成人常见临床表现为膝关节后部隐痛，局部肿胀或存在肿块。通常呈圆形、光滑和波动感。体积大的腘窝囊肿能够影响膝关节的屈伸活动。挤压周围血管和神经可导致缺血、血栓或周围神经病变。

（2）大体检查

囊性肿瘤，界限清楚，表面常附有脂肪组织，切面呈多囊性，内含液体，囊壁厚薄不一，内壁光滑或有突起（图6-0-55，图6-0-56）。

6.坐骨结节囊肿

（1）临床特征

坐骨结节囊肿常见于老年女性，瘦弱体型多见。这是由于反复持续性压迫所导致的滑囊退行性改变。坐位时可有胀痛、不适感，可触及肿瘤。

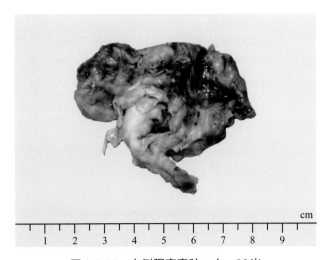

图6-0-55 右侧腘窝囊肿。女，33岁
大体检查：已剖开囊肿切除标本，大小6.0cm×4.0cm×1.0cm。壁厚0.2～0.5cm，内壁光滑

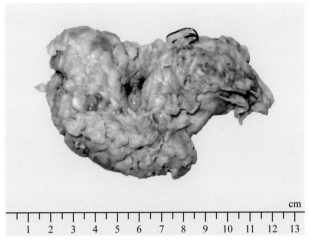

图6-0-56 右侧腘窝囊肿；女，55岁
大体检查：已剖开灰白色囊肿切除标本，大小9.0cm×5.5cm×2.2cm，表面附脂肪。切面呈多囊性，内含黏液，内壁光滑，囊壁厚0.1～0.5cm

（2）大体检查
囊壁厚薄不一，表面粗糙（图6-0-57，图6-0-58），囊内常见混浊而黏稠的液体。

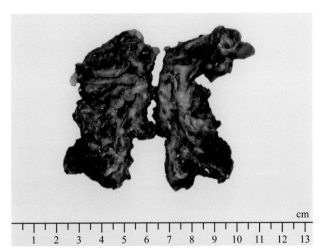

图6-0-57 左侧坐骨结节囊肿；女，72岁
大体检查：灰红色囊肿切除标本，大小7.5cm×3.5cm×4.0cm。切面呈灰白色，囊壁厚0.2～0.5cm，质地韧

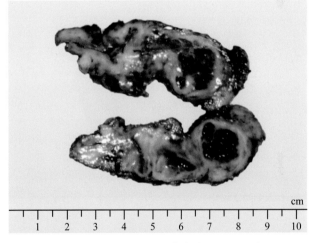

图6-0-58 左侧坐骨结节囊肿；女，80岁
大体检查：灰红色囊肿切除标本，大小7.0cm×4.0cm×2.0cm。切面多囊性，囊腔最大径0.2～1.8cm，内壁粗糙

（四）平滑肌肿瘤
1.皮肤平滑肌瘤
（1）临床特征
皮肤平滑肌瘤（leiomyoma of skin）好发于青少年，发生于皮肤立毛肌，单发或多发，常伴有疼痛或触痛。
（2）大体检查
肿瘤呈灰白色，最大径为1～2cm，界限较清楚，无包膜，质地硬（图6-0-59）。
2.深部软组织平滑肌瘤
（1）临床特征
深部软组织平滑肌瘤（leiomyoma of deep soft tissue）罕见，几乎仅发生在女性腹膜后和腹腔。大多数患者是青少年或中年人。

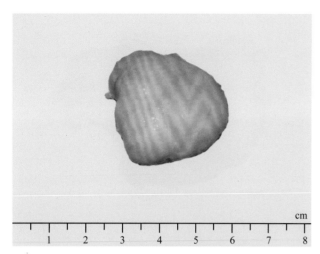

图6-0-59　左侧踝关节平滑肌瘤；男，72岁

大体检查：灰白色肿瘤切除标本，大小3.1cm×3.1cm×1.6cm，表面光滑。切面呈灰白色，质地较韧

（2）大体检查

肿瘤界限清楚、圆形或卵圆形、灰白色或灰褐色结节（图6-0-60～图6-0-63），最大径大多小于2cm。实体型体积较其他两型小。

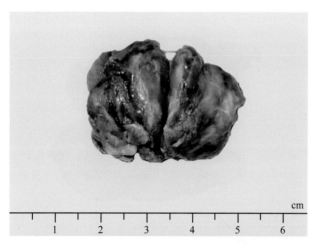

图6-0-60　右侧臀部静脉型血管平滑肌瘤；男，40岁

大体检查：灰白灰红色结节状肿瘤切除标本，大小3.4cm×2.6cm×2.0cm。切面呈灰白色，散在出血点

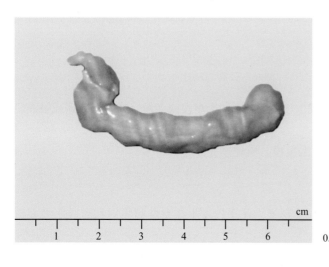

（2）大体检查

腹腔和腹膜后平滑肌瘤界限清楚、灰白色、质地硬，可伴黏液变或囊性变，大小从小结节至最大径＞30cm病变。外周平滑肌瘤大体呈灰白色或黄色，已报道的11例深部软组织平滑肌瘤最大径2.5～15cm（平均为7.7cm）。

（五）周细胞性（血管周细胞性）肿瘤

血管平滑肌瘤

（1）临床特征

血管平滑肌瘤（angioleiomyoma）相对较常见，常见于女性，发病年龄一般为30～60岁，好发于四肢，尤其是下肢，其他部位包括头部和躯干。一般位于皮下，其次是真皮深部。肿瘤可分为实性型、静脉型和海绵型。大部分表现为小的、缓慢增大的肿瘤，病程常持续数年。半数患者主诉疼痛。

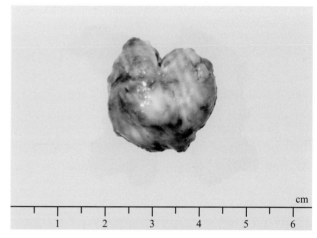

图6-0-61　右侧手背海绵型血管平滑肌瘤；男，71岁

大体检查：结节状肿瘤切除标本，大小2.2cm×2.2cm×1.4cm，包膜完整。切面呈灰白色，质地韧

图6-0-62　右侧手掌海绵型血管平滑肌瘤；女，34岁

大体检查：灰白色条索状肿瘤切除标本，大小6.5cm×0.6cm×0.6cm

（六）横纹肌肉瘤

1.腺泡状横纹肌肉瘤

（1）临床特征

腺泡状横纹肌肉瘤（alveolar rhabdomyosarcoma）在任何年龄均可发生，青少年更常见，平均发病年龄为6.8～9岁。病变常发生于四肢，其他部位包括脊柱旁、肛周和鼻旁窦。典型病变表现为肿瘤生长迅速，一般就诊时已处于晚期。

（2）大体检查

肿瘤呈膨胀性、浸润性生长，肉质感，切面呈灰白色，其中含有数量不等的纤维组织（图6-0-64，图6-0-65）。主要包括三种组织学亚型：经典型、实性型，以及胚胎性和腺泡状混合型。

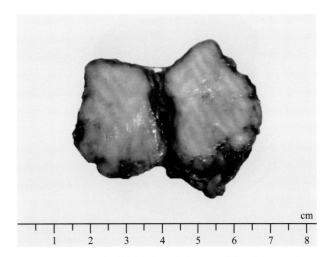

图6-0-63　左侧外踝实体型血管平滑肌瘤；男，57岁

大体检查：灰白色结节状肿瘤切除标本，大小3.5cm×2.2cm×2.5cm，包膜完整。切面呈灰白色，质地硬

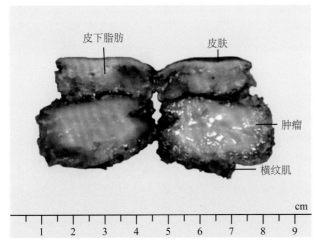

图6-0-64　右上臂腺泡状横纹肌肉瘤化疗后改变；女，10岁

大体检查：灰红色肿瘤切除标本，大小3.6cm×2.5cm×2.0cm；表面附梭形皮肤和皮下脂肪，大小3.0cm×1.7cm×1.0cm。肿瘤位于皮下脂肪下方的横纹肌内，切面呈灰白间灰黄色，界限不清，未侵犯皮肤

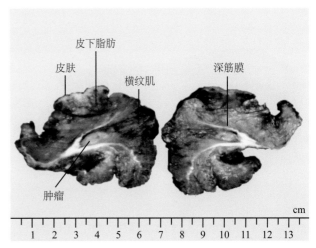

图6-0-65　左侧上臂腺泡状横纹肌肉瘤化疗后改变；女，36岁

大体检查：灰红色软组织切除标本，大小6.0cm×5.2cm×2.5cm。表面附梭形皮肤，大小3.2cm×0.7cm。切面横纹肌内见灰黄色肿瘤，大小2.5cm×1.0cm×1.4cm，质地中等。肿瘤距底部切缘1.4cm、距短轴侧切缘最近距离0.2cm

2.多形性横纹肌肉瘤

（1）临床特征

多形性横纹肌肉瘤（pleomorphic rhabdomyosarcoma）为高度恶性肿瘤，几乎只发生在成年人，男性多见，平均发病年龄50～60岁。一般只发生在下肢深部软组织。患者常因快速进展的疼痛性肿胀而就诊。

（2）大体检查

肿瘤界限清楚，大小5～15cm，常具有假包膜，切面呈灰白色，质地硬，伴有不同程度的出血和坏死（图6-0-66）。

（七）软组织脉管肿瘤

1.肌内血管瘤

（1）临床特征

肌内血管瘤（intramuscular angioma）是常见的深在性软组织肿瘤，发病年龄范围广，近90%的患者为青少年，最常累及下肢，尤其是大腿，其次为头颈部、上肢和躯干。典型临床表现为缓慢生长的肿瘤，常

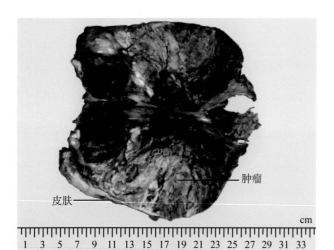

图6-0-66　左大腿多形性横纹肌肉瘤；女，68岁

大体检查：灰黄灰红色肿瘤切除标本，大小20.0cm×11.0cm×10.0cm，表面附灰褐色梭形皮肤，大小17.0cm×2.5cm，肿瘤切面呈灰红灰黄色，灶性出血

伴疼痛，尤其是活动后疼痛。

（2）大体检查

肿瘤体积大，肌肉内弥漫性浸润，界限不清（图6-0-67～图6-0-69）。切面可见大小不等的血管腔，腔内血栓形成或出血（图6-0-69B～图6-0-70）。病变内存在脂肪时，切面呈实性、黄色。以毛细血管为主时同样表现为实性。

2.滑膜血管瘤

（1）临床特征

滑膜血管瘤（synovial haemangioma）少见，任何关节均可受累，膝关节最常见。平均发病年龄为25岁（9～49岁）。以男性为主，男女比1.9：1。患者最常见的临床表现为疼痛和（或）肿胀。1/3的患者无临床症状，表现为无痛性肿块。

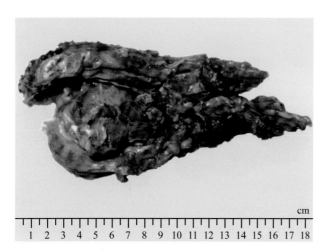

图6-0-67　左小腿肌内血管瘤，女，21岁

大体检查：灰红色肌肉切除标本，大小8.0cm×3.0cm×1.5cm。切面呈灰红灰黄色，局部暗紫色，质地中等

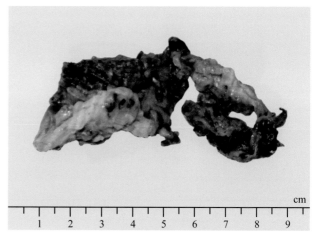

图6-0-68　右侧手背海绵状血管瘤；女，27岁

大体检查：灰红灰黄色碎块肿瘤切除标本，总体积6.0cm×4.5cm×1.5cm。切面见大小不等血管腔

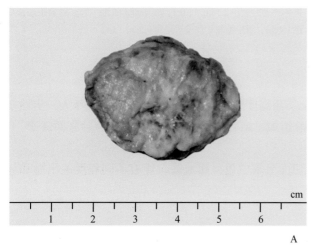

A

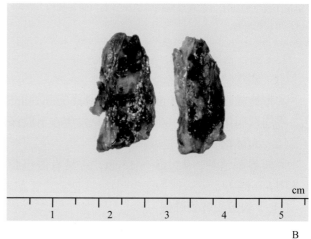

B

图6-0-69　右侧大腿前内侧肌内血管瘤伴骨化；男，18岁

大体检查：扁平状灰白灰黄色肿瘤切除标本，大小3.5cm×2.7cm×1.0cm，一侧表面较光滑，另一侧表面附横纹肌。切面呈灰白暗紫色，内含骨质，质地硬

（2）大体检查

滑膜切除标本呈灰红灰黄色，肿瘤切面呈灰白灰红色，界限不清，浸润周围脂肪组织，可见大小不等的管腔（图6-0-71）。

3.淋巴管瘤

（1）临床特征

一般认为淋巴管瘤（lymphangioma）不是真正的肿瘤，而是一种畸形。囊性淋巴管瘤位于颈部和腋窝，而海绵状淋巴管瘤发生于口腔、唇、颊和舌等部位。患者临床表现为波动性、质地软，大小可变。

（2）大体检查

肿瘤界限清楚，切面呈多囊性，囊腔大小不等，内含清亮液体。囊内壁光滑，壁薄（图6-0-72，图6-0-73）。

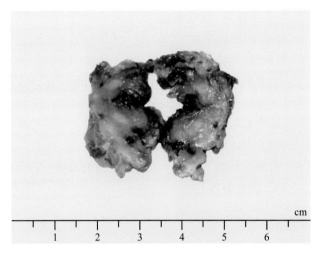

图6-0-70 左侧肘部后方肌内血管瘤；女，31岁

大体检查：灰红灰黄色肿瘤切除标本，大小3.2cm×3.0cm×1.5cm。切面呈灰红灰黄色，质地中等

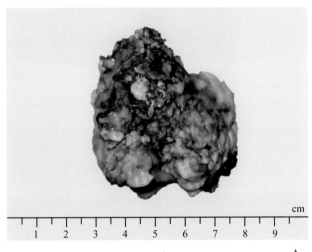

A

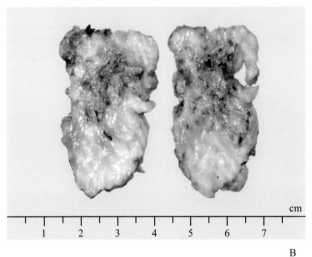

B

图6-0-71 右侧膝关节髌前滑膜海绵状血管瘤；男，14岁

大体检查：滑膜切除标本，大小4.5cm×4.0cm×2.5cm。切面见肿瘤呈灰白灰红色，大小2.5cm×2.0cm×2.5cm，界限不清，肿瘤内见大小不等管腔

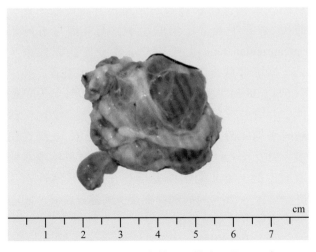

图6-0-72 左侧颈部囊性淋巴管瘤；男，27岁

大体检查：半透明囊性肿瘤切除标本，大小3.0cm×2.5cm×1.2cm。切面呈多囊性，囊内含清亮液体，囊内壁光滑，壁厚0.1cm

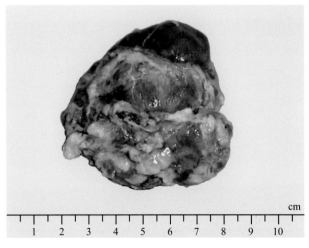

图6-0-73 右侧枕三角及锁骨上三角海绵状淋巴管瘤；男，44岁

大体检查：半透明囊性肿瘤切除标本，大小7.5cm×7.5cm×2.0cm。切面呈多囊性，囊内含黄色液体和半透明胶冻样物，壁厚0.1cm，内壁光滑

（八）软骨-骨性肿瘤

1.软组织软骨瘤

（1）临床特征

大多数软组织软骨瘤（soft-tissue chondroma）位于四肢末端，特别是手指（80%）和足趾，其他部位罕见。发病年龄范围广，多发于30～60岁，平均年龄34.5岁，无明显性别差异。临床表现为孤立性、缓慢生长的无痛性、质硬肿瘤，常与肌腱、腱鞘关系密切。

（2）大体检查

大多数肿瘤大小1～3cm，灰白色实性、结节状肿瘤。界限清楚，质地较硬，有时呈局灶黏液样（图6-0-74，图6-0-75）。

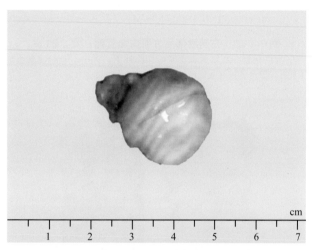

图6-0-74　右手环指掌指关节软组织软骨瘤；男，24岁

大体检查：灰白色结节状肿瘤切除标本，大小2.2cm×2.0cm×2.0cm，表面光滑。切面呈灰白色，质地硬，局部骨化

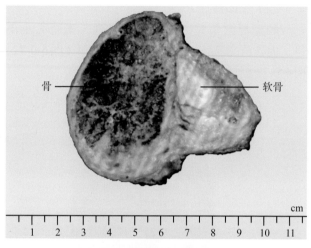

图6-0-75　右侧膝关节软组织骨软骨瘤；男，51岁

大体检查：质硬结节状肿瘤切除标本，大小7.0cm×7.0cm×5.0cm。肿瘤表面被覆软组织，其下为厚薄不一的软骨帽；瘤体主要为灰红色骨组织，质地硬

2.颈软骨皮肤腮残余

（1）临床特征

颈软骨皮肤腮残余（cervical chondrocutaneous branchial remnant）好发于颈前中下部，可为单侧或双侧。颈软骨皮肤腮残余是遗传异常肿瘤（迷芽瘤），来源于异常定位的组织。与耳前耳屏畸形（preauricular tragus）相比，颈软骨皮肤腮残余少见。据统计截止2016年共报道了51例患者，其中74.5%（38/51）为双侧性，25.5%（13/51）为单侧性。大约占所有儿童先天性头颈部病变的20%。诊断时平均年龄为32个月（2个月～15岁）。男性稍多，男女比1.4∶1。临床表现为出生时单侧或双侧颈前皮赘。婴儿期常伴有反复发作的浆液性中耳炎。11%～76%的病例存在其他腮器异常和伴随心脏或泌尿生殖系统畸形。

（2）大体检查

肿瘤呈息肉样，表面覆皮肤，具正常皮肤颜色（图6-0-76），无毛发，质地较硬。

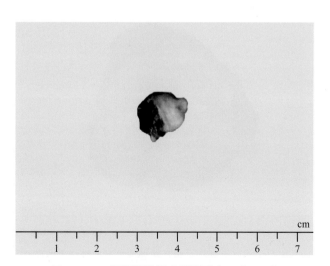

图6-0-76　颈部颈软骨皮肤腮残余；女，1岁

大体检查：息肉样皮肤切除标本，大小1.0cm×0.8cm×0.5cm。息肉顶端可见一细小突起，切面中央见软骨结节

（九）神经源性肿瘤

1.创伤性神经瘤

（1）临床特征

创伤性神经瘤（traumatic neuroma）发生于以往损伤或手术部位，神经遭受物理损伤后机体的反应性或再生性增生，属于神经的非肿瘤性增生。任何年龄均可发病，好发于20～40岁，无明显性别差异。任何部位均可发生，四肢和躯干多见。截肢型四肢常见。"多余指（趾）"为新生儿第五指（趾）基底部外侧的小结节，实为宫内发生的截肢神经瘤。典型临床表现为单个、体积小、圆形或卵圆形、缓慢生长的皮下和深部软组织内质硬结节，可有触痛。

（2）大体检查

肿瘤位于真皮或皮下，呈界限清楚的灰白色结节，长圆形或短梭形（图6-0-77A），大多数最大径＜5cm，与受损神经近端相连。切面呈灰白灰黄色（图6-0-77B），质地硬，界限不清。

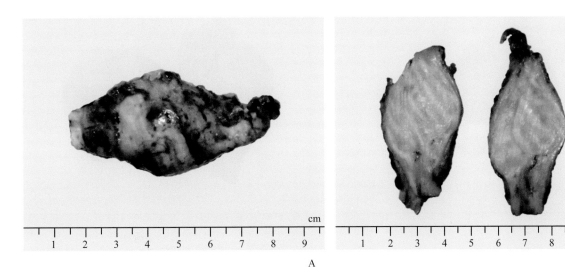

图 6-0-77　右侧坐骨神经残端创伤性神经瘤，男，48 岁

大体检查：灰白色短梭形肿瘤切除标本，大小6.0cm×3.0cm×2.0cm，包膜完整。切面呈灰白灰黄色，见两个灰白色结节，大小分别为2.0cm×1.7cm×1.5cm和1.0cm×1.0cm×1.5cm，质地韧

2.神经鞘瘤

（1）临床特征

神经鞘瘤（schwannoma）90%以上的病变是孤立性和散发性。任何年龄均可发病，发病年龄高峰40～60岁。头颈部皮肤和皮下组织或肢体屈肌表面的外周神经是神经鞘瘤的好发部位。脊柱硬膜外常见，肿瘤呈"哑铃"样。脑神经受累相对少见，85%位于脑桥小脑角的第Ⅷ对脑神经（前庭蜗神经）。肿瘤生长缓慢，常无症状。椎管内肿瘤可引起背痛及神经根和脊髓受压症状。第Ⅷ对脑神经肿瘤常引起听力损害和眩晕。

（2）大体检查

肿瘤主要呈孤立性、圆形或卵圆形（图6-0-78～图6-0-83），表面光滑，最大径＜10cm。不足一半的肿瘤明显贴附于神经，大部分为小神经（图6-0-78～图6-0-80）。未受累的神经经常被覆盖在肿瘤的包膜内。发生于皮肤、内脏和骨的肿瘤通常包膜完整。切面实性、有光泽、浅褐色夹杂有黄色或白色区域，斑片状出血（图6-0-81～图6-0-83）。

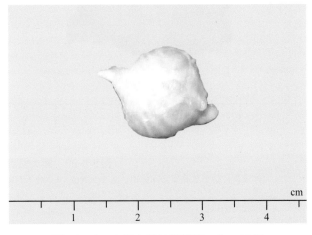

图 6-0-78　左侧小腿神经鞘瘤；女，40 岁

大体检查：灰白灰黄色肿瘤切除标本，大小1.5cm×1.5cm×0.9cm，两侧为神经。切面呈灰白灰黄色，质地中等

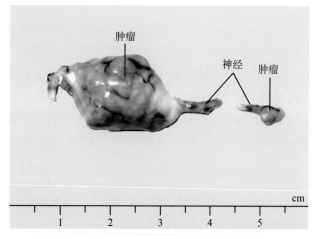

图6-0-79　腰2椎管内神经鞘瘤（1）；男，67岁
大体检查：灰白色肿瘤切除标本，大小2.4cm×1.3cm×1.0cm，包膜完整。肿瘤两侧见神经，长分别为0.7cm和0.6cm，最大径均为0.2cm。肿瘤切面呈灰白间灰红色，质地中等，另见灰白色结节，最大径0.5cm，包膜完整，一侧相连神经长0.2cm

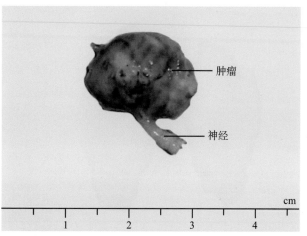

图6-0-80　腰2椎管内神经鞘瘤（2）；男，67岁
大体检查：灰红色结节状肿瘤切除标本，大小1.8cm×1.0cm×0.9cm，包膜完整。相连神经，长0.5cm。肿瘤切面呈灰红间灰黄色，质地软

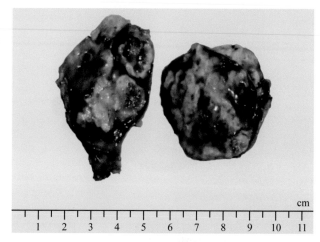

图6-0-81　右侧胸腔神经鞘瘤；男，25岁
大体检查：灰黄灰红色肿瘤切除标本，大小4.0cm×3.5cm×3.0cm，包膜完整。切面呈灰黄色，结节状，纤维组织分隔，质地中等，黏液变

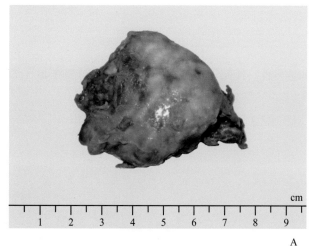

A

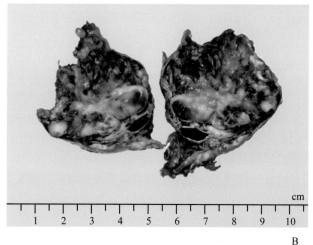

B

图6-0-82　腰大肌后侧神经鞘瘤；女，46岁
大体检查：结节状肿瘤切除标本，大小5.0cm×4.2cm×2.0cm。切面呈灰白灰黄色，囊性变，囊腔大小不等，最大径1.0cm

3.神经纤维瘤

（1）临床特征

神经纤维瘤（neurofibroma）是最常见的良性外周神经肿瘤，大多数为散在性和孤立性病变。多发性和丛状神经纤维瘤与神经纤维瘤病1型相关。皮肤为最常见的发病部位，与小神经相关，常表现为无痛性肿块。

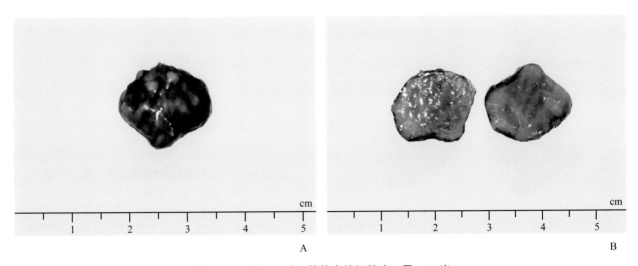

图 6-0-83　颈 7～胸 1 椎管内神经鞘瘤；男，51 岁

大体检查：灰黄色肿瘤切除标本，大小 1.5cm×1.3cm×1.0cm，包膜完整。切面呈灰黄色，质地中等

（2）大体检查

五种不同的大体形态：①皮肤局限性；②皮肤弥漫性；③神经内局限性；④神经内丛状；⑤巨大弥漫软组织丛状肿瘤。皮肤局限性神经纤维瘤表现为结节状或息肉样病变，直径可达 2cm（图 6-0-84）。皮肤弥漫性神经纤维瘤呈斑片状，可扩展到皮下组织，常伴有表面色素沉着。神经内神经纤维瘤表现为大神经孤立性、节段性、纺锤形扩大，或一连串疙瘩样肿块，或累及神经丛的蠕虫样生长，或单个神经的多发神经束受累（图 6-0-85，图 6-0-86）。巨大软组织神经纤维瘤外形从相对一致局部软组织扩大至下垂的袋状或披肩样肿块（图 6-0-87）。肿瘤表面皮肤表现为广泛的色素沉着。切面常呈均一的棕褐色或灰褐色、有光泽、黏液样、半透明和质地硬。

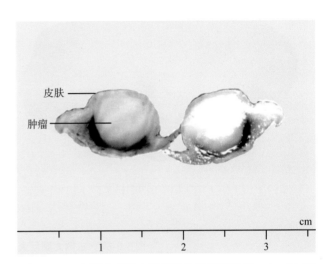

图 6-0-84　右侧肩背部皮肤局限性神经纤维瘤；女，56 岁

大体检查：皮肤切除标本，大小 1.6cm×1.1cm，表面呈灰红色。真皮内见灰白色结节，大小 0.8cm×0.7cm×0.7cm，质地中等，界限清楚

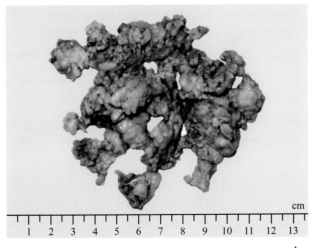

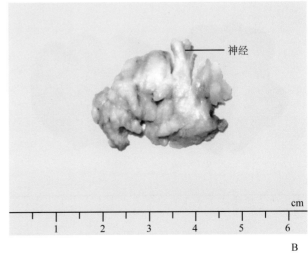

图 6-0-85　左侧足底丛状神经纤维瘤；男，18 岁

大体检查：灰红灰黄色碎块状肿瘤切除标本，总体积 8.0cm×7.0cm×2.0cm。切面均呈灰红灰黄色，质较韧，其中可见增粗的神经，最大径 0.5cm

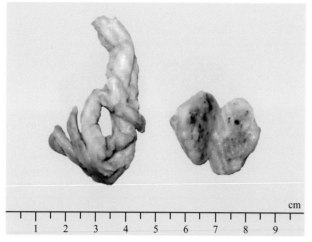

图6-0-86　尺神经丛状神经纤维瘤；男，11岁

大体检查：灰白色条索状肿瘤切除标本两块，长分别为7.5cm和4.5cm，最大径分别为1.0cm和0.8cm。另见灰白间灰黄色肿瘤，大小2.6cm×1.5cm×1.5cm，表面光滑，切面呈灰白灰黄间灰红色，质地中等

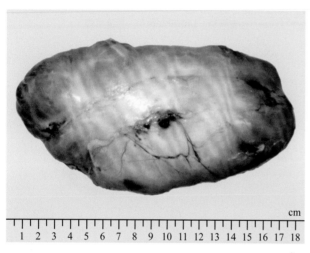

A

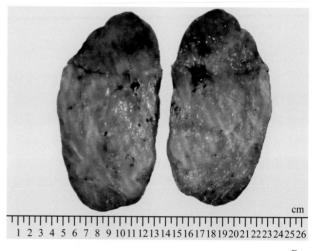

B

图6-0-87　右侧大腿巨大软组织神经纤维瘤；女，70岁

大体检查：灰白色肿瘤切除标本，大小16.0cm×8.5cm×5.0cm，包膜完整。切面呈浅黄色，质地韧，部分区域黏液样，局灶出血

4.恶性外周神经鞘瘤

（1）临床特征

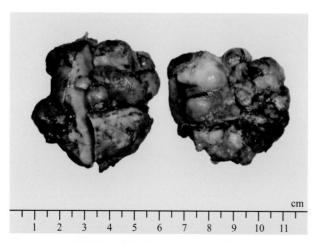

图6-0-88　右侧肩部高级别恶性外周神经鞘瘤；女，58岁

大体检查：灰黄灰白色多结节状肿瘤切除标本，大小5.0cm×5.0cm×4.0cm。表面附皮肤，大小5.0cm×4.0cm，皮肤表面呈莱花状隆起。肿瘤切面呈灰白灰黄色，无包膜，质地软

恶性外周神经鞘瘤（malignant peripheral nerve sheath tumour）少见，大约占软组织肉瘤的5%。50%以上的肿瘤与神经纤维瘤病1型相关。在神经纤维瘤1型的患者中，丛状神经纤维瘤具有最高的恶性转化率。其来源于神经鞘瘤极其罕见。其常发生于肢体，其次为躯干和头颈部。坐骨神经最常受累。发病年龄为20～50岁，儿童也可发生，特别是神经纤维瘤病1型患者。临床表现为逐渐增大的无痛性或疼痛性肿块。累及神经时，可伴发神经系统症状。

（2）大体检查

患者通常表现为累及大神经的巨大圆形或卵圆形肿块（图6-0-88～图6-0-91）。诊断时最大径常大于5cm。神经纤维瘤病1型患者常来源于神经内丛状神经纤维瘤。切面呈灰白色或棕褐色，鱼肉样，部分区域伴出血和坏死（图6-0-90，图6-0-91B）。

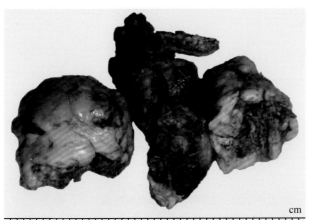

图6-0-89 右侧大腿低级别恶性外周神经鞘瘤；男，30岁
　　大体检查：灰白色肿瘤切除标本，大小13.0cm×9.0cm×7.0cm；切面呈灰白色，片状出血、坏死。另见灰红色碎组织，大小9.0cm×5.0cm×4.0cm

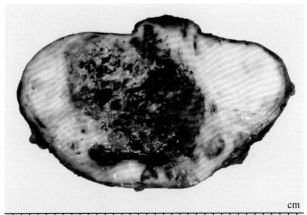

图6-0-90　神经纤维瘤病1型患者，右大腿下端后方高级别恶性外周神经鞘瘤，肿瘤距外科切缘距离0.2～3.0mm。男，31岁
　　大体检查：结节状肿瘤切除标本，大小14.0cm×9.0cm×8.0cm，肿瘤两侧相连神经，长分别为2.0cm和1.0cm，最大径分别为0.8cm和1.0cm。肿物切面呈灰白色，中央片状坏死、囊性变，内含灰黄色黏液，质地较硬

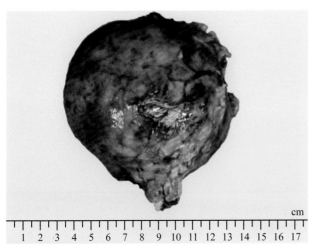

A

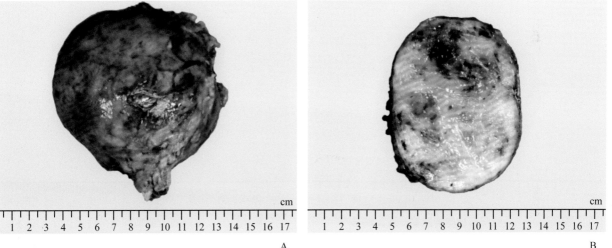

B

图6-0-91　腰椎旁高级别恶性外周神经鞘瘤伴横纹肌肉瘤分化（恶性蝾螈瘤）；女，16岁，神经纤维瘤病1型伴有足部丛状神经纤维瘤切除病史
　　大体检查：灰白色结节状肿瘤切除标本，大小10.0cm×9.5cm×7.5cm，表面具有包膜。切面呈灰白色，灶性黏液样变，局部出血（术前穿刺引起）

5.颗粒细胞瘤

（1）临床特征

颗粒细胞瘤（granular cell tumor）在任何年龄均可发病，成人多见，女性发病率高。病变常见于皮肤和头颈部。临床表现为皮下单发无痛性结节，少数可多发。

（2）大体检查

肿瘤界限不清，无包膜，大多数最大径＜3cm。切面灰黄色或浅黄色（图6-0-92）。

6.节细胞神经瘤

（1）临床特征

节细胞神经瘤（ganglioneuroma）在任何年龄均可发病，常见于成年人。肿瘤起源于交感神经系统，常见于后纵隔，其次为腹膜后，少数发生于肾上腺，常被偶然发现。临床表现为后纵隔或腹膜后巨大肿块。

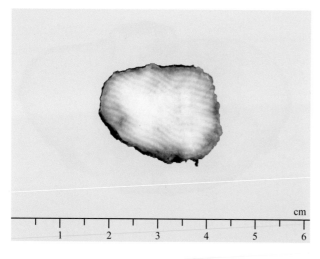

图6-0-92　右侧锁骨旁颗粒细胞瘤；女，48岁

大体检查：结节状肿瘤切除标本，大小2.5cm×1.8cm× 1.0cm。切面呈灰白灰黄色，界限不清，浸润周围脂肪

（2）大体检查

肿瘤大小为5～10cm。界限清楚，包膜完整、实性。切面呈灰白色，质地均一（图6-0-93，图 6-0-94）。

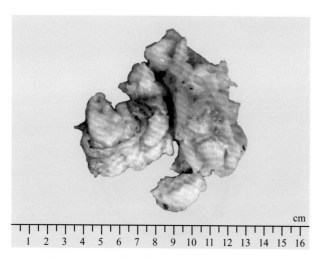

图6-0-93　后纵隔节细胞神经瘤；女，29岁

大体检查：灰白灰黄色破碎肿瘤切除标本，总体积9.0cm× 6.0cm×3.0cm，具有包膜

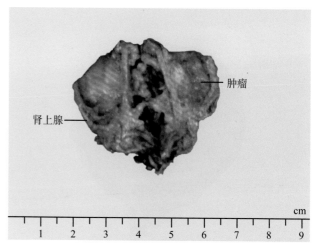

图6-0-94　左侧肾上腺节细胞神经瘤；女，50岁

大体检查：灰黄色肾上腺切除标本，大小4.5cm×2.5cm× 2.0cm。切面见灰白色结节状肿瘤，大小1.5cm×1.0cm×1.0cm，界限清楚

7.神经母细胞瘤

（1）临床特征

神经母细胞瘤起源于原始神经脊，是儿童最常见的颅外实体肿瘤，发病率仅次于白血病和脑肿瘤。诊断时平均年龄为19个月，绝大多数患者诊断时年龄在5岁以内，成年人散发。发病部位主要为神经嵴细胞分布的区域，包括颈部、后纵隔、腹膜后、肾上腺至盆腔的脊柱旁。腹膜后肿瘤多来源于肾上腺髓质。病变发生于腹部或盆腔者，可出现肿块，伴腹痛、腹胀、高血压、下肢和阴囊肿胀。脊柱旁可出现脊髓压迫症状。一半患者出现转移，常转移至骨、骨髓和肝，骨髓是最常见的转移部位。

（2）大体检查

低分化神经母细胞瘤呈分叶状，平均直径2～10cm。包膜完整（图6-0-95A），质地软，灰褐色，可伴有出血或钙化（图6-0-95B）。结节型节细胞神经母细胞瘤中节细胞神经瘤常呈灰白色，纤维组织分隔呈大小不等结节状，神经母细胞瘤则呈灰褐色。

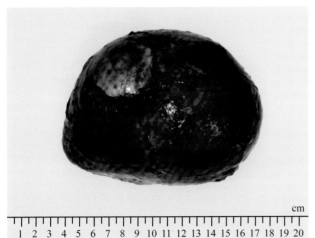 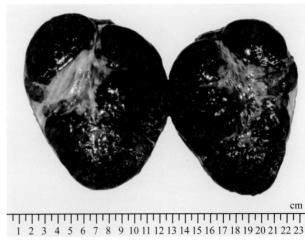

图 6-0-95　左侧腹膜后神经母细胞瘤，低分化型；女，33岁

大体检查：结节状肿瘤切除标本，大小12.5cm×10.0cm×8.5cm，包膜完整，表面光滑。切面大部分呈灰褐色，局部呈灰黄色，质较韧

（十）分化不确定的肿瘤

1.深部（"侵袭性"）血管黏液瘤

（1）临床特征

深部（"侵袭性"）血管黏液瘤（deep 'aggressive' angiomyxoma）发生于盆底会阴区、腹股沟阴囊区和腹膜后，好发于30～70岁的成年女性，发病年龄高峰40～50岁，偶尔发生于60岁以上女性。青春期之前不发病。罕见情况下也可发生于男性。盆底会阴区缓慢生长的肿块，无症状或伴有模糊的不适、压力样感觉、钝痛或性交困难。由于肿瘤位于深部软组织，体格检查时肿瘤大小可能被低估。通过影像学检查，肿瘤大小可变得清晰，大约一半以上的病例最大径≥10cm。

（2）大体检查

已切除肿瘤通常最大径＞10cm，有时最大径＞20cm，最大径＜5cm的肿瘤少见。肿瘤呈分叶状外观，黏附于脂肪、横纹肌和其他周围组织表面。切面有光泽或黏液样，呈粉红色或褐色，可伴灶性出血和囊性变（图6-0-96）。

图 6-0-96　盆腔和盆腔阴囊深部侵袭性血管黏液瘤；男，62岁

大体检查：灰褐色肿瘤切除标本，大小22.0cm×16.0cm×5.0cm，表面较光滑。切面呈灰白灰黄色，胶冻样

2.肌上皮瘤/肌上皮癌/混合性肿瘤

（1）临床特征

肌上皮瘤/肌上皮癌/混合性肿瘤（myoepithelioma/myoepithelial carcinoma/mixed tumor）大多数发生在肢体和肢带部（下肢＞上肢），躯干、头颈部较少发病。罕见情况下，肿瘤可以发生于骨或脏器。无明显性别差异，发病年龄范围广，发病高峰为青年人至中年人（平均发病年龄40岁）。大约20%的肿瘤发生于儿童。肌上皮癌主要发生在儿童。大多数患者表现为可触及的无痛性肿块。肿瘤发生于皮下组织多于深部软组织。

（2）大体检查

大多数软组织肌上皮肿瘤大体界限清楚，结节状（图6-0-97）。小部分病变（常见于癌）显示浸润性边缘。切面从有光泽的胶冻样至质韧或鱼肉样（图6-0-97A）。大小差异较大（最大径在1～20cm），平均为4～6cm。

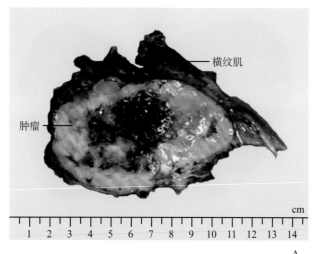

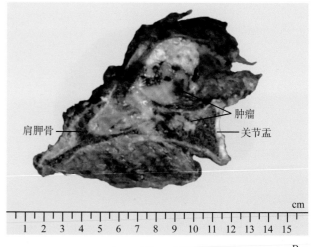

A

B

图 6-0-97　右侧肩胛骨旁肌上皮癌；男，73岁

大体检查：肩胛骨切除标本，大小11.5cm×10.0cm×3.0cm，表面覆横纹肌。肩胛骨背侧面见已剖开肿瘤，大小10.0cm×8.5cm×6.5cm，肿瘤与周围组织分界较清。切面呈灰白色，间杂灰红灰黄色，质地较软，鱼肉状，砂砾感，局部囊性变，囊腔最大径为1.0cm。肿瘤大部分与肩胛骨分界清楚，局部侵犯破坏背侧面骨皮质并侵入髓腔，但未见侵犯腹侧面骨皮质。肿瘤包绕锁骨，锁骨长4.5cm，最大径1.3cm

3. 滑膜肉瘤

（1）临床特征

大多数（70%）滑膜肉瘤（synovial sarcoma）来自上肢和下肢的深部软组织。大约15%的肿瘤来自躯干，7%的肿瘤位于头颈部。少见发病部位包括生殖器官、肾、肾上腺、腹膜后、内脏、纵隔、骨、中枢神经系统和周围神经。肿瘤能够发生在任何年龄，无明显性别差异。大约50%的患者为青少年，58%的病例发生在10～40岁，77%发生在50岁之前。滑膜肉瘤占软组织肉瘤的比例因年龄不同而变化，10～18岁占15%，年龄>50岁的患者占1.5%。通常表现为肿块，常伴疼痛。肿瘤初期生长缓慢，体积小且界限清楚，影像学和临床可能误诊为良性病变。大约1/3的滑膜肉瘤影像学检查存在不规则钙化，偶尔可广泛。滑膜肉瘤伴有侵袭性生长可以侵犯邻近骨。

（2）大体检查

典型肿瘤最大径3～10cm，通常界限清楚。最大径<1.0cm的小病变也可见，特别是手和足。切面上，颜色和质地与细胞密度、胶原化、黏液变或出血相关。肿瘤可表现为灰白色、灰黄色或粉红色（图6-0-98，图6-0-99），质地软或硬。滑膜肉瘤常呈多结节状，能够伴多发囊性变，钙化、骨化和坏死可以存在。组织学表现为双相性或单相性。

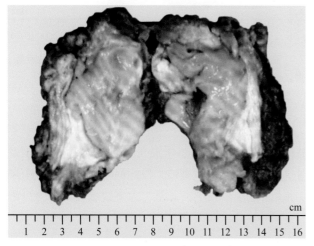

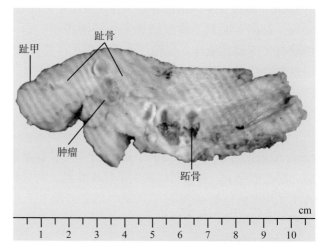

图 6-0-98　右侧大腿单相纤维型滑膜肉瘤伴骨化；女，12岁

大体检查：肿瘤切除标本，大小10.0cm×8.0cm×8.0cm。切面呈灰黄色，局部呈囊性，质地中等，肿瘤与周围肌肉界限不清

图 6-0-99　右足近节趾骨旁双相型滑膜肉瘤；男，11岁

大体检查：脚趾及部分跖骨切除标本，大小10.0cm×4.0cm×3.0cm。距切缘1.7cm、邻近第二趾骨间关节、近节趾骨掌侧面见灰黄色结节状肿瘤，大小0.8cm×0.6cm×0.6cm，界限较清，侵犯近节趾骨

4.上皮样肉瘤

（1）临床特征

经典型上皮样肉瘤（epithelioid sarcoma）大多数发生于上肢远端，大于60%发生于手指和手，其次为下肢远端、下肢近端、上肢近端、躯干和头颈部。足和手的肿瘤主要位于足底和手掌表面。近端型倾向发生于深部软组织，通常发生于躯干（骨盆会阴区、生殖器和腹股沟区）和臀部，其次为大腿、头颈、肢体远端和腋窝。其占所有肉瘤的0.6%～1%，占儿童期除横纹肌肉瘤之外所有软组织肉瘤的4%～8%。经典型是近端型的2倍。经典型和近端型的男女比分别为1.9：1和1.6：1。发病年龄范围广，经典型70%的患者发病年龄10～40岁（平均年龄25.5～33岁）。近端型发病年龄稍大，80%的患者发病年龄20～65岁（平均年龄40岁，中位年龄38岁）。

经典型发病部位表浅，孤立性或多发，缓慢生长，无痛性、质硬结节。表面皮肤形成无法愈合的溃疡，临床上类似于其他溃疡性病变。位于深部软组织的经典型或近端型病变通常具有更大的体积和更强的侵袭性。肿瘤可发生淋巴结转移。

（2）大体检查

经典型通常表现为一个或多个质地硬、界限不清的皮肤或皮下结节（图6-0-100），直径数毫米至5.0cm。深部肿瘤呈多结节状，可达最大径15cm，累及肌腱或筋膜。切面有光泽，灰白色或灰褐色（图6-0-100，图6-0-101），伴有黄色和褐色的坏死和出血区。近端型表现为孤立或多发灰白色结节，范围在1～20cm，伴有出血和坏死区。

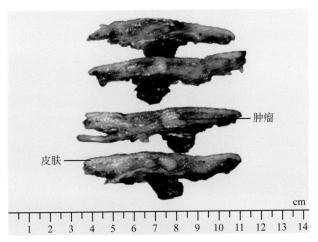

图6-0-100　左侧小腿远端型上皮样肉瘤；男，31岁

大体检查：皮肤、皮下脂肪和肌肉切除标本，大小7.7cm×4.6cm×2.0cm；皮肤大小7.7cm×4.6cm。皮下脂肪内见灰白色肿瘤，大小1.4cm×1.3cm×0.8cm，界限较清，无包膜，底部切缘为肌肉。肿瘤距双侧长轴的距离分别为2.5cm和2.8cm，距两侧短轴切缘距离分别为1.8cm和1.5cm，距底部切缘1.1cm

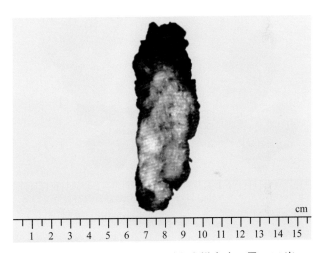

图6-0-101　左侧大腿远端型上皮样肉瘤；男，23岁

大体检查：肿瘤切除标本，大小7.0cm×6.0cm×3.0cm。切面见灰白间灰黄色肿瘤，大小5.0cm×2.0cm×3.0cm，与周围组织分界不清，无包膜，质地较韧

5.腺泡状软组织肉瘤

（1）临床特征

腺泡状软组织肉瘤（alveolar soft part sarcoma）占所有软组织肉瘤的0.2%～0.9%。任何年龄均可发生，好发于15～35岁，年龄＜5岁和年龄＞50岁罕见。成年人腺泡状软组织肉瘤最常发生于大腿和臀部的深部软组织。儿童和婴幼儿头颈部特别是舌和眼眶常见。罕见部位包括肺、胃、肝、乳腺、骨、喉、心脏、膀胱和子宫颈。临床表现为缓慢生长的无痛性肿块。肺或脑转移常为首发临床表现。眼眶病变可出现眼球突出和眼睑水肿。女性生殖道肿瘤表现为阴道出血。

（2）大体检查

肿瘤界限不清，灰白色或黄色，质地软，出血和坏死常见（图6-0-102），特别是体积大的肿瘤。

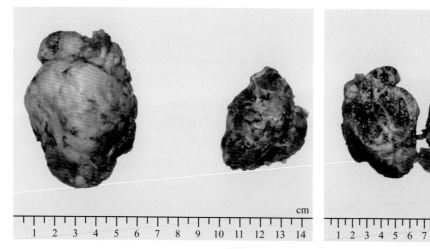
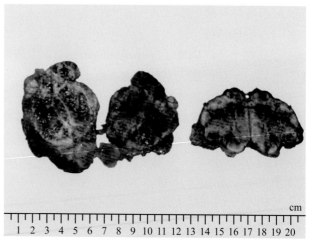

图 6-0-102　腺泡状软组织肉瘤并全身多发转移；女，32岁

大体检查：灰白色肿瘤切除标本（右侧盆腔肿瘤，图左侧），大小7.0cm×5.0cm×4.0cm；灰白色肿瘤切除标本（右侧腹股沟肿瘤，图右侧），大小5.0cm×3.8cm×2.8cm。切面均灰白灰红色，质地软

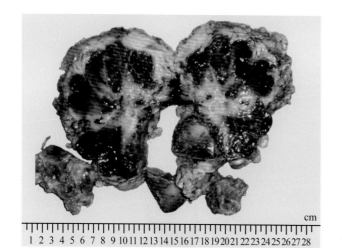

图 6-0-103　右侧臀部骨外黏液样软骨肉瘤；男，39岁

大体检查：灰黄色肿瘤切除标本，大小16.2cm×10.9cm×4.1cm。切面呈灰黄灰红色，黏液样，质地中等

6.骨外黏液样软骨肉瘤

（1）临床特征

骨外黏液样软骨肉瘤（extraskeletal myxoid chondrosarcoma）大部分发生于骨外，仅3%（4/128）原发于骨内。病变并非真正意义上的软骨性肿瘤，其具有独特的分子特征和更高的转移风险，不应与软骨肉瘤相混淆。有学者提出使用"黏液软骨样肉瘤"取代现在使用的"骨外黏液样软骨肉瘤"，进一步分为骨黏液软骨样肉瘤或骨外黏液软骨样肉瘤。这一术语有助于强调未确定的组织起源，强调此病变骨内、外均可发生，有助于与骨内伴有黏液样特征的软骨肉瘤相区别。骨外病变最常见四肢和肢带深部软组织，特别是大腿。截至2017年共19例骨原发性骨外黏液样软骨肉瘤的报道。骨内和骨外病变均好发于中老年人，男性多发。主要临床症状为疼痛，少数表现为持续数年的无痛性肿块，可伴有病理性骨折。

（2）大体检查

软组织肿瘤体积大，界限清楚，具有假包膜。大小差异明显，最大径可达30cm，平均直径为7cm（图6-0-103，图6-0-104）。切面可见非常明显的多结节结构，有光泽、胶冻样的区域被纤维间隔分隔呈结节状（图6-0-103）。肿瘤内出血、囊腔和地图样坏死区域常见（图6-0-104B）。富于细胞的区域呈鱼肉样。骨内病变肿瘤平均大小为15cm（2～22cm）。大体呈分叶状，黄褐色或灰白色，胶冻样，灶性出血，常侵犯周围软组织。

7.促结缔组织增生性小圆细胞肿瘤

（1）临床特征

促结缔组织增生性小圆细胞肿瘤（desmoplastic small round cell tumor）主要发生于儿童和青年人，通常存在广泛腹膜播散。男性好发，发病年龄高峰30岁。大多数肿瘤发生于腹腔，常位于腹膜后、盆腔、网膜和肠系膜。多发性腹膜种植常见。腹腔外罕见，主要发生于胸腔和睾丸旁。临床表现与发病部位相关，如疼痛、腹胀、可触及肿块、急腹症、腹水和器官梗阻。

孤立性纤维性肿瘤，恶性

炎症性肌纤维母细胞瘤

低度恶性肌纤维母细胞肉瘤

黏液炎症性成纤维细胞肉瘤

非典型性黏液炎症性成纤维细胞肿瘤

婴儿型纤维肉瘤

恶性

成人型纤维肉瘤

黏液纤维肉瘤

低度恶性纤维黏液样肉瘤

硬化性上皮样纤维肉瘤

所谓纤维组织细胞性肿瘤

良性

腱鞘滑膜巨细胞肿瘤

局限型

弥漫型

恶性

深在性良性纤维组织细胞瘤

交界性（偶见转移）

丛状纤维组织细胞瘤

软组织巨细胞瘤

平滑肌肿瘤

良性

深部平滑肌瘤

周细胞性（血管周细胞性）肿瘤

良性

血管球瘤（各种亚型）

血管球血管瘤病

恶性血管球瘤

肌性周细胞瘤

肌纤维瘤

肌纤维瘤病

血管平滑肌瘤

骨骼肌肿瘤

良性

横纹肌瘤

成人型

胎儿型

生殖道型

恶性

胚胎性横纹肌肉瘤（包括葡萄状和间变型）

腺泡状横纹肌肉瘤（包括实性型和间变型）

多形性横纹肌肉瘤

梭形细胞/硬化性横纹肌肉瘤

软组织脉管肿瘤

良性

　血管瘤

　　滑膜血管瘤

　　肌内血管瘤

　　静脉血管瘤

　　动静脉性血管瘤/血管畸形

　上皮样血管瘤

　血管瘤病

　淋巴管瘤

交界性（局部浸润）

　Kaposi型血管内皮细胞瘤

交界性（偶见转移）

　网状型血管内皮细胞瘤

　乳头状淋巴管内血管内皮细胞瘤

　混合性血管内皮细胞瘤

　假肌源性（上皮样肉瘤样）血管内皮瘤

　Kaposi肉瘤

恶性

　上皮样血管内皮瘤

　软组织血管肉瘤

软骨-骨性肿瘤

软组织软骨瘤

骨外间叶性软骨肉瘤

骨外骨肉瘤

胃肠道间质肿瘤

良性胃肠道间质肿瘤

恶性潜能未定的胃肠间质肿瘤

恶性胃肠间质肿瘤

神经源性肿瘤

良性

　施万细胞瘤（包括亚型）

　黑色素性神经鞘瘤

　神经纤维瘤（包括亚型）

　　丛状神经纤维瘤

　神经束膜瘤

　　恶性神经束膜瘤

　颗粒细胞瘤

　皮肤神经鞘黏液瘤

　孤立性局限性神经瘤

　异位脑膜瘤

　鼻胶质异位

　良性蝾螈瘤

　混合性神经鞘肿瘤

恶性

　恶性外周神经鞘瘤

　　　　上皮样恶性外周神经鞘瘤

　　　　恶性蝾螈瘤

　　　　恶性颗粒细胞瘤

　　　　外胚叶间叶瘤

分化不确定的肿瘤

　　良性

　　　　肢端纤维黏液瘤

　　　　肌内黏液瘤（包括细胞亚型）

　　　　关节旁黏液瘤

　　　　深部（"侵袭性"）血管黏液瘤

　　　　多性玻璃样变血管扩张性肿瘤

　　　　异位性错构瘤性胸腺瘤

　　交界性（局部浸润）

　　　　血铁质沉积性纤维脂肪瘤

　　交界性（偶见转移）

　　　　非典型纤维黄色瘤

　　　　血管瘤样纤维组织细胞瘤

　　　　骨化性纤维黏液样肿瘤

　　　　非特殊型混合瘤

　　　　恶性非特殊型混合瘤

　　　　肌上皮瘤

　　　　肌上皮癌

　　　　高磷酸盐尿性良性间质肿瘤

　　　　高磷酸盐尿性恶性间质肿瘤

　　恶性

　　　　非特殊型滑膜肉瘤

　　　　　滑膜肉瘤，梭形细胞型

　　　　　滑膜肉瘤，双相型

　　　　上皮样肉瘤

　　　　腺泡状软组织肉瘤

　　　　软组织透明细胞肉瘤

　　　　骨外黏液样软骨肉瘤

　　　　骨外 Ewing 肉瘤

　　　　促结缔组织增生性小圆细胞肿瘤

　　　　骨外横纹肌样瘤

　　　　具有血管周上皮样细胞分化的肿瘤（PEComa）

　　　　　非特殊型 PEComa，良性

　　　　　非特殊型 PEComa，恶性

　　　　血管内膜肉瘤

未分化/未分类的肉瘤

　　未分化梭形细胞肉瘤

　　未分化多形性肉瘤

　　未分化圆形细胞肉瘤

　　未分化上皮样肉瘤

　　未分化肉瘤（非特殊型）

第七章

乳　腺

一、乳房正常解剖学

乳房位于胸前部浅筋膜内，胸大肌及深筋膜的表面。成年女性乳房基部上起第2～3肋，下至第6～7肋，内侧至胸骨旁线，外侧可达腋中线。乳房中央为乳头。乳头周围皮肤色素沉着较多，形成乳晕。乳房由乳腺、脂肪组织和致密纤维组织构成。乳腺被纤维组织分隔成8～10个车辐状排列的乳腺叶。乳腺叶内的小导管汇合成集合管，集合管在乳头基底部膨大形成输乳管窦，然后开口于乳头。乳房悬韧带又称Cooper韧带，对乳房起支持和固定作用。

乳腺解剖部位：乳头、乳晕区、内上象限、内下象限、外上象限、外下象限和腋尾区。

二、标本特征描述和大体取材

（一）标本类型

标本类型包括乳腺切除标本、全乳腺切除标本和乳腺缩减手术切除标本（reduction mammaplasty）。

乳腺切除标本是指切除部分乳腺组织而非全部乳腺组织，通常标本内不存在乳头，包括部分乳腺切除标本、乳腺肿块切除标本和乳腺象限切除标本。

全乳腺切除标本包括乳腺单纯切除标本、保留皮肤的乳腺改良根治切除标本、保留乳头乳晕的乳腺改良根治切除标本、改良乳腺根治切除标本和乳腺根治切除标本。乳腺单纯切除标本切除全部乳腺但未切除腋窝淋巴结。保留皮肤的乳腺改良根治切除标本，切除范围包括全部乳腺及乳头，周围仅有窄的皮肤。保留乳头乳晕的乳腺改良根治切除标本切除范围包括全部乳腺，保留皮肤和乳头。改良乳腺根治切除标本切除范围包括全部乳腺和腋窝脂肪。乳腺切除标本和腋窝淋巴结切除标本可能分别送检。有时乳腺切除标本的底部会附有少量胸肌。乳腺根治切除标本切除范围包括全部乳腺、胸大肌、胸小肌和腋窝淋巴结。

乳腺缩减手术切除标本：患者常因巨乳症行双侧乳腺缩减手术，或先天原因、乳腺癌手术而行单侧乳房缩减（对称）手术，切除标本多为碎块，无法评估手术切缘。乳腺缩减手术切除标本中隐匿性乳腺癌的检出率为0.06%～12.8%。2017年595例标本研究中乳腺癌检出率为2.4%。

（二）标本特征描述

明确切除标本的类型，测量切除标本的3个径线大小；若附皮肤，应测量皮肤的两个径线大小；并分别测量乳头及乳晕的大小。相连腋窝脂肪时，测量其大小。全乳切除标本应观察并描述皮肤（特别是手术切口处，有无红斑、溃疡、结节）、乳头（是否凹陷、不规则）和乳晕外观。描述肿瘤的特征，包括肿瘤部位、大小、界限、颜色、质地、灶性（单灶或多灶）、坏死和扩展范围。手术残腔需观察是否残留肿瘤，并测量肿瘤大小和描述其特征。若为化疗后标本，需测量瘤床大小。测量肿瘤、残腔、瘤床距各切缘的距离，特别是最近切缘的距离。

肿瘤部位：明确是右侧还是左侧；识别肿瘤所在的象限，包括内上象限、内下象限、外上象限、外下象限、乳头、乳晕区（图7-0-1）；明确每一象

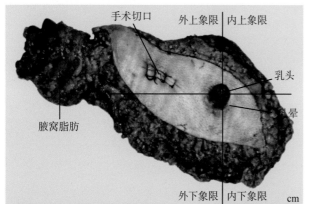

图 7-0-1　右侧改良乳腺根治切除标本示乳腺解剖结构

限的具体钟点位置；测量肿瘤距乳头的距离。

浸润癌大小测量原则：浸润癌的大小是重要的预后因素，体积最大的、连续的浸润灶的大小被使用于T分期。大体测量肿瘤大小常不可靠，最准确的方法应当结合影像、大体检查和镜下评估，特别是镜下评估。一个组织块可以全部取材、体积小的浸润癌，镜下评估肿瘤大小更准确；需取材多个组织块、体积大的浸润癌，大体测量更可靠。如果手术切除之前曾行粗针穿刺活检，一些病例肿瘤大小可能被低估，需结合影像、大体检查和镜下观察综合评估。具体测量原则：①如果为多灶性浸润，肿瘤大小测量标准为测量最大浸润灶的大小，小的、不连续的卫星灶不计入肿瘤大小；肿瘤细胞引起的纤维组织增生也被纳入肿瘤的大小测量范围。②多发性浸润癌的大小不相互累计，并且应除外邻近导管原位癌的大小。如果癌的大小在1～1.5mm，肿瘤大小不应约等于1mm，而应约等于2mm。以确保肿瘤不要错误分类为pT1mi。需特别注意的是如果两个组织学类似的癌之间的距离在5mm以内，肿瘤大小测量原则为测量两个肿瘤外侧缘之间的距离。在多发性浸润癌中，大体检查两个浸润性癌灶的距离非常近，镜下观察两者交界处的组织内肿瘤相连续并且肿瘤密度一致时，肿瘤大小为两个癌灶累计的大小。③如果先前粗针穿刺活检或切除活检标本中浸润灶的大小大于切除标本中浸润灶的大小，或者切除标本中已无浸润癌时，采用活检标本中的浸润灶大小进行T分期。两个标本内的浸润灶大小不应相加计算肿瘤大小。④单独测量导管原位癌的大小。⑤术前化疗患者，最大的残存肿瘤灶作为肿瘤的大小进行T分期。肿瘤床周围的治疗相关的纤维化区域不应纳入肿瘤大小。⑥如果切除标本破碎，并且大于1个碎块组织内存在浸润癌，此时无法准确测量肿瘤大小和数量。

导管原位癌大小测量原则：导管原位癌的大小与临床分期不相关，但它是患者治疗方案选择的重要因素。导管原位癌大小与再次切除后残存肿瘤可能性、邻近或阳性切缘、复发可能性和漏检浸润灶可能性相关。导管原位癌大小（范围）是指导管原位癌累及乳腺组织的体积。影像评估导管原位癌是根据钙化的分布，常低估病变大小。大体检查时根据组织增厚和粉刺样坏死来判断病变大小常不能准确测量病变的完整大小。大体测量的病变大小必须通过镜下评估进一步证实。导管原位癌的平均大小1.4～2.7cm，虽然准确测量病变大小较困难，但评估导管原位癌的大小具有临床意义。伴有广泛导管原位癌成分的癌（extensive intraductal component，EIC）的诊断标准：①浸润癌内≥25%的面积为导管原位癌，同时浸润癌之外也存在导管原位癌；②EIC阳性的癌也包括导管原位癌伴有"小"的（直径≤1cm）浸润癌。

肿瘤灶性（tumor focal）：多灶性浸润癌可分为以下6组。①广泛的原位癌伴有多灶性浸润；②浸润癌伴有小的浸润卫星灶，这些小的卫星灶不计入肿瘤的大小；③浸润癌伴有广泛淋巴血管侵犯；④多发性具有不同生物学特征的浸润癌，这些浸润癌具有不相同组织学特点和免疫表型；⑤新辅助治疗后浸润癌，由于化疗导致纤维性瘤床内存在多灶性残存灶，这些浸润灶具有相同组织学特点和免疫表型；⑥单个癌切成多个碎片，此时最好结合临床和影像来确定肿瘤大小。

肿瘤坏死：存在坏死与影像学钙化相关，大多数坏死区将发生钙化。导管原位癌所表现出的影像学钙化常重复出现。坏死分为两类，即中央性（"粉刺样"）和局灶性。中央性坏死是受累导管腔的中央部位被广泛的坏死替代，经常存在鬼影细胞和核碎片。中央性坏死通常与高级别核相关，也可发生于低或中级别导管原位癌。高级别导管原位癌大体切面肉眼观表现为粉刺样坏死。局灶性为小灶性或单个细胞坏死，低倍镜下不明显，大体观察无法识别。

肿瘤扩展：乳腺癌能够侵犯表面皮肤或胸壁，取决于肿瘤的大小和部位。皮肤和肌肉侵犯纳入《AJCC癌症分期手册（第8版）》临床分期，指导临床是否进行局部治疗。如果标本中存在皮肤和肌肉，大体检查必须详细描述肿瘤与两者之间的关系。肿瘤与皮肤之间的关系包括皮肤未受累、导管原位癌累及乳头皮肤［乳头乳晕湿疹样变（Paget病）］、肿瘤直接侵犯真皮或表皮不伴皮肤溃疡、直接侵犯表皮或真皮伴皮肤溃疡或皮肤卫星结节。皮肤卫星结节必须为肉眼观察结节与原发癌不相连，镜下识别的皮肤结节或溃疡或水肿不纳入肿瘤分期。肿瘤扩展还包括是否累及乳头真皮、是否侵犯胸肌和胸壁（肿瘤侵犯胸肌不归类为胸壁侵犯，除非侵犯胸肌后的深层结构）。

（三）大体取材

1.切缘取材

切缘取材之前，应当首先对标本定位，特别是部分切除标本。定位标本可采取手术缝线或夹子标识，或者与外科医生直接沟通。所有手术切除标本切缘包括表面切缘、基底（深部）切缘、上切缘、下切缘、内切缘、外切缘，如有条件可将各切缘涂上不同颜色的染料；如有皮肤，皮肤四侧切缘也必须取材。阳性切缘为墨染切缘内见浸润癌或导管原位癌。如果切除标本破碎，无法评估切缘时，应当注明。深部切缘可能为肌肉筋膜，乳腺组织跨过这些切缘的可能性极小。如果深部切缘存在导管原位癌，不具有临床意义。然而深部切缘存在浸润癌特别是侵犯肌肉时，经常需要术后放疗。CAP要求评估肿瘤距各切缘之间的距离，特别是需要报告肿瘤至最近切缘之间的距离，最好采取垂直切缘取材。

浸润癌切缘受累范围包括单灶（切缘内存在1个癌灶，最大径<4mm）、多灶（切缘内存在≥2个癌灶）和广泛（切缘内癌组织宽大，长径>5mm）。导管原位癌切缘受累范围包括局灶（1个组织切片内导管原位癌累及切缘<1mm）；中等（介于局灶和广泛之间）；广泛（切缘内导管原位癌最大径≥15mm或≥5个低倍视野的切缘存在导管原位癌和（或）≥8个组织块的切缘存在导管原位癌）。

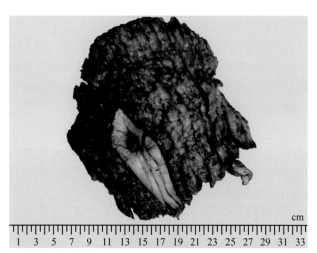

图7-0-2　改良乳腺根治切除标本，每隔1cm书页式切面标本

2.肿瘤取材

首先从乳头基底部将乳头切下，平行于乳头基底部水平面切取组织一块，然后垂直于基底面将乳头连续切片、全部取材。垂直于乳腺切除标本的基底部将标本连续切成薄片（图7-0-2）。乳腺癌组织学分级是通过评估最大浸润灶的组织学分级确定。如果病变为多发性浸润性癌，肿瘤的大小、组织学分级、组织学类型和免疫组织化学检测结果（包括ER、PR和HER2）应以最大浸润癌灶为准，因此最大浸润癌灶必须充分取材。留取标本进行分子生物学检查时，不能影响浸润癌或淋巴结的评估。我国《乳腺癌诊疗规范（2018年版）》推荐取材标准：依据肿块的最大径，每1cm至少取材1块，如6cm的肿块至少取材6块。体积小的肿瘤可多取材或完全取材。

如影像学发现的病变，而肉眼和触检难以发现病变时，应当请临床医生在术中用缝线标识病变位置或与手术医生沟通指导明确病变部位。有条件的情况下，可以对切除标本进行影像学检查确定病变的部位。病变区域应当全部取材，以防漏检。如果标本为导管原位癌伴有微浸润时，切除标本最好全部取材或至少大体受累区域全部取材。标本中所有肉眼可观察到的病变均需取材。

新辅助化疗后标本内肿瘤病灶能够发生纤维化而退缩，需要准确识别化疗前肿块的位置和大小。中国《乳腺癌新辅助化疗后的病理诊断专家共识》推荐取材标准：参照新辅助化疗前肿瘤的部位和范围，先按每1cm取1块的原则进行取材，如果切片内未见残余肿瘤，则需要对瘤床进行补充广泛取材。在初次取材镜下未见肿瘤的情况下，如果大体有明确病变或瘤床，建议将其完全取材；如果大体标本中缺乏明确的病变或瘤床，则应尽可能多取材，必要时需将整个象限或整个标本（指肿块切除标本）全部取材。

导管原位癌的取材原则：宜将病变全部取材。CAP推荐采取连续顺序取材（serial sequential sampling），全部组织连续取材，每个组织块的位置详细记录（图7-0-3）。利用标本示意图、组织块厚度和受累组织块的位置能够计算出导管原位癌的体积。

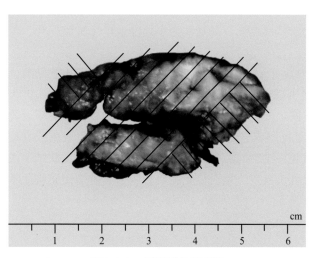

图7-0-3　导管原位癌取材

乳腺缩减手术切除标本取材原则：目前尚缺乏乳腺缩减手术切除标本的大体取材标准。最近研究推荐取材标准：年龄＜35岁，对于大体观察存在可疑病变或具有乳腺癌家族史的患者需要全面取材；35～49岁，取材6个或7个组织块；年龄≥50岁，10个或11个组织块；单侧乳房缩减手术切除标本，不必以乳腺癌病史作为取材数量的标准，而需基于患者年龄而定；临床和（或）大体检查不存在皮肤病变时，可不必皮肤取材。

三、区域淋巴结

区域淋巴结包括腋窝（同侧）淋巴结、内乳（同侧）淋巴结、锁骨上淋巴结和乳房内淋巴结。其中腋窝淋巴结又分为三级：Ⅰ级（下腋）、Ⅱ级（中腋）和Ⅲ级（腋尖）。

依据淋巴结转移部位、数量和转移灶的大小进行N分期，必须仔细观察和评估。前哨淋巴结通过淋巴结摄取放射性示踪剂或染料由外科医生识别并取材。腋窝组织完整切除标本内仔细寻找淋巴结，我国《乳腺癌诊疗规范（2018年版）》要求对规范的腋窝清扫标本至少查找15枚淋巴结。描述淋巴结的总数目、最大径范围、有无融合（图7-0-4）、有无与周围组织粘连，切面有无明显灰白色转移灶（图7-0-5）。取材时需附带淋巴结周围的结缔组织。乳腺内淋巴结存在于乳腺组织内，最常见于外上象限。因淋巴结分期和临床分期所需，乳腺内淋巴结归类为腋窝淋巴结。内乳淋巴结、锁骨上淋巴结和锁骨下淋巴结很少切除。大体观察存在转移的淋巴结，测量淋巴结的大小，仅需切取一块存在转移区域的组织块。大体未见转移的淋巴结必须充分取材以检测所有的宏转移（macrometastases），宏转移具有预后意义。每枚淋巴结沿长轴间隔2mm薄切，并全部取材。化疗后淋巴结常发生纤维化或萎缩，难以识别。对于新辅助化疗前腋窝淋巴结穿刺为阳性的患者，建议在阳性淋巴结部位放置金属标志物。病理医生应尽可能寻找较多的腋窝淋巴结。

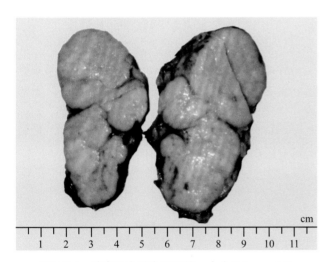

图7-0-4　腋窝巨大融合淋巴结，大小7.0cm×4.0cm×3.5cm

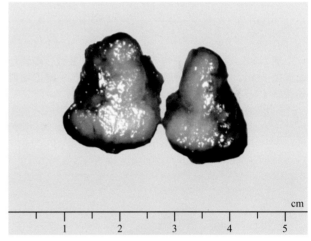

图7-0-5　腋窝淋巴结内转移癌呈灰白色，浸润周围脂肪，大小2.0cm×1.5cm×1.5cm，质地较硬

腋窝脂肪内癌结节：转移癌能够完全替代淋巴结。邻近乳腺的腋窝脂肪内存在癌结节，但没有残存淋巴组织的组织学证据时，归类为腋窝淋巴结转移。必须存在间质侵犯，仅局限于淋巴管内的癌不应纳入淋巴结转移。如果癌结节周围存在乳腺组织和（或）导管原位癌时，浸润癌灶更有可能来源于腋窝乳腺组织，此时也不应计入淋巴结转移。

淋巴结转移灶大小分组：①孤立肿瘤细胞簇（isolated tumor cell clusters，ITC）定义为单个组织切片内细胞簇体积小，最大径≤0.2mm，或单个细胞，或细胞数量＜200个细胞；可采取组织学或免疫组化方法检测；仅存在ITC的淋巴结不纳入N分期的阳性淋巴结数；②微转移（micrometastases）定义为单个组织切片内细胞簇最大径＞0.2mm但≤2mm，和（或）细胞数量＞200个；如果仅存在微转移，N分类为pN1mi。如果同时存在至少1个宏转移时，伴有微转移的淋巴结纳入N分期的阳性淋巴结；③宏转移定义为单个组织切片细胞簇最大径＞2mm。当存在多灶性转移时，测量癌细胞连续性分布的、最大转移灶的大小进行评估。

肿瘤淋巴结外侵犯（extranodal tumor invasion）：转移癌破坏淋巴结被膜侵入邻近脂肪。当侵犯范围广时，临床常表现为淋巴结固定或融合，是复发的危险因素。在测量淋巴结转移灶的大小时，结外扩展也应当纳入其中。转移灶的大小应包括肿瘤细胞和周围促结缔组织反应成分（即便其中无肿瘤细胞），术前化疗者除外。肿瘤存在于淋巴窦内但未侵犯周围脂肪不视为淋巴结外侵犯。目前，肿瘤淋巴结外侵犯尚未纳入N分期。

四、乳腺大体标本病理学

（一）非特殊型浸润性癌

1.临床特征

乳腺癌是女性常见的恶性肿瘤之一，发病率位居女性恶性肿瘤的首位。非特殊型浸润性癌（invasive carcinoma of no special type）又称浸润性导管癌或非特殊型浸润性导管癌，是浸润性乳腺癌中最常见的类型，占40%～75%。早期乳腺癌不存在明显的症状和体征，常通过体检或乳腺癌筛查发现。可触及乳腺无痛性肿块是浸润性乳腺癌最常见的临床特征，肿块多为单发，质地硬，边缘不规则。此外还可出现皮肤皱缩（酒窝征）、乳头内陷、乳头溢液，少数情况下见乳腺大小和形态改变、皮肤颜色及质地变化。伴有乳头佩吉特病（Paget disease）时，表现为乳头皮肤瘙痒、糜烂、破溃、结痂、脱屑、灼痛，甚至乳头回缩。1/3以上乳腺癌患者发生腋窝淋巴结转移。

2.大体检查

肿瘤大小不等（＜1cm～＞10cm），呈不规则形、星芒状或结节状。界限尚清或不清楚，无包膜，常浸润周围脂肪（图7-0-6～图7-0-13）。切面呈灰白色伴黄色纹理，质地较韧，甚至较硬，取材时可有砂砾感。肿瘤出血和坏死不明显。

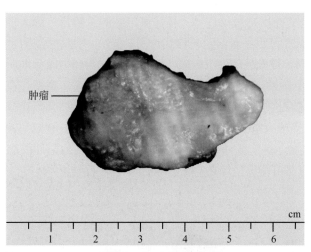

图7-0-6　右侧乳腺非特殊型浸润性癌，Ⅱ级；浸润灶最大径4mm，高级别导管原位癌占肿瘤的90%；淋巴结内癌转移（1/13）；女，47岁

大体检查：部分乳腺切除标本，大小4.5cm×4.0cm×3.0cm。切面见灰白色肿瘤，大小2.5cm×2.0cm×2.0cm，界限不清，质地硬，见粉刺样坏死

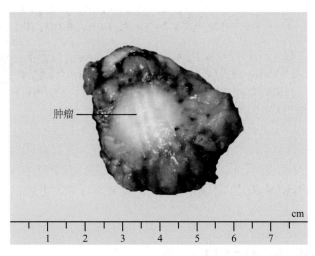

图7-0-7　右侧乳腺非特殊型浸润性癌，Ⅲ级；淋巴结内癌转移（1/36）；女，59岁

大体检查：部分乳腺切除标本，大小5.0cm×4.5cm×4.0cm。切面见灰白色肿瘤，大小3.2cm×2.2cm×2.0cm，界限不清，质地硬

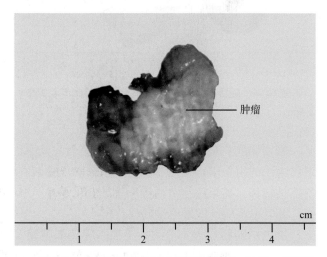

图7-0-8　右侧乳腺非特殊型浸润性癌，Ⅱ级；后送改良乳腺根治切除标本内癌残留（最大径1.5cm）；淋巴结癌转移（4/25）；女，62岁

大体检查：部分乳腺切除标本，大小2.5cm×2.0cm×1.0cm。切面见灰白间灰黄色肿瘤，大小1.8cm×1.2cm×1.0cm，与周围脂肪组织界限不清，质较硬

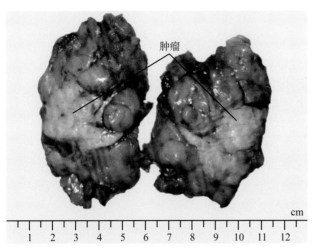

图 7-0-9　右侧乳腺非特殊型浸润性癌，Ⅲ级；淋巴结内未见癌转移（0/9）；女，69岁

　　大体检查：部分乳腺切除标本，大小7.0cm×4.5cm×2.0cm。切面见灰白色肿瘤，大小2.2cm×2.0cm×2.0cm，境界不清，质较硬

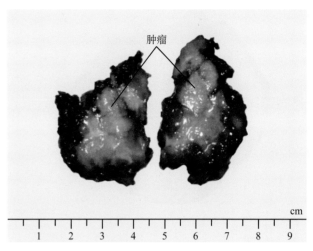

图 7-0-10　右侧乳腺非特殊型浸润性癌，Ⅲ级；淋巴结内癌转移（2/16）；女，65岁

　　大体检查：部分乳腺切除标本，大小5.0cm×2.8cm×1.5cm。切面见灰白色肿瘤，大小1.8cm×1.2cm×1.5cm，界限尚清，有砂砾感，较硬

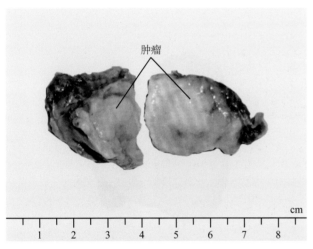

图 7-0-11　右侧乳腺非特殊型浸润性癌，Ⅲ级；后送改良乳腺切除标本内残腔周围癌残留；淋巴结内未见癌转移（0/22）；女，51岁

　　大体检查：部分乳腺切除标本，大小4.0cm×2.8cm×2.5cm。切面见灰白色结节状肿瘤，大小1.5cm×1.7cm×1.7cm，界限不清，质地硬

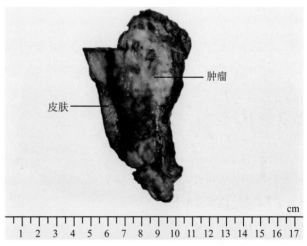

图 7-0-12　左侧乳腺非特殊型浸润性癌，Ⅱ级；后送改良乳腺根治切除标本内癌残留（最大径4.0cm）；淋巴结内未见癌转移（0/25）。女，47岁

　　大体检查：部分乳腺切除标本，大小4.0cm×3.8cm×2.0cm。切面见灰白灰红色肿瘤，大小3.6cm×3.3cm×1.7cm，界限不清，质地硬

图 7-0-13　左侧乳腺非特殊型浸润性癌，Ⅱ级，后送改良乳腺根治切除标本内残留高级别导管原位癌；淋巴结内未见癌转移（0/19）；女，74岁

　　大体检查：部分乳腺切除标本，大小3.0cm×2.5cm×1.0cm。切面见灰白灰红色肿瘤，大小1.8cm×1.1cm×0.8cm，界限不清，质较韧

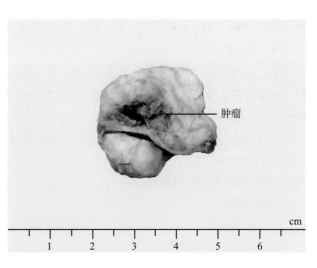

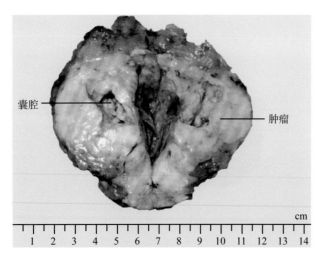

图7-0-14　左侧乳腺高分化鳞状细胞癌；淋巴结内未见癌转移（0/15）；女，45岁

大体检查：部分乳腺切除标本，大小8.5cm×8.5cm×3.0cm。切面见灰白色肿瘤，大小6.0cm×3.8cm×4.5cm，局部囊性变，腔内含淡红色液体，质较硬

（二）化生性癌

1.临床特征

化生性癌（metaplastic carcinoma）包括低级别腺鳞癌、纤维瘤病样化生性癌、鳞状细胞癌、梭形细胞癌、伴间叶分化的癌和肌上皮癌。占所有浸润性乳腺癌的0.2%～5.0%，若仅考虑伴间叶化生的肿瘤大约占1%。临床特征和年龄分布与雌激素受体（ER）阴性的非特殊型浸润性癌相类似。

2.大体检查

化生性癌无特征性的大体改变。肿瘤可以界限清楚，也可以界限不清或不规则。囊性退行性变常见，特别是化生性鳞状细胞癌（图7-0-14）。与非特殊型浸润性癌相比，化生性癌体积较大（图7-0-15），平均大小为3.9cm（1.2～10cm），坏死和囊性变易见（图7-0-16）。

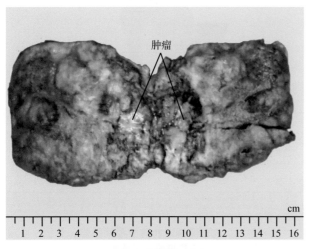

图7-0-15　右侧乳腺梭形细胞癌；女，59岁

大体检查：已剖开部乳腺切除标本，大小11.0cm×6.0cm×7.5cm，切面呈灰白色鱼肉样，灶性坏死，界限不清。表面被覆梭形皮肤，大小10.8cm×7.0cm×0.3cm，表面未见明显溃疡

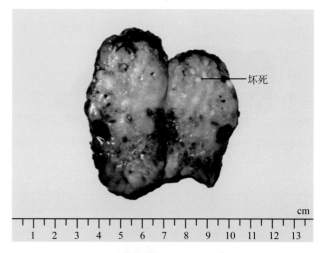

图7-0-16　右侧乳腺伴间叶分化的癌，间叶成分为骨肉瘤；淋巴结内未见癌转移（0/25）；女，55岁

大体检查：部分乳腺切除标本，大小7.0cm×5.0cm×3.0cm。切面见灰白色结节状肿瘤，大小4.5cm×3.0cm×3.0cm，界限不清，多灶性灰黄色坏死

（三）黏液癌

1.临床特征

单纯型黏液癌（mucinous carcinoma）大约占所有乳腺癌的2%。好发年龄＞55岁。

2.大体检查

肿瘤大小范围在1～20cm，易识别。肿瘤表现为有光泽的胶冻样病变（图7-0-17，图7-0-18），推挤性生长，质地软。

（四）浸润性微乳头状癌

1.临床特征

单纯浸润性微乳头状癌少见，占浸润性乳腺癌的0.9%～2.0%。存在微乳头特征的浸润性乳腺癌大约占7.4%。单纯的或混合性微乳头状的平均发病年龄与ER阳性的非特殊型浸润性癌一致。

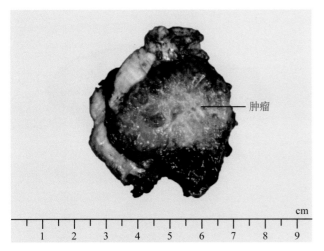

图7-0-17　右侧乳腺黏液癌，Ⅰ级；女，28岁

大体检查：部分乳腺切除标本，大小5.0cm×5.0cm×3.5cm。切面见黏液样结节状肿瘤，最大径3.5cm，界限较清，胶冻样，质地软

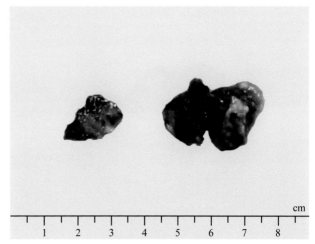

图7-0-18　左侧乳腺黏液癌，Ⅱ级；后送改良乳腺根治切除标本内癌残留；淋巴结内未见癌转移（0/20）；女，62岁

大体检查：已剖开肿瘤切除标本，大小2.5cm×1.4cm×1.2cm，结节状。质地中等，表面见黏液样物

2.大体检查

浸润性微乳头状癌（invasive micropapillary carcinoma）易通过淋巴管播散，病变范围广（图7-0-19），常大体未见明显肿瘤的区域也存在脉管内转移，应全面取材，特别是外科切缘。淋巴结转移率高。

（五）导管原位癌

1.临床特征

导管原位癌（ductal carcinoma in situ）的检出率与乳腺X线筛查相关。在美国占新诊断乳腺癌的20%～25%。临床表现包括可触及肿块、伴或不伴肿块的乳头病理性溢液和Paget病。80%～85%病例在没有明显临床表现的情况下通过乳腺X线检查（存在簇状微钙化）被检出，大约5%的患者因其他病变进行乳腺活检时偶然被发现。通常可分为低级别、中级别和高级别。

2.大体检查

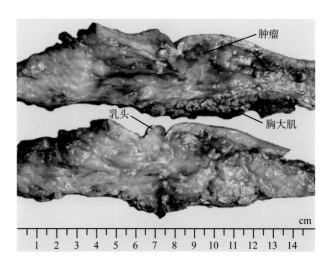

图7-0-19　右侧乳腺浸润性微乳头状癌；淋巴结内癌转移（16/30）；女，52岁

大体检查：改良乳腺根治切除标本，大小21.5cm×16.0cm×6.0cm；皮肤大小14.0cm×3.5cm；乳头凹陷。乳头及皮肤下见灰白色肿瘤，大小4.0cm×3.5cm×2.0cm，与周围组织界限不清，侵犯真皮，质地中等。肿瘤基底部附肌肉。另送腋窝脂肪，大小8.0cm×6.5cm×3.0cm，触及肿大淋巴结，最大径1.0cm

低级别和中级别导管原位癌大体不易识别（图7-0-20），如送检标本较大而肿瘤不明显时，建议请临床医生标识病灶位置。高级别导管原位癌切面常存在灰黄色粉刺样坏死，容易识别（图7-0-21），但明确测量肿瘤界限并测量大小较困难。

（六）微小浸润癌

1.临床特征

微小浸润癌（microinvasive carcinoma）少见，常过诊断。典型病变同时伴发高级别导管原位癌，也可伴发小叶原位癌，没有特殊的临床特征。

2.大体检查

大体表现取决于所伴发的原位癌。典型大体表现为界限不清的纤维性区域（图7-0-22），切面时见突出于表面的粉刺样坏死。许多病例缺少明显异常的大体改变。

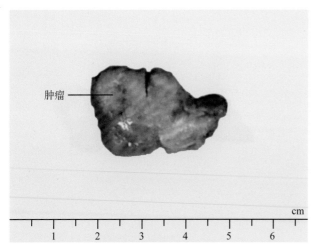

图7-0-20 右侧乳腺中级别导管原位癌；女，71岁

大体检查：部分乳腺切除标本，大小4.0cm×4.0cm×2.0cm。切面见灰白色结节，大小1.8cm×1.2cm×0.7cm，界限不清

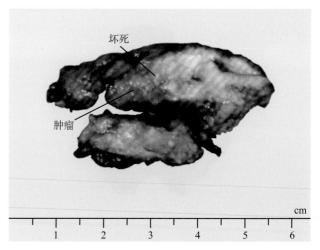

图7-0-21 左侧乳腺高级别导管原位癌；淋巴结内未见癌转移（0/31）；女，54岁

大体检查：部分乳腺切除标本，大小5.0cm×2.5cm×1.0cm。局部可触及灰白色质硬结节，大小2.0cm×1.2cm×0.6cm，切面见灰黄色粉刺样坏死

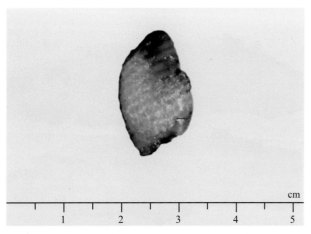

图7-0-22 右侧乳腺高级别导管原位癌伴多灶性微浸润；女，45岁

大体检查：肿瘤切除标本，大小2.3cm×1.2cm×1.0cm。切面呈灰白色，有光泽，均质，粉刺样坏死不明显，质地硬

（七）导管内乳头状瘤

1.临床特征

大多数导管内乳头状瘤（intraductal papilloma）为中央型，发病年龄范围广，常见于30～50岁。中央型起源于大导管，通常位于乳晕下，不累及终末导管小叶单位。外周型仅发生于终末导管小叶单位，肿瘤可以扩展至大导管。通常表现为单侧乳头血性或浆液性溢液，其次是可触及肿块。外周型乳头状瘤临床症状常隐匿，也可表现为乳头溢液，或出现肿块。

2.大体检查

中央型乳头状瘤可触及肿块，肿瘤表现为界限清楚的、伴有乳头状的分叶状圆形肿瘤（图7-0-23～图7-0-25），肿瘤通过一个或多个蒂附着于扩张导管壁中（图7-0-24）。中央型乳头状瘤的最大径从几毫米至最大径＞5cm。可见局灶坏死或出血，特别是体积较大的病变。外周型通常无明显肿块，除非伴有其他病变。

（八）腺病、硬化性腺病和大汗腺腺病

1.临床特征

腺病、硬化性腺病和大汗腺腺病（adenosis, sclerosing adenosis and apocrine adenosis）最常见于30～40岁女性。多为偶然发现。

2.大体检查

腺病大体表现通常不明显。一些病例可表现为质地硬、灰白色肿块（结节状腺病或腺病瘤）（图7-0-26～图7-0-29）。少数情况下，伴发较多微钙化导致切开时有砂砾感。

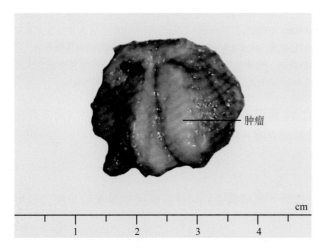

图7-0-23 左侧乳腺导管内乳头状瘤；女，30岁

大体检查：灰红灰黄色肿瘤切除标本，大小2.5cm×2.0cm×1.5cm。切面呈灰黄色，质地软

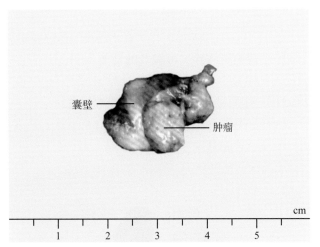

图7-0-24　右侧乳腺导管内乳头状瘤；女，24岁

大体检查：灰红色肿瘤切除标本，大小4.0cm×3.0cm×1.5cm。切面呈囊性，囊内见浅黄色菜花样肿瘤，大小2.0cm×2.0cm×1.0cm，通过蒂部与囊壁相连

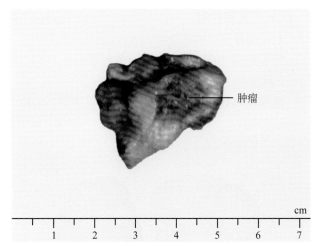

图7-0-25　左侧乳腺导管内乳头状瘤；女，40岁

大体检查：部分乳腺切除标本，大小3.5cm×2.8cm×1.0cm。切面见灰红色区域，大小0.7cm×0.6cm×0.6cm

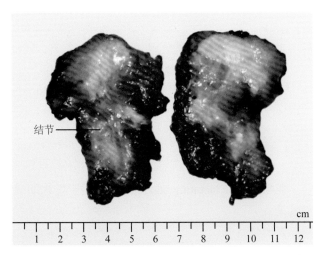

图7-0-26　右侧乳腺腺病伴旺炽性导管增生；女，53岁

大体检查：部分乳腺切除标本，大小6.7cm×4.8cm×1.6cm。切面呈灰白灰黄色，质地软，局部见灰白色结节，最大径0.2cm，质地硬

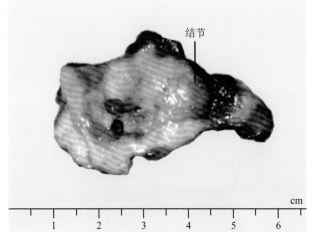

图7-0-27　左侧乳腺腺病伴旺炽性导管增生；女，67岁

大体检查：部分乳腺切除标本，大小4.0cm×3.0cm×1.5cm。切面见灰白色结节，大小1.0cm×1.0cm×0.7cm，界限较清

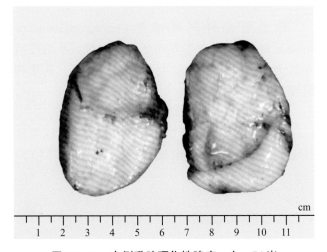

图7-0-28　右侧乳腺硬化性腺病；女，51岁

大体检查：灰白色肿瘤切除标本，大小7.0cm×5.5cm×3.0cm。切面呈灰白色，质地中等

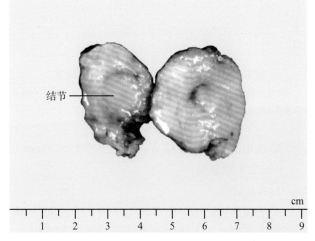

图7-0-29　右侧乳腺硬化性腺病伴普通型导管增生；女，37岁

大体检查：部分乳腺切除标本，大小3.3cm×2.8cm×2.0cm。切面见灰白色结节状肿瘤，大小1.0cm×1.0cm×0.6cm

（九）管状腺瘤

1.临床特征

管状腺瘤（tubular adenoma）大多发生于年轻女性。临床表现为无痛性、可触及的结节。

2.大体检查

肿瘤质地硬，界限清楚，质地均匀（图7-0-30，图7-0-31）。切面呈灰白色、浅黄色或棕褐色。

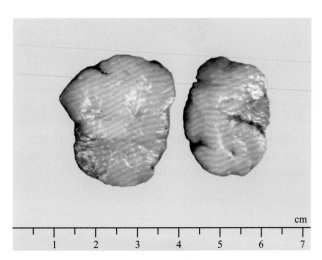

图7-0-30　左侧乳腺管状腺瘤；女，22岁

大体检查：结节状肿瘤切除标本，大小3.0cm×3.0cm×2.0cm，包膜完整。切面呈灰白色，质地较韧

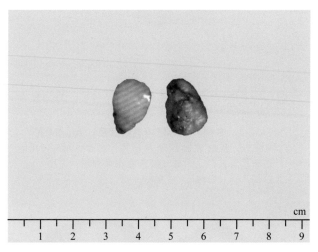

图7-0-31　左侧乳腺管状腺瘤；女，37岁

大体检查：灰白色结节状肿瘤切除标本，大小1.7cm×1.1cm×0.8cm。切面呈灰白色，质地中等

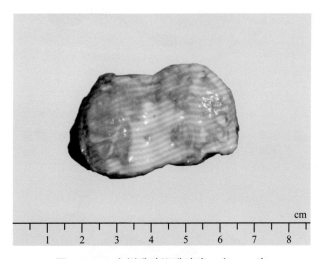

图7-0-32　左侧乳腺泌乳腺瘤；女，24岁

大体检查：灰红灰黄色结节状肿瘤切除标本，大小3.0cm×2.7cm×2.0cm，包膜完整。切面呈灰红色，灰黄色乳汁溢出

（十）泌乳腺瘤

1.临床特征

泌乳腺瘤（lactating adenoma）发生于妊娠期或哺乳期。

2.大体检查

肿瘤大小不等，偶尔体积可以很大，切面见乳汁溢出（图7-0-32）。

（十一）假血管瘤样间质增生

1.临床特征

假血管瘤样间质增生（pseudoangiomatous stromal hyperplasia）常见于绝经前女性，平均发病年龄为37岁，但也能发生于绝经后女性、儿童和男性。

2.大体检查

大体表现为界限清楚、无包膜、质地硬或橡皮样、质地均匀的分叶状结节。肿瘤大小1～12cm（平均6cm），切面呈粉褐色至灰白灰黄色（图7-0-33）。

（十二）脂肪瘤

1.临床特征

脂肪瘤（lipoma）大多发生于成年人（40～60岁）。临床表现为无症状的孤立性肿瘤，质地软，可活动，常位于乳房皮下组织而非深部的乳腺实质内。

2.大体检查

界限清楚的灰黄色结节，平均直径为2.5cm，部分肿瘤最大径＞10cm。切面呈灰黄色，质地软（图7-0-34）。

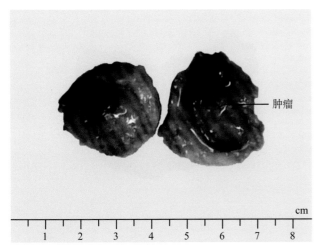

图7-0-33 左侧乳腺假血管瘤样间质增生；女，51岁

大体检查：灰白色肿瘤切除标本，大小3.0cm×3.0cm×2.5cm。切面见灰褐色肿瘤，大小2.5cm×2.0cm×2.0cm，界限清楚，质地中等

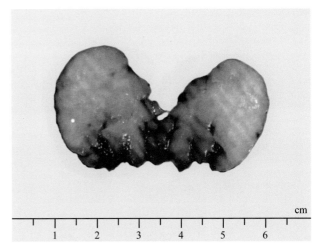

图7-0-34 右侧乳腺脂肪瘤；女，63岁

大体检查：灰黄色肿瘤切除标本，大小2.7cm×1.3cm×1.5cm，包膜完整。切面呈灰黄色，质地软

（十三）纤维腺瘤

1.临床特征

纤维腺瘤（fibroadenoma）在任何年龄均可发生，最常见于育龄期妇女，特别是年龄＜30岁的女性。临床表现为无痛性、孤立性、质地硬、缓慢生长、可活动、界限清楚的结节，最大径可达3cm。少数情况下可多发，体积非常大。

2.大体检查

肿瘤呈圆形或卵圆形，界限清楚，具有完整纤维包膜（图7-0-35，图7-0-36）。切面呈灰白色或白色，实性，橡皮样，膨胀性生长，略呈分叶状和裂隙样腔隙（图7-0-37，图7-0-38）。具体差异取决于间质硬化和黏液变性之间的比例。硬化性肿瘤常伴有钙化。

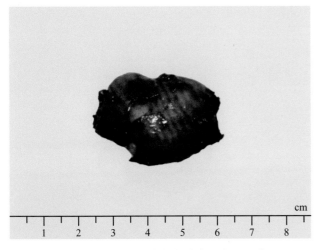

图7-0-35 右侧乳腺纤维腺瘤；女，54岁

大体检查：灰白灰红色结节状肿瘤切除标本，大小3.0cm×2.0cm×1.8cm，包膜完整。切面呈灰白色，多结节状，质地韧

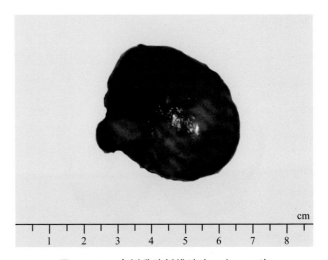

图7-0-36 右侧乳腺纤维腺瘤；女，21岁

大体检查：灰红色结节状肿瘤切除标本，大小4.3cm×3.3cm×2.5cm，包膜完整，切面呈灰白，质地硬

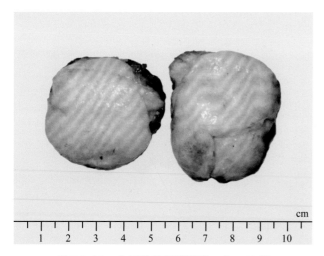

图7-0-37　右侧乳腺纤维腺瘤；女，18岁

大体检查：灰白色结节状肿瘤切除标本，大小3.8cm×3.8cm×3.0cm，包膜完整。切面呈灰白色，质地韧

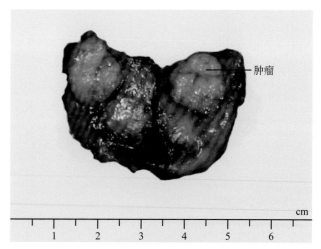

图7-0-38　左侧乳腺纤维腺瘤；女，40岁

大体检查：灰白灰黄色乳腺切除标本，大小3.0cm×2.5cm×0.5cm。切面见两个灰白色结节状肿瘤，大小分别为1.0cm×0.6cm×0.4cm和0.5cm×0.5cm×0.4cm。切面呈灰白色，界限清楚，包膜完整，质地韧

（十四）叶状肿瘤

1.临床特征

叶状肿瘤（phyllodes tumour）包括良性、交界性和恶性。在西方国家，大约占所有乳腺肿瘤的0.3%～1%和所有乳腺纤维上皮性肿瘤的2.5%。肿瘤主要发生于中年妇女，平均发病年龄40～50岁，比纤维腺瘤发病年龄晚15～20年。在亚洲，肿瘤好发于年轻女性，平均年龄25～30岁，发病率更高。恶性叶状肿瘤的平均发病年龄比良性晚2～5年。临床表现为单侧、质地硬、无痛性肿块。

2.大体检查

界限清楚、质地硬、膨胀性肿块（图7-0-39～图7-0-41）。由于肿瘤界限非常清楚，外科手术时能够完整"剥除"。切面呈棕褐色、粉红色或灰白色，可表现为黏液样或鱼肉样。体积较小的肿瘤呈均一性外观，体积大的病变具有特征性的"叶芽样"改变，即形成伴有弯曲裂隙的漩涡状结构。体积大的肿瘤可出现出血或坏死。

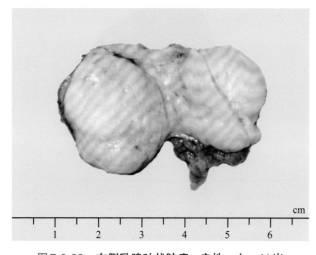

图7-0-39　右侧乳腺叶状肿瘤，良性；女，41岁

大体检查：灰白色结节状肿瘤切除标本，大小3.0cm×3.0cm×2.2cm，包膜完整。切面呈灰白色，质韧，见裂隙样改变

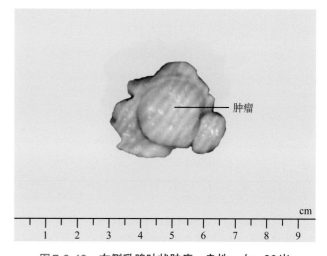

图7-0-40　右侧乳腺叶状肿瘤，良性；女，32岁

大体检查：灰白色结节状肿瘤切除标本，大小3.0cm×3.0cm×1.3cm。切面见浅黄色结节状肿瘤，大小1.8cm×2.0cm×1.0cm，界限清楚，质韧

（十五）错构瘤

1.临床特征

错构瘤（hamartoma）大约占乳腺良性肿瘤的4.8%。任何年龄均可发生，主要发生于40岁左右的女性；临床表现为质软、可触及的肿块，无临床症状。腺脂肪瘤被归入错构瘤。

2.大体检查

肿瘤呈圆形或卵圆形，最大径可达20cm。切面类似正常乳腺组织、脂肪瘤或纤维腺瘤（图7-0-42，图7-0-43）。

（十六）黏液囊肿样病变

1.临床特征

黏液囊肿样病变（mucocele-like lesion）少见，不超过所有乳腺良性活检病例的1%。发病年龄较大，83%的患者年龄＞45岁。所有乳腺黏液囊肿样病变均存在微钙化，常在乳腺X线筛查时被发现。

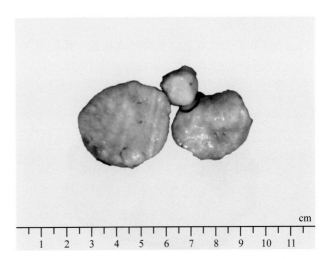

图7-0-41　右侧乳腺叶状肿瘤，良性；女，25岁

大体检查：灰白色结节状肿瘤切除标本，大小1.8cm×1.2cm×1.0cm，包膜完整。切面呈灰白色，质韧。另见灰红色结节状肿瘤，大小4.0cm×3.6cm×2.5cm，包膜完整，切面呈灰白灰红色，质韧

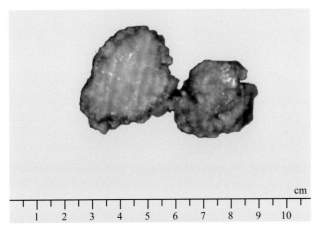

图7-0-42　左侧乳腺错构瘤；女，24岁

大体检查：浅黄色结节状肿瘤切除标本，大小4.0cm×3.2cm×2.0cm。切面呈浅黄色，质地中等

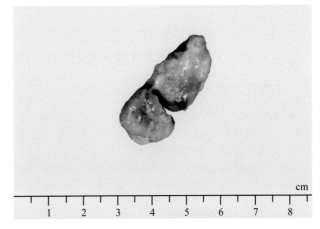

图7-0-43　右侧乳腺腺脂肪瘤；女，32岁

大体检查：灰黄色结节状肿瘤切除标本，大小2.5cm×2.0cm×0.8cm。切面呈灰黄色，质地软

该病变进展为乳腺癌的风险低。

2.大体检查

黏液囊肿样病变与黏液癌相类似，容易误诊（图7-0-44）。

（十七）乳腺脓肿

1.临床特征

乳腺感染在哺乳期和非哺乳期发病率分别为33%和10%。哺乳期通常由金黄色葡萄球菌通过破裂的乳头感染引起。非哺乳期乳腺感染病因不明显，起病急缓不一，可出现红肿热痛，并形成乳腺脓肿（breast abscesses），甚至破溃形成窦道。非哺乳期感染性乳腺脓肿可分为中央型（乳晕下）脓肿和周围型脓肿。

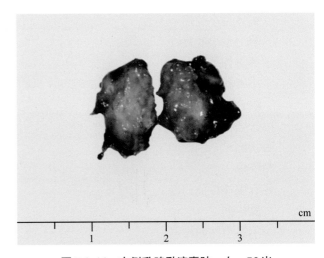

图7-0-44　右侧乳腺黏液囊肿；女，58岁

大体检查：灰白色结节状肿瘤切除标本，表面光滑，大小1.1cm×0.8cm×0.8cm。切面呈灰白色黏液样，有光泽，质较软

2.大体检查

脓肿壁常呈灰红色，脓肿壁内粗糙。脓腔见灰黄色脓液和坏死物（图7-0-45，图7-0-46）。

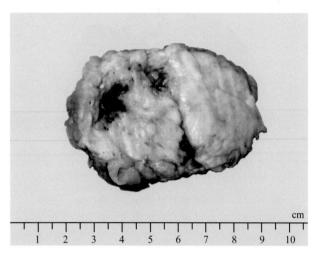

图7-0-45　右侧乳腺脓肿；女，47岁

大体检查：部分乳腺切除标本，大小5.0cm×5.0cm×4.0cm。切面呈灰白色，囊性变，囊腔最大径1.2cm，周围组织呈灰红色，质韧

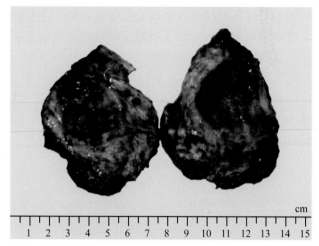

图7-0-46　左侧乳腺脓肿；女，31岁

大体检查：部分乳腺切除标本，大小6.8cm×5.5cm×2.5cm。切面呈囊性，囊腔大小3.5cm×3.0cm×1.0cm，囊内见灰黄色坏死物

五、WHO（2012年）乳腺肿瘤组织学分类

上皮性肿瘤

　微浸润性癌

　浸润性乳腺癌

　浸润性癌，非特殊型

　　多形性癌

　　伴破骨样间质巨细胞的癌

　　伴绒癌特征的癌

　　伴黑色素细胞特征的癌

　浸润性小叶癌

　　经典型小叶癌

　　实体型小叶癌

　　腺泡型小叶癌

　　多形性小叶癌

　　小管状小叶癌

　　混合型小叶癌

　小管癌

　筛状癌

　黏液癌

　伴有髓样特征的癌

　　髓样癌

　　不典型性髓样癌

　　伴有髓样癌特征的浸润性癌（非特殊型）

　伴大汗腺分化的癌

　伴印戒细胞分化的癌

浸润性微乳头状癌

化生性癌，非特殊型

低级别腺鳞癌

纤维瘤病样化生性癌

鳞状细胞癌

梭形细胞癌

伴有间叶分化的化生性癌

伴软骨样分化

伴骨样分化

伴其他间叶组织分化

混合性化生性癌

肌上皮癌

罕见类型

伴神经内分泌特征的癌

神经内分泌肿瘤，高分化型

神经内分泌肿瘤，低分化型（小细胞癌）

伴神经内分泌分化的癌

分泌型癌

浸润性乳头状癌

腺泡细胞癌

黏液表皮样癌

多形性癌

嗜酸细胞癌

富于脂质的癌

富于糖原的透明细胞癌

皮脂腺癌

唾液腺/皮肤附件型肿瘤

圆柱瘤

透明细胞汗腺腺瘤

上皮－肌上皮性肿瘤

多形性腺瘤

腺肌上皮瘤

伴有癌的肌上皮瘤

腺样囊性癌

前驱病变

导管原位癌

小叶肿瘤

小叶原位癌

经典型小叶原位癌

多形性小叶原位癌

非典型小叶增生

导管内增生性病变

普通型导管增生

包括平坦上皮不典型的柱状细胞病变

不典型导管增生

乳头状病变

导管内乳头状瘤

伴非典型增生的导管内乳头状瘤

伴导管原位癌的导管内乳头状瘤

伴小叶原位癌的导管内乳头状瘤

导管内乳头状癌

包裹性乳头状癌

伴有浸润的包裹性乳头状癌

实性乳头状癌

原位

浸润性

良性上皮增生

硬化性腺病

大汗腺腺病

微腺性腺病

放射性瘢痕/复杂性腺病

腺瘤

管状腺瘤

泌乳性腺瘤

大汗腺腺瘤

导管腺瘤

间叶性肿瘤

结节性筋膜炎

肌纤维母细胞瘤

韧带样型纤维瘤病

炎性肌纤维母细胞瘤

良性血管病变

血管瘤

血管瘤病

不典型性血管病变

假血管瘤样间质增生

颗粒细胞瘤

良性周围性神经鞘肿瘤

神经纤维瘤

神经鞘瘤

脂肪瘤

血管脂肪瘤

脂肪肉瘤

血管肉瘤

横纹肌肉瘤

骨肉瘤

平滑肌瘤

平滑肌肉瘤

纤维上皮性肿瘤

 纤维腺瘤

 叶状肿瘤

  良性

  交界性

  恶性

  导管周间质肿瘤，低级别

 错构瘤

乳头肿瘤

 乳头腺瘤

 汗腺瘤样肿瘤

 乳头佩吉特病

恶性淋巴瘤

 弥漫大B细胞性淋巴瘤

 伯基特淋巴瘤

 T细胞性淋巴瘤

  间变性大细胞淋巴瘤，ALK阴性

 结外MALT型边缘区B细胞性淋巴瘤

 滤泡性淋巴瘤

转移性肿瘤

男性乳腺肿瘤

 男性乳腺发育症

 癌

  浸润性癌

  原位癌

临床特征

 炎性癌

 双侧乳腺癌

第八章

皮 肤

一、皮肤解剖学

皮肤由表皮和真皮构成，以皮下组织与深层组织相连（图8-0-1）。身体不同部位皮肤厚度有所差异，0.5～4.0mm。表皮为皮肤的浅层。真皮位于表皮下方的致密结缔组织，厚度在1～2mm，分为乳头层和网织层。真皮下方的皮下组织，即浅筋膜，由疏松结缔组织和脂肪组织构成。皮肤附属器包括毛、皮脂腺、汗腺和指（趾）甲。

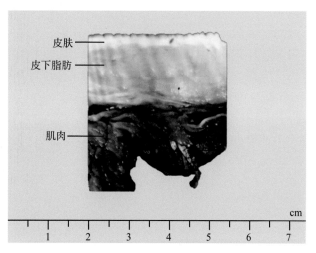

图8-0-1　皮肤切面解剖结构

二、标本特征描述和取材

（一）标本类型

标本类型包括部分切除活检标本、切除活检标本、环钻活检标本和扩大切除标本。皮肤切除活检标本一般呈椭圆形，切口平行于皮纹走行方向（如肢体一般选择沿长轴的切口）。面部切除标本的形态多样。

皮肤黑色素瘤的活检方式包括切除活检、部分切除活检和环形钻取活检。最佳的黑色素病变病理诊断需要完整切除全厚度的病变，推荐采取切除活检，切除范围为肿瘤及周围0.3～0.5cm宽的正常皮肤。部分切除活检和环钻活检能够增加误诊风险，一般仅用于特殊部位的诊断性活检，如颜面部、手掌、足底、耳、手指、足趾或甲下等部位。巨大的病灶，完整切除活检无法实现时，可考虑进行切取活检或者环钻活检，不应使用冰冻切片诊断黑色素细胞病变。

扩大切除标本：早期黑色素瘤在活检确诊后应尽快行原发灶扩大切除手术。扩大切除的安全切缘是根据病理报告中的肿瘤厚度（Breslow 厚度）来决定：①病灶厚度≤1.0mm时，安全切缘为1cm；②厚度1.01～2mm时，安全切缘为1～2cm；③厚度＞2mm时，安全切缘为2cm。肢端型黑色素瘤不仅要考虑肿瘤完整彻底切除，而且需充分考虑尽可能保留功能，尤其是手指功能。不主张采用截肢手段治疗肢端型黑色素瘤。截除手指或足趾末节的截指（趾）手术，因功能损失较小且切除更彻底，是指（趾）端黑色素瘤治疗的首选。

（二）标本特征描述

首先对标本进行定位，确定上、下、左和右的位置。测量标本的大小、厚度（是否存在皮下脂肪）。观察皮肤表面的特征，包括平滑、粗糙、红肿、角化过度、毛发附着、色素沉着（测量范围）、色素减少、斑块、丘疹、水疱、脓疱、溃疡、瘢痕等。如果表面有肿瘤，应测量肿瘤的大小、厚度、颜色、大体特征、肿瘤距最近侧切缘的距离。黑色素瘤必须描述表面有无溃疡、有无卫星结节，卫星结节的数量、大小及其与主体肿瘤之间的距离。

黑色素瘤的浸润深度包括肿瘤（Breslow）厚度（定量）和解剖（Clark）水平（定性）两部分。两者必须通过显微镜下观察和测量。肿瘤厚度：肿瘤最大厚度测量方法为显微镜下测量肿瘤与邻近正常皮肤垂直连线之间的距离。皮肤的上基准点为覆盖皮肤表皮颗粒层的上边缘。如果病变为溃疡，表皮缺失，表面完全为真皮成分，那么上基准点为溃疡底部，下基准点为肿瘤浸润最深点。深部切缘阳性无法准确测量肿瘤最大厚度。肿瘤厚度不应测量沿皮肤附件扩展的肿瘤、亲神经的肿瘤和脉管侵犯的肿瘤。解剖水平：Ⅰ级为仅存在表皮内肿瘤（原位黑色素瘤）；Ⅱ级为肿瘤浸润真皮乳头但未充满和扩张真皮乳头；Ⅲ级为肿瘤充满和扩张真皮乳头；Ⅳ级为肿瘤侵犯真皮网状层；Ⅴ级为肿瘤侵犯皮下组织。由于评估解剖水平的重复性差于肿瘤厚度，因此《AJCC癌症分期手册（第8版）》已不采用解剖水平作为pT分期的标准。

黑色素瘤溃疡：原发性肿瘤溃疡是浸润性皮肤黑色素瘤的重要独立预后因素，如果存在溃疡将改变pT分期，而是否存在溃疡必须在显微镜下观察证实。黑色素瘤溃疡定义为具备以下特征：表皮全层缺失（包括角质层和基底膜）；存在反应性改变（即纤维素沉积和中性粒细胞浸润）；不存在损伤和手术史的情况下溃疡周围表皮变薄、消失或反应性增生。溃疡性黑色素瘤典型表现为通过表皮侵犯，而非溃疡性黑色素瘤通常抬高表面表皮，仅仅非损伤性（肿瘤性）溃疡才记录为溃疡。如果先前存在活检引起的溃疡，此时的溃疡不应纳入临床分期。

梅克尔（Merkel）细胞癌需要测量肿瘤的最大径。《AJCC癌症分期手册（第8版）》中Merkel细胞癌是依据肿瘤的最大径进行pT分期，而非肿瘤厚度。最新研究表明，肿瘤厚度比肿瘤最大径能够更好地预测患者的预后，CAP要求测量肿瘤厚度，测量方法同黑色素瘤。

Merkel细胞癌的肿瘤生长特征包括结节型和浸润型。研究表明，肿瘤生长特征与预后相关。结节型是指肿瘤与周围组织之间具有相对清楚的界限，可为单结节或多结节。浸润型是指肿瘤与周围组织之间界限不清，肿瘤以单个细胞、条索状、束状浸润真皮胶原和深部软组织。如果同时具有结节型和浸润型则分类为浸润型。

（三）大体取材

1.切缘取材

切缘取材包括侧切缘和深部切缘取材。黑色素瘤需要显微镜下测量肿瘤至侧切缘和深部切缘的距离。如果切缘被肿瘤累及，需要注明肿瘤为原位还是浸润性。建议尽量采用垂直切缘取材法，有助于组织学判断阴性切缘与肿瘤之间的距离。

2.取材

皮肤肿瘤的取材可参照我国《黑色素瘤诊疗规范（2018年版）》制定的标准。用染料涂抹切缘。沿标本的短轴垂直皮面以2～3mm间隔平行切开标本。标本的长轴两侧采取垂直于短轴的方法切取标本（图8-0-2）。测量肿瘤厚度和浸润深度。病变最厚处、浸润最深处、溃疡处必须取材。主瘤体和卫星灶之间的皮肤必须取材，用以明确两者关系。肿瘤最大径小于2cm者全部取材，肿瘤最大径3cm以上者按1块/5mm取材。一个包埋盒内只能放置一块皮肤组织。包埋时应保证切面显示肿瘤发生部位皮肤的结构层次，以保证组织学进行T分期。

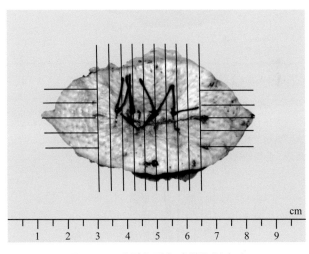

图8-0-2　皮肤切除标本的取材方法

三、区域淋巴结

区域淋巴结与肿瘤发生部位相关。头颈部为同侧耳前淋巴结、颌下淋巴结、颈部淋巴结和锁骨上淋巴结；胸部为同侧腋窝淋巴结；上肢为同侧肘窝淋巴结和腋窝淋巴结；腹部、腰部和臀部为同侧腹股沟淋巴结；下肢为同侧腘窝淋巴结和腹股沟淋巴结；肛缘和肛周皮肤为同侧腹股沟淋巴结。

《AJCC癌症分期手册（第8版）》包括皮肤Merkel细胞癌和黑色素瘤的TNM分期，无皮肤鳞状细胞癌和基底细胞癌的TNM分期。黑色素瘤厚度＞0.8mm或者原发灶伴溃疡的患者一般推荐进行前哨淋巴结活检。不应冰冻切片分析前哨淋巴结是否存在转移。所有送检淋巴结均应取材。体积大的淋巴结间隔2～3mm切开后全部取材，小淋巴结（直径＜5mm）不需切开完整取材。《黑色素瘤诊疗规范（2018年版）》制定了淋巴结清扫数量标准，要求腹股沟淋巴结至少清扫应在10枚以上，颈部及腋窝淋巴结至少清扫15枚。

黑色素瘤和Merkel细胞癌的区域淋巴结分期较为特殊，必须结合临床信息。临床检测淋巴结转移的方法包括视诊、触诊和（或）影像学。《AJCC癌症分期手册（第8版）》中Merkel细胞癌N分期，pN1a为微转移或临床隐匿转移，即临床未发现转移而经前哨或区域淋巴结活检证实存在淋巴结转移；pN1b为宏转移或临床显性转移，即临床发现淋巴结转移并经病理证实。中途转移（in-transit metastasis）不伴区域淋巴结转移为pN2，伴区域淋巴结转移为pN3。中途转移是指肿瘤与原发肿瘤不连续，位于原发肿瘤与引流区域淋巴结之间或者位于原发肿瘤的远端。远处转移的定义为引流区域淋巴结之外的皮肤、淋巴结和脏器发生转移。

黑色素瘤的N分期较为复杂，包括淋巴结转移数量（1枚、2～3枚或≥4枚）、临床隐匿性转移、临床显性转移、中途转移、卫星转移、微卫星转移。微卫星转移是指邻近肿瘤原发灶或原发灶的深部存在镜下皮肤转移，转移的肿瘤细胞必须与原发肿瘤不相连，两者之间的间隔组织不存在纤维化或炎症细胞反应。具体内容可参阅《AJCC癌症分期手册（第8版）》或《黑色素瘤诊疗规范（2018年版）》。

四、皮肤大体病理学

（一）基底细胞癌

1.临床特征

基底细胞癌（basal cell carcinoma）包括结节型、表浅型、微结节型、浸润型、纤维上皮型等多种亚型，其中结节型最多见，占所有基底细胞癌的60%～80%；其次为表浅型，占10%～30%。通常发生于成年人，儿童也可发生。病变常发生于头部（结节型多见），其次为颈部和躯干（表浅型多见）。

2.大体检查

结节型常表现为珍珠样丘疹或结节，多伴糜烂和溃疡（图8-0-3，图8-0-4），可见毛细血管扩张。表浅型表现为片状红斑或斑块（图8-0-5，图8-0-6），常多发。

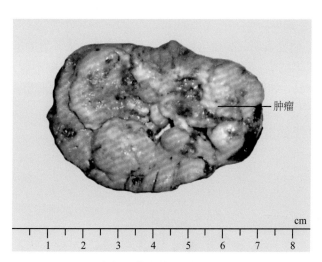

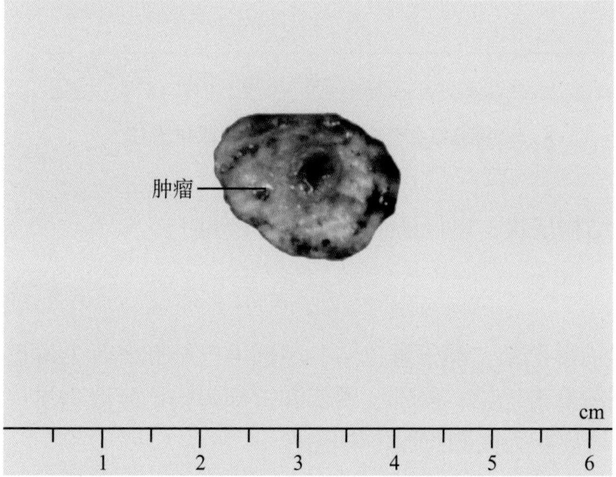

图8-0-3　鼻部结节型基底细胞癌；女，70岁
大体检查：皮肤切除活检标本，大小6.0cm×4.0cm×1.0cm。表面见结节状肿瘤，大小4.1cm×3.5cm×0.5cm，中央溃疡，周边隆起，肿瘤侵犯肌肉和软骨

图8-0-4　左侧鼻旁结节型基底细胞癌；女，58岁
大体检查：皮肤切除活检标本，大小2.0cm×1.3cm×0.7cm。表面见结节状肿瘤，隆起于皮肤表面，中央呈灰褐色，直径为0.5cm。切面局部囊性变，内含血色液体

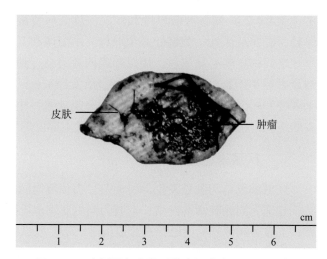

图8-0-5　左侧面部表浅型基底细胞癌；男，47岁。
大体检查：皮肤切除活检标本，大小3.5cm×2.0cm×0.4cm。肿瘤呈红色斑片状，大小2.7cm×1.5cm，粗糙

（二）鳞状细胞癌

1.临床特征

鳞状细胞癌（squamous cell carcinoma）好发于老年日晒部位，多见于前额、面部、耳部、头皮、颈部和手背部。

2.大体检查

肿瘤可表现为红斑、斑块、结节、丘疹，常伴发溃疡（图8-0-7，图8-0-8）。

（三）鲍温病

1.临床特征

鲍温病（bowen disease）好发年龄为50～80岁。任何部位均可发生，常见于日光暴露部位。

2.大体检查

病变典型表现为界限清楚的红色斑片、斑块或丘疹，圆形或不规则形。肛门或生殖器部位也可表现为息肉样或疣状外观（图8-0-9）。

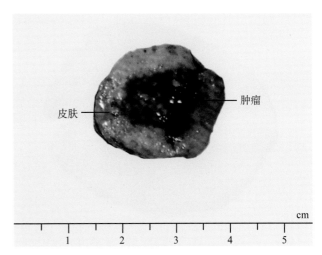

图8-0-6　左侧面颊部表浅型基底细胞癌；男，67岁

大体检查：皮肤切除活检标本，大小2.5cm×2.0cm×0.5cm。表面见灰褐色斑片状肿瘤，大小1.6cm×1.0cm，切面呈灰褐色，质地中等

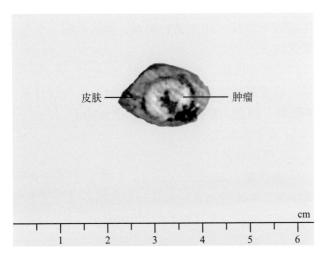

图8-0-7　右侧颊部高分化鳞状细胞癌；男，75岁

大体检查：皮肤切除活检标本，大小1.7cm×1.1cm×0.6cm。表面见灰白色结节状肿瘤，大小1.0cm×1.0cm×0.2cm，中央溃疡形成

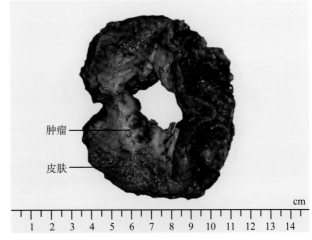

图8-0-8　外阴中分化鳞状细胞癌；淋巴结内未见癌转移（0/24）；女，50岁

大体检查：外阴皮肤切除活检标本，大小8.0cm×7.0cm×2.0cm。表面见灰白色肿瘤，大小4.0cm×3.0cm×0.2cm，浅表溃疡形成；切面呈灰白色，质地中等

图8-0-9　下颌鲍温病；男，54岁

大体检查：皮肤切除活检标本，大小1.1cm×0.7cm×0.3cm。表面见最大径0.3cm浅褐色区域

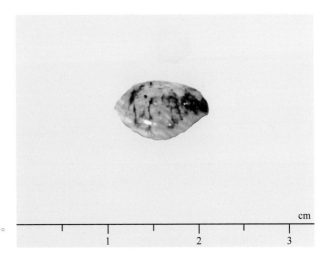

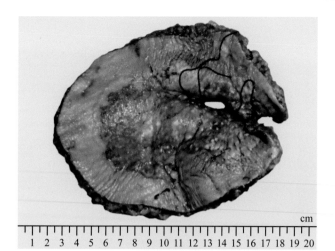

图 8-0-10　外阴 Paget 病；女，64 岁

大体检查：外阴皮肤切除活检标本，大小 15.0cm×11.0cm×1.2cm。表面中央见灰白灰红色斑片状肿瘤，大小 11.0cm×8.0cm×0.2cm。肿瘤累及大、小阴唇。肿瘤距上切缘 1.5cm、下切缘 2.0cm、两侧侧切缘均为 2.0cm

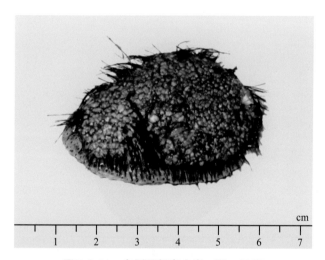

图 8-0-11　右侧颞部表皮痣；男，18 岁

大体检查：皮肤切除活检标本，大小 5.5cm×4.0cm×0.5cm。肿瘤表面见灰白色密集排列的颗粒状结构，颗粒直径 0.1～0.2cm

（四）外阴 Paget 病

1. 临床特征

原发性皮肤佩吉特病少见，常发生于绝经后女性。小部分外阴 Paget 病同时存在浸润性成分或皮肤附属器腺癌。肛周 Paget 病伴随浸润癌的比例更高。肛门直肠起源的 Paget 病可累及肛周黏膜和皮肤及邻近的外阴。临床症状类似于皮炎，伴有瘙痒。

2. 大体检查

典型的外阴 Paget 病位于大阴唇和小阴唇。进展期病变能够扩展至生殖道外皮肤或阴道。大多数病变是非侵袭性的。即使最初完全切除后仍具有高的复发率。病变通常表现为红色湿疹样（图 8-0-10）。

（五）表皮痣

1. 临床特征

表皮痣（epidermal naevus）多见于儿童期，出生时即可出现，10 岁前较明显，四肢和躯干多见，常无症状。

2. 大体检查

病变呈疣状丘疹或斑状，有时可呈线状外观，粉红色、肉色、棕褐色或灰色（图 8-0-11）。

（六）寻常疣

1. 临床特征

寻常疣（verruca vulgaris）主要发生于儿童和青少年。寻常疣与人乳头状瘤病毒感染有关，常见于暴露处皮肤，尤其是手指和手背。

2. 大体检查

寻常疣为质地硬、表面粗糙的丘疹，直径 0.2～2.0cm（图 8-0-12）。

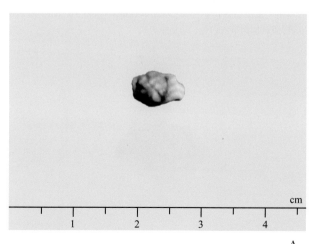

A

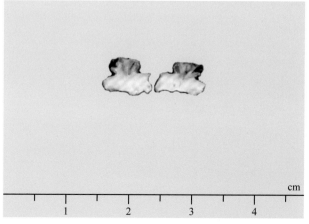

B

图 8-0-12　右面部寻常疣；女，29 岁

大体检查：皮肤切除活检标本，大小 0.7cm×0.5cm×0.2cm。皮肤表面呈疣状增生，大小 0.4cm×0.3cm×0.2cm

（七）尖锐湿疣

1.临床特征

尖锐湿疣（condyloma acuminatum）可单个或多发。其好发于外生殖器、会阴和肛门。

2.大体检查

尖锐湿疣是小而柔软的、粉红色、圆顶状丘疹，有时可融合成菜花状（图8-0-13～图8-0-15）。

（八）传染性软疣

1.临床特征

传染性软疣（molluscum contagiosum）是最常见的痘病毒感染。儿童通过皮肤与皮肤直接接触传播。成人通过性传播导致的皮肤病变常发生于下腹部和外生殖器部位，可自行消退。

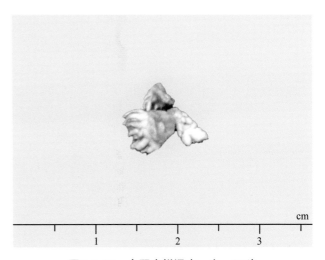

图8-0-13 会阴尖锐湿疣；女，26岁

大体检查：皮肤切除活检标本3粒，最大径0.3～0.5cm，表面呈菜花状

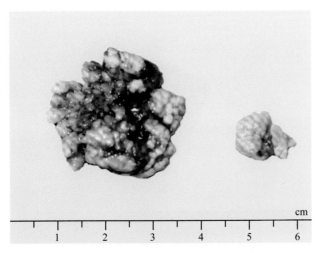

图8-0-14 肛周尖锐湿疣；男，21岁

大体检查：皮肤切除活检标本两个，大小分别为2.8cm×2.5cm×1.0cm和1.3cm×1.0cm×0.5cm，表面菜花状

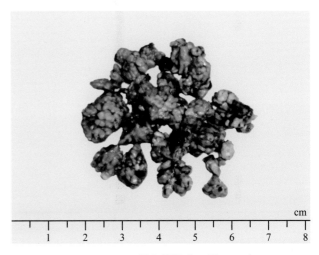

图8-0-15 肛周尖锐湿疣；男，50岁

大体检查：灰白色菜花状破碎皮肤切除活检标本，总体积4.5cm×4.5cm×1.0cm

2.大体检查

传染性软疣为单发或多发的灰白色或肤色丘疹，丘疹中央有脐凹（图8-0-16）。

（九）脂溢性角化病

1.临床特征

脂溢性角化病（seborrheic keratosis）是最常见的皮肤肿瘤，好发于老年人，儿童和青少年少见。其可发生于除手掌和足底之外的任何部位，阳光暴露部位多见，特别是面部和头皮。

2.大体检查

病变典型表现为界限清楚、粉红色或棕褐色、贴附于皮肤表面的丘疹或斑块（图8-0-17～图8-0-22）。色素性脂溢性角化病可类似于黑色素痣或黑色素瘤（图8-0-20）。

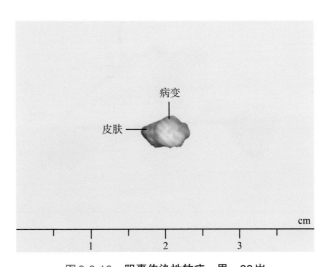

图8-0-16 阴囊传染性软疣；男，22岁

大体检查：皮肤切除活检标本，大小0.8cm×0.3cm×0.3cm。表面灰白色丘疹，大小0.4cm×0.3cm×0.1cm

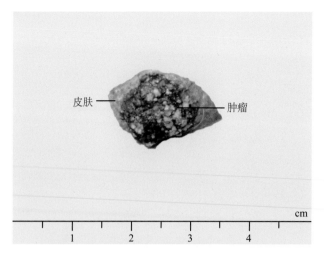

图 8-0-17　右侧颞部脂溢性角化病；男，76 岁

大体检查：皮肤切除活检标本，大小2.3cm×1.5cm×0.4cm。表面见灰褐色肿瘤，最大径为1.3cm×1.2cm，表面粗糙。切面呈灰白灰红色

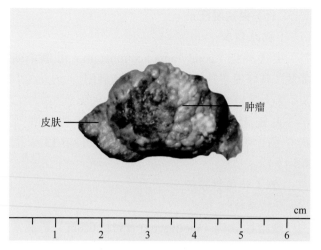

图 8-0-18　右大腿根部脂溢性角化病；男，82 岁

大体检查：皮肤切除活检标本，大小4.0cm×2.0cm。表面见菜花状肿瘤，大小3.2cm×2.0cm×1.2cm，切面呈灰褐色

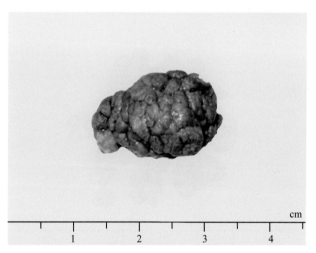

图 8-0-19　左鼻外侧脂溢性角化病；男，56 岁

大体检查：皮肤切除活检标本，大小1.8cm×0.6cm×0.3cm。表面见菜花状肿瘤，大小2.5cm×1.0cm×0.6cm；切面呈灰白色，质地中等

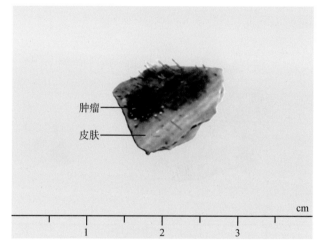

图 8-0-20　左侧额部脂溢性角化病；男，68 岁

大体检查：皮肤切除活检标本，大小1.4cm×1.0cm×0.5cm。表面见灰褐色扁平状斑块，大小1.1cm×0.7cm

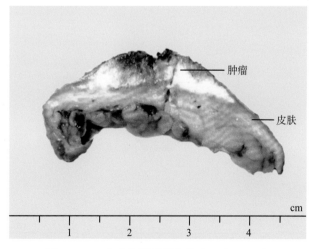

图 8-0-21　右小腿脂溢性角化病；女，62 岁

大体检查：皮肤切除活检标本，大小6.0cm×3.0cm×0.8cm。表面灰白灰红色丘疹样肿瘤，大小3.2cm×2.0cm×0.7cm；切面呈灰白灰褐色，质地中等；肿瘤位于两侧正常皮肤连线之上

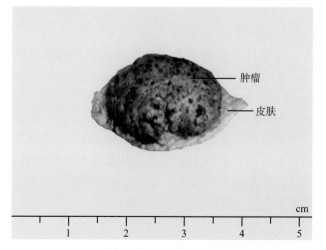

图 8-0-22　右侧面部脂溢性角化病；男，59 岁

大体检查：皮肤切除活检标本，大小3.0cm×1.8cm×0.9cm。表面可见灰褐色丘疹样肿瘤，大小2.0cm×1.5cm×0.4cm

（十）角化棘皮瘤

1.临床特征

角化棘皮瘤（keratoacanthoma）多发生于老年人，尤其是50～70岁，男性多见。病变常见于日光暴露区域，包括面部、手臂、手背和下肢。常短时间内生长迅速，3～6个月后可自发消退，遗留下萎缩性瘢痕。

2.大体检查

病变常表现为孤立性、粉红色或肉色、圆形、质硬的结节，中央角栓（图8-0-23），病变最大径为1.0～2.0cm。

（十一）恶性黑色素瘤

1.临床特征

恶性黑色素瘤（malignant melanoma）主要发生于中老年人，发病高峰60～70岁。早期临床诊断多采用ABCDE原则：非对称性（asymmetry）、边缘不规则（border irregularity）、颜色不一（color variation）、直径>6mm（diameter）和隆起（elevation）。病变进一步进展可出现卫星灶、溃疡、反复不愈、区域淋巴结转移和中途转移。容易转移的部位包括肺、肝、骨和脑。

2.大体检查

恶性黑色素瘤主要包括恶性雀斑型（老年人头颈部多见）、表浅播散型（躯干和四肢多见）、结节型（躯干和腿部多见）、肢端雀斑型（手掌、足底或甲床下多见）四个亚型（图8-0-24）。

（十二）先天性黑色素细胞痣

1.临床特征

患者出生时即存在黑色素细胞增生性病变。先天性黑色素细胞痣（congenital melanocytic naevus）常比普通型获得性黑色素痣大。根据病变大小可分为小（最大径<1.5cm）、中（最大径在1.5～20cm）和巨大（最大径≥20cm）三种类型。表浅型先天性黑色素细胞痣很常见，可发生于任何部位，属于病变小的类型。

2.大体检查

病变表现为斑片状、丘疹或斑块。颜色呈浅褐色至黑色，常呈圆形或卵圆形，表面光滑或乳头状，伴或不伴毛发（图8-0-25）。

（十三）普通型获得性黑色素细胞痣

普通型获得性黑色素细胞痣常呈对称性、界限清楚、扁平或隆起，颜色可与周围皮肤一致或呈粉红色、红色或棕褐色（图8-0-26～图8-0-29）。镜下观察可分为皮内痣（痣细胞巢位于真皮）、交界痣（痣细胞巢位于表皮与真皮交界的表皮内）和复合痣（同时具有皮内痣和交界痣特征）。

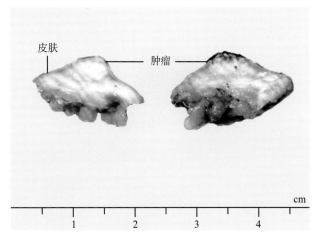

图8-0-23 左侧胫前角化棘皮瘤；男，65岁
大体检查：皮肤切除活检标本，大小2.0cm×1.5cm×1.0cm。表面见丘疹样肿瘤，最大径1.0cm，暗紫色。切面呈灰白灰褐色，周围表皮包绕，界限清楚

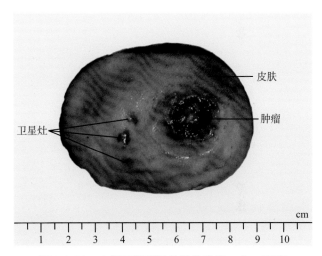

图8-0-24 左侧足跟部恶性黑色素瘤；女，65岁
大体检查：皮肤切除活检标本，大小7.0cm×5.7cm×3.5cm。肿瘤距长轴切缘最近距离2.5cm，距短轴切缘最近距离2.2cm，肿瘤大小1.5cm×1.0cm，溃疡形成，黑褐色。周围见多个卫星结节，最大径0.4～0.6cm

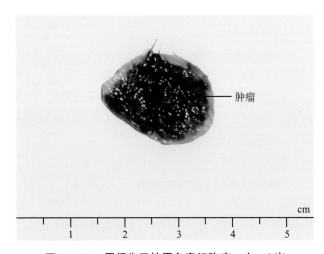

图8-0-25 眉间先天性黑色素细胞痣；女，3岁
大体检查：皮肤切除活检标本，大小2.1cm×1.6cm×0.3cm。表面见黑褐色斑片状区域，大小1.8cm×1.5cm，附毛发

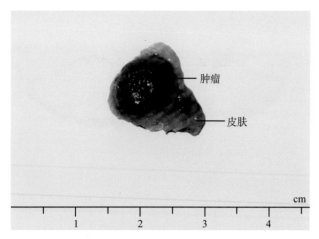

图 8-0-26　右侧颊部皮内型色素痣；女，37 岁

大体检查：皮肤切除活检标本，大小 1.5cm×1.0cm×0.5cm。表面见灰褐色隆起型肿瘤，最大径 0.7cm

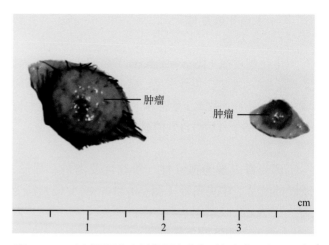

图 8-0-27　右侧眉弓和左侧鼻唇沟皮内型色素痣；女，34 岁

大体检查：皮肤切除活检标本（右侧眉弓，图左侧），大小 1.8cm×1.2cm×0.6cm；表面见灰白色隆起型肿瘤，大小 1.1cm×1.1cm×0.6cm，表面附毛发。皮肤切除活检标本（左侧鼻唇沟，图右侧），大小 1.0cm×0.4cm×0.2cm；表面见浅褐色圆形隆起型肿瘤，大小 0.5cm×0.5cm×0.2cm

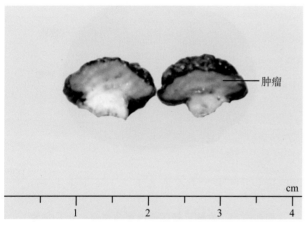

图 8-0-28　左侧锁骨中点皮内型色素痣；女，32 岁

大体检查：灰褐色息肉样肿瘤切除活检标本，大小 1.5cm×1.1cm×0.8cm，蒂部直径 0.7cm。切面表浅部呈灰褐色，深部呈灰白色，质韧

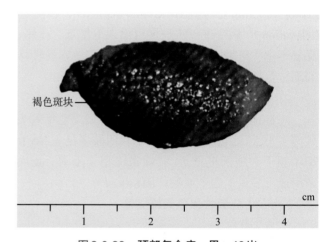

图 8-0-29　颈部复合痣；男，43 岁

大体检查：皮肤切除活检标本，大小 3.0cm×1.5cm×0.2cm。表面部分区域呈灰褐色，大小 2.0cm×1.2cm

（十四）单纯性雀斑

1. 临床特征

单纯性雀斑（lentigo simplex）在任何部位均可发生，多见于儿童或成年人的躯干或四肢。

2. 大体检查

病变较小，最大径常＜6mm，界限清楚，颜色均匀，棕褐色或黑色斑（图 8-0-30）。如果镜下病变内出现一个或以上黑色素细胞巢（≥3 个黑色素细胞聚集）称为雀斑样痣。

（十五）毛母质瘤

1. 临床特征

毛母质瘤（pilomatricoma）较常见，约占常规皮肤病理标本的 0.2%。任何年龄均可发病，30.5%～50.0% 的患者年龄 ≤50 岁。女性多见。毛发生长的区域均可发生，大多发生于头颈部和上肢。临床表现为孤立性、不对称性、生长缓慢的囊性或实性结节，最大径为 0.5～3.0cm。

2. 大体检查

真皮和（或）浅层皮下组织内分叶状肿瘤，界限清楚。切面呈灰白色或灰黄色（图 8-0-31），质地硬，可伴骨化。

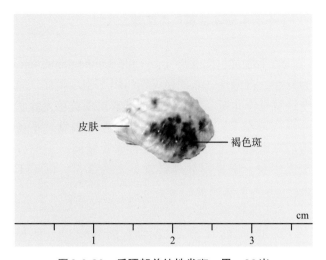

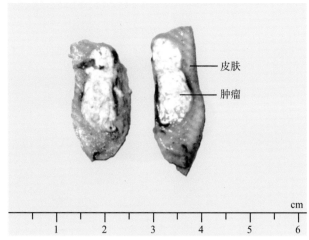

图 8-0-30　后腰部单纯性雀斑；男，32岁
大体检查：皮肤切除活检标本，大小1.7cm×0.7cm×0.5cm。中央见不规则褐色斑片状区域，大小0.7cm×0.4cm

图 8-0-31　头顶部毛母质瘤；男，42岁
大体检查：皮肤及皮下组织切除标本，大小3.2cm×1.5cm×1.2cm。切面见灰白色肿瘤，大小1.7cm×0.7cm×1.0cm，界限清楚，质地硬

（十六）Rosai-Dorfman病

1.临床特征

Rosai-Dorfman病（Rosai-Dorfman disease）罕见。经典散发性（结内）的Rosai-Dorfman病通常发生于双侧颈部淋巴结，纵隔、腹股沟和腹膜后淋巴结也可累及。结外散发性占所有病例的25%～43%，大多数同时伴有淋巴结病；最常见的部位为皮肤和软组织，其他部位也均有报道，包括鼻窦、骨、内脏和后眼窝等。颅内Rosai-Dorfman病通常不伴有颅外病变，大多数病变附着于硬脑膜上。Rosai-Dorfman病累及骨罕见，所占比例<10%。结内好发于男性儿童和青年人。最常见的临床表现为双侧颈部无痛性巨大淋巴结病，伴有发热、盗汗、乏力和体重下降。结外以中年女性为主，通常表现为界限清楚的丘疹或可触及的肿块。累及骨的Rosai-Dorfman病女性稍多，大多数患者出现骨痛和肿胀。

2.大体检查

典型部位为颈部淋巴结受累。皮肤病变常发生于头颈部。皮肤病变可呈孤立性、簇状或广泛播散的红色或褐色丘疹，少数可呈斑块或结节状（图8-0-32A），切面真皮及皮下脂肪内可见灰白色纤维样条带状或结节状区域与灰黄色脂肪交替存在（图8-0-32B）。

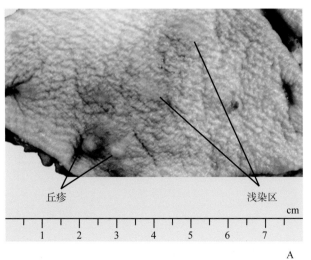

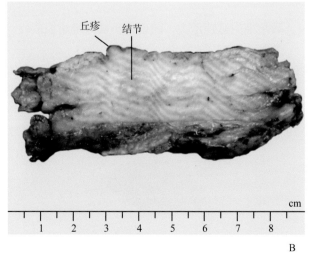

图 8-0-32　左大腿根部Rosai-Dorfman病，病变累及皮肤及皮下脂肪；女，29岁
大体检查：皮肤及皮下组织切除标本，大小10.0cm×4.5cm×3.5cm。皮肤表面可见多个丘疹和淡染区，最大径0.3～0.5cm；切面皮下脂肪呈灰白灰黄色，可见多个灰白色结节，最大径1.0cm

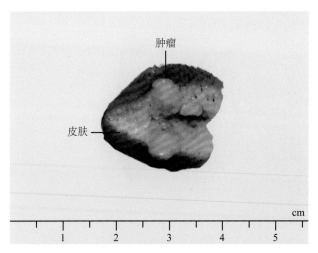

图8-0-33 颈部幼年性黄色肉芽肿；女，3岁
大体检查：皮肤切除活检标本，大小2.5cm×1.4cm×1.0cm。已剖开灰黄色肿瘤突出于皮肤表面，大小0.4cm×0.6cm×0.3cm

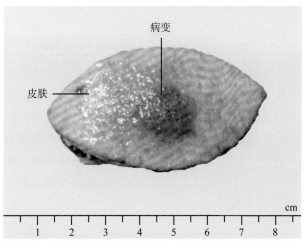

图8-0-34 左侧季肋部血管淋巴组织增生伴嗜酸性粒细胞浸润；男，75岁
大体检查：皮肤切除活检标本，大小6.5cm×3.2cm×1.0cm。表面见灰红色溃烂区，大小1.4cm×0.7cm

（十七）幼年性黄色肉芽肿

1.临床特征

幼年性黄色肉芽肿（juvenile xanthogranuloma）为良性、自愈性、非朗格汉斯组织细胞增生症。病变最常见于儿童。皮肤或其他器官出现黄色无症状的丘疹或结节。病变常为孤立性也可多发，不规则散在分布于整个皮肤，没有成簇倾向，主要位于上半身。眼是皮肤外最常见发病部位，可见于1%～10%的病例中。

2.大体检查

皮肤黄色丘疹或结节（图8-0-33），直径2～5mm，界限清楚。

（十八）血管淋巴组织增生伴嗜酸性粒细胞浸润

1.临床特征

血管淋巴组织增生伴嗜酸性粒细胞浸润（angiolymphoid hyperplasia with eosinophilia）又称上皮样血管瘤。病变多发于成年人头颈部，尤其是前额、头皮、耳部周围皮肤，肢体远端者也不少见。其他发病部位包括躯干、乳腺、口腔黏膜、眼眶、外阴和阴茎。发病高峰20～50岁。临床症状包括搏动感、疼痛和瘙痒。

2.大体检查

病变表现为红色或紫色丘疹或斑片（图8-0-34），平均大小1.0cm，可达10.0cm。

（十九）化脓性肉芽肿

1.临床特征

化脓性肉芽肿（pyogenic granuloma）好发于儿童和青少年，发病高峰年龄为10～20岁。任何部位的皮肤和黏膜均可发生，多见于牙龈、唇、鼻黏膜、手指和面部。病变常发生于先前受损伤的部位，数星期内迅速增大，随后缩小被纤维组织取代，数月后消失。

2.大体检查

病变通常表现为表面光滑的丘疹或息肉（图8-0-35～图8-0-36），易出血。

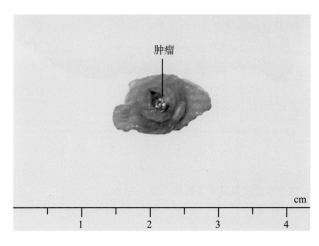

图8-0-35 左侧额面部化脓性肉芽肿；男，10岁
大体检查：皮肤切除活检标本，大小1.5cm×0.7cm×0.7cm。表面见丘疹样病变，最大径0.5cm，溃疡形成。肿瘤切面呈灰褐色，可见多个大小不等的管腔

（二十）隆凸性皮肤纤维肉瘤

1.临床特征

隆凸性皮肤纤维肉瘤（dermatofibrosarcoma protuberans）好发于青年人和中年人，任何年龄均可发生，男性较多。肿瘤常发生于躯干和四肢近端，肢体远端罕见。头颈部尤其是头皮也常受累。最初表现为界限清楚的质硬斑块，肿瘤进展缓慢，常持续数年，逐渐发展为隆起于皮肤的结节状或多结节状肿块。

2.大体检查

原发性肿瘤表现为质硬的斑块并伴有一个或多个结节（图8-0-37～图8-0-38）。复发性肿瘤常出现多发性皮肤隆起和皮下肿块。肿瘤切面呈灰白色（图8-0-37B），质地硬，可伴局灶黏液样变、出血和囊性变，坏死少见。

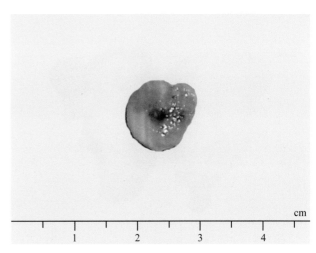

图 8-0-36　右小指近节化脓性肉芽肿；女，63 岁

大体检查：半透明肿瘤切除标本，大小1.0cm×1.0cm×0.5cm

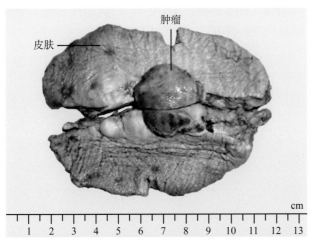

A

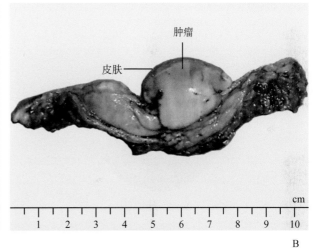

B

图 8-0-37　左侧肩部隆凸性皮肤纤维肉瘤；男，34 岁

大体检查：皮肤及皮下组织切除标本，大小11.0cm×7.0cm×2.0cm。表面见多结节状灰白灰红色隆起型肿瘤，大小5.5cm×1.5cm×1.0cm。切面呈灰白色，质较韧，界限尚清，肿瘤距一侧长轴切缘3.0cm；另一侧长轴切缘2.5cm；肿瘤距一侧短轴切缘2.5cm；另一侧长轴切缘2.0cm；距深部切缘0.3cm

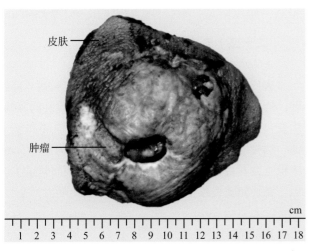

A

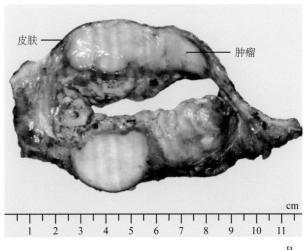

B

图 8-0-38　右上臂隆凸性皮肤纤维肉瘤；男，22 岁，曾行氩氦刀冷冻消融术

大体检查：皮肤及皮下组织切除标本，大小12.0cm×12.0cm×7.5cm。表面见隆起型肿瘤，中央呈空洞状。切面见灰白灰黄色肿瘤，大小6.7cm×6.0cm×7.0cm，与周围组织分界较清。肿瘤距上侧切缘2.6cm；下侧切缘1.7cm；内侧切缘1.0cm；外侧切缘1.5cm；底部切缘与肿瘤仅相隔薄层假包膜。肿瘤侵犯横纹肌

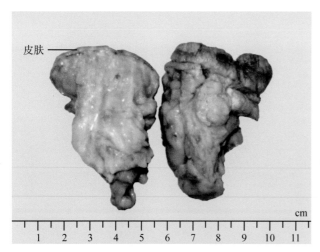

图 8-0-39 左侧臀部浅表脂肪瘤样痣；男，45 岁

大体检查：息肉样皮肤切除活检标本，大小 5.0cm×3.0cm×2.0cm。切面呈灰白灰黄色

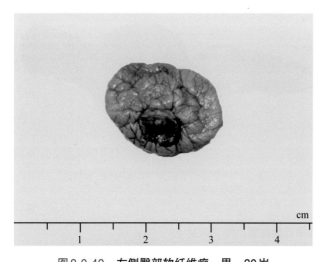

图 8-0-40 左侧臀部软纤维瘤；男，30 岁

大体检查：息肉样皮肤切除活检标本，大小 2.0cm×1.5cm×0.9cm。切面呈灰白色，质韧

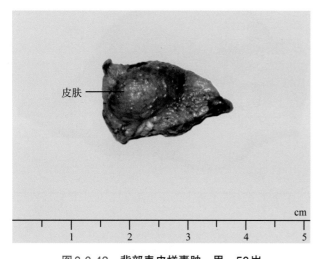

图 8-0-42 背部表皮样囊肿；男，50 岁

大体检查：皮肤切除活检标本，大小 2.6cm×1.3cm。表面呈半球状突起，直径 0.8cm；切面见囊肿，内含豆渣样物

（二十一）浅表脂肪瘤样痣

1. 临床特征

浅表脂肪瘤样痣（nevus lipomatosus superficialis）常累及臀部、大腿上部或腰背部。

2. 大体检查

病变呈单发或多发性息肉或斑块样病变（图 8-0-39）。

（二十二）软纤维瘤

1. 临床特征

软纤维瘤（soft fibroma）又称皮赘和纤维上皮性息肉。病变常见于成年女性，多发生于腋窝、颈部、腹股沟和眼睑。

2. 大体检查

软纤维瘤表现为肤色、带蒂息肉样肿瘤，表面多皱褶（图 8-0-40，图 8-0-41），偶尔伴溃疡，切面呈灰白色，质韧。

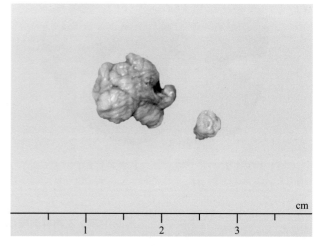

图 8-0-41 左大腿软纤维瘤；男，26 岁

大体检查：息肉样皮肤切除活检标本，大小 1.0cm×0.8cm×0.5cm，切面呈灰白色，质韧。另见息肉样组织一粒，最大径 0.3cm

（二十三）表皮样囊肿

1. 临床特征

表皮样囊肿（epidermoid cyst）又称毛囊漏斗部囊肿，最常见的皮肤囊肿，大约占所有皮肤囊肿的 80%，病变位于皮肤真皮层，好发于头面部、颈部和躯干部。病变常呈孤立性，发展缓慢，直径为 1 ～ 5cm，体积巨大者直径可达 10cm，隆起于皮肤表面时呈半球形。囊肿如破裂或感染，可出现红肿和压痛。

2. 大体检查

皮肤表面呈半球形（图 8-0-42）。肿瘤位于真皮层，界限清楚，有时囊肿可完全剥离，单独送检，无表皮（图 8-0-43 ～图 8-0-47）。囊腔内含灰白色豆渣样物，有时散发臭味（图 8-0-44）。囊肿破裂时，界限不清，周围炎性反应（图 8-0-45B）。

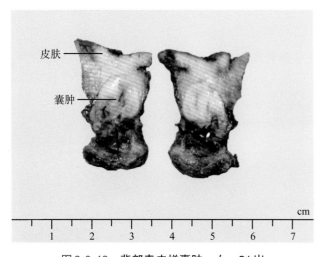

图 8-0-43 背部表皮样囊肿；女，31 岁

大体检查：皮肤切除活检标本，大小 3.0cm×2.0cm×1.0cm。切面见囊肿，最大径 1.5cm，内含灰白色豆渣样物

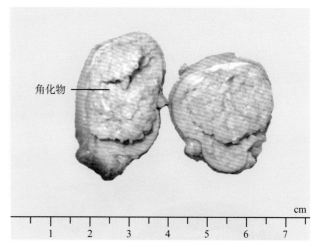

图 8-0-44 左侧臀部表皮样囊肿；男，23 岁

大体检查：息肉样皮肤切除活检标本，大小 3.0cm×2.5cm×1.8cm。切面见囊肿，大小 3.0cm×2.5cm×1.5cm，内含豆渣样物

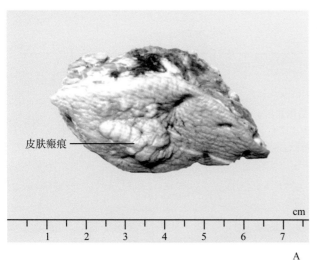

A

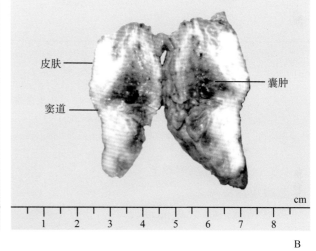

B

图 8-0-45 左侧腰背部表皮样囊肿伴异物肉芽肿；女，20 岁

大体检查：皮肤切除活检标本，大小 5.0cm×2.5cm×2.5cm。局部表面呈息肉样瘢痕增生。切面呈灰白灰红色，囊腔不明显，无明显豆渣样物

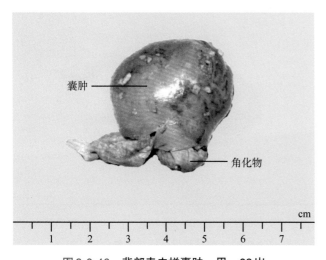

图 8-0-46 背部表皮样囊肿；男，68 岁

大体检查：囊肿切除标本，大小 4.5cm×3.5cm×2.0cm。切面呈灰褐色，内含豆渣样物。未切除皮肤

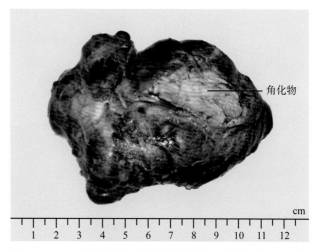

图 8-0-47 左侧臀部表皮样囊肿伴异物肉芽肿；男，45 岁

大体检查：囊肿切除标本，大小 9.5cm×7.0cm×4.0cm，内含灰褐色豆渣样物。表面附皮肤，大小 5.0cm×2.0cm

（二十四）毛鞘囊肿

1.临床特征

毛鞘囊肿（trichilemmal cyst）是居第二位的常见皮肤囊肿，占皮肤囊肿的10%～15%。约90%的毛鞘囊肿发生于头皮，成年女性多见。

2.大体检查

大体表现为单发或多发，光滑，活动度好，质硬结节（图8-0-48）。

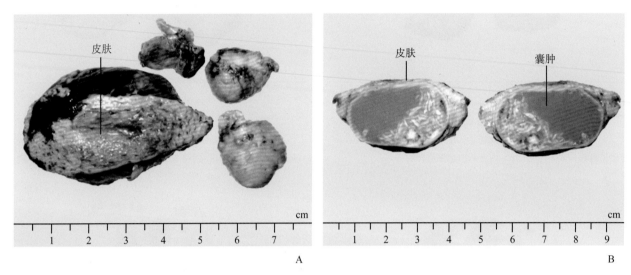

图8-0-48　头皮多发性毛鞘囊肿；女，31岁

大体检查：皮肤切除活检标本，大小4.3cm×2.0cm×2.5cm，表面皮肤大小4.5cm×1.6cm。切面见最大径3.2cm的囊肿，内含灰红色胶冻样物。另见灰白灰黄色囊肿两个，大小1.6cm×1.5cm×1.0cm和1.6cm×1.4cm×1.0cm，切面呈灰黄色，质较硬

（二十五）皮肤钙沉积症

1.临床特征

皮肤钙沉积症（calcinosis cutis）分为先天性、营养不良性和代谢性。其临床表现多样，常见于外伤性，也可见于无明显诱因的任何部位及先天性阴囊钙质沉着（常为多发的质硬结节）。

2.大体检查

切面呈灰白色结节状，质地硬（图8-0-49，图8-0-50）。

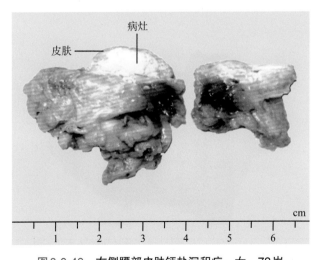

图8-0-49　右侧腰部皮肤钙盐沉积症；女，72岁

大体检查：皮肤及皮下组织切除标本，大小3.5cm×2.5cm×1.5cm。切面真皮内可见灰白色结节两个，最大径分别为1.3cm和1.2cm，质地硬，界限不清

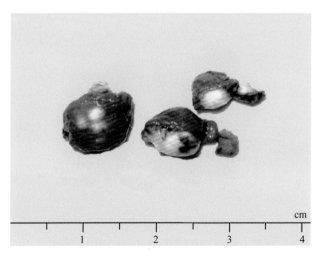

图8-0-50　阴囊特发性钙盐沉着；男，31岁

大体检查：灰白灰褐色结节状皮肤切除标本，总体积1.6cm×1.5cm×0.7cm。切面见灰白色结节，质硬

五、WHO（2018年）皮肤肿瘤组织学分类

上皮细胞肿瘤

　癌

　　基底细胞癌

　　　基底细胞癌，非特殊型

　　　结节型基底细胞癌

　　　浅表型基底细胞癌

　　　微结节型基底细胞癌

　　　浸润型基底细胞癌

　　　硬化型/多形性基底细胞癌

　　　鳞状细胞基底细胞癌

　　　色素性基底细胞癌

　　　基底细胞癌伴肉瘤样分化

　　　基底细胞癌伴附属器分化

　　　纤维上皮型基底细胞癌

　　鳞状细胞癌

　　　鳞状细胞癌，非特殊型

　　　角化棘皮瘤

　　　棘层松解型鳞状细胞癌

　　　梭形细胞型鳞状细胞癌

　　　疣状鳞状细胞癌

　　　腺鳞癌

　　　透明细胞型鳞状细胞癌

　　　其他（不常见）亚型

　　　　鳞状细胞癌伴肉瘤样分化

　　　　淋巴上皮瘤样癌

　　　　假血管型鳞状细胞癌

　　　　伴破骨细胞样巨细胞鳞状细胞癌

　　　　原位鳞状细胞癌/Bowen病（鲍温病）

　　Merkle细胞癌

　癌前病变和良性病变

　　癌前角化病

　　　日光性角化病

　　　砷性角化病

　　　PUVA角化病

　　疣

　　　寻常疣

　　　跖疣

　　　扁平疣

　　良性棘皮瘤/角化病

　　　脂溢性角化病

　　　日光性雀斑

　　　扁平苔藓样角化病

透明细胞棘皮瘤

大细胞棘皮瘤

疣状角化不良瘤

其他良性角化病

黑色素细胞肿瘤

间歇性日光损伤型黑色素细胞肿瘤

低级别慢性日光损伤型黑色素瘤（浅表扩散性黑色素瘤）

蓝斑痣样黑色素细胞痣

交界痣

复合痣

皮内痣

发育不良痣

斑痣

特殊部位痣（乳腺、腋窝、头皮和耳）

晕痣

梅尔森痣

复发性痣

深部穿通性痣

色素性上皮样黑色素细胞肿瘤

联合痣，包括联合 *BAP*-非激活性痣/黑色素细胞肿瘤

慢性日光损伤型黑色素细胞肿瘤

恶性雀斑样痣黑色素瘤

结缔组织增生性黑色素瘤

Spitz 肿瘤

恶性 Spitz 肿瘤（Spitz 黑色素瘤）

Spitz 痣

色素性梭形细胞痣（Reed 痣）

肢端皮肤黑色素细胞肿瘤

肢端皮肤黑色素瘤

肢端皮肤痣

生殖器和黏膜黑色素细胞肿瘤

黏膜黑色素瘤（生殖器、口腔、鼻腔鼻窦）

黏膜色斑黑色素瘤

黏膜结节型黑色素瘤

生殖器痣

发生于蓝痣的黑色素细胞肿瘤

发生于蓝痣的黑色素瘤

蓝痣，非特殊型

细胞性蓝痣

蒙古斑

伊藤痣

太田痣

发生于交界痣的黑色素细胞肿瘤

发生于巨大交界痣的黑色素瘤

交界性黑色素细胞痣

发生于交界性黑色素细胞痣的增生性结节

眼部黑色素细胞肿瘤

葡萄膜黑色素瘤

上皮样细胞黑色素瘤

梭形细胞黑色素瘤，A型

梭形细胞黑色素瘤，B型

交界性黑色素瘤

黑色素瘤，非特殊型

非典型交界性原发获得性黑色素瘤/原位黑色素瘤

交界性痣

结节型、痣样和转移性黑色素瘤

结节型黑色素瘤

痣样黑色素瘤

转移性黑色素瘤

附属器肿瘤

伴大汗腺和小汗腺分化的恶性肿瘤

附属器腺癌，非特殊型

微囊性附属器癌

汗孔癌

原位汗孔癌

来源于螺旋腺瘤、圆柱瘤、螺旋腺圆柱瘤的恶性肿瘤

恶性混合瘤

汗腺癌

黏液癌

产生神经内分泌黏蛋白的汗腺腺癌

指/趾乳头状癌

腺样囊性癌

大汗腺癌

鳞状上皮小汗腺导管癌

乳头状汗管囊腺癌

分泌性癌

筛状癌

印戒细胞/组织细胞样癌

伴大汗腺和小汗腺分化的良性肿瘤

汗囊瘤

汗管瘤

汗孔瘤

汗管纤维瘤

汗腺瘤

螺旋腺瘤

圆柱瘤

管状腺瘤

管状乳头状腺瘤

混合瘤

肌上皮瘤

伴毛囊分化的恶性肿瘤

毛母质癌

增生性外毛根鞘肿瘤

毛母细胞癌/癌肉瘤

外毛根鞘癌

伴毛囊分化的良性肿瘤

毛母细胞瘤

毛母质瘤

外毛根鞘瘤

毛囊瘤

毛鞘棘皮瘤

毛囊漏斗部肿瘤

黑素细胞基质瘤

梭形细胞为主的毛盘瘤

伴皮脂腺分化的肿瘤

皮脂腺癌

皮脂腺腺瘤

皮脂瘤

特定部位肿瘤

乳腺佩吉特（Paget）病

乳腺外佩吉特（Paget）病

肛门生殖器部乳腺样腺的腺癌

乳头状汗腺瘤

肛门生殖器部乳腺样腺的纤维腺瘤

肛门生殖器部乳腺样腺的叶状肿瘤

淋巴造血组织肿瘤

蕈样霉菌病

亲毛囊型蕈样霉菌病

肉芽肿性皮肤松弛症

Paget样网织细胞增生症

Sézary综合征（塞扎里综合征）

皮肤原发性CD30阳性T细胞淋巴组织增生性疾病

淋巴瘤样丘疹病

皮肤原发性间变性大细胞淋巴瘤

成人T细胞淋巴瘤/白血病

皮下脂膜炎样T细胞淋巴瘤

慢性活动性EB病毒感染皮肤表现

种痘样水疱病样淋巴细胞增生性疾病

结外NK/T细胞淋巴瘤，鼻型

原发性皮肤外周T细胞淋巴瘤

原发性皮肤外周T细胞淋巴瘤，罕见亚型

原发性皮肤 γ/δ 阳性T细胞淋巴瘤

　　原发性皮肤侵袭性亲表皮CD8阳性细胞毒性T细胞淋巴瘤

　　原发性皮肤肢端CD8阳性T细胞淋巴瘤

原发性皮肤CD4阳性中-小T细胞淋巴组织增生性疾病

继发性T细胞淋巴瘤和白血病累及皮肤

　　系统性间变性大细胞淋巴瘤，ALK阳性

　　系统性间变性大细胞淋巴瘤，ALK阴性

　　血管免疫母细胞性T细胞淋巴瘤

　　T细胞幼淋巴细胞白血病

　　原发性皮肤边缘区（MALT）淋巴瘤

　　原发性皮肤滤泡中心淋巴瘤

　　原发性皮肤弥漫大B细胞淋巴瘤，腿型

　　血管内大B细胞淋巴瘤

　　EBV阳性皮肤黏膜溃疡

　　淋巴瘤样肉芽肿病，1～2级

　　淋巴瘤样肉芽肿病，3级

原发性皮肤外B细胞淋巴瘤和白血病累及皮肤

套细胞淋巴瘤

　　伯基特淋巴瘤（Burkitt淋巴瘤）

　　慢性淋巴细胞性白血病/小淋巴细胞性淋巴瘤

　　T淋巴母细胞白血病/淋巴瘤

　　B淋巴母细胞白血病/淋巴瘤

　　浆母细胞性树突状细胞肿瘤

髓系白血病累及皮肤

皮肤肥大细胞增多症

肥大细胞肉瘤

　　惰性系统性肥大细胞增多症

　　侵袭性系统性肥大细胞增生症

　　造血组织肿瘤相关性系统性肥大细胞增生症

组织细胞和树突状细胞肿瘤

　　朗格汉斯细胞组织细胞增生症

　　起源未定的组织细胞/树突状细胞肿瘤

　　Rosai-Dorfman病

幼年黄色肉芽肿

　　Erdhelm-Chester病

　　网织细胞增生症

软组织和神经肿瘤

脂肪细胞肿瘤

　　非典型性脂肪性肿瘤

　　去分化脂肪肉瘤

　　多形性脂肪肉瘤

　　脂肪瘤

　　梭形细胞/多形性脂肪瘤

　　血管脂肪瘤

　　浅表脂肪瘤样痣

成纤维细胞、肌成纤维细胞和纤维组织细胞肿瘤

 黏液样炎症性肌纤维母细胞肉瘤

 隆凸性皮肤纤维肉瘤

 巨细胞成纤维细胞瘤

 色素性隆凸性皮肤纤维肉瘤（Bednar 瘤）

 纤维肉瘤样隆凸性皮肤纤维肉瘤

 丛状纤维组织肿瘤

 浅表纤维瘤病

 皮肤纤维瘤（纤维组织细胞瘤）

 上皮样纤维组织细胞瘤

纤维瘤

 腱鞘纤维瘤

 钙化性腱膜纤维瘤

 硬化性纤维瘤

 项型纤维瘤

 Gardner 纤维瘤

 多形性纤维瘤

 弹力纤维瘤

 胶原纤维瘤

 浅表肢端纤维黏液瘤

 皮肤黏液瘤

 皮肤肌纤维瘤

 肌纤维瘤

 肌纤维瘤病

 斑块状 CD34 阳性皮肤纤维瘤

 结节性筋膜炎

平滑肌肿瘤

 皮肤平滑肌瘤

 皮肤平滑肌肉瘤（非典型平滑肌肿瘤）

周细胞肿瘤

 血管球瘤

 球形细胞静脉畸形（血管球肌瘤）

 恶性潜能未定的血管球瘤

 恶性血管球瘤

 肌周细胞瘤

 血管平滑肌瘤

脉管肿瘤

 皮肤血管肉瘤

 血管内皮瘤

  复合性血管内皮瘤

  Kaposi 样血管内皮瘤

  假肌源性血管内皮瘤

  网状血管内皮瘤

  上皮样血管内皮瘤

卡波西（Kaposi）肉瘤

非典型血管病变

皮肤上皮样血管瘤样结节

血管瘤

    樱桃状血管瘤

    窦状血管瘤

    微静脉血管瘤

    鞋钉样血管瘤

    肾小球样血管瘤

    梭形细胞血管瘤

    上皮样血管瘤

    丛状血管瘤

    血管角化瘤

    婴儿血管瘤

    快速消退型先天性血管瘤

    不消退型先天性血管瘤

      毛细血管瘤

    疣状静脉畸形

    动脉畸形

淋巴管瘤（浅表淋巴管畸形）

神经肿瘤

神经纤维瘤

孤立性局限性神经瘤

皮肤神经鞘黏液瘤

神经束膜瘤

    恶性神经束膜瘤

颗粒细胞肿瘤

    恶性颗粒细胞肿瘤

神经鞘瘤

恶性外周神经鞘瘤

      上皮样恶性外周神经鞘瘤

    恶性蝾螈瘤

起源未定的肿瘤

非典型纤维黄色瘤

多形性皮肤肉瘤

黏液样纤维肉瘤

上皮样肉瘤

皮肤透明细胞肉瘤

尤因肉瘤

原始非神经源性颗粒细胞瘤

富于细胞性神经鞘黏液瘤

第九章

女性生殖系统

第一节　卵巢和输卵管

一、卵巢和输卵管解剖学

女性生殖系统包括卵巢、输卵管、子宫、阴道和外生殖器。卵巢和输卵管常合称为子宫附件。

卵巢实性、扁平卵圆形，直径2～4cm。表面较光滑，呈灰白灰黄色。卵巢大小因年龄的不同而变化，老年人卵巢萎缩。卵巢位于子宫两侧并由子宫阔韧带后层包绕。前缘借卵巢系膜连于子宫阔韧带，其中部有血管和神经等出入，称卵巢门。卵巢上端与输卵管伞相接触，并与卵巢悬韧带相连。下端借卵巢固有韧带连于子宫。

输卵管连于卵巢上端，位于子宫的两侧，子宫阔韧带的上方。长度约10cm。其内侧端以输卵管子宫口与子宫腔相通，外侧端以输卵管腹腔口开口于腹腔。输卵管由外向内分为4部分：漏斗部、壶腹部、峡部和子宫部。输卵管末端形成许多细长的突起称为输卵管伞。

二、标本特征描述和大体取材

（一）标本类型

标本类型包括全子宫和双侧输卵管-卵巢切除标本、双侧输卵管-卵巢切除标本、右（或左）侧输卵管-卵巢切除标本、右（或左）侧卵巢切除标本、右（或左）侧输卵管切除标本、减瘤手术切除标本。切除方式包括开腹手术、腹腔镜或机器人辅助。

（二）标本特征描述

切除范围描述：单侧卵巢、单侧卵巢和输卵管、双侧卵巢、双侧卵巢和输卵管、单侧卵巢和输卵管及全子宫、双侧卵巢和输卵管及全子宫。减瘤手术，可能同时切除部分大网膜、肠管、阑尾、脾脏、胆囊、部分肝脏、部分胃、部分膀胱、胰体尾、输尿管及剥除膈肌和其他部位腹膜。

描述内容还包括标本完整性（被膜完整、被膜破裂、碎块），卵巢表面是否累及，输卵管表面是否累及，肿瘤大小、颜色和质地，切面实性、囊性或囊实性，囊性与实性的比例，囊内液性状（浆液性或黏液性），液体颜色为清液、血性或脓性；有无出血、坏死。

对于卵巢原发性肿瘤，如果卵巢肿瘤被完整切除到腹腔镜袋内或手术医师将肿瘤切碎放入袋中但没有溢入腹腔均属于被膜完整。肿瘤完整或破裂非常重要，如果破裂，肿瘤细胞可能溢入腹腔。

局限于卵巢的肿瘤，卵巢表面受累是肿瘤分期的重要因素，影响临床治疗方案的选择。因此仔细检测卵巢表面非常重要。对于具有卵巢和（或）乳腺癌家族史而行卵巢-输卵管切除的患者，即使卵巢表面受累灶非常小也可能是潜在致命性的，大体检查时不能忽视。

肿瘤在卵巢内的分布可能提示肿瘤的来源。如果肿瘤主要位于卵巢的表面并且不形成一个连续性病变时，肿瘤可能被继发性卵巢受累。如果肿瘤呈中心性或主要累及卵巢门，转移可能性大。如果是黏液性肿瘤，双侧卵巢同时受累伴黏液性腹水或腹膜/卵巢表面受累，转移可能性大。

对侧卵巢是指非主要病变的卵巢，可以是肿瘤转移但体积小或无肿瘤受累。如果对侧卵巢仅存在局灶肿瘤，大体和镜下检查应当判断肿瘤为原发性或另一侧卵巢肿瘤转移。如果肿瘤多结节、表面种植和门血

（十）透明细胞癌

1.临床特征

透明细胞癌（clear cell carcinoma）的平均发病年龄为55岁。50%～70%的肿瘤发生于子宫内膜异位症。在所有卵巢上皮癌中，透明细胞癌最常伴有旁分泌高钙血症和静脉血栓栓塞。

2.大体检查

肿瘤典型呈单侧性，平均大小15cm，可表现为实性、囊实性或囊性（图9-1-24，图9-1-25）。囊性为主时，在子宫内膜异位囊肿内可见鱼肉样、淡黄色结节。实性区可以为癌或癌与腺纤维瘤混杂存在。

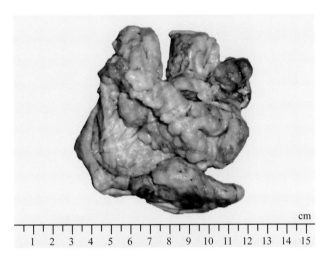

图9-1-24　右侧卵巢透明细胞癌；女，47岁

大体检查：灰红灰白色已剖开囊实性肿瘤切除标本，大小9.5cm×7.0cm×3.5cm。囊壁上可见多个灰黄色菜花状肿瘤，最小者长径0.5cm，最大者大小6.0cm×4.0cm×0.7cm；实性区域大小4.0cm×3.0cm×2.0cm。输卵管长9.0cm，最大径0.5cm

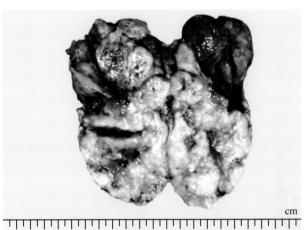

图9-1-25　右侧卵巢透明细胞癌；淋巴结内癌转移（1/36）；女，54岁

大体检查：肿瘤切除标本，大小13.5cm×11.0cm×5.5cm。切面实性，灰白色间灰红色，质地软

（十一）Brenner瘤

1.临床特征

Brenner瘤（Brenner tumour）大约占卵巢良性上皮肿瘤的5%。大多数肿瘤发病年龄50～70岁。常无症状，多为偶然发现。

2.大体检查

大多数良性Brenner肿瘤长径＜2cm，少见情况下肿瘤长径＞10cm。双侧性不足10%。肿瘤呈实性，质地呈橡皮样，界限清楚。切面呈灰白色或黄色（图9-1-26，图9-1-27）。一些病例可见钙化。常见小囊腔，囊性为主少见。1/4的Brenner瘤伴发其他类型肿瘤，黏液性肿瘤最常见。

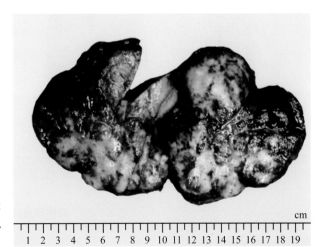

图9-1-26　右侧卵巢Brenner瘤伴扭转；女，54岁

大体检查：灰红色结节状肿瘤切除标本，大小10.0cm×10.0cm×7.0cm。切面呈灰黄灰褐色，片状出血。输卵管长11.5cm，最大径0.5cm

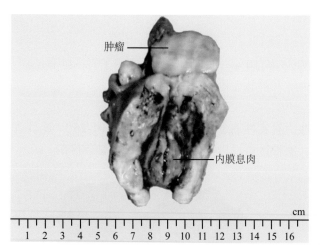

图9-1-27　左侧卵巢Brenner瘤；女，68岁
大体检查：全子宫和双侧输卵管-卵巢切除标本；已剖开子宫大小8.0cm×5.0cm×4.0cm，宫颈直径3.0cm，内膜厚0.1cm，局部见灰红色息肉，大小2.7cm×1.3cm×0.5cm，肌壁厚1.5cm。左侧卵巢内肿瘤切面呈灰黄色，大小4.0cm×3.3cm×3.0cm，质地较硬。右卵巢大小2.2cm×1.4cm×0.8cm。双侧输卵管长分别为6.5cm和7.5cm

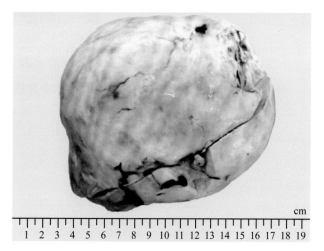

图9-1-28　左侧卵巢纤维瘤；女，70岁
大体检查：结节状肿瘤切除标本，大小13.0cm×10.5cm×6.0cm，表面光滑。切面呈灰白灰黄色，局部囊性变，质地韧

（十二）纤维瘤

1.临床特征

纤维瘤（fibroma）是最常见的卵巢纯间质肿瘤，大约占卵巢肿瘤的4%。可发生于任何年龄，最常见于中年人（平均年龄48岁），30岁之前少见。肿瘤几乎均为单侧性，双侧性偶见。临床表现为卵巢肿块，有时偶然发现。1%的病例发生Meigs综合征（合并胸水和腹水）。也可仅出现腹水，特别是最大径＞10cm的纤维瘤。

2.大体检查

卵巢表面通常光滑、完整（图9-1-28～图9-1-30），切面典型质地硬、灰白色或黄白色（图9-1-30）。病变可出现水肿区和囊性退变，特别是体积大的肿瘤。继发扭转时可出血或坏死（图9-1-29B）。

（十三）卵泡膜细胞瘤

1.临床特征

卵泡膜细胞瘤（thecoma）少见，大约不超过卵巢肿瘤的1%。大多数（97%）为单侧性，典型发生于绝经后老年人（平均发病年龄59岁）。不足10%的病例小于30岁。患者临床症状为卵巢肿块或激素异常表现。通常是雌激素水平增高，孕激素水平增高少见。

2.大体检查

肿瘤最大径5～10cm。切面实性，黄色，局灶灰白色（图9-1-31）。囊性变、出血、坏死和钙化少见。

（十四）成年型粒层细胞瘤

1.临床特征

成年型粒层细胞瘤（adult granulosa cell tu-

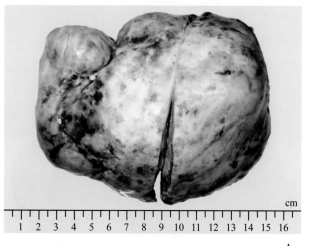

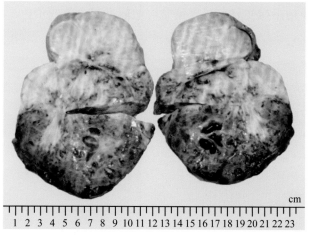

A　　　　　　　　　　　　　　　　　　　　B

图9-1-29　右侧卵巢纤维瘤伴扭转；女，32岁
大体检查：结节状肿瘤切除标本，大小11.0cm×8.0cm×8.0cm，表面光滑。切面呈灰白灰红间灰黄色，质地韧，局部囊性变。输卵管长5.0cm，最大径0.4cm

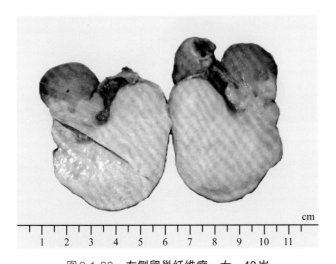

图9-1-30 左侧卵巢纤维瘤；女，43岁

大体检查：灰白色结节状肿瘤切除标本，大小6.5cm×5.0cm×3.5cm，表面光滑。切面呈灰白色，质地韧

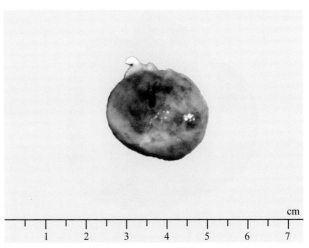

图9-1-31 右侧卵巢卵泡膜细胞瘤；女，37岁

大体检查：灰白色灰黄色肿瘤切除标本，大小2.5cm×2.0cm×1.0cm。切面呈灰白灰黄色，质地较硬

mour）大约占所有卵巢肿瘤的1%。发病年龄范围广，平均年龄为53岁。典型临床表现为老年女性绝经后阴道出血，年轻患者出现月经过多、月经不规则或闭经。大约10%的患者因肿瘤破裂或扭转而出现急腹症。典型肿瘤呈单侧性，诊断时局限于卵巢。

2.大体检查

肿瘤大小不等，平均直径10cm。大多数呈囊实性，可以呈实性，完全囊性者少见。实性区通常质地软，黄褐色或黄色（图9-1-32）。囊肿常含有血凝块，一些肿瘤特别是伴有破裂时出血明显。

（十五）无性细胞瘤

1.临床特征

无性细胞瘤（dysgerminoma）是最常见的卵巢原发性恶性生殖细胞肿瘤，占所有恶性卵巢肿瘤的1%～2%。几乎总是发生于儿童和年轻女性，平均

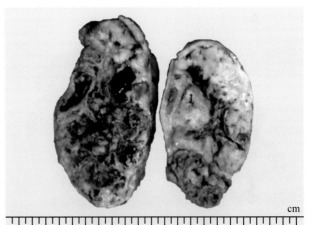

图9-1-32 左侧卵巢成年型粒层细胞瘤；女，49岁

大体检查：部分已剖开肿瘤切除标本，大小17.0cm×15.0cm×4.8cm。切面囊实性，实性为主，囊内含血性及淡黄色清亮液体；实性区切面呈灰白色，质地软。输卵管长5.0cm，最大径0.5cm

年龄22岁。临床表现包括腹胀、腹痛或腹部肿块。血清乳酸脱氢酶（lactic acid dehydrogenase，LDH）水平常升高，3%～5%的患者人绒毛膜促性腺激素（human chorionic gonadotrophic hormone，HCG）升高。大约10%的肿瘤为双侧性。

2.大体检查

肿瘤最大径常大于10cm。切面呈实性、鱼肉样、黄褐色或灰白色（图9-1-33，图9-1-34），可出现灶性出血、坏死或囊性变。

（十六）卵黄囊瘤

卵黄囊瘤（yolk sac tumour）体积大，质地软，界限清楚。切面呈灰黄色，常见坏死、出血和囊性变（图9-1-35）。少见情况下，完全呈囊性。可同时存在大体可见的囊性畸胎瘤或者为混合性生殖细胞肿瘤的成分之一，另一种成分常为无性细胞瘤。

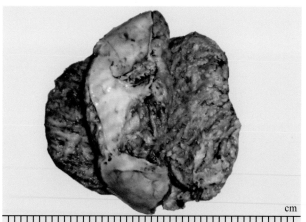

图9-1-33　左侧卵巢无性细胞瘤；女，14岁

大体检查：灰白灰红色结节状肿瘤切除标本，大小15.7cm×13.5cm×6.6cm，表面光滑。切面实性，灰白色鱼肉样，局部囊性变，内含血性液体，质地中等。输卵管长5.0cm，最大径0.6cm

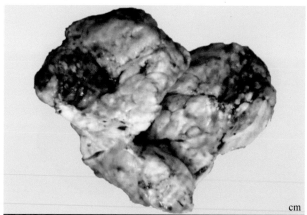

图9-1-34　右侧卵巢无性细胞瘤；淋巴结内未见瘤转移（0/28）；女，44岁

大体检查：灰白色肿瘤切除标本，大小17.0cm×14.0cm×11.0cm。肿瘤切面呈实性，灰白色，局部出血。输卵管长9.0cm，最大径0.8cm

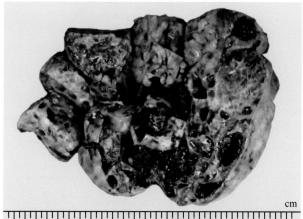

图9-1-35　左侧卵巢卵黄囊瘤；女，13岁

大体检查：肿瘤切除标本，大小23.0cm×17.0cm×9.0cm。切面呈囊实性，囊腔内充满血凝块及灰黄色清亮液体；实性区切面呈灰白灰黄色，质地中等

（十七）成熟性畸胎瘤

1.临床特征

成熟性畸胎瘤（mature teratoma）大约占所有卵巢肿瘤的20%。年龄分布范围广，大多数发生于生育期女性。临床表现为腹痛、腹胀或腹部肿块。许多肿瘤为偶然发现。双侧性发病占10%。

2.大体检查

大多数肿瘤呈囊性（成熟性囊性畸胎瘤），大小通常为5～10cm。切面常为单房囊性，囊内充满皮脂和毛发（图9-1-36～图9-1-41）。常存在实性结节，称为Rokitansky结节（Rokitansky protuberance）（图9-1-38）。头节上长有毛发，有时可见牙齿，表面呈灰白色，切面多呈灰黄色，质地较软，头节处应充分取材。少见情况下，肿瘤主要呈实性伴有囊腔（成熟性实性畸胎瘤）。

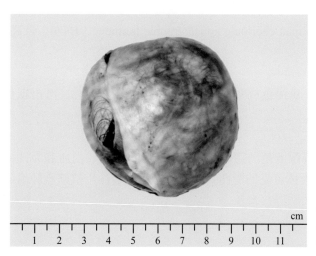

图9-1-36　左侧卵巢成熟性囊性畸胎瘤；女，32岁

大体检查：灰白色肿瘤切除标本，大小6.0cm×6.0cm×4.0cm，表面光滑。切面呈囊性，壁厚0.1cm，囊内见灰黄色头节，表面长满毛发，切面呈灰黄色，内见直径2.0cm囊肿，腔内含黏液；并见软骨、骨和脑组织

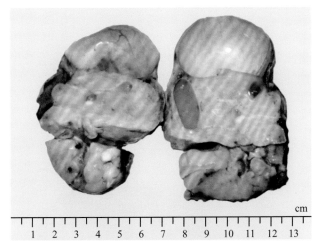

图9-1-37　左侧卵巢成熟性囊性畸胎瘤；女，50岁

大体检查：肿瘤切除标本，大小9.0cm×6.5cm×4.5cm。切面囊实性，囊肿最大径4.5cm，内含淡黄色液体，内壁光滑；实性区大小5.5cm×5.0cm×4.5cm，主要为灰黄色脂肪，其中见骨和软骨，杂有多个囊肿，最大径2.5cm，囊内含黏液或油脂

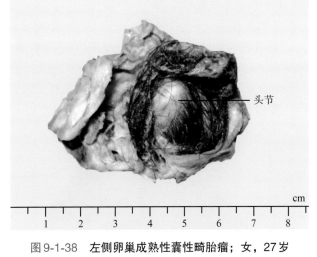

图9-1-38　左侧卵巢成熟性囊性畸胎瘤；女，27岁

大体检查：已剖开囊性畸胎瘤切除标本，大小5.0cm×3.5cm×2.0cm。囊内含油脂和毛发，内壁光滑，壁厚0.2～0.5cm。壁内见头节，大小2.8cm×1.5cm×0.7cm，内含骨质，切面呈灰黄色

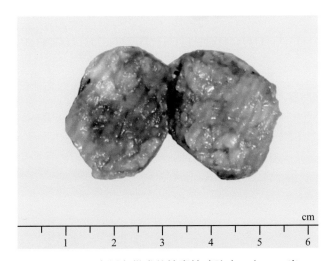

图9-1-39　右侧卵巢成熟性囊性畸胎瘤；女，30岁

大体检查：囊性肿瘤切除标本，大小2.7cm×2.0cm×0.8cm，内含油脂及毛发。头节大小0.8cm×0.3cm×0.3cm

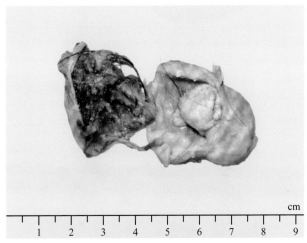

图9-1-40　右侧卵巢成熟性囊性畸胎瘤；女，32岁

大体检查：灰白色囊性肿瘤切除标本两块，大小分别为3.0cm×2.5cm×1.5cm和3.0cm×2.0cm×0.5cm。囊壁厚0.1～0.3cm，囊内见毛发和油脂。第一块囊壁内见头节，头节大小1.3cm×1.1cm×1.0cm

图9-1-41　右侧卵巢成熟性囊性畸胎瘤；女，55岁

大体检查：全子宫和双侧输卵管-卵巢切除标本；子宫大小7.5cm×5.0cm×3.0cm，宫颈直径3.2cm，内膜厚0.1cm，肌壁厚1.5cm。右侧卵巢肿瘤呈囊性，大小9.0cm×7.0cm×3.5cm，表面光滑；囊内含大量油脂及毛发，头节大小2.0cm×2.3cm×1.0cm，见牙齿，囊壁厚0.2～0.3cm

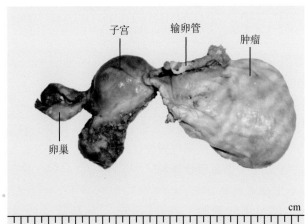

（十八）未成熟畸胎瘤

1.临床特征

未成熟畸胎瘤（immature teratoma）是卵巢第二位常见的恶性生殖细胞肿瘤。少见情况下为混合性生殖细胞肿瘤的成分之一。大多发生于30岁之前。患者的症状和体征与附件肿块相关。

2.大体检查

肿瘤典型呈单侧性、体积大。切面以实性为主，呈灰褐色，鱼肉样（图9-1-42，图9-1-43）。可存在囊腔、出血和坏死。

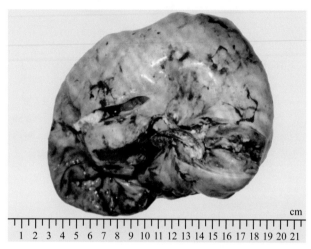 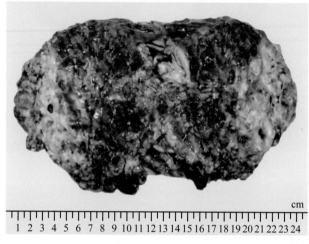

图9-1-42　左侧卵巢未成熟畸胎瘤，Ⅱ级；女，19岁

大体检查：已剖开囊实性肿瘤切除标本，大小16.0cm×11.0cm×8.0cm。囊内含暗红色血性液体；实性区域大小11.0cm×10.0cm×7.0cm，质地中等；切面颜色多彩，局部触及骨质，伴出血坏死，并见油脂及毛发。输卵管长7.0cm，最大径0.5cm

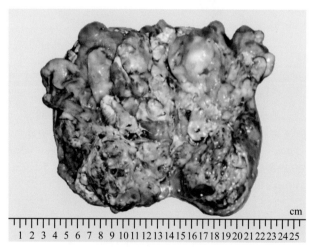

图9-1-43　右侧卵巢未成熟型畸胎瘤，Ⅰ级；女，21岁

大体检查：已切开囊实性肿瘤切除标本，大小15.5cm×10.0cm×10.0cm。切面呈灰红灰黄色，多囊性，可见油脂、毛发及骨组织。实性区域大小10.0cm×7.0cm×6.0cm，质地软。输卵管长6.0cm，最大径0.5cm

（十九）混合性生殖细胞肿瘤

临床特征

混合性生殖细胞肿瘤（mixed germ cell tumour）由两种或两种以上的恶性原始生殖细胞肿瘤成分构成，无性细胞瘤和卵黄囊瘤混合存在最常见（图9-1-44）。大约占恶性生殖细胞肿瘤的8%。平均年龄16岁，大约1/3初潮前期女孩出现假性性早熟。

（二十）卵巢甲状腺肿

1.临床特征

卵巢甲状腺肿（struma ovarii）是最常见的单胚层畸胎瘤，包括良性和恶性。大多数患者处于生育期。

2.大体检查

卵巢甲状腺肿通常为单侧性和实性。大小不等，常最大径<10cm。切面呈牛肉红色或褐色，分叶状。一些肿瘤以囊性为主，少见情况下可呈完全囊性。

（二十一）卵泡囊肿

1.临床特征

卵泡囊肿（follicle cyst）又称滤泡囊肿。大多数卵泡囊肿出现在育龄期，无症状，可出现隐约的腹部症状。

2.大体检查

通常为孤立性，最大径3～8cm。表面光滑，薄壁，囊内含清亮液体（图9-1-45，图9-1-46）。

（二十二）黄体囊肿

1.临床特征

黄体囊肿（corpus luteum cyst）常见，直径>3cm。

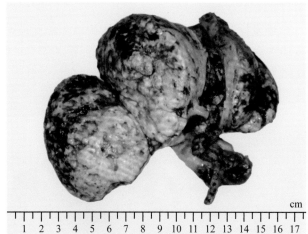

图9-1-44　右侧卵巢混合性生殖细胞瘤，大部分为卵黄囊瘤（约80%），小部分为无性细胞瘤（约20%）；女，23岁

大体检查：已剖开灰红色肿瘤切除标本，大小10.5cm×8.0cm×7.5cm，表面光滑。切面呈灰白灰红色，大部分为实性，散在小囊腔，鱼肉样，大片坏死，质地软。输卵管长5.0cm，最大径1.7cm，伞端开放

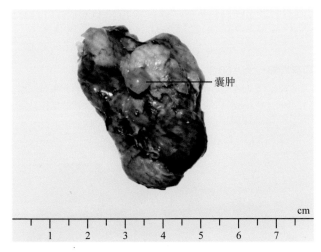

图9-1-45　左侧卵巢滤泡囊肿；女，26岁

大体检查：左侧卵巢切除标本，大小4.5cm×3.0cm×2.0cm。切面呈灰白色，多囊性，囊内含清亮液体

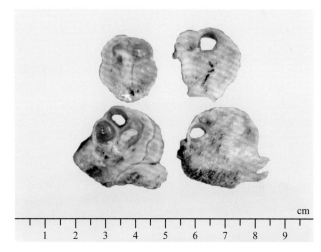

图9-1-46　右侧卵巢滤泡囊肿；女，36岁

大体检查：卵巢切除标本，大小2.5cm×1.7cm×1.6cm。切面呈多囊性，囊腔最大径1.3cm

通常发生于育龄期妇女。大多数无症状，一些患者可触及附件肿块或异常阴道出血。偶尔囊肿破裂导致疼痛和腹腔内出血。

2.大体检查

囊腔内常充满血液，囊壁褶皱，呈黄色（图9-1-47）。

（二十三）继发性肿瘤

1.临床特征

继发性肿瘤（secondary tumour）是指卵巢外肿瘤播散至卵巢。在西方国家占卵巢恶性肿瘤的3%～15%，在东方国家占21%～30%。黏液性肿瘤有时诊断存在困难。Krukenberg瘤是指卵巢转移性印戒细胞癌，印戒细胞癌可来自不同的解剖部位，胃部最常见。

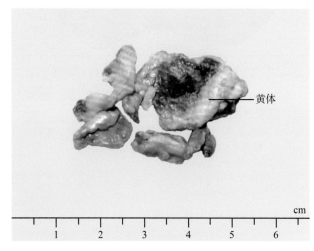

图9-1-47　右侧卵巢黄体囊肿；女，24岁

大体检查：灰黄色破碎组织切除标本，总体积3.0cm×2.0cm×1.0cm

2.大体检查

继发性肿瘤的大体特点包括体积小（常直径＜10～12cm）、双侧性、结节状生长，卵巢表面或浅层皮质内存在肿瘤。与此相比，原发性卵巢肿瘤呈单侧性和体积大（直径＞10～12cm）。转移性结直肠腺癌是继发性卵巢肿瘤最常见的来源之一。60%的肿瘤是双侧性，平均大小12.5cm。切面质脆，可有囊腔，出血和坏死常见（图9-1-48～图9-1-50）。

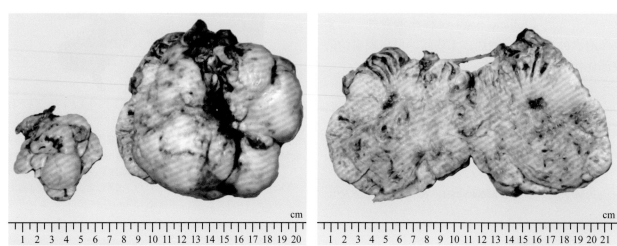
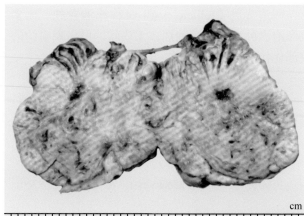

A   B

图 9-1-48   结肠腺癌双侧卵巢转移；女，60岁

大体检查：灰白色结节状肿瘤切除标本（左侧卵巢，图左侧），大小5.0cm×5.0cm×2.5cm，表面光滑；切面呈灰白间灰黄色，质地中等。灰白灰红色结节状肿瘤切除标本（右侧卵巢，图右侧），大小12.0cm×11.0cm×8.5cm；切面呈灰黄灰白色，大部分实性，局部囊性，囊内含血性液体，质地中等

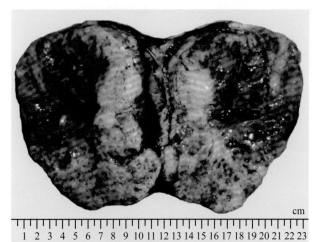

图 9-1-49   结肠低分化腺癌双侧卵巢转移；女，25岁

大体检查：结节状肿瘤切除标本，大小13.5cm×11.0cm×10.0cm，表面光滑。切面呈灰白灰黄色，局部囊性变，囊腔最大径4.0cm。输卵管长6.5cm，最大径0.3cm，伞端开放

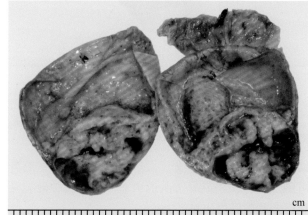

图 9-1-50   直肠黏液腺癌右侧卵巢转移；女，45岁

大体检查：肿瘤切除标本，大小13.5cm×11.0cm×6.5cm，表面光滑。切面囊实性，大部分呈囊性，囊腔内含灰红色液体，囊壁厚0.1～0.5cm，囊内壁较光滑。实性部分大小7.0cm×6.0cm×4.5cm，切面呈灰白色，质地软

五、输卵管大体病理学

（一）水泡囊肿

1.临床特征

水泡囊肿（hydatid cyst）又称卵巢冠泡状附件（hydatid of morgagni），是输卵管旁衬覆纤毛上皮的

囊肿。

2.大体检查

囊肿大小不等，表面光滑。囊壁薄，囊内含清亮液体，囊内壁光滑（图9-1-51，图9-1-52），有时局部可见乳头状结构。

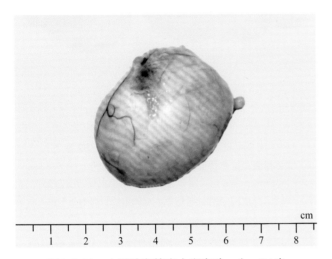

图9-1-51　右侧输卵管旁水泡囊肿；女，24岁

大体检查：灰白色囊肿切除标本，大小3.6cm×3.0cm×2.6cm。囊壁菲薄，内含清液，内壁光滑

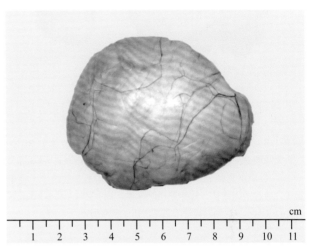

图9-1-52　右侧输卵管旁水泡囊肿；女，28岁

大体检查：灰白色囊肿切除标本，大小6.5cm×5.0cm×2.5cm，表面可见血管。囊壁菲薄，内含清液，内壁光滑

（二）恶性上皮肿瘤

输卵管癌最常见的组织学类型为浆液性癌（serous carcinoma），大约占输卵管癌的2/3，包括低级别和高级别两种（图9-1-53）。早期腹膜播散的病例出现与受累区域相关的症状。肿瘤少见情况下形成大的腔内肿块。最常见的临床表现为阴道排液或出血、腹痛和腹部肿块。巨块状输卵管癌不足10%的病例出现典型的绞痛、水样排液（输卵管积水）。

（三）输卵管-卵巢脓肿

1.临床特征

输卵管-卵巢脓肿（tubo-ovarian abscess）继发于盆腔炎或其他感染。纤维素性炎性肿块，累及输卵管远端和卵巢，偶尔累及其他盆腔脏器。

2.大体检查

输卵管明显增粗，伞端不明显。切面管壁增厚，呈灰白色或灰红色，腔内含脓液（图9-1-54，图9-1-55）。

（四）输卵管积水

1.临床特征

输卵管积水（hydrosalpinx）继发于输卵管积脓，管腔内脓性渗出物被吸收，闭塞、扩张的管腔内继而充满清亮的渗出液。

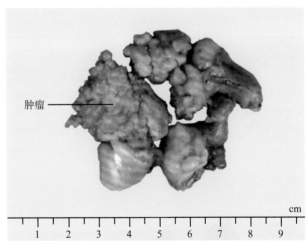

图9-1-53　右侧输卵管高级别浆液性癌；淋巴结内癌转移（2/26）

大体检查：输卵管切除标本，长7.0cm，见伞端。输卵管局部膨胀增粗，大小5.0cm×2.8cm×2.5cm；切面呈实性，菜花状，灰白色，质地中等

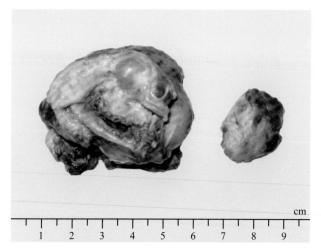

图9-1-54　左侧输卵管积脓，右侧输卵管积水；女，35岁

大体检查：输卵管切除标本（图左侧），大小5.0cm×3.5cm×3.5cm。表面见直径分别为1.2cm和0.8cm的水泡囊肿两个，囊壁菲薄，内含清亮液体。输卵管切除标本（图右侧），大小2.5cm×2.0cm×1.5cm。双侧输卵管均明显增粗，伞端闭锁

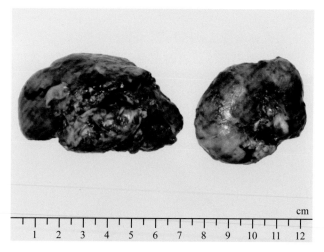

图9-1-55　双侧输卵管积脓；女，32岁

大体检查：输卵管切除标本（左侧，图左侧），大小6.5cm×4.5cm×3.0cm，暗紫色。输卵管切除标本（右侧，图右侧），大小5.3cm×2.8cm×2.5cm，暗紫色。双侧输卵管均明显增粗，伞端闭锁

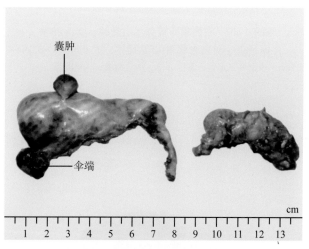

图9-1-56　双侧输卵管积水；女，35岁

大体检查：双侧输卵管切除标本，长分别为8.0cm和5.5cm，最大径分别为3.0cm和1.7cm，伞端闭锁。远端管腔均明显扩张，内含清液。第一条输卵管浆膜面见直径1.0cm水泡囊肿，内含清液

2.大体检查

输卵管伞端闭锁，输卵管远端明显增粗，管壁薄，而输卵管近端管腔较细，呈烧瓶状或茄子样外观（图9-1-56）。切开见腔内充满清亮液体，管腔扩张，黏膜皱襞消失，腔面光滑。

（五）输卵管妊娠

1.临床特征

输卵管妊娠（tubal pregnancy）常因慢性输卵管炎所导致输卵管黏膜皱襞炎性损伤和卵子滞留所致，多发生于输卵管壶腹部-峡部，能够继发管壁破裂和出血。

2.大体检查

输卵管增粗，灰红色，伞端有时闭锁，伞端血凝块附着。切面输卵管腔内常充满绒毛或血凝块（图9-1-57～图9-1-59）。输卵管破裂时，表面和腔内以血凝块为主（图9-1-59），绒毛常不明显，需要全面取材。

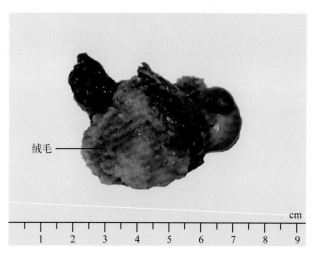

图9-1-57　左侧输卵管妊娠；女，31岁

大体检查：暗紫色输卵管切除标本，长5.5cm，最大径3.0cm。管腔内见绒毛及胚胎

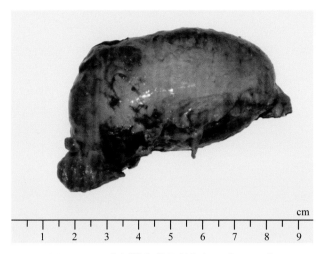

图 9-1-58 右侧输卵管异位妊娠；女，31岁

大体检查：输卵管切除标本，长7.2cm，输卵管明显增粗，最大径3.5cm，可见伞端。切面呈暗紫色，管腔内充满血凝块

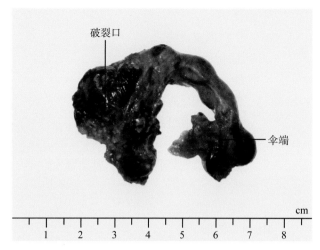

图 9-1-59 左侧输卵管妊娠破裂；女，24岁

大体检查：输卵管切除标本，长7.5cm，最大径2.0cm。距切缘1.2cm输卵管局部破裂，破裂口长2.0cm。管腔内见绒毛和血凝块，伞端血管块附着

六、WHO（2014年）卵巢肿瘤组织学分类

上皮性肿瘤

浆液性肿瘤

  良性

    浆液性囊腺瘤

    浆液性腺纤维瘤

    浆液性表面乳头状瘤

  交界性

    交界性浆液性肿瘤/非典型增生性浆液性肿瘤

    交界性浆液性肿瘤–微乳头亚型/非浸润性低级别浆液性癌

  恶性

    低级别浆液性癌

    高级别浆液性癌

黏液性肿瘤

  良性

    黏液性囊腺瘤

    黏液性腺纤维瘤

  交界性

    黏液性交界性肿瘤/非典型增生性黏液性肿瘤

  恶性

    黏液性腺癌

子宫内膜样肿瘤

  良性

    子宫内膜样囊肿

    子宫内膜样囊腺瘤

    子宫内膜样腺纤维瘤

  交界性

    交界性子宫内膜样肿瘤/非典型增生性内膜样肿瘤

恶性

　子宫内膜样癌

透明细胞肿瘤

　良性

　　透明细胞囊腺瘤

　　透明细胞腺纤维瘤

　交界性

　　交界性透明细胞肿瘤/非典型增生性透明细胞肿瘤

　恶性

　　透明细胞癌

Brenner 肿瘤

　良性

　　Brenner 瘤

　交界性

　　交界性 Brenner 瘤/非典型增生性 Brenner 瘤

　恶性

　　恶性 Brenner 瘤

浆-黏液性肿瘤

　良性

　　浆-黏液性囊腺瘤

　　浆-黏液性腺纤维瘤

　交界性

　　交界性浆-黏液性肿瘤/非典型增生性浆-黏液性肿瘤

　恶性

　　浆-黏液性癌

　未分化癌

间叶肿瘤

　低级别子宫内膜样间质肉瘤

　高级别子宫内膜样间质肉瘤

混合性上皮和间叶肿瘤

　腺肉瘤

　癌肉瘤

性索-间质肿瘤

　纯间质肿瘤

　　纤维瘤

　　富细胞纤维瘤

　　卵泡膜细胞瘤

　　黄素化卵泡膜细胞瘤伴硬化性腹膜炎

　　纤维肉瘤

　　硬化性间质瘤

　　印戒细胞型间质瘤

　　微囊性间质瘤

　　莱迪细胞瘤

　　类固醇细胞瘤

　　　　恶性类固醇细胞瘤
　　　纯性索肿瘤
　　　　成年型粒层细胞瘤
　　　　幼年型粒层细胞瘤
　　　　支持细胞瘤
　　　　环小管性索瘤
混合性性索-间质肿瘤
　　　支持-间质细胞肿瘤
　　　　高分化
　　　　中分化
　　　　　伴异源性成分
　　　　低分化
　　　　　伴异源性成分
　　　　网状型
　　　　　伴异源性成分
　　　非特殊型支持-间质细胞肿瘤
生殖细胞肿瘤
　　　无性细胞瘤
　　　卵黄囊瘤
　　　胚胎性癌
　　　非妊娠性绒癌
　　　成熟性畸胎瘤
　　　未成熟性畸胎瘤
　　　混合性生殖细胞肿瘤
单胚层畸胎瘤和起源于皮样囊肿的体细胞型肿瘤
　　　良性甲状腺肿
　　　恶性甲状腺肿
　　　类癌
　　　　甲状腺肿性类癌
　　　　黏液性类癌
　　　神经外胚层肿瘤
　　　皮脂腺肿瘤
　　　皮脂腺腺瘤
　　　皮脂腺癌
　　　其他罕见的单胚层畸胎瘤
　　　癌
　　　　鳞状细胞癌
　　　　其他
生殖细胞-性索-间质肿瘤
　　　性腺母细胞瘤，包括性腺母细胞瘤伴恶性生殖细胞肿瘤
　　　混合性生殖细胞-性索-间质肿瘤，未分类
杂类肿瘤
　　　卵巢网肿瘤
　　　　卵巢网腺瘤

卵巢网腺癌

午菲管肿瘤

小细胞癌，高钙血症型

小细胞癌，肺型

威尔姆斯瘤

副神经节瘤

实性假乳头性肿瘤

间皮肿瘤

腺瘤样瘤

间皮瘤

软组织肿瘤

黏液瘤

其他

瘤样病变

滤泡囊肿

黄体囊肿

巨大孤立性黄素化滤泡囊肿

过度黄素化反应

妊娠黄体瘤

间质增生

间质卵泡增生

纤维瘤病

巨块性水肿

莱迪细胞增生

其他

淋巴样和髓样肿瘤

淋巴瘤

浆细胞瘤

髓系肿瘤

继发性肿瘤

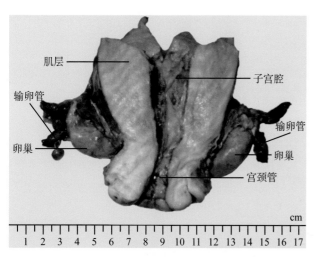

图 9-2-1　**子宫和双侧卵巢、输卵管解剖结构**

第二节　子　宫　体

一、子宫解剖学

子宫位于膀胱与直肠之间，下端接阴道，两侧有输卵管和卵巢。子宫呈倒置的梨形，子宫上 2/3 为子宫体部，下 1/3 为子宫下段和子宫颈（图 9-2-1，图 9-2-2）。子宫的上端宽而圆凸的部分称为子宫底。子宫与输卵管相接处称子宫角。子宫下端呈圆柱状的部分为子宫颈，由突入阴道的子宫颈阴道部和子宫颈阴道上部组成（图 9-2-3）。子宫壁分为 3 层，由内向外依次为子宫内膜、肌层和浆膜层。子宫为腹膜间位器官，其前面的下 1/3（相当于子宫颈阴道上部）及左

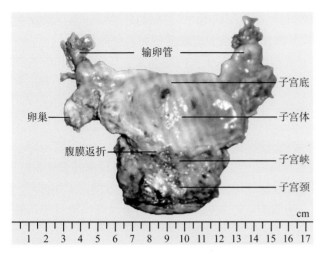

图9-2-2　子宫和双侧卵巢、输卵管后面观解剖结构

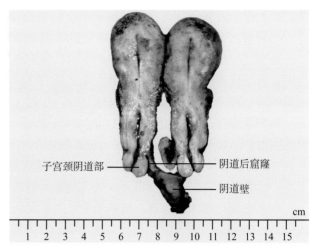

图9-2-3　老年萎缩性子宫和阴道壁解剖结构

侧和右侧缘无腹膜覆盖。膀胱与子宫之间形成膀胱子宫陷凹，凹底约在子宫峡的前面。子宫与直肠之间形成直肠子宫陷凹，其为女性腹膜腔最低的部位。子宫前面的腹膜返折处比后面高，可用于定位子宫的前后。绝经后，子宫萎缩变小，壁变薄。子宫颈前后突入阴道中形成阴道前、后穹窿，其中后穹窿比前穹窿深。

二、标本特征描述和大体取材

（一）标本类型

标本类型包括全子宫和双侧卵巢-输卵管切除标本、根治性全子宫切除标本、单纯子宫切除标本、次全切子宫切除标本（无宫颈）。

（二）标本特征描述

切除范围描述：子宫；子宫及单侧卵巢和输卵管；子宫及双侧卵巢和输卵管；子宫内膜浆液性癌、透明细胞癌及癌肉瘤需同时切除大网膜和多点腹膜活检；侵犯其他脏器时如直肠、膀胱等，因减瘤手术可能同时切除送检。

其他描述：标本完整性（完整、已剖开或碎块）、确定肿瘤部位（子宫体、子宫体下段；子宫内膜、子宫内膜息肉；肌层）、肿瘤大小（明确3个径线）、肌层浸润深度（<1/2或≥1/2）、是否存在腺肌病、子宫浆膜面是否受累、子宫体下段是否累及（表面或肌层）、子宫颈是否累及（上皮或间质）、其他部位是否累及。测量肿瘤距切缘的距离。

（三）大体取材

1.切缘取材

切缘取材包括阴道壁切缘、子宫颈旁切缘。推荐对宫旁组织和阴道壁切缘进行墨染标识。需要对所有宫旁组织连续按顺序取材。如果宫旁组织内大体可见肿瘤，此处宫旁组织应当连同邻近的宫颈壁一同取材。如果为高级别子宫内膜癌或肿瘤邻近宫颈，可适当增加取材数量。如果肿瘤累及宫颈，可切取两块肿瘤累及宫颈的组织块。大体未见异常的宫颈，可切取前壁和后壁两块全层组织块。

2.肿瘤取材

利用腹膜返折（前面较高）或卵巢（子宫后面）对标本进行定位。有条件的情况下，腹膜覆盖和非腹膜覆盖表面墨汁标识。子宫剖开方法较多，包括沿子宫前壁做"Y"字或"T"字形切口和将子宫前后一分为二。2019年，国际妇科病理学会（International Society of Gynecologic Pathologists，ISGP）推荐沿子宫侧壁（3点和9点方向）剖开子宫。剖开子宫后，子宫下段至宫体水平垂直于子宫长轴（横向）切开取材。子宫下段与宫颈则需平行于子宫长轴（纵向）取材。取材数量按照肿瘤最大径每厘米取一块。术前诊断为恶性、非典型子宫内膜增生但切除标本内未见大体病变时，应将子宫内膜全部取材。组织块应当包括内膜与肌层交界面，子宫体下段应当包括颈体交界处，特别需要注意宫角处取材。子宫壁全层（包括浆膜层）

均需取材以判断浸润深度，建议取多个全层组织块（特别是存在腺肌病时）。肿瘤与非肿瘤子宫内膜交界处应当取材。无明显病变的卵巢和输卵管应当全部取材。子宫体下段至少应取前壁和后壁两块。

如果送检全子宫切除标本为碎块组织，需要更加仔细观察是否存在子宫内膜异常。任何异常均应连同周围正常子宫内膜一同取材。如果大体未见明显异常，最终镜下观察为子宫内膜增生、非典型增生或子宫内膜癌时，需要将子宫内膜全部取材。

输卵管取材：子宫内膜癌同时切除双侧输卵管时，必须仔细对输卵管进行大体检查，任何大体异常的区域均应取材。如果无明显异常，使用SEE-FIM方案将输卵管全部取材。所有子宫内膜癌患者的输卵管全部取材较为困难。如果患者诊断为子宫浆液性癌、透明细胞癌或癌肉瘤，应采取SEE-FIM方案将输卵管全部取材。较为实际的取材方法是按照SEE-FIM方案将输卵管的伞端全部取材，其余输卵管切取有代表性的组织块即可。

卵巢必须仔细大体检查。如果是子宫内膜浆液性癌、透明细胞癌或癌肉瘤时，卵巢均应当垂直于长轴间隔2～3mm切开并全部取材。其他类型子宫内膜也应当尽可能将卵巢全部取材。如果取材数量较多，全部取材存在困难时，卵巢应当至少取两块组织块。

大网膜切除标本应当测量其大小和描述其外观。间隔5mm切开大网膜，仔细检查是否存在小的异常。标准的取材数量尚无，与大体检查是否存在异常相关。如果大网膜存在明显的大体异常，取1～2个有代表性的组织块即可。如果大体检查未见异常，按照大网膜的最大径每2cm或3cm取一块组织块，或者至少取4块组织块。

三、区域淋巴结

区域淋巴结包括子宫旁淋巴结、闭孔淋巴结、髂内淋巴结、髂外淋巴结、骶淋巴结、骶前淋巴结、髂总淋巴结和腹主动脉旁淋巴结。

为准确评估区域淋巴结，必须对双侧盆腔淋巴结和主动脉旁淋巴结进行组织学检查，最低淋巴结数量≥6枚。《AJCC癌症分期手册（第8版）》规定淋巴结内单个肿瘤细胞或小的转移细胞簇最大径≤0.2mm，分类为孤立肿瘤细胞，定义为N0（i＋）；微转移为最大径＞0.2mm且≤2mm，宏转移为最大径＞2mm。盆腔淋巴结微转移为N1mi，宏转移为N1a。主动脉旁淋巴结微转移为N2mi，宏转移为N2a，无论伴或不伴盆腔淋巴结转移。常规查找子宫旁淋巴结，应当通过肉眼观察和触诊，彻底检查脂肪中的淋巴结，不推荐常规使用清除液（如丙酮）处理。体积大的淋巴结周围应附带少量脂肪，以便评估是否存在淋巴结外扩展。最大径≤2mm的淋巴结，应当直接完整取材，不必切开。最大径＞2mm的淋巴结，垂直于淋巴结长轴间隔2～3mm连续切开。所有大体观察无明显异常的淋巴结均应当全部取材。大体阳性的淋巴结，存在最大转移灶的淋巴结切面连同周围脂肪一同取材。

四、子宫体大体病理学

（一）子宫内膜癌

1.临床特征

子宫内膜癌（endometrial carcinoma）是女性生殖道三大常见恶性肿瘤之一。在西方国家，子宫内膜癌已占女性生殖系统恶性肿瘤发病率首位。在我国，是继宫颈癌之后第二位常见的妇科恶性肿瘤，约占妇科恶性肿瘤的20%～30%。2008年世界范围内新诊断子宫体癌28.8万例，其中70%～80%为子宫内膜癌。子宫内膜癌按照发病机制的不同可分为两型：Ⅰ型（雌激素依赖型）和Ⅱ型（非雌激素依赖型）。Ⅰ型为低级别子宫内膜癌及其亚型。多发生于围绝经期及绝经后妇女。诊断时平均年龄63岁。90%的患者存在阴道出血，包括绝经后阴道出血和月经紊乱。早期阴道排液表现为少量浆液性或血性分泌物，晚期可出现恶臭的脓血样液体。宫颈狭窄的患者可存在盆腔疼痛或者宫颈细胞学中可发现恶性腺细胞。进展期病变可出现腹胀、盆腔压迫症状或疼痛。

2.大体检查

肿瘤主要呈外生性生长，菜花状、息肉样或结节状，灰白灰红色，不同程度的坏死和出血（图9-2-4～图9-2-10），部分肿瘤可发生于子宫下段（图9-2-10）。术前常行子宫内膜刮宫术，有时手术切除标本内大体观察无肿瘤存在。

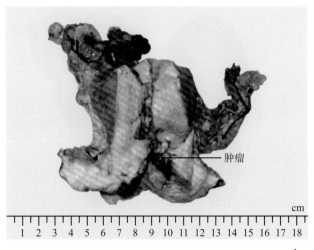

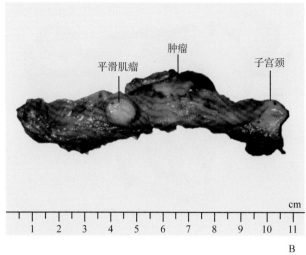

A　　　　　　　　　　　　　　　　　　　　B

图 9-2-4　子宫内膜样腺癌，Ⅰ级；淋巴结内未见癌转移（0/16）；女，45 岁

大体检查：全子宫和双侧输卵管-卵巢切除标本；子宫大小 8.5cm×5.5cm×5.0cm，宫颈直径 3.5cm，表面光滑。子宫体下段内膜面见暗紫色息肉样肿瘤，大小 2.6cm×1.6cm×0.5cm；切面呈灰白灰红色，质地中等，浸润肌壁＜1/2。宫体肌壁厚 2.7cm，肌壁内灰白色结节 3 个，最大径 1.2～3.2cm。阴道壁面积 8.5cm×1.5cm

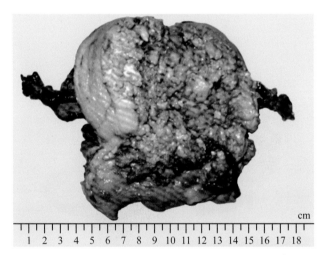

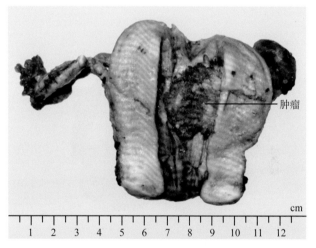

图 9-2-5　子宫内膜样腺癌，Ⅱ级；淋巴结内癌转移（1/25）；女，47 岁

大体检查：全子宫和双侧输卵管-卵巢切除标本；子宫已剖开，大小 11.5cm×10.5cm×4.5cm；宫颈直径为 3.5cm，表面光滑。宫腔弥漫性布满菜花状肿瘤，大小 9.5cm×8.5cm×2.0cm；切面呈灰白色，质地软；肿瘤浸润肌壁 1/3。阴道壁面积 9.5cm×1.0cm

图 9-2-6　子宫内膜样腺癌，Ⅱ级；女，56 岁

大体检查：全子宫和双侧输卵管-卵巢切除标本；子宫已剖开，大小 6.5cm×4.0cm×2.5cm；宫颈直径 2.5cm，表面糜烂；肌壁厚 2.0cm。宫腔内见菜花样肿瘤，大小 3.0cm×2.0cm×1.0cm，浸润肌壁＜1/2

图 9-2-7　子宫内膜样腺癌，Ⅰ级；女，54 岁

大体检查：全子宫和双侧输卵管-卵巢切除标本；子宫大小 10.0cm×6.5cm×4.5cm，宫颈直径 3.1cm，肌壁厚 2.4cm，宫角处见灰白色息肉样肿瘤，大小 2.0cm×1.5cm×1.8cm；切面呈灰白色，浸润肌壁＜1/2

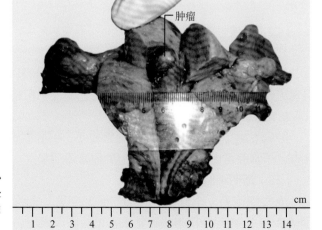

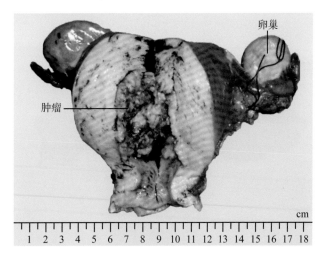

图9-2-8　子宫内膜样腺癌，Ⅱ级；淋巴结内未见癌转移（0/24）；女，37岁

大体检查：全子宫和双侧输卵管-卵巢切除标本；子宫大小10.0cm×8.5cm×4.6cm，宫颈直径2.6cm，肌层厚2.4cm。宫腔内肿瘤弥漫分布，内膜面明显增厚，最厚处达1.2cm；切面呈灰白色，质地较软；浸润肌壁<1/2，向下侵犯子宫颈

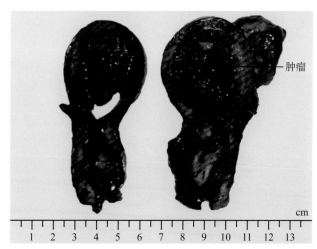

图9-2-9　子宫内膜样腺癌，Ⅱ级；淋巴结内未见癌转移（0/28）；女，60岁

大体检查：全子宫和双侧输卵管-卵巢切除标本；子宫大小8.5cm×5.0cm×3.0cm，宫颈直径2.8cm，肌壁厚0.8cm。宫腔明显扩张，腔内充满菜花样肿瘤，大小3.7cm×2.0cm×3.6cm，质地软，浸润肌壁>1/2。阴道残端长1.6cm

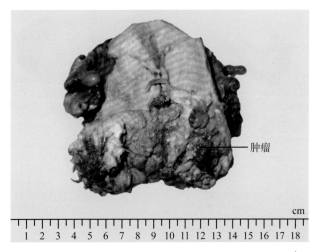

A

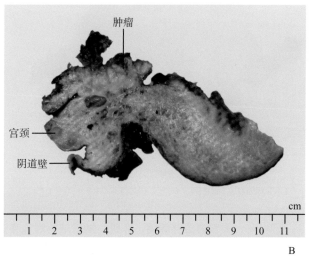

B

图9-2-10　子宫下段子宫内膜样腺癌，Ⅱ级；淋巴结内未见癌转移（0/23）；女，51岁

大体检查：全子宫和双侧输卵管-卵巢切除标本；子宫大小10.5cm×7.5cm×4.5cm，宫颈直径3.5cm，表面粗糙，肌层厚2.5cm。子宫体下段见菜花样肿瘤，肿瘤距宫颈外口2.0cm，侵犯宫颈管，大小9.0cm×6.5cm×2.5cm；肿瘤表面呈灰白暗紫色，切面呈灰白色，质地中等，浸润肌壁>1/2。阴道壁面积10.0cm×2.5cm

（二）浆液性癌

1.临床特征

浆液性癌（serous carcinoma）为Ⅱ型子宫内膜，好发于绝经后妇女，平均发病年龄70岁。大多数妇女出现绝经后阴道出血。经常见许多进展期病变临床检查时腹腔内无明显异常，但镜下可观察到癌转移。

2.大体检查

肿瘤发生于老年女性，子宫通常较小，但肿瘤可导致子宫明显增大。发生于子宫内膜息肉表面的浆液性癌，子宫腔可因肿块而扩张，但肿瘤常不明显。

（三）透明细胞癌

透明细胞癌（clear cell carcinoma）少见，大约占子宫内膜癌的2%，是Ⅱ型子宫内膜癌的类型之一（图9-2-11）。绝经后阴道出血是最常见的临床表现。诊断时平均发病年龄近70岁。

（四）神经内分泌肿瘤

1.临床特征

神经内分泌肿瘤（neuroendocrine tumour）包括低级别神经内分泌肿瘤（类癌）和高级别神经内分泌癌（小细胞神经内分泌癌和大细胞神经内分泌癌）。神经内分泌肿瘤少见，在子宫内膜癌占比小于1%。肿瘤常发生于绝经后妇女，小细胞神经内分泌癌诊断时平均年龄为60岁，大细胞神经内分泌癌诊断时平均年龄为55岁。绝经后阴道出血是常见临床症状。许多患者诊断时为进展期，可触及盆腔或阴道肿块，或伴有疼痛。

2.大体检查

小细胞神经内分泌癌表现为巨大的、外生性、息肉样宫腔内肿块（图9-2-12），侵犯肌壁。

（五）息肉

1.临床特征

息肉在任何年龄均可发生，常见于围绝经期。2%～23%的异常阴道出血患者存在息肉。激素替代治疗或他莫昔芬治疗的妇女，息肉发生率增加。小的子宫内膜息肉常无症状，体积大的息肉出现异常子宫内膜出血和偶尔伴有不孕。带蒂息肉可突出于宫颈。发生于绝经后妇女的息肉具有伴发子宫内膜肿瘤的高风险（5%病例）。

2.大体检查

大多数子宫内膜息肉为单发，多发性息肉占10%～20%，多发性特别常见于他莫昔芬治疗的患者。息肉可有蒂或无蒂，能够发生于子宫体或子宫下段的任何位置。大小不等，直径从几毫米至大于5cm。典型息肉具有光滑和圆凸的表面（图9-2-13），切面呈灰白色，常见腺体扩张而形成的小囊腔。

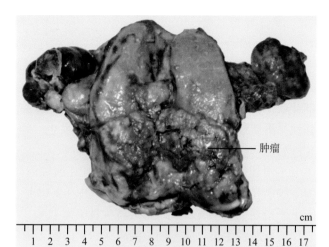

图9-2-11　子宫内膜透明细胞腺癌；淋巴结内未见癌转移（0/22）；女，44岁

大体检查：全子宫和双侧输卵管-卵巢切除标本；子宫大小9.5cm×7.0cm×3.0cm，宫颈直径3.5cm，肌层厚2.5cm。宫体下段见菜花状肿瘤，大小3.5cm×3.0cm×1.5cm；切面呈灰白灰红色，质地中等；浸润肌壁＞1/2，侵犯宫颈管。阴道壁大小9.0cm×3.0cm

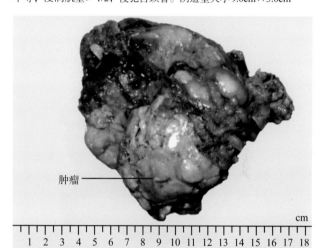

图9-2-12　子宫内膜小细胞癌；淋巴结内癌转移（1/2）；女，53岁

大体检查：全子宫和左侧输卵管切除标本；已剖开子宫大小9.0cm×8.0cm×5.0cm，宫颈直径1.2cm。宫腔内见广基息肉样肿瘤，大小7.0cm×5.3cm×3.6cm，表面广泛坏死；切面呈灰白色，浸润肌壁全层。左侧输卵管长7.0cm，最大径2.5cm，腔内见肿瘤浸润

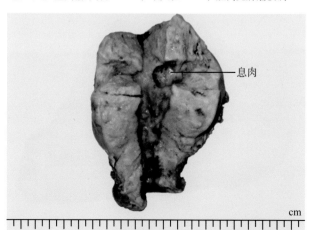

图9-2-13　子宫内膜息肉，子宫腺肌病；女，51岁

大体检查：单纯子宫切除标本，大小11.0cm×5.5cm×5.0cm。宫颈直径2.5cm。内膜面见息肉，大小1.7cm×1.0cm×0.2cm。肌壁弥漫性增厚，厚4.5cm，散在暗紫色出血点

（六）平滑肌瘤

1.临床特征

平滑肌瘤（leiomyoma）是子宫最常见的肿瘤，好发于40～50岁。各种亚型大约占平滑肌瘤的10%。大多数患者无症状，1/3的患者出现月经过多、盆腔疼痛或压迫症状。孕激素治疗和妊娠患者更易出现腹部症状。症状主要与肿瘤的数量、大小和部位有关。少见情况下，静脉内平滑肌瘤可累及心血管。良性转移性平滑肌瘤常在子宫切除术后平均15年发生。肺是最常见的转移部位。

2.大体检查

平滑肌瘤常多发（＞75%），可出现在肌壁内、黏膜下或浆膜下（图9-2-14～图9-2-23）。黏膜下和浆膜下肿瘤呈息肉样或有蒂（图9-2-14～图9-2-18）。黏膜下平滑肌瘤可发生扭转和（或）脱垂于宫颈，而浆膜下平滑肌瘤可从蒂部脱落形成寄生性平滑肌瘤。肿瘤界限清楚，但无包膜，大小不等，切面特征性大体表现为膨胀性生长、质地韧、漩涡状和灰白色（图9-2-17）。水肿性、富于细胞性或上皮样肿瘤质地软。富于细胞性肿瘤和存在脂肪的肿瘤（脂肪平滑肌瘤）呈局灶或弥漫性红棕色至黄色。梗死常见，特别好发于体积大的肿瘤，有时伴有出血（图9-2-22）。囊性变偶尔可见，特别是水肿性或黏液样肿瘤。妊娠期平滑肌瘤可呈牛肉红样外观（红色变性）（图9-2-23）。孕激素可引起多灶性出血梗死（卒中性改变）。偶尔，伴有水肿改变的肿瘤突出于浆膜面，类似于牛肉球突起（所谓分割性/分叶状平滑肌瘤）。少见情况下，肌壁内存在数量众多界限不清的小结节，结节常相互融合（弥漫性平滑肌瘤）。静脉内平滑肌瘤形成蠕虫样塞子突入肌壁或阔韧带静脉。虽然大多数情况下累及血管数量少，偶尔也可非常广泛。

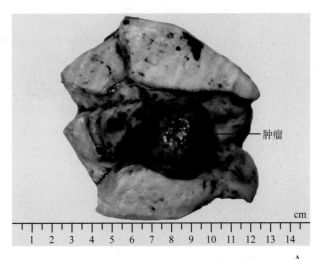
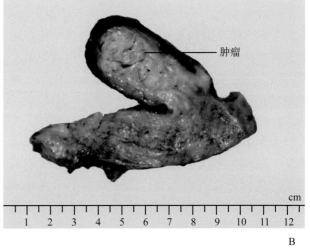

图9-2-14　子宫黏膜下平滑肌瘤；子宫腺肌病；女，43岁

大体检查：已剖开单纯子宫切除标本，大小10.5cm×8.0cm×4.5cm。宫颈直径3.0cm；内膜厚0.3cm，肌层厚2.5cm。宫腔内见息肉样肿瘤，大小5.0cm×3.5cm×3.0cm；表面呈灰红色；切面呈灰白色，编织状，质地韧。肌壁内肌纤维束增粗，走行紊乱，散在暗红色出血点

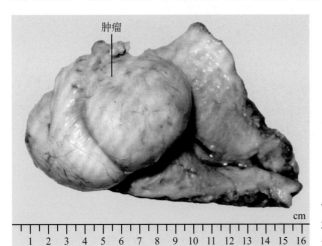

图9-2-15　子宫黏膜下富于细胞性平滑肌瘤；女，43岁

大体检查：已剖开单纯子宫切除标本，大小12.0cm×8.0cm×7.5cm。宫颈直径3.0cm，表面较光滑；内膜厚0.2cm；肌层厚3.5cm。宫腔内见灰白色结节状肿瘤，最大径6.0cm；切面呈灰白色，编织样，质地韧。肌壁见灰白色结节，最大径为0.5cm

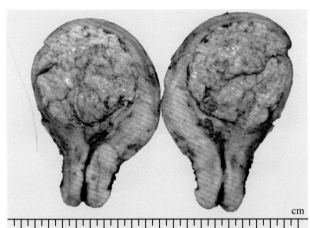

图9-2-16 子宫平滑肌瘤；女，46岁

大体检查：单纯子宫切除标本，大小11.5cm×8.5cm×7.5cm。宫颈直径3.5cm，表面光滑，内膜厚0.3cm，肌层厚1.7cm。肌壁间见结节状肿瘤，大小5.5cm×6.0cm×6.0cm，切面呈灰白灰红色，质地韧

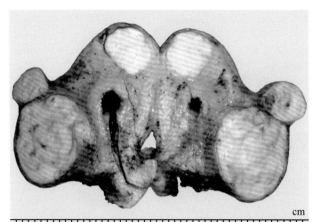

图9-2-17 子宫多发性平滑肌瘤；女，54岁

大体检查：单纯子宫切除标本，大小13.0cm×12.5cm×8.0cm。宫颈直径3.5cm，内膜厚0.3cm，肌壁厚2.1cm。肌壁间和浆膜下见多个灰白色结节，界限清楚，最大者大小6.5cm×5.5cm×5.0cm，最小者大小0.7cm×0.5cm×0.5cm；切面均呈灰白色，编织状，质地韧

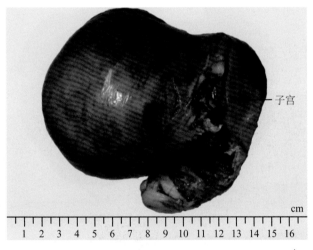

A

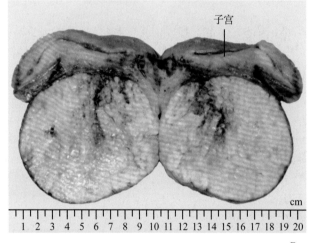

B

图9-2-18 子宫多发性浆膜下平滑肌瘤；女，51岁

大体检查：已剖开单纯子宫切除标本，大小11.0cm×8.0cm×6.5cm。宫颈直径1.0cm，内膜厚0.2cm，肌壁厚1.5cm。浆膜下见结节2个，大小分别为8.0cm×8.5cm×7.0cm和2.2cm×2.0cm×1.5cm，切面呈灰白色，编织状，质地韧。肌壁内见多个灰白色小结节，最大径0.3～0.7cm

图9-2-19 子宫平滑肌瘤；女，43岁

大体检查：灰白色肿瘤切除标本，大小3.8cm×3.5cm×3.5cm。切面呈灰白色，多结节状，质地韧

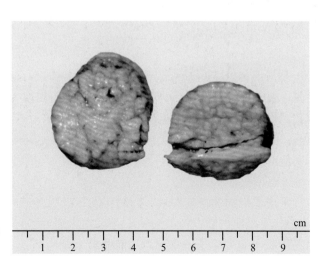

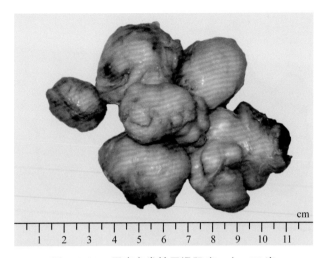

图9-2-20　子宫多发性平滑肌瘤；女，39岁

大体检查：灰白色结节状肿瘤切除标本6个，总体积7.0cm×6.5cm×3.0cm，表面较光滑。切面均呈灰白色，编织状，质地韧

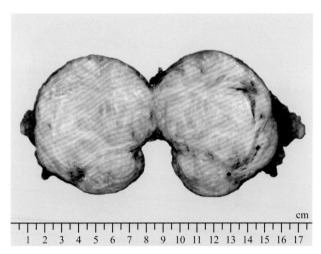

图9-2-21　子宫富于细胞性平滑肌瘤伴玻璃样变性；女，46岁

大体检查：灰白色结节状肿瘤切除标本，大小4.0cm×3.0cm×3.0cm。切面呈灰白色，编织状，质地韧

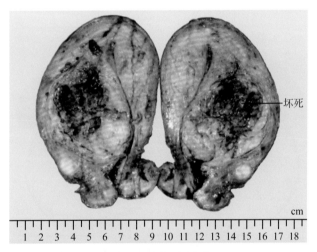

图9-2-22　子宫多发性富于细胞性平滑肌瘤伴片状坏死；子宫腺肌病；女，52岁

大体检查：单纯子宫切除标本，大小11.0cm×8.0cm×7.0cm。宫颈直径2.0cm，表面光滑。宫腔挤压呈裂隙状，内膜厚0.2cm。肌壁厚4.0cm。肌壁内见多个灰白色结节，最大径0.8～5.5cm，最大者质地较软，切面呈灰白间灰黄色

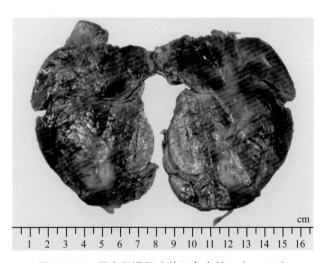

图9-2-23　子宫平滑肌瘤伴红色变性；女，35岁

大体检查：灰红色肿瘤切除标本，大小9.0cm×7.0cm×4.0cm。切面呈灰红色牛肉样，质地韧

（七）平滑肌肉瘤

1. 临床特征

平滑肌肉瘤（leiomyosarcoma）是最常见的子宫肉瘤，占所有子宫恶性肿瘤的1%～2%。大多数发病年龄＞50岁。最常见的临床症状包括异常阴道出血（56%）、可触及盆腔肿块（54%）和盆腔疼痛（22%）。偶尔出现肿瘤破裂（腹腔出血）、子宫外侵犯（多达1/2）或转移相关临床表现。症状和体征与平滑肌瘤相重叠。绝经后没有进行激素替代治疗的肿瘤增大应考虑为平滑肌肉瘤。平滑肌肉瘤可局部或区域侵犯引起胃肠道或泌尿道症状，常血行播散转移至肺。

2. 大体检查

平滑肌肉瘤为单发肿块，同时伴发平滑肌瘤时表现为体积增大肿块。典型体积大，平均直径10cm（仅25%平滑肌肉瘤直径＜5cm）。平滑肌肉瘤约2/3位于肌壁内，1/5位于黏膜下，1/10位于浆膜下，仅5%的平滑肌肉瘤发生于子宫颈。切面典型表现为质地软、膨胀性、鱼肉样、出血和坏死、不规则边缘（图

9-2-24）。少见的黏液样肿瘤典型改变呈胶冻样，貌似界限清楚。

（八）子宫内膜间质结节

1.临床特征

子宫内膜间质结节（endometrial stromal nodule）罕见，患者发病年龄23～86岁（平均年龄为53岁）。患者经常出现异常子宫出血或腹痛。子宫可增大或出现盆腔肿块。

2.大体检查

肿瘤常位于黏膜下或肌壁内，浆膜下罕见。位于浆膜下时典型病变呈息肉样。平均直径7cm，最大可达22cm，界限清楚。切面呈实性，黄色或褐色（图9-2-25），可出现囊腔，以囊性为主的肿瘤少见。坏死区和出血区也可见。

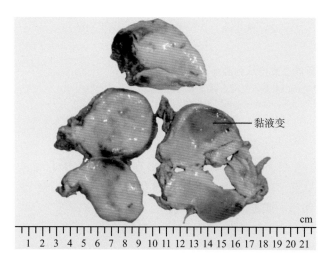

图9-2-24　子宫平滑肌肉瘤；女，60岁

大体检查：灰白色肿瘤切除标本，大小17.0cm×14.0cm×4.0cm。切面呈灰白色，质地细腻，鱼肉样，局部出血坏死及黏液样变性

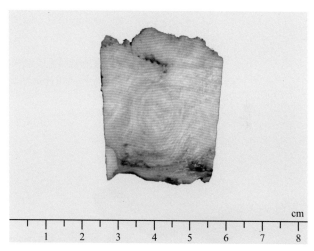

图9-2-25　子宫内膜间质结节；子宫腺肌病；女，49岁

大体检查：全子宫和双侧输卵管切除标本，子宫大小19.0cm×13.0cm×8.0cm。宫颈直径2.5cm，表面光滑；内膜厚0.5cm，肌层厚3.0cm。肌壁内见黄色结节，最大径1.5cm，界限清楚，质地中等

（九）低级别子宫内膜间质肉瘤

1.临床特征

低级别子宫内膜间膜间质肉瘤（low-grade endometrial stromal sarcoma）在所有子宫恶性肿瘤的占比小于1%，是第二位常见的子宫恶性间质肿瘤。平均发病年龄52岁，比其他子宫肉瘤发病年龄低。患者典型表现为阴道出血或腹痛，少见情况下可无症状。偶尔以转移为首发症状（最常见于卵巢或肺）。子宫可增大或出现盆腔肿块。肾上腺和淋巴转移率分别为10%和30%。

2.大体检查

肿瘤可表现为宫腔内息肉样或肌壁内肿块，常界限不清，明显浸润肌层和（或）从肌壁内或子宫旁静脉伸出的血管内蠕虫样肿瘤塞子。一些肿瘤似乎界限清楚。肿瘤大小不等（5～10cm）。典型呈黄色或褐色，切面呈鱼肉样，偶尔可伴出血和坏死。

（十）血管周上皮样细胞肿瘤

1.临床特征

血管周上皮样细胞肿瘤（perivascular epithelioid cell tumour）主要发生于围绝经期妇女（平均年龄为51岁）。临床表现为盆腔肿块或异常阴道出血。

2.大体检查

肿瘤大小从0.5～13cm（平均3.5cm），大多数为孤立性（图9-2-26）。

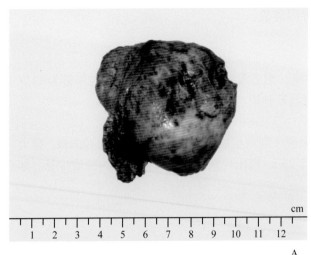
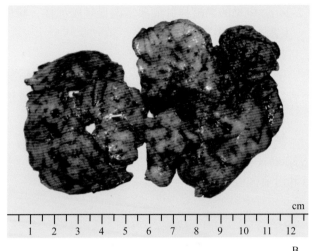

图9-2-26 子宫前壁恶性潜能未定血管周上皮样细胞肿瘤；女，33岁

大体检查：灰白色肿瘤切除标本，大小6.0cm×5.5cm×3.3cm，表面较光滑。切面呈灰白间灰红色，质地软

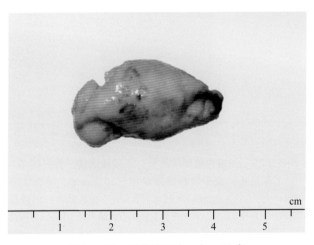

图9-2-27 子宫腺肌瘤；女，42岁

大体检查：灰白色息肉样肿瘤切除标本，大小2.8cm×1.4cm×1.2cm，表面光滑。切面呈灰白色，编织状，质地韧

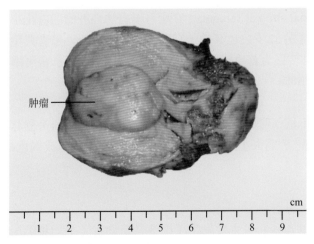

图9-2-28 子宫非典型性息肉样腺肌瘤；女，61岁

大体检查：单纯子宫切除标本，大小6.5cm×5.0cm×3.5cm。宫颈直径2.5cm，表面光滑。内膜厚0.2cm，宫腔内见灰白色息肉样肿瘤，大小3.0cm×2.0cm×2.0cm，切面呈灰白色，质地韧。肌壁厚1.0cm，壁内见灰白色结节，最大径0.8cm

（十一）腺肌瘤

1.临床特征

腺肌瘤（adenomyoma）在子宫体比子宫颈更易见。主要发生于绝经前妇女，临床表现为月经紊乱和（或）阴道出血。

2.大体检查

肿瘤常界限清楚，可表现为宫腔内息肉样肿瘤、浆膜面肿瘤（图9-2-27），大多数位于肌壁内。切面质地韧、灰白色漩涡状，有时可见数量不等的囊腔，但通常情况下囊腔不明显或无。

（十二）非典型性息肉样腺肌瘤

非典型性息肉样腺肌瘤（atypical polypoid adenomyoma）常位于子宫下段，平均直径2cm，最大径可达6cm。质地韧，呈橡皮样（图9-2-28）。

（十三）腺纤维瘤

1.临床特征

腺纤维瘤（adenofibroma）少见，常发生于绝经后妇女。大多数患者临床表现为异常阴道出血、排液或脱垂性肿块。少数病例与他莫昔芬治疗相关。

2.大体检查

典型病变呈宫腔内息肉样肿块（图9-2-29），也可发生于子宫下段，少见情况下位于肌壁或浆膜。切面实性，可存在小囊腔。

（十四）腺瘤样瘤

1.临床特征

腺瘤样瘤（adenomatoid tumour）的发病年龄范围广，平均年龄为45岁。大多数肿瘤为偶然发现。肿瘤主要位于肌壁外层。

2.大体检查

肿瘤常为孤立性，体积小（最大径常＜4cm），实性（图9-2-30），界限不清（与平滑肌瘤相比），结节状，灰白色，质地韧（图9-2-31）。少见情况下可呈弥漫性、多灶性、体积大（最大径＞10cm），或囊性为主。

（十五）腺肌病

1.临床特征

腺肌病（adenomyosis）是指在子宫肌壁存在子宫内膜腺体间质。肿瘤多发生于40岁以上已生育女性，近年有年轻化趋势。临床表现为月经紊乱和痛经。

2.大体检查

子宫增大，有时宫体明显呈球形（图9-2-32，图9-2-33）。切面肌层肥厚，肌纤维增粗，走行紊乱，可见散在分布的出血点（图9-2-32B）。

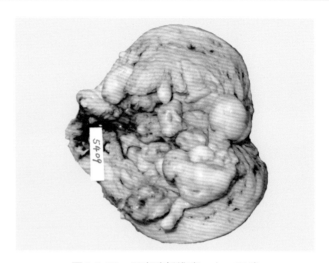

图9-2-29　子宫腺纤维瘤；女，39岁

大体检查：子宫次全切除标本，大小11.0cm×10.0cm×6.0cm，肌层厚3.0cm。内膜面布满大小不等息肉样肿瘤，最大径0.2～3.7cm；切面呈灰白色，质较韧，实性为主，局部囊性变

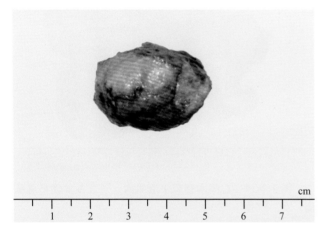

图9-2-30　子宫腺瘤样瘤；女，29岁

大体检查：灰白色结节状肿瘤切除标本，表面粗糙，大小2.7cm×1.8cm×1.5cm。切面呈灰白色，质地韧

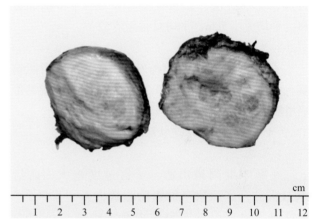

图9-2-31　子宫腺瘤样瘤；女，42岁

大体检查：已剖开灰白色肿瘤切除标本，大小6.0cm×4.5cm×4.5cm。部分区域表面光滑为子宫浆膜面。切面呈灰白色，编织状，可见黏液，质较韧

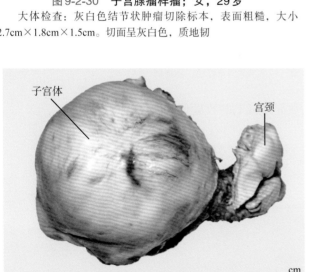

A

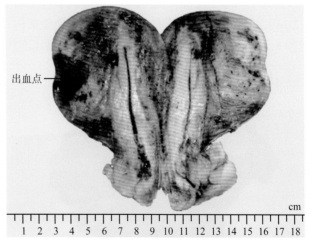

B

图9-2-32　子宫腺肌病；女，47岁

大体检查：单纯子宫切除标本，大小11.0cm×6.0cm×7.5cm。宫颈直径1.5cm，内膜厚0.2cm。子宫体呈球状，肌壁弥漫增厚，最厚处达4.6cm，肌壁见大小不等的暗红色出血点

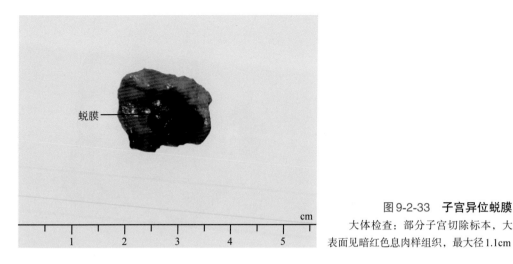

图9-2-33 **子宫异位蜕膜；女，23岁**

大体检查：部分子宫切除标本，大小1.8cm×1.7cm×0.8cm，表面见暗红色息肉样组织，最大径1.1cm

（十六）子宫阔韧带平滑肌瘤

1.临床特征

子宫阔韧带平滑肌瘤（leiomyoma）是子宫韧带最常见的肿瘤，诊断时肿瘤必须与子宫明显分离。平均大小5cm，平均发病年龄52岁。

2.大体检查

子宫阔韧带平滑肌瘤与发生于子宫的平滑肌瘤具有相同的大体特征（图9-2-34）。几乎所有阔韧带平滑肌肿瘤均为良性。

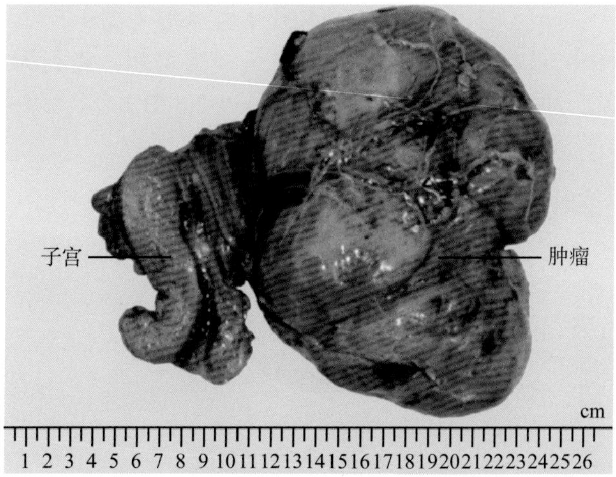

（十七）完全性水泡状胎块

1.临床特征

妊娠中期阴道出血、子宫过度增大、血清HCG明显升高，超声检查胎心缺失及"暴风雪"样征是发育完全的完全性水泡状胎块（complete hydatidiform mole）特征性改变。

2.大体检查

发育完全的完全性水泡状胎块所有绒毛一致性、水肿性改变而形成半透明大小不等的水泡（图9-2-35），间杂有大量血凝块。不存在正常胎盘结构或胎儿，非常罕见情况下可存在。早期完全性水泡状胎块异常绒毛的数量少或肉眼不明显。

图9-2-34 **右侧阔韧带平滑肌瘤；子宫多发性平滑肌瘤；女，57岁**

大体检查：子宫及右侧阔韧带肿瘤切除标本；子宫大小9.0cm×4.5cm×3.5cm，宫颈直径3.0cm，内膜厚0.1cm，肌壁厚2.0cm。肌壁内见多个灰白色结节，最大者大小1.2cm×1.0cm×1.0cm，最小者直径为0.3cm，界限清楚，质地韧。右侧阔韧带见巨大灰红色结节状肿瘤，大小15.0cm×12.0cm×7.0cm，包膜完整，切面呈灰白灰红色，质地韧

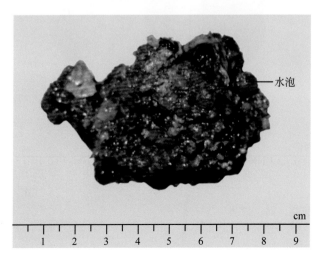

图9-2-35 **完全性水泡状胎块；女，24岁**

大体检查：灰白灰红色破碎胎盘，总体积6.5cm×4.0cm×3.5cm，广泛水泡形成，水泡大小不等，最大径0.3～0.6cm

（十八）部分性水泡状胎块

1.临床特征

部分性水泡状胎块（partial hydatidiform mole）的临床表现为妊娠早期末或中期初发生阴道出血，稽留流产或不完全流产，血清HCG正常或轻度升高，超声检查局部囊性胎盘，可检测到胎儿。大多数病例组织学检查证实前未考虑水泡状胎块。

2.大体检查

特征性改变为正常大小的绒毛与水肿性水泡混杂（图9-2-36）。病变可以明显存在孕囊、胎儿或完整胎盘。妊娠早期标本通常没有明显大体异常。

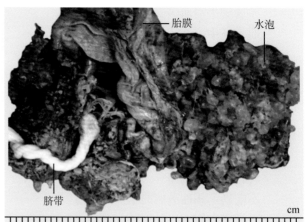

图9-2-36　部分性水泡状胎块；女，32岁；孕28周，胎儿染色体异常

大体检查：破碎胎盘，总体积16.5cm×16.0cm×2.8cm。胎盘部分呈水泡状，水泡直径0.6～1.2cm。并见胎膜和脐带，脐带长17.0cm，最大径1.0cm

五、子宫体（2014年）肿瘤组织学分类

上皮性肿瘤和癌前病变

　　癌前病变

　　　　不伴非典型性的增生

　　　　非典型增生/子宫内膜上皮内瘤变

　　子宫内膜癌

　　　　子宫内膜样腺癌

　　　　　　伴鳞状分化

　　　　　　绒毛腺管状

　　　　　　分泌型

　　　　黏液性癌

　　　　浆液性子宫内膜上皮内癌

　　　　浆液性癌

　　　　透明细胞癌

　　　　神经内分泌肿瘤

　　　　低级别神经内分泌肿瘤

　　　　类癌

　　　　高级别神经内分泌癌

　　　　小细胞神经内分泌癌

　　　　大细胞神经内分泌癌

　　　　混合细胞腺癌

　　　　未分化癌

　　　　去分化癌

　　瘤样病变

　　　　息肉

　　　　化生

　　　　Arias-stella反应

　　　　淋巴瘤样病变

间叶性肿瘤

　　平滑肌瘤

　　富于细胞平滑肌瘤

　　伴奇异细胞核的平滑肌瘤

　　核分裂活跃的平滑肌瘤

　　水肿型平滑肌瘤

　　肌瘤卒中

　　平滑肌脂肪瘤（脂肪平滑肌瘤）

　　上皮样平滑肌瘤

　　黏液样平滑肌瘤

　　切割性（分叶状）平滑肌瘤

　　弥漫性平滑肌瘤病

　　静脉内平滑肌瘤病

　　转移性平滑肌瘤

　　不能确定恶性潜能的平滑肌肿瘤

　　平滑肌肉瘤

　　上皮性平滑肌肉瘤

　　黏液性平滑肌肉瘤

　　子宫内膜间质和相关肿瘤

　　子宫内膜间质结节

　　低级别子宫内膜间质肉瘤

　　高级别子宫内膜间质肉瘤

　　未分化子宫肉瘤

　　类似于卵巢性索肿瘤的子宫肿瘤

　　杂类间叶性肿瘤

　　　横纹肌肉瘤

　　血管周上皮样细胞肿瘤

　　　良性

　　　恶性

　　其他

混合性上皮-间叶肿瘤

　　腺肌瘤

　　非典型性息肉样腺肌瘤

　　腺纤维瘤

　　癌肉瘤

杂类肿瘤

　　腺瘤样瘤

　　神经外胚层肿瘤

　　生殖细胞肿瘤

淋巴和髓系肿瘤

　　淋巴瘤

　　髓系肿瘤

继发性肿瘤

第三节　子　宫　颈

一、子宫颈解剖学

具体内容见本章第二节　一、子宫解剖学。

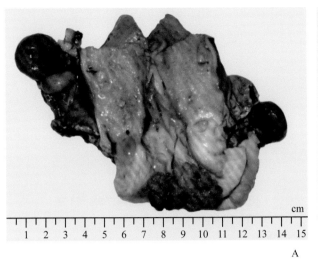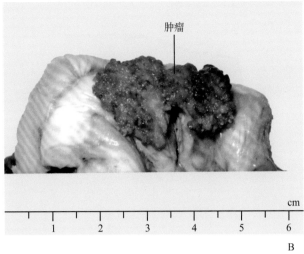

图9-3-18　子宫颈中分化腺癌，浸润深度3mm；淋巴结内未见癌转移（0/25）；女，41岁
大体检查：全子宫和双侧输卵管-卵巢切除标本；已剖开子宫大小11.0cm×5.0cm×3.0cm。宫颈外口见灰白灰红色菜花样肿瘤，大小3.2cm×2.4cm×0.7cm。内膜厚0.2cm，肌壁厚2.2cm，阴道壁长1.5cm

2. 大体检查

大多数息肉直径＜1cm，单发（图9-3-19，图9-3-20）。

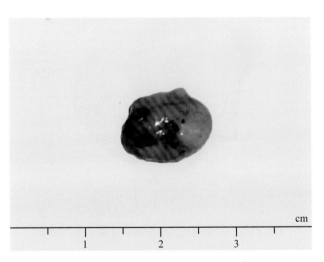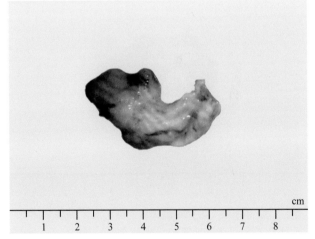

图9-3-19　子宫颈息肉；女，35岁
大体检查：灰白色息肉切除标本，大小0.8cm×0.6cm×0.5cm

图9-3-20　子宫颈息肉；女，24岁
大体检查：灰白色息肉切除标本，大小4.0cm×2.0cm×1.0cm

（四）纳氏囊肿

1. 临床特征

纳氏囊肿（nabothian cyst）常见，特别是多产妇。子宫颈腺体颈部阻塞导致黏液潴留并囊性扩张所致。大多数病变无症状，可伴有慢性宫颈炎和黏液性分泌物。宫颈壁深部的纳氏囊肿引起宫颈增大，临床有时会考虑为恶性肿瘤。

2. 大体检查

病变常单发或多发，囊腔内充满黏液（图9-3-21），通常位于宫颈管表面，偶尔也可发生于宫颈壁深层。

（五）前庭大腺囊肿

1. 临床特征

前庭大腺囊肿又称巴氏腺囊肿，由于前庭大腺管开口阻塞导致分泌物聚集形成囊肿，其位于阴蒂后

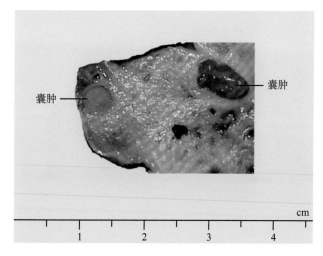

图9-3-21　子宫颈纳氏囊肿；女，51岁

大体检查：宫颈切面见大小不等囊肿，最大径约1cm，腔内充满胶冻样物

外侧。

2.大体检查

送检标本多为已破裂的囊壁样组织，内容物已流失，囊壁较薄，内壁光滑（图9-3-22）。完整囊肿内含乳白色液体（图9-3-23）。

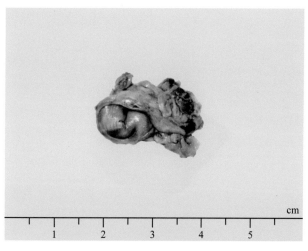

图9-3-22　左侧前庭大腺囊肿；女，29岁

大体检查：已剖开囊肿切除标本，大小1.5cm×1.2cm×0.5cm，内容物已流失

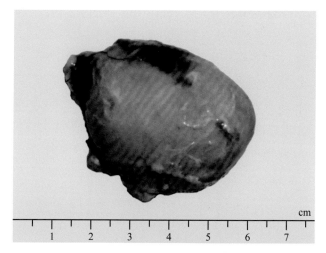

图9-3-23　左侧前庭大腺囊肿伴感染；女，33岁

大体检查：囊肿切除标本，大小4.5cm×3.0cm×3.0cm。壁厚0.1cm，囊内充满乳白色液体，内壁光滑

五、WHO（2014年）子宫颈肿瘤组织学分类

上皮性肿瘤

　　鳞状细胞肿瘤及癌前病变

　　　　鳞状上皮内病变

　　　　　　低级别鳞状上皮内病变

　　　　　　高级别鳞状上皮内病变

　　　　非特殊型鳞状细胞癌

　　　　　　角化型癌

　　　　　　非角化型癌

　　　　　　乳头状癌

　　　　　　湿疣性癌

疣状癌

　鳞状/移行细胞癌

　淋巴上皮瘤样癌

良性鳞状上皮病变

　鳞状细胞化生

　尖锐湿疣

　鳞状上皮乳头状瘤

　移行上皮化生

腺体肿瘤和癌前病变

原位腺癌

普通型宫颈腺癌

非特殊型黏液腺癌

　胃型

　肠型

　印戒细胞型

绒毛管状腺癌

子宫内膜样癌

透明细胞癌

浆液性癌

中肾管型腺癌

混合性腺癌－神经内分泌癌

良性腺体肿瘤和瘤样病变

子宫颈息肉

苗勒上皮（Mullerian）乳头状瘤

纳氏（Nabothian）囊肿

隧道样腺丛

小叶状子宫颈腺体增生

弥漫性层状子宫颈腺体增生

中肾管残余和增生

阿斯（Arias Stella）反应

子宫颈管内膜异位

子宫内膜异位

输卵管子宫内膜样化生

异位前列腺组织

其他上皮性肿瘤

腺鳞癌

　毛玻璃样细胞癌

腺样基底细胞癌

腺样囊性癌

未分化癌

神经内分泌肿瘤

低级别神经内分泌肿瘤

　类癌

　非典型类癌

　　　　高级别神经内分泌癌
　　　　　小细胞神经内分泌癌（小细胞癌）
　　　　　大细胞神经内分泌癌

间叶性肿瘤和瘤样病变
　　良性
　　　平滑肌瘤
　　　横纹肌瘤
　　　其他
　　恶性
　　　平滑肌肉瘤
　　　横纹肌肉瘤
　　　腺泡状软组织肉瘤
　　　血管肉瘤
　　　恶性外周神经鞘瘤
　　　其他肉瘤
　　　　脂肪肉瘤
　　　　子宫颈未分化肉瘤
　　　　尤因（Ewing）肉瘤
　　瘤样病变
　　　手术后梭形细胞结节
　　　淋巴瘤样病变

混合性上皮～间叶肿瘤
　　腺肌瘤
　　腺肉瘤
　　癌肉瘤

黑色素细胞肿瘤
　　蓝痣
　　恶性黑色素瘤

生殖细胞肿瘤
　　卵黄囊瘤

淋巴和髓系肿瘤
　　淋巴瘤
　　髓系肿瘤

继发性肿瘤

第十章

泌尿系统和男性生殖系统

第一节 肾 脏

一、肾脏解剖学

肾脏位于腹膜后间隙，属腹膜外位器官。内侧缘中部凹陷称肾门。出入肾门的血管、神经、淋巴管和肾盂被结缔组织包裹称肾蒂。肾门向肾内凹陷形成的腔称为肾窦，容纳肾血管、肾小盏、肾大盏、肾盂和脂肪等（图10-1-1）。肾后面紧贴腹后壁。肾的被膜由内向外分为3层，依次为纤维囊、脂肪囊和肾筋膜，肾筋膜又称杰罗塔筋膜（Gerota fascia）。肾实质包括肾皮质和肾髓质。肾髓质形成15～20个，底朝皮质尖向肾窦的肾锥体。2～3个肾锥体的尖端合并成肾乳头，并突入肾小盏。肾皮质伸入肾锥体之间的部分称为肾柱。在肾窦内，2～3个肾小盏合成一个肾大盏，再由2～3个肾大盏汇合形成肾盂。肾盂向下弯行，逐渐变细与输尿管相移行（图10-1-2，图10-1-3）。

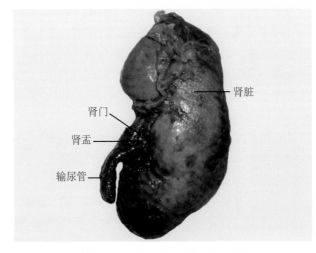

图 10-1-1　肾脏外形及解剖结构

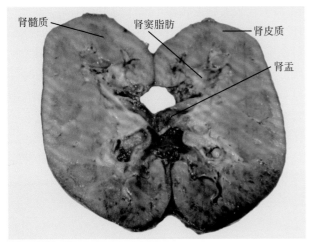

图 10-1-2　肾脏切面解剖结构

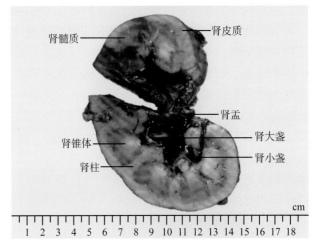

图 10-1-3　肾脏刀刺伤切除标本切面解剖结构

二、标本特征描述和大体取材

（一）标本类型

标本类型包括部分肾脏切除标本、全肾脏切除标本、根治性肾脏切除标本。

部分肾脏切除标本切除范围可从单纯肿瘤切除至包含不同比例的肾盏或肾盂集合系统的部分肾脏切除。部分肾脏切除标本的表面肾周脂肪同时切除，保留肾筋膜。单纯性肾脏切除标本包括肾脏和小段输尿管。经典的根治性肾脏切除术的切除范围包括肾脏、肾筋膜、肾周脂肪、同侧肾上腺和输尿管。当前不推荐术中常规行肾上腺切除和区域淋巴结清扫。

（二）标本特征描述

标本特征描述内容包括肿瘤部位（上级、中部和下级）、大小、颜色、质地、单灶或多灶性、坏死、界限、肿瘤扩展范围。

肿瘤大小是临床分期的重要指标，与透明细胞癌的预后相关。肿瘤大小应当在整个肾脏肿瘤被平行多切面切开之后评估。肿瘤扩展至肾脏周围组织和肾窦内的部分，如果与肾脏内肿瘤相连续应当包括在肿瘤大小内，肾静脉内肿瘤不纳入肿瘤大小测量范围。多灶性肿瘤，测量5个最大肿瘤的大小。肿瘤周围小的卫星结节不计入肿瘤的大小。

肿瘤多灶性：肾透明细胞癌通常为孤立性，其他肾细胞癌类型特别是发生于获得性囊性/终末期肾病的乳头状肾细胞癌常为多灶性。存在多发性肿瘤也可能为伴发肾脏肿瘤发生的遗传性综合征，特别是希佩尔-林道综合征（von Hippel-Lindau syndromes）、BHD综合征（Birt-Hogg-Dubé syndrome）和遗传性乳头状癌综合征。如果为多发肿瘤，每个肿瘤均应当分别描述和取材。如果肿瘤数目众多，推荐描述和取材5个最大肿瘤。

肿瘤坏死是肾细胞癌重要的预后因素，报告需要注明大体和镜下（凝固性）坏死。在透明细胞癌和嫌色细胞癌中，坏死独立于临床分期具有预后意义。乳头状肾细胞癌中坏死的意义尚存争议。如果术前行动脉栓塞治疗引起的坏死不具有预后判断的价值。术前穿刺引起的坏死也不具有预后意义。坏死范围的预后意义尚不明确，推荐报告肿瘤坏死率。《AJCC癌症分期手册（第8版）》Ⅰ期和Ⅱ期肿瘤，以20%的坏死率为临界值判断预后。

肿瘤扩展范围包括局限于肾脏内、侵犯肾脏周围组织、侵犯肾窦、侵犯肾筋膜之外、侵犯大静脉（肾静脉或肾静脉具有平滑肌的分支、下腔静脉）、侵犯肾盂肾盏、侵犯肾上腺（直接或不连续）、侵犯其他器官。仔细大体观察和分析肿瘤扩展范围非常重要，有助于指导病理取材和镜下评估。仔细检查肿瘤是否侵犯肾周脂肪和肾筋膜是重要的临床分期信息。漏检肾窦扩展是较常见的现象。肾窦是肾细胞癌扩散的重要路径。肾窦应当仔细检查和全面取材，明确肾窦脂肪和血管是否存在侵犯。文献证实，肾窦侵犯比肾周脂肪侵犯的预后更差。研究表明，直径≥7cm的肾透明细胞癌90%以上存在肾窦侵犯。肾静脉内存在栓子时，确定肿瘤栓子局限于肾静脉（pT3a期）或扩展到下腔静脉（pT3b/c期）非常重要。当肿瘤侵犯肾上腺时，必须区分是连续性扩展还是独立的结节（非连续性），后者代表着肿瘤转移（pM1期）。

肾周脂肪侵犯评估：肾周脂肪位于肾纤维囊之外和肾筋膜之内。许多肾透明细胞癌扭曲肾脏的轮廓，推挤周围脂肪。如果是界限清楚的推挤性边界，即便是肿瘤突出于正常肾皮质轮廓之外也不应当诊断为肾周脂肪侵犯。如果大体观察肿瘤与肾被膜和周围脂肪之间的交界面不平滑，明显穿透纤维囊侵入脂肪时可判断为肾周脂肪侵犯。如果肾周脂肪内存在大体可见的结节或不规则的肿块突入脂肪时也可判断为肾周脂肪侵犯。大体检查时，必须对肿瘤与肾周脂肪交界面垂直多切面观察。存在侵犯的区域应当取材并镜下证实。肿瘤必须与脂肪相接触或舌状突入脂肪时才能诊断肾周脂肪侵犯，可伴或不伴纤维组织增生。

肾窦侵犯评估：肾窦脂肪是肾周脂肪的中心部分，位于肾盂肾盏系统和肾实质之间，内含供应肾脏的血管和淋巴管。大多数病例通过大体检查即可确定是否存在肾窦侵犯。肾窦内任何结构包括脂肪、疏松结缔组织或窦内任何内皮衬覆的管腔受累均可诊断肾窦侵犯。

（三）大体取材

1.切缘取材

切缘取材包括肾实质切缘（部分肾脏切除标本）、肾纤维囊切缘（部分肾脏切除标本）、肾周脂肪切缘、肾窦软组织切缘、肾筋膜切缘、肾静脉切缘、输尿管切缘。部分肾脏切除标本的肾实质切缘应当墨染后取材。如果部分肾脏切除标本同时也切除部分肾周脂肪，肾周脂肪切缘也应当评估。如果未切除肾周脂肪，肾纤维囊切缘就应当墨染后取材。墨染区域可以是怀疑存在肿瘤的区域也可以是整个标本全部墨染。最好垂直于墨染切缘取材。

2.肿瘤取材

国际泌尿病理学会（International Society of Urological Pathology，ISUP）推荐沿根治性肾脏切除标本的长轴切开肾脏。此切开方法的切面能够通过集合系统，保证全面观察集合系统和显露肿瘤与肾窦交界面。此切面尚未切开肾盂前方的平面，主要的窦静脉存在于肾盂前方的平面，因此需要平行于最初的切面在肾盂前方切第二个剖面，以便评估此区域。肾脏肿瘤取材的关键点在于切取肿瘤与邻近结构的交界面，如肾脏周围脂肪、肾窦、肾静脉和邻近正常肾实质，此外还包括于肿瘤不同大体外观区域取材。肾肿瘤的取材数量按照肿瘤最大径每1cm取1个组织块，最少数量为3个组织块。如果肿瘤数目众多，推荐取材5个最大肿瘤。

如果肾窦大体观察到明确肿瘤侵犯时仅需取材1块组织即可。如果大体观察未明确肿瘤侵犯，至少需在肿瘤与肾窦交界处取材3块。肾静脉内大体可见明显的肿瘤侵犯时，仅需取1块组织即可。如果没有明显的静脉内侵犯，应当全面取材。肿瘤周围非肿瘤性肾组织也应当取材，以判断是否存在高血压肾病和糖尿病肾病等。

三、区域淋巴结

区域淋巴结包括肾门淋巴结、腹主动脉旁淋巴结和腔静脉旁淋巴结。

肾门区域脂肪内应当查找淋巴结，其他区域的脂肪内不需要触检淋巴结。小于10%的病例可检出淋巴结。如果临床行区域淋巴结清扫，应当仔细查找淋巴结。目前对于最低淋巴结检出数量尚无一致意见，一般认为准确的pN分期最少淋巴结数量为12～13枚。《AJCC癌症分期手册（第8版）》中N分期仅需要确定是否存在淋巴结转移。淋巴结转移数目、转移灶大小、结外扩展等与N分期无关。

四、肾脏大体病理学

（一）透明细胞肾细胞癌

1.临床特征

全世界范围内，肾癌发病率排在男性恶性肿瘤第九位（21.4万例新发病例）及女性恶性肿瘤第十四位（12.4万新发病例）。男性发病率高于女性，男女比2：1。发病高峰为60～70岁。数据显示，2014年中国肾癌发病率4.99/10万，其中男性肾癌发病率为6.09/10万，女性肾癌发病率为3.84/10万。肾癌的组织病理类型最常见的为透明细胞肾细胞癌（clear cell renal cell carcinoma），其次为乳头状肾细胞癌及嫌色细胞癌，以及集合管癌等少见类型的肾细胞癌。肾癌发病率仅次于前列腺癌及膀胱癌，居泌尿系统肿瘤第三位。透明细胞肾细胞癌是最常见肾癌病理亚型，占所有肾癌的60%～85%。60%～80%的肾癌是偶然影像学检查发现。最常见的症状是血尿和侧腹部疼痛。晚期出现体重下降和发热。血行转移常见，主要转移至肺。典型表现为孤立性肾皮质肿瘤，双侧肾脏发病率相等。多灶性和（或）双侧性发病率＜5%。

2.大体检查

双侧肾脏发病率相等，小于5%的病例可呈多中心性或累及双侧肾脏。肿瘤大体表现为肾皮质内实性圆形或卵圆形结节并突出于肾皮质之外。与周围肾组织界限清楚，可见假包膜（图10-1-4～图10-1-8），界限不清的弥漫性浸润少见。癌细胞中含有丰富的脂质，切面常呈金黄色。肿瘤易出血、坏死、囊性变，而呈现多彩状外观（图10-1-7），偶见钙化或骨化。肿瘤体积非常大，由于影像学检查广泛应用，小病变检出率日益增多，可见肾窦和肾静脉侵犯（图10-1-5），特别是体积大的肿瘤。

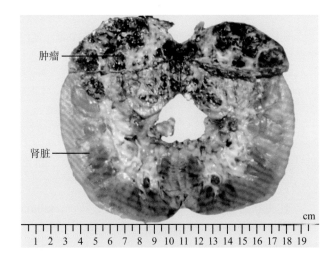

肿瘤

肾脏

图10-1-4　右侧肾脏透明细胞肾细胞癌，2级；男，51岁

大体检查：已剖开根治性肾脏切除标本，大小11.5cm×7.0cm×3.7cm。肾上极见灰黄灰红色结节状肿瘤，多彩状，大小7.0cm×5.5cm×3.5cm，界限欠清，质地中等，切之有砂砾感。输尿管长4.0cm，直径0.3cm。脂肪囊，大小4.0cm×4.0cm×2.5cm

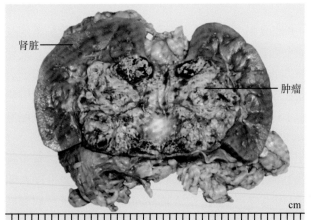

图 10-1-5　左侧肾脏透明细胞肾细胞癌，2级；女，49岁

大体检查：根治性肾脏切除标本，大小11.0cm×9.0cm×7.0cm。肾脏中部近肾门处见灰黄色结节状肿瘤，大小7.0cm×6.4cm×5.2cm，质地中等，局部出血、坏死、囊性变。肿瘤侵犯肾窦。肾脏表面另见灰黄色结节，大小1.1cm×1.0cm×0.2cm，脂肪囊大小12.0cm×11.0cm×4.5cm

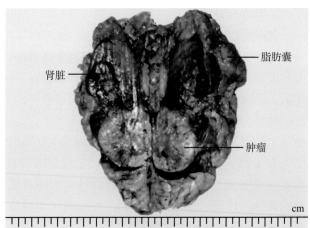

图 10-1-6　左侧肾脏透明细胞肾细胞癌，2级；男，59岁

大体检查：根治性肾脏切除标本，大小9.7cm×6.5cm×4.0cm。肾下极见结节状肿瘤，大小4.1cm×4.5cm×4.4cm，外周呈灰黄色，中央灰白色，界限较清，质地硬，肿瘤未穿透肾皮质，脂肪囊大小14.0cm×6.0cm×6.0cm

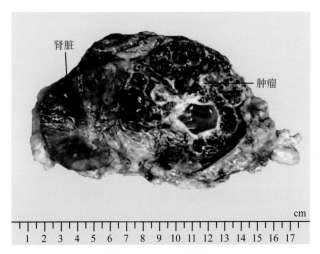

图 10-1-7　右侧肾脏透明细胞肾细胞癌，2级；肾门淋巴结内未见癌转移（0/3）；男，53岁

大体检查：根治性肾脏切除标本，大小12.0cm×8.5cm×6.8cm。肿瘤位于肾中部，大小8.0cm×5.0cm×6.8cm，切面呈红灰黄色，伴出血及囊性改变，输尿管长2.1cm，直径0.7cm

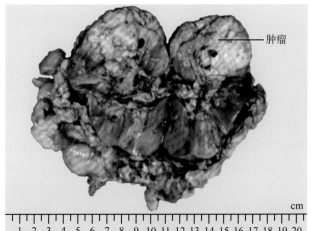

图 10-1-8　右侧肾脏透明细胞癌伴肉瘤样分化，4级；男，44岁

大体检查：根治性肾脏切除标本，肾脏大小10.0cm×6.0cm×5.0cm。肾上极见灰白灰黄色肿瘤，大小4.5cm×4.0cm×4.5cm，局部侵犯肾窦。游离输尿管长12.0cm，直径0.4cm，脂肪囊大小12.0cm×8.0cm×3.5cm

（二）乳头状肾细胞癌

1. 临床特征

乳头状肾细胞癌（papillary renal cell carcinoma）是第二位常见的肾细胞癌，占7%～14%。发病年龄从青年人至老年人。老年人中，平均发病年龄60～63岁，类似于透明细胞肾细胞癌。青年患者中，乳头状肾细胞癌所占比例高于老年人。肿瘤位于肾皮质，可呈多灶性，多灶性与肾瘢痕相关。临床表现与其他类型肾细胞癌相类似。典型的腹部肿块、侧腹部疼痛和血尿三联征仅在5%～10%的患者中出现。肿瘤可发生出血性坏死和自发性出血，大约8%的患者可出现自发性出血。根据组织病理学特征将其分为Ⅰ型和Ⅱ型两个亚型。

2.大体检查

肿瘤累及双侧肾脏和多灶性者较透明细胞癌多见。肿瘤界限清楚，具有假包膜，出血、坏死、囊性变多见。肿瘤色泽变化不定，多呈灰白色（图10-1-9，图10-1-10），因肿瘤内出血的程度不同而呈现黄色、棕褐色或深褐色（图10-1-11）。肿瘤通常质脆，体积大的肿瘤存在纤维化和灶性坏死和（或）囊性变。伴有肾脏瘢痕或乳头状肾细胞癌相关遗传性肿瘤综合征的肿瘤常呈多灶性。

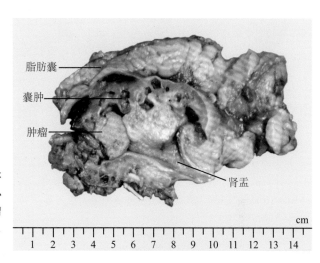

图10-1-9　右侧肾脏Ⅱ型乳头状肾细胞癌，3级；男，35岁

大体检查：已剖开根治性肾脏切除标本，大小13.5cm×8.0cm×3.0cm；肾脏大小7.5cm×4.5cm×2.5cm。肾脏切面呈多囊性，囊肿最大径0.8～4.0cm。肾上极髓质见结节状肿瘤，大小2.5cm×1.5cm×1.0cm，突向肾盂，肿瘤肾盂一侧表面光滑，肿瘤与髓质界限不清；肿瘤切面呈灰白色，质地软。输尿管长15.0cm，最大径1.0cm

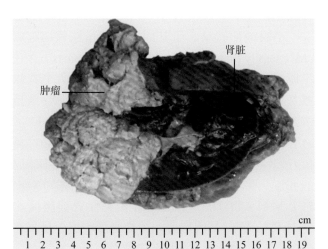

图10-1-10　右侧肾脏Ⅱ型乳头状肾细胞癌，2级；男，37岁

大体检查：已剖开肾脏切除标本，大小13.5cm×6.0cm×4.5cm。肾上极见结节状肿瘤，大小8.0cm×6.0cm×4.5cm，与肾实质界限清楚，质地软，呈棉絮状

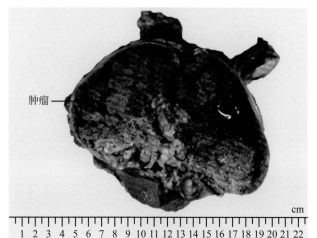

图10-1-11　右侧肾脏Ⅱ型乳头状肾细胞癌，2级；女，35岁

大体检查：根治性肾脏切除标本，总体积12.0cm×8.5cm×6.8cm。肾下极见结节状肿瘤，大小8.0cm×5.0cm×6.8cm，界限清楚。切面呈灰褐色，伴出血及囊性变，质地软

（三）嫌色性肾细胞癌

1.临床特征

嫌色性肾细胞癌（chromophobe renal cell carcinoma）占所有肾细胞癌的4%～10%，大多数为散发性。患者平均发病年龄60岁，儿童和老年人均可发病。男女发病率大致相等。大多偶然发现，没有特定的临床症状。

2.大体检查

大多数肿瘤局限于肾脏内，界限清楚，无包膜。肿瘤体积大，平均直径7cm（4～20cm）。切面质地均匀、深浅不一的褐色，褐色的深浅与嗜酸性细胞的密度相关（图10-1-12～图10-1-14）。可伴坏死，出血少见，有时存在中央性瘢痕。

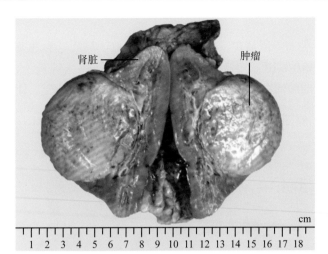

图 10-1-12 右侧肾脏嫌色细胞癌，2级；女，37岁

大体检查：已剖开根治性肾脏切除标本，大小12.0cm×7.0cm×4.3cm。肾脏中部切面见灰黄灰褐色结节状肿瘤，大小6.0cm×6.0cm×4.3cm，界限清楚，质地中等。肾上腺大小4.5cm×3.0cm×0.2cm

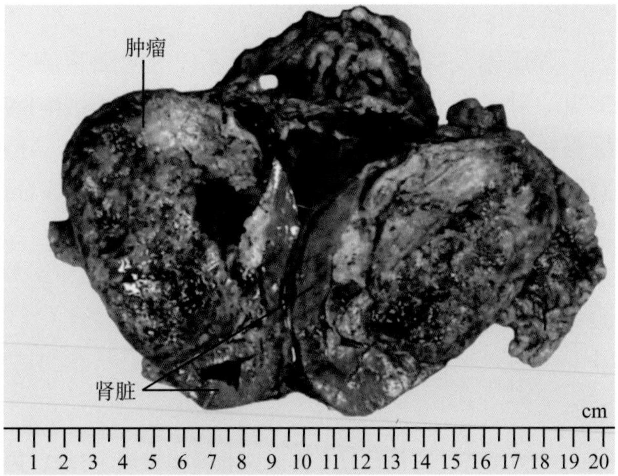

图 10-1-13 右侧肾脏嫌色细胞癌，2级；女，57岁

大体检查：已剖开根治性肾脏切除标本，大小11.0cm×6.8cm×7.0cm。肿瘤位于肾脏上极和中部，大小8.0cm×6.5cm×6.0cm。切面呈灰黄间灰褐色，灶性出血，质地软。输尿管长3.0cm，直径0.4cm

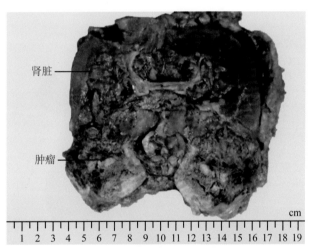

图 10-1-14 右侧肾脏嫌色细胞癌，2级；男，65岁

大体检查：根治性肾脏切除标本，大小11.0cm×9.0cm×8.0cm；肾脏大小10.0cm×6.0cm×5.0cm。切面肾上极见灰白灰褐色肿瘤，大小4.0cm×4.0cm×3.0cm，灶性出血，肿瘤界限不清，质地中等

（四）小眼畸形转录因子基因家族易位性肾细胞癌

1.临床特征

小眼畸形转录因子基因家族易位性肾细胞癌（MiT family translocation renal cell carcinomas）存在小眼畸形转录因子（MiT）基因家族的两个家族成员（*TFE3* 和 *TFEB*）融合基因，其包括Xp11易位 *TFE3* 基因融合相关性肾细胞癌和t（6；11）/MALAT1-*TFEB* 基因融合相关性肾细胞癌。Xp11易位 *TFE3* 基因融合相关性肾细胞癌约占儿童肾细胞癌的40%，而在成年人发病率为1.6%～4.0%。t（6；11）/MALAT1-*TFEB* 基因融合相关性肾细胞癌比Xp11易位 *TFE3* 基因融合相关性肾细胞癌少见，文献报道仅50例。患者平均和中位发病年龄为31岁。

2.大体检查

没有独特的大体外观（图10-1-15）。

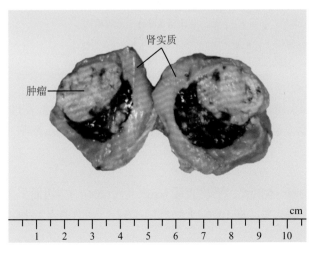

图 10-1-15 右侧肾脏Xp11易位性肾细胞癌；女，29岁

大体检查：部分肾脏切除标本，大小4.7cm×4.0cm×3.5cm。切面见灰黄灰褐色肿瘤，大小3.3cm×2.7cm×3.0cm，伴出血，质地中等

（五）嗜酸细胞瘤

1.临床特征

嗜酸细胞瘤（oncocytoma）占所有肾细胞肿瘤的5%～9%。发病年龄范围广，大多数患者发病年龄24～91岁，发病年龄高峰70岁。男女比2∶1。大多无临床症状。肿瘤位于皮质，体积大的肿瘤可突向肾周脂肪，突入髓质、肾窦和大的肾静脉分支。

2.大体检查

肿瘤切面呈红褐色至棕褐色或黄色。中央星状瘢痕常见（图10-1-16），偏心性或边缘性瘢痕也可见。出血可见，坏死极少见。

（六）血管平滑肌脂肪瘤

1.临床特征

血管平滑肌脂肪瘤（angiomyolipoma）呈散发性或伴有结节性硬化，二者之间比例大约为4∶1，占外科切除肾肿瘤的1%。其发生于肾皮质或髓质和腹膜后软组织，发生于腹膜后软组织的肿瘤可以与肾脏相连或单独存在。病灶可呈多灶性，提示可能伴发结节性硬化。患者临床症状与是否伴有结节性硬化有关。散发性通常体积大，出现侧腹部疼痛和血尿，可触及肿块的可能性更大。

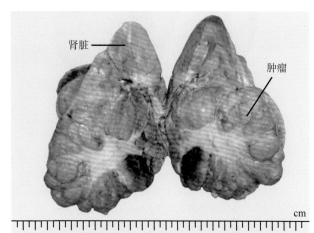

图10-1-16 左侧肾脏嗜酸细胞瘤；女，42岁

大体检查：根治性肾脏切除标本，大小16.0cm×9.5cm×9.0cm。肾上极切面见结节状肿瘤，大小8.0cm×9.0cm×9.0cm；切面呈灰黄色，中央纤维性星状瘢痕，灶性出血。脂肪囊大小19.0cm×9.0cm×4.0cm。肾上腺大小7.0cm×2.0cm×0.6cm

2.大体检查

大多数肿瘤为孤立性，多灶性也可见。常与周围肾组织界限清楚，但无包膜。切面多呈黄色或黄褐色，颜色与各种组织成分所占比例有关（图10-1-17，图10-1-18）。肿瘤存在血管、平滑肌和脂肪三种成分时类似于透明细胞肾细胞癌，而平滑肌为主时类似于平滑肌瘤（图10-1-19）。血管平滑肌脂肪瘤可以生长为体积大的肿块，突入而非侵犯肾周脂肪，明显囊性或假囊性变少见。

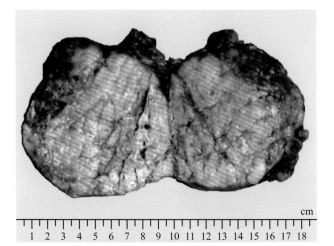

图10-1-17 左侧肾脏血管平滑肌脂肪瘤；女，63岁

大体检查：根治性肾脏切除标本，大小10.0cm×10.0cm×5.5cm。切面见结节状肿瘤，大小9.3cm×8.2cm×5.6cm，周边仅见少量肾组织。肿瘤呈切面灰黄间灰白色，界限尚清，质地较软。肾上腺大小4.0cm×2.0cm×0.3cm

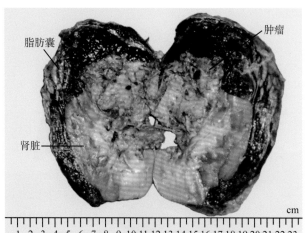

图10-1-18 左侧肾脏血管平滑肌脂肪瘤伴出血；女，57岁

大体检查：根治性肾脏切除标本，大小16.0cm×10.0cm×8.0cm。肾上极肾实质内见肿瘤，大小6.0cm×6.0cm×4.0cm，界限不清，质地软，肿瘤内及脂肪囊大片出血。肾上腺大小5.0cm×1.5cm×0.3cm

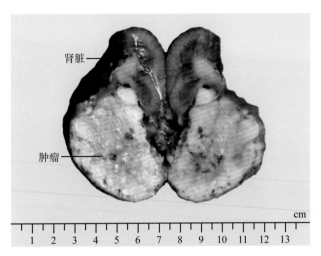

图10-1-19　左侧肾脏血管平滑肌脂肪瘤；男，21岁

大体检查：全肾脏切除标本，大小8.0cm×5.0cm×3.5cm。肾上极见灰白色结节状肿瘤，大小5.0cm×4.6cm×3.5cm，界限清楚；切面呈灰白色，质地中等

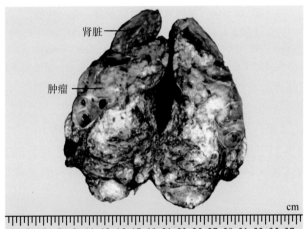

（七）上皮样血管平滑肌脂肪瘤

1.临床特征

上皮样血管平滑肌脂肪瘤（epithelioid angiomyolipoma）约占所有外科切除血管平滑肌脂肪瘤的4.6%。与典型的血管平滑肌脂肪瘤相似，可伴或不伴结节性硬化症。该肿瘤没有性别差异，诊断时患者平均年龄50岁（30～80岁）。

2.大体检查

肿瘤通常体积大，浸润性生长，白色、褐色或灰褐色，可伴明显出血，坏死可见（图10-1-20～图10-1-22）。肿瘤可发生肾脏外扩展或累及肾静脉及下腔静脉。

（八）混合性上皮和间质肿瘤家族

1.临床特征

混合性上皮和间质肿瘤家族［mixed epithelial and stromal tumour（MEST）family］包括从主要以

图10-1-20　右侧肾脏上皮样血管平滑肌脂肪瘤伴片状坏死；女，35岁

大体检查：根治性肾脏切除标本，大小22.0cm×14.0cm×7.5cm。切面见巨大肿瘤，大小17.0cm×10.0cm×6.5cm，灰黄灰白色，质地软。肾盂积水扩张。输尿管直径0.8cm

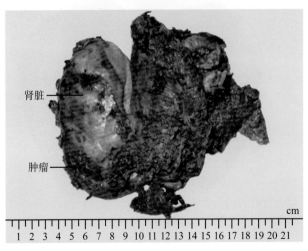

A

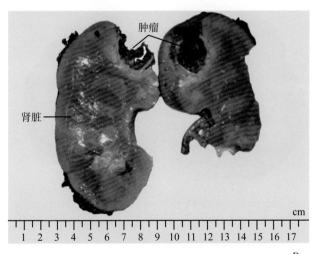

B

图10-1-21　右侧肾脏上皮样血管平滑肌脂肪瘤；男，30岁

大体检查：根治性肾脏切除标本，大小12.0cm×7.0cm×3.5cm，肾周脂肪囊与肾脏局部粘连，无法剥离，肾脏大小10.5cm×5.5cm×3.0cm。肾上极肾实质内见肿瘤，大小2.0cm×1.5cm×1.0cm，切面呈灰红色，界限清楚，易碎，肿瘤与脂肪囊粘连。输尿管长3.0cm，直径0.5cm

囊性肿瘤为主（成年人囊性肾瘤）至不同比例的实性成分的肿瘤（混合性上皮和间质肿瘤）构成的一个谱系，存在双相上皮和间质成分，同时存在梭形间质、腺体和囊肿。成年人囊性肾瘤以前与儿童囊性肾瘤共同被分类为囊性肾瘤中。基于相似的年龄和性别分布及相似的免疫组化表达和重叠的组织学特征，成年人囊性肾瘤现在被分类在混合性上皮和间质肿瘤家族中。儿童囊性肾瘤作为一个独立的肿瘤实体。这些肿瘤典型发生在绝经后女性，平均年龄为52岁，男女比1：7。男性患者多有激素治疗史，患者临床症状包括疼痛、血尿和尿路感染，也可偶然发现，均为单侧性。

2.大体检查

肿瘤呈孤立性，累及髓质（突入肾盂），或皮质和髓质均受累。典型病变无包膜，但界限清楚，平均大小9cm。肿瘤呈现不同比例的实性和囊性成分，常以囊性成分为主（图10-1-23，图10-1-24）。

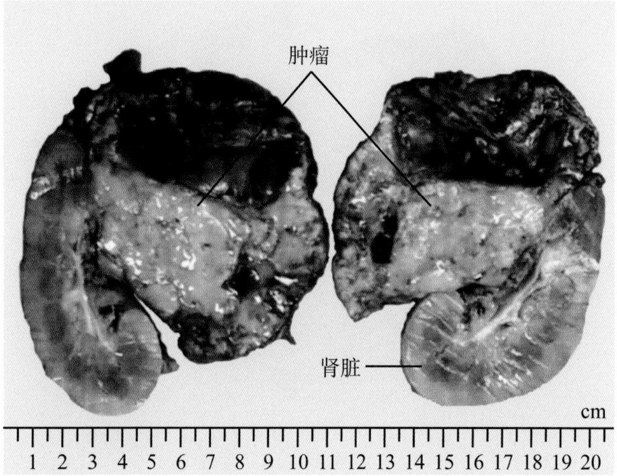

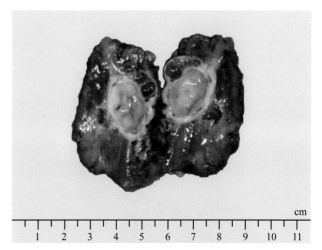

图10-1-22　左侧肾脏上皮样血管平滑肌脂肪瘤；女，42岁

大体检查：根治性肾脏切除标本，肾脏大小10.0cm×4.5cm×3.7cm。肿瘤位于肾上极，大小10.0cm×8.0cm×6.0cm，界限清楚；囊实性，灰白色鱼肉样，灶性坏死。输尿管长1.0cm。肾上腺大小4.5cm×2.0cm×0.2cm

实性区域质地硬，切面呈灰白色。囊性腺瘤实性区域较少（图10-1-23），主要由纤维间隔分隔囊肿构成（图10-1-24）。

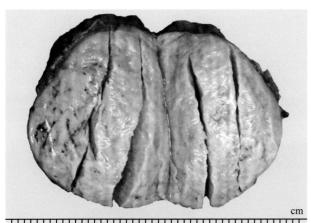

图10-1-23　右侧肾脏混合性上皮和间质肿瘤；女，56岁

大体检查：根治性肾脏切除标本，大小14.0cm×11.0cm×9.0cm。切面肾上极见巨大肿瘤，大小10.8cm×9.4cm×11.9cm。切面呈灰白色，质地韧，可见小囊腔。输尿管直径1.0cm

图10-1-24　左侧肾脏成年人囊性肾瘤；男，63岁

大体检查：部分肾脏切除标本，大小5.3cm×4.8cm×2.5cm。切面见囊肿，大小2.7cm×2.0cm×1.5cm，界限清楚，多囊性，内含灰黄色清亮液体，内壁光滑

（九）肾脏淋巴瘤

肾脏原发性淋巴瘤在所有结外淋巴瘤占比小于1%，大多数肾脏所见淋巴瘤为系统性淋巴瘤继发性累及，处于进展期，播散常见。男性为主，发病年龄为20～80岁。临床症状包括腹部疼痛、体重下降、全身不适、食欲缺乏和血尿。淋巴瘤导致的肾衰竭少见。肾脏切除标本诊断的淋巴瘤通常是原发性或偶尔发现，临床因怀疑肾细胞癌而手术（图10-1-25）。

（十）单纯性囊肿

1.临床特征

单纯性囊肿（simple cysts）是肾脏最常见的囊肿性疾病，发生率随年龄的增长而增加。临床常无症状，多因影像学检查时偶然发现。可以是孤立性或多发性，单侧或双侧，常见于肾皮质。

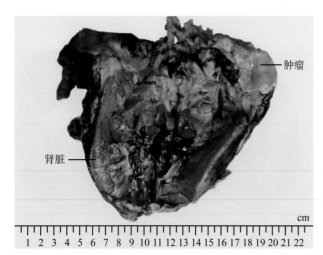

肿瘤

肾脏

cm

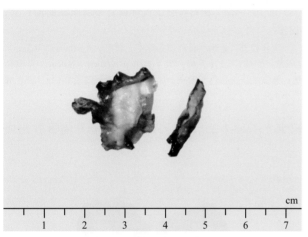

cm

图 10-1-25 左侧肾脏弥漫大 B 细胞淋巴瘤；侵犯肾上腺；肾门淋巴结内肿瘤累及（1/1）；男，23 岁
大体检查：根治性肾脏切除标本，大小16.5cm×8.0cm×7.0cm。切面肾上极见灰白灰红色结节状肿瘤，大小8.0cm×5.5cm×3.0cm；界限不清，质地中等，局部出血坏死，肿瘤侵犯肾周脂肪和肾上腺。肾上腺大小4.0cm×1.0cm×0.5cm

2.大体检查

囊肿单房多见，偶尔可见多囊性。囊内充满清亮的浆液性液体，内壁光滑（图 10-1-26）。临床送检标本常为囊壁样碎组织。

（十一）肾结石病

1.临床特征

结石多位于肾盂或肾盏。肾结石病（nephrolithiasis）男性多见，好发年龄20～50岁。临床症状与结石的大小、形状、部位及相关并发症有关。临床表现主要包括疼痛和血尿，较大结石引起胀痛或钝痛，较小结石刺激输尿管痉挛引起肾绞痛。尿中有时可有小结石排出。

2.大体检查

图 10-1-26 右侧肾脏单纯性囊肿；女，34 岁
大体检查：灰白色囊壁样组织切除标本两块，大小分别为1.8cm×1.6cm×0.1cm和1.5cm×1.0cm×0.1cm

结石依据成分可分为草酸钙结石、磷酸钙结石、尿酸盐结石、磷酸铵镁结石和胱氨酸结石。草酸钙结石最多见，大约占70%以上，结石呈不规则棕褐色，质地硬，表面粗糙。肾结石常导致肾盂、肾盏积水扩张，肾实质萎缩和纤维化（图 10-1-27，图 10-1-28）。

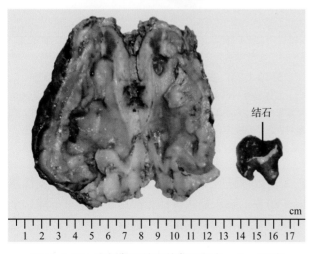

结石

cm

图 10-1-27 左侧肾盂结石伴肾盂积水；女，80 岁
大体检查：全肾脏切除标本，大小9.4cm×5.5cm×5.0cm。肾盂扩张，肾实质变薄。肾盂内见棕褐色、不规则质硬结石，大小3.0cm×2.8cm×2.5cm

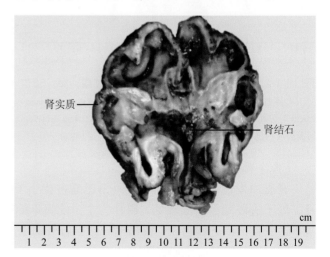

肾实质

肾结石

cm

图 10-1-28 右侧肾盂结石伴肾盂积水；女，45 岁
大体检查：已剖开全肾脏切除标本，大小11.0cm×7.0cm×4.5cm；肾盂高度扩张，黏膜面局部灰红色较粗糙，其中见灰褐色结石一堆，总体积2.0cm×1.0cm×0.6cm。肾实质萎缩变薄，厚度0.3～1.3cm。输尿管长10.0cm，最大径1.5cm，管壁增厚，管腔扩张，输尿管腔内未见结石

（十二）肾结核

1.临床特征

肾结核（tuberculosis of kidney）常为肺结核继发感染，好发于成年人。其临床表现为膀胱刺激征（尿频、尿急、尿痛）、血尿、脓尿、腰痛和全身症状。

2.大体检查

肾脏结构破坏，皮质和髓质不清，常见大片状干酪样坏死灶，坏死破溃进入肾盂可形成空洞（图10-1-29～图10-1-31）。

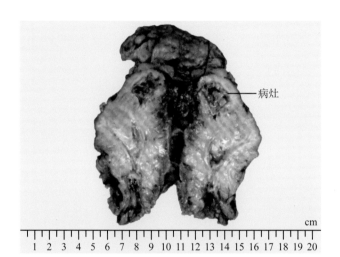

图10-1-29　右侧肾脏结核；女，57岁

大体检查：根治性肾脏切除标本，总体积11.0cm×5.5cm×5.0cm，肾脏大小约7.0cm×3.0cm×3.5cm。肾脏皮质和髓质界限不清，局部钙化。肾上极局部呈囊性，囊内含灰黄色干酪样坏死物。输尿管长2.0cm，直径0.8cm

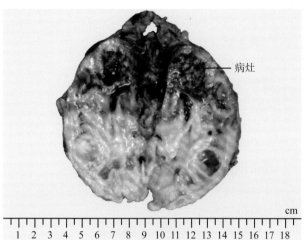

图10-1-30　左侧肾脏结核；女，37岁

大体检查：根治性肾脏切除标本，大小11.0cm×6.5cm×5.5cm。肾脏结构破坏，皮质和髓质不清。肾盂表面覆灰黄色坏死样物；肾上极切面呈灰红灰黄色，大小4.5cm×4.0cm×3.0cm，大部分坏死。输尿管长2.0cm，直径1.0cm

图10-1-31　右侧肾脏结核；女，63岁

大体检查：已剖开根治性肾脏切除标本，大小8.5cm×5.0cm×4.0cm。肾中部肾实质内见空洞，最大径1.2cm，空洞周围呈灰黄色干酪样坏死。肾上腺大小3.0cm×1.0cm×0.3cm

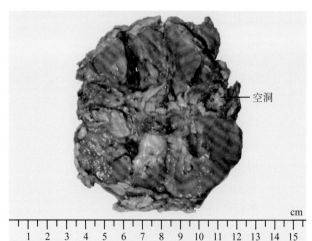

五、WHO（2016年）肾脏肿瘤组织学分类

肾细胞肿瘤

透明细胞肾细胞癌

低度恶性潜能的多房囊性肾肿瘤

乳头状肾细胞癌

遗传性平滑肌瘤病和肾细胞癌相关性肾细胞癌

嫌色细胞肾细胞癌

集合管癌

肾髓质癌

小眼畸形转录因子（MiT）家族易位性肾细胞癌

琥珀酸脱氢酶（succinate dehydrogenase，SDH）缺陷相关性肾细胞癌

黏液性管状和梭形细胞癌

管状囊性肾细胞癌

获得性囊性肾癌相关性肾细胞癌

透明细胞乳头状肾细胞癌

未分类肾细胞癌

乳头状腺瘤

嗜酸细胞腺瘤

后肾性肿瘤

后肾性腺瘤

后肾性腺纤维瘤

后肾源性间质肿瘤

肾母细胞性肿瘤

肾源性残余

肾母细胞瘤

囊性部分分化性肾母细胞瘤

儿童囊性肾瘤

间叶性肿瘤

主要发生于儿童的间叶性肿瘤

透明细胞肉瘤

横纹肌样瘤

先天性中胚层肾瘤

婴幼儿骨化性肾肿瘤

主要发生于成人的间叶性肿瘤

平滑肌肉瘤

血管肉瘤

横纹肌肉瘤

骨肉瘤

滑膜肉瘤

尤因肉瘤（EWS）/外周神经外胚叶肿瘤（PNET）

血管平滑肌脂肪瘤

上皮样血管平滑肌脂肪瘤

平滑肌瘤

血管瘤

淋巴管瘤

血管网状细胞瘤

肾球旁细胞瘤

肾髓质间质细胞肿瘤

神经鞘瘤

孤立性纤维性肿瘤

混合性上皮和间质肿瘤家族

　　囊性肾瘤

　　混合性上皮和间质肿瘤

神经内分泌肿瘤

　　高分化神经内分泌肿瘤

　　大细胞神经内分泌癌

　　小细胞神经内分泌癌

　　副神经节瘤

　　嗜铬细胞瘤

杂类肿瘤

　　肾脏造血细胞肿瘤

　　生殖细胞肿瘤

转移性肿瘤

第二节　膀胱、肾盂和输尿管

一、膀胱、肾盂和输尿管解剖学

　　膀胱分为尖、体、底和颈四部分。膀胱尖朝向前上方。膀胱的后面朝向后下方，呈三角形，为膀胱底。尖与底之间为膀胱体。膀胱最下方为膀胱颈。与前列腺底（男性）和盆膈（女性）相连接。膀胱底内面、左、右输尿管口和尿道口之间为膀胱三角，此处无皱襞，始终保持平滑。膀胱由内向外可分为上皮层、固有层、肌层和外膜四层。

　　输尿管在第2腰椎上缘起自肾盂，向下终止于膀胱，长20～30cm，管径平均0.5～1.0cm。分为腹部、盆部和壁内部。全程具有3个生理性狭窄：上狭窄位于肾盂输尿管移行处；中狭窄位于输尿管跨过髂血管处；下狭窄位于输尿管壁内部。输尿管可分为上皮层、固有层、肌层和外膜。

二、膀胱切除标本大体取材

（一）标本类型

　　标本类型包括经尿道膀胱肿瘤电切术切除（transurethral resection of bladder tumor，TURBt）标本、部分膀胱切除标本、全膀胱切除标本和根治性膀胱切除标本。

　　经典的根治性膀胱切除标本包括膀胱及周围脂肪、输尿管远端，并行盆腔淋巴结清扫术；男性应包括前列腺和精囊，女性应包括子宫、部分阴道前壁和附件。如果肿瘤侵犯尿道、女性膀胱颈部、男性前列腺部，或术中冰冻发现切缘阳性，则需行全尿道切除。

（二）大体观察

　　肿瘤部位（膀胱三角区、右侧壁、左侧壁、前壁、后壁、顶部）、大小、肿瘤外观（乳头状、实性/结节、扁平状、溃疡型）、浸润深度（固有层、肌层和外膜）、肿瘤侵犯邻近结构。

　　大体观察肿瘤是否侵犯膀胱周围软组织非常重要。《AJCC癌症分期手册（第8版）》将T3分为T3a和T3b，其中T3a为镜下观察存在膀胱周围软组织侵犯，而T3b为大体观察存在侵犯（膀胱外肿块）。病理医生大体观察的准确性影响膀胱癌的T3亚分期。

　　肿瘤侵犯邻近结构包括盆壁、腹壁和直肠，男性包括前列腺和精囊腺，女性包括子宫、阴道、卵巢和输卵管。前列腺侵犯存在以下3种途径：①肿瘤沿着前列腺尿道黏膜和前列腺腺体扩散，随后侵犯前列腺间质（经尿道黏膜途径）；②肿瘤穿透膀胱壁和前列腺基底部直接侵犯前列腺；③肿瘤穿透膀胱外脂肪，然后折返侵犯前列腺。第1种途径按照尿道肿瘤分期归类为pT2。后两种途径视为直接透壁侵犯（direct transmural invasion）。《AJCC癌症分期手册（第8版）》将直接透壁侵犯分类为T4期。

（三）大体取材

1.切缘取材

切缘取材包括左侧输尿管切缘、右侧输尿管切缘、尿道切缘和软组织切缘。

2.肿瘤取材

经尿道膀胱肿瘤电切除标本常为碎块组织，尽可能全部取材。如果碎块组织体积较大，按照肿瘤的最大径每1cm取1块（最多10块）。如果镜下观察未见肿瘤间质侵犯或侵犯固有层未见肌层侵犯时，需要将全部标本取材，以除外肿瘤间质侵犯或肌层侵犯的可能性。膀胱切除标本需要取材肿瘤的几个代表性组织块包括浸润最深处。远离肿瘤的膀胱黏膜特别是存在异常时需要取材，包括膀胱壁、膀胱顶和三角区黏膜。膀胱切除标本中的应当仔细检查前列腺尿道部是否受累。前列腺尿道部包括切缘和周围前列腺实质均需要取材，切取前列腺外周带、中央带和精囊腺有代表性的组织块，特别是大体观察存在异常改变的区域。如果肿瘤侵犯邻近结构如前列腺，肿瘤侵犯区域应当取材。

如果膀胱切除标本中缺乏明显的大体病变，建议与临床医生沟通，请临床医生确定以往手术部位或肿瘤所在位置，此区域应当全部取材。黏膜面呈现红色、溃疡、质硬的区域也应当取材。不需要将整个膀胱壁全部取材。

（四）区域淋巴结

膀胱区域淋巴结包括初级引流区淋巴结和次级引流区淋巴结。初级引流区淋巴结包括膀胱周围淋巴结、髂内淋巴结、髂外淋巴结、骶外淋巴结、骶前淋巴结和闭孔淋巴结。次级引流区淋巴结包括髂总淋巴结。

膀胱周围软组织应检查是否存在淋巴结。大体观察到淋巴结存在转移灶，仅需切取一个组织块。如果大体未见转移灶，淋巴结需全部取材。《AJCC癌症分期手册（第8版）》中N分期需要确定淋巴结转移数量（单个或多个），而转移灶大小、淋巴结外扩展与N分期无关。

三、肾盂和输尿管切除标本大体取材

（一）标本类型

标本类型包括节段性输尿管切除标本、肾脏和部分输尿管切除标本，肾脏和全部输尿管切除标本、伴有膀胱袖套切除的根治性肾脏输尿管切除标本。

节段性输尿管切除标本常切除近段和中段输尿管，测量输尿管的长度和直径，伴有膀胱袖套切除的根治性肾脏输尿管切除标本包括肾脏、肾盂、输尿管和部分膀胱，分别测量不同结构的大小。

（二）大体观察

肿瘤部位（输尿管、肾盂或两者同时受累）、大小、肿瘤外观（乳头状、实性/结节、扁平状、溃疡型）、浸润深度（固有层、肌层和外膜）、肿瘤侵犯邻近器官、距切缘的距离。肾脏切除标本需要重点观察肿瘤与邻近肾实质、肾盂周围脂肪、与软组织切缘的最近距离和与输尿管之间的关系。

上尿路尿路上皮癌的患者常比膀胱尿路上皮癌具有更高的临床分期。肿瘤浸润深度和病理分期是上尿道肿瘤最重要的预后因素。病理医生最重要的任务就是明确诊断侵犯的深度和范围，侵犯深度包括侵犯固有层（或称上皮下结缔组织）、肌层或外膜。肾盂肿瘤需观察是否侵犯肾实质和肾周脂肪，侵犯肾实质为pT3，侵犯肾周脂肪为pT4。

（三）大体取材

1.切缘取材

切缘的类型取决于外科切除标本的范围。节段性输尿管切除标本包括近端输尿管切缘、远端输尿管切缘、深部软组织切缘；伴有膀胱袖套切除的根治性肾脏输尿管切除标本包括径向肾门软组织切缘、膀胱袖套切缘、输尿管切缘、肾实质切缘、肾筋膜切缘。近端和远端输尿管切缘采取墨染后横断面（垂直于纵轴）取材。膀胱袖套切缘可以采取平行切缘取材。

2.肿瘤取材

输尿管和肾盂肿瘤切除标本应触检和肉眼观察是否存在肿块。沿输尿管的纵轴将其切开，观察黏膜面

是否存在异常。肿瘤浸润最深处充分取材。肾盂肿瘤与肾实质、肾周脂肪之间的交界面也应当取材。大体无明显异常的肾脏、肾盂和输尿管也应当取材。

（四）区域淋巴结

肾盂区域淋巴结包括肾门淋巴结、下腔静脉旁淋巴结、腹主动脉淋巴结和腹膜后淋巴结。输尿管区域淋巴结包括肾门淋巴结、下腔静脉旁淋巴结、髂部淋巴结（髂总、髂内和髂外）、输尿管旁淋巴结和盆腔淋巴结。

临床常不清扫区域淋巴结，并且切除标本内常检不出淋巴结。大体观察到淋巴结存在转移灶，仅需切取一个组织块。如果大体未见转移灶，淋巴结需全部取材。《AJCC癌症分期手册（第8版）》中N分期需要确定淋巴结转移数量（单个或多个），同时需要测量转移灶的大小。转移灶的大小与N分期相关。单个淋巴结内转移灶的最大径≤2cm为pN1期；单个淋巴结内转移灶的最大径＞2cm或多个淋巴结转移为pN2期。有研究表明，淋巴结外扩展具有临床意义，但目前尚未纳入N分期。

四、膀胱、输尿管和肾盂肿瘤大体病理学

（一）浸润性尿路上皮癌

1.临床特征

浸润性尿路上皮癌（infiltrating urothelial carcinoma）是最常见的尿路恶性肿瘤。世界范围内，膀胱癌是第七位常见的癌症，2012年新发病例330 380。2016年我国数据显示新发膀胱癌8.05万例，其中男性6.21万例（居男性恶性肿瘤第六位），女性1.84万例；死亡3.29万例，其中男性2.51万例（居男性恶性肿瘤第十一位）、女性0.78万例。男性膀胱癌发病率是女性的3～4倍。发病年龄范围广包括儿童，诊断时平均年龄为65～70岁。膀胱癌最常见的类型是尿路上皮癌，大约占发达国家和其他国家膀胱癌的90%和80%。其他类型的膀胱癌如鳞状细胞癌和腺癌少见。膀胱原发性腺癌占所有膀胱癌的0.5%～2%。鳞状细胞癌占1%～7%。70%～80%新诊断的膀胱癌为非浸润性或早期浸润（非肌层侵犯），这些肿瘤复发常见（50%～70%），仅15%～25%的病例发生进展。

大约90%的尿路上皮癌发生于膀胱，5%～10%发生于上尿路，尿道相对少见。大多数患者至少存在镜下血尿，症状严重程度取决于肿瘤部位和分期。膀胱镜检查和活检是诊断膀胱癌最可靠的方法，也是术后复发监测的主要手段之一。膀胱癌最常见的临床症状是血尿，80%～90%的患者以间歇性、无痛性全程肉眼血尿为首发症状，其他症状包括尿急、夜尿、排尿困难。排尿困难的女性更常见，女性更有可能在明确诊断前误诊为尿路感染。弥漫性肿瘤、膀胱颈肿瘤和（或）范围广的尿路上皮原位癌常出现尿路刺激症状。体积大的肿块后期表现为尿路梗阻症状，耻骨上可触及肿块或下肢水肿。晚期患者发生转移时出现体重下降和（或）局部骨痛。转移常见部位包括肝、肺和骨。上尿路中，肾盂肿瘤具有更高转移风险，特别是肺部转移。尿道和上尿路尿路上皮癌可与膀胱肿瘤同时或异时发生，镜下和肉眼血尿常见。尿道梗阻可导致肾盂积水和侧腹部疼痛，但是发展缓慢的梗阻临床表现不明显。

2.大体检查

浸润性尿路上皮癌可呈单灶或多灶性。大多数肿瘤呈灰白色、外生性、菜花样，溃疡性或浸润性相对少见（图10-2-1～图10-2-9）。有时存在乳头状结构。原位癌可表现为红色斑片状区域。

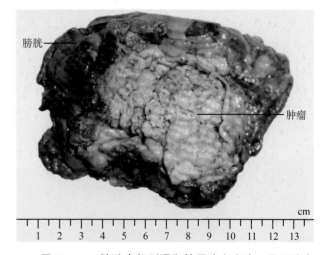

图10-2-1 **膀胱高级别浸润性尿路上皮癌；淋巴结内未见癌转移（0/4）；男，52岁**

大体检查：已剖开根治性膀胱切除标本，大小7.0cm×7.5cm×4.0cm。膀胱后壁见灰白色菜花状肿瘤5个，最小径0.7cm，最大径3.0cm。切面呈灰白色，质脆，浸润肌层。同时切除双侧输尿管、前列腺和精囊腺

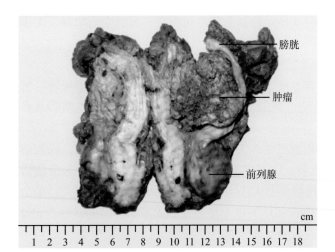

图10-2-2 膀胱高级别浸润性尿路上皮癌；淋巴结内未见癌转移（0/18）；男，76岁
大体检查：已剖开根治性膀胱切除标本，大小5.5cm×7.0cm×4.5cm。膀胱左侧壁见菜花样肿瘤，大小4.0cm×3.5cm×2.5cm；切面呈灰白色，质地中等，浸润膀胱肌层。同时切除双侧输尿管、前列腺和精囊腺

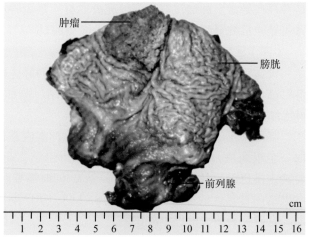

图10-2-3 膀胱高级别浸润性尿路上皮癌；淋巴结内未见癌转移（0/8）；男，55岁
大体检查：已剖开根治性膀胱切除标本，大小9.0cm×5.0cm×3.7cm。膀胱前壁见灰白色菜花样肿瘤，大小3.8cm×3.7cm×2.0cm，切面呈灰白色，未见肌层浸润。同时切除双侧输尿管、前列腺和精囊腺

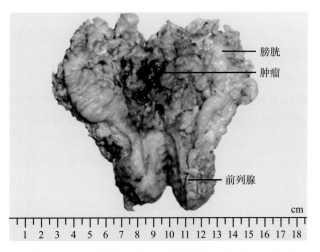

图10-2-4 膀胱高级别浸润性尿路上皮癌；前列腺腺泡腺癌，分级分组1（Gleason分级：3＋3＝6）；淋巴结内未见癌转移（0/6）；男，64岁
大体检查：已剖开根治性膀胱切除标本，大小9.0cm×6.0cm×4.7cm。切开膀胱黏膜面见菜花状肿瘤，大小4.5cm×3.7cm×1.4cm。切面呈灰白色，浸润肌层。同时切除双侧输尿管、前列腺和精囊腺

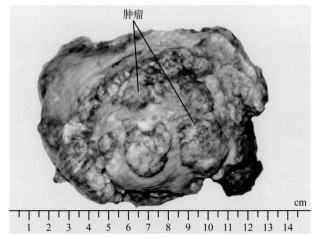

图10-2-5 膀胱高级别浸润性尿路上皮癌；淋巴结内未见癌转移（0/8）；女，62岁
大体检查：已剖开全膀胱切除标本，大小8.0cm×7.0cm×4.5cm。膀胱黏膜面布满大小不等的菜花状肿瘤，最大者大小5.0cm×2.5cm×1.5cm；切面呈灰白色，质地软，浸润肌层

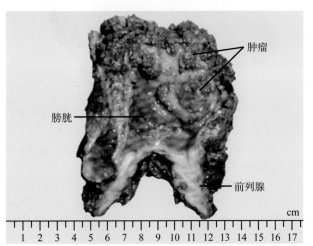

图10-2-6 膀胱高级别浸润性尿路上皮癌；淋巴结内未见癌转移（0/7）；男，83岁
大体检查：根治性膀胱切除标本，大小9.0cm×6.0cm×3.0cm。切开膀胱黏膜面见多个灰红色菜花状肿瘤，最大肿瘤大小2.5cm×1.5cm×0.6cm，最小肿瘤大小0.4cm×0.4cm×0.2cm，质地软，浸润肌层。同时切除双侧输尿管、前列腺和精囊腺

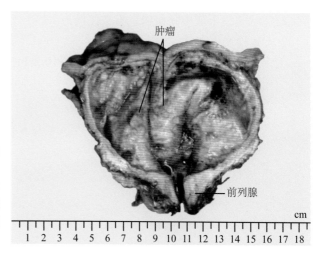

图10-2-7 膀胱高级别浸润性尿路上皮癌；淋巴结内未见癌转移（0/25）；男，49岁
大体检查：根治性膀胱切除标本，大小8.0cm×6.5cm×4.0cm。切开膀胱黏膜面弥漫分布菜花状肿瘤，最小肿瘤直径0.3cm，最大肿瘤大小0.8cm×0.7cm×0.5cm，未见肌层侵犯。同时切除双侧输尿管、前列腺和精囊腺

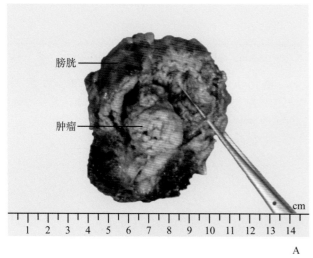

A

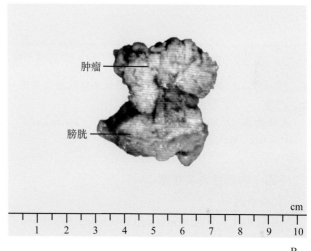

B

图10-2-8 膀胱高级别浸润性尿路上皮癌；淋巴结内未见癌转移（0/30）；男，65岁
大体检查：已剖开根治性膀胱切除标本，大小6.2cm×4.5cm×5.0cm。黏膜面见灰白色菜花状肿瘤凸向腔内，大小3.3cm×2.2cm×2.5cm，位于左侧壁，未见肌层浸润。同时切除双侧输尿管、前列腺和精囊腺

（二）非浸润性乳头状尿路上皮癌

1.临床特征

70%～75%的新发尿路上皮癌是非浸润性和乳头状。男女比例为3∶1。平均年龄70岁。50%以上的肿瘤是低级别，复发率高，小于15%的肿瘤进展为浸润性病变。患者最常见的症状是无痛性、间断性肉眼血尿。肿瘤在表面被覆尿路上皮的任何部位均可发生，最常见于膀胱侧壁和后壁。

2.大体检查

膀胱镜下病变呈外生性，单灶或多灶，大小不等（图10-2-10）。高级别病变更可能充血和不透明。

（三）尿路上皮乳头状瘤

1.临床特征

尿路上皮乳头状瘤（urothelial papilloma）大约在非浸润性膀胱肿瘤占比小于4%。发病年龄范围广，包括儿童和青少年，大多数患者年龄＜50岁。最

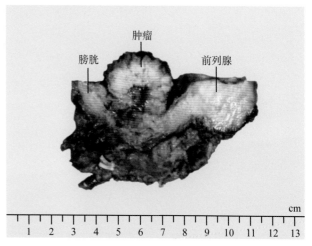

图10-2-9 膀胱高级别浸润性尿路上皮癌；淋巴结内未见癌转移（0/18）；男，64岁
大体检查：根治性膀胱切除标本，大小4.5cm×5.0cm×3.5cm。切开见肿瘤位于膀胱后壁，菜花状，大小3.3cm×2.5cm×2.5cm，未见肌层浸润。同时切除双侧输尿管、前列腺和精囊腺

常见的症状是镜下或肉眼血尿。男女比例为2.4：1。肿瘤好发于膀胱三角。

2.大体检查

大多数乳头状瘤为孤立性，体积小（图10-2-11），直径＞3cm的肿瘤也有报道。

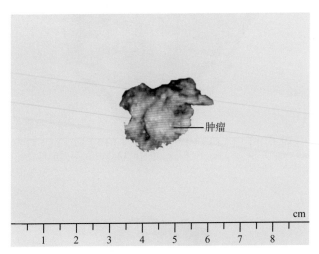

图10-2-10　膀胱低级别非浸润性乳头状尿路上皮癌；女，75岁

大体检查：经尿道膀胱肿瘤切除标本，总体积3.0cm×2.5cm×0.8cm，灰白色，乳头状

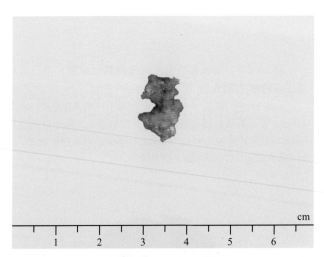

图10-2-11　膀胱尿路上皮乳头状瘤；男，37岁

大体检查：灰白色菜花状肿瘤切除标本，大小1.3cm×1.0cm×0.8cm

（四）内翻性乳头状瘤

1.临床特征

内翻性乳头状瘤（inverted urothelial papilloma）在所有膀胱尿路上皮肿瘤占比小于1%。大多数患者年龄50～60岁，发病年龄9～88岁。男性多见，男女比5.8：1。大多数患者出现血尿。下尿路刺激性或梗阻性症状少见。典型病变体积小，平均大小1.3cm（0.1～5.0cm），少见情况下可达8cm。膀胱颈最常见（41%），其次为膀胱三角、侧壁和后壁。上尿路和尿道可见，但发病率低。

2.大体检查

肿瘤呈灰白色，外生性有蒂或息肉样病变，表面光滑（图10-2-12～图10-2-14）。

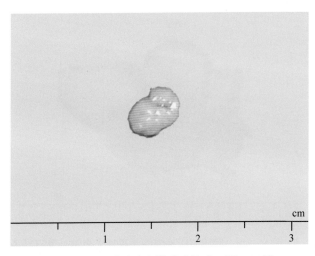

图10-2-12　膀胱内翻性乳头状瘤；男，64岁

大体检查：灰白色肿瘤切除标本，大小0.5cm×0.3cm×0.2cm

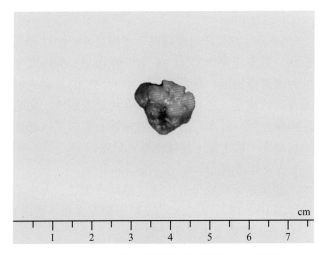

图10-2-13　膀胱内翻性乳头状瘤；男，62岁

大体检查：浅黄色肿瘤切除标本，大小1.5cm×1.0cm×0.3cm

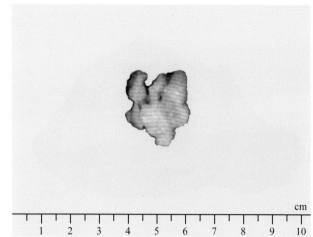

图10-2-14　膀胱内翻性乳头状瘤；女，35岁

大体检查：灰白色菜花状肿瘤切除标本，大小2.5cm×2.3cm×0.5cm

（五）鳞状细胞癌

1.临床特征

鳞状细胞癌（squamous cell carcinoma）少见，大约在膀胱肿瘤占比小于3%。在世界范围内，大约占男性膀胱肿瘤的1.3%，占女性膀胱肿瘤的3.4%。患者最常见的临床表现是血尿、排尿困难、侧腹部或耻骨上疼痛、尿急和尿频、尿道梗阻或反复性尿路感染。肿瘤好发部位在膀胱侧壁、顶部和三角区。

2.大体检查

大多数鳞状细胞癌体积大，息肉或菜花样，实性坏死性肿块，常充满膀胱腔。切面呈灰白色，质地中等（图10-2-15，图10-2-16）。一些病变可以呈扁平状、界限不清、溃疡性或浸润性。

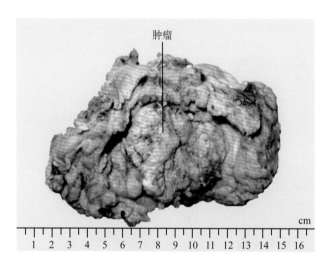

图10-2-15　膀胱高分化鳞状细胞癌；淋巴结内未见癌转移（0/11）；女，76岁

大体检查：全膀胱切除标本，大小8.0cm×6.0cm×4.5cm。腔内见灰白灰红色菜花状肿瘤，大小5.0cm×5.0cm×1.0cm，切面呈灰白色，浸润肌层

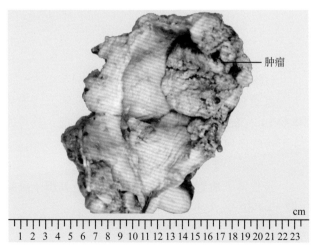

A

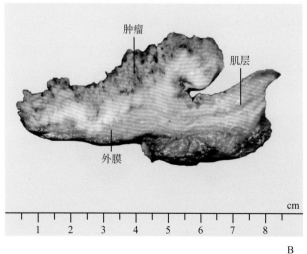

B

图10-2-16　膀胱高分化鳞状细胞癌；淋巴结内癌转移（2/31）；女，69岁

大体检查：已剖开根治性膀胱切除标本，大小11.5cm×11.0cm×5.5cm。腔内见菜花状肿瘤，大小6.5cm×6.0cm×3.5cm；切面呈灰白色，质地中等，未见明显坏死，浸润外膜

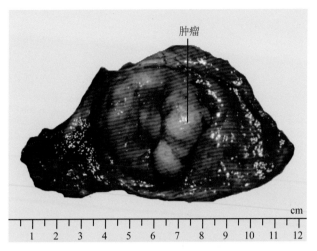

肿瘤

图10-2-17　膀胱鳞状上皮乳头状瘤；男，70岁
大体检查：部分膀胱切除标本，大小6.5cm×6.0cm×2.0cm，膀胱壁厚0.6cm。黏膜面见息肉样肿瘤，大小4.0cm×2.0cm×0.4cm，无蒂，基底宽

2.大体检查

大多数平滑肌瘤体积小，平均大小2cm，但25cm的肿瘤也有报道。肿瘤界限清楚，灰白色，质韧，不伴坏死或出血（图10-2-18）。

图10-2-18　膀胱平滑肌瘤；女，31岁
大体检查：灰红色结节状肿瘤切除标本，大小3.5cm×3.5cm×2.3cm。切面呈灰白色，编织状，质韧

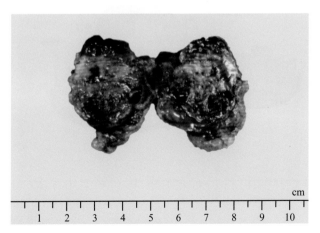

图10-2-19　膀胱海绵状血管瘤；男，31岁
大体检查：灰红灰黄色结节状肿瘤切除标本，大小3.0cm×3.0cm×2.2cm，表面附脂肪组织。切面呈暗紫色，见大小不等扩张管腔

（六）鳞状细胞乳头状瘤

1.临床特征

鳞状细胞乳头状瘤（squamous cell papilloma）罕见，主要发生于老年人，平均年龄65岁，男女比例为1.5∶1。患者常无临床症状，一些患者可出现血尿。

2.大体检查

膀胱镜下，肿瘤表现为红斑、斑块样病变或乳头状赘生物（图10-2-17）。

（七）平滑肌瘤

1.临床特征

平滑肌瘤（leiomyoma）是最常见的膀胱间叶性肿瘤，少见，大约不超过1%的膀胱肿瘤。诊断时年龄21～80岁，以女性为主。大多数为偶然发现。其可发生于膀胱任何部位。

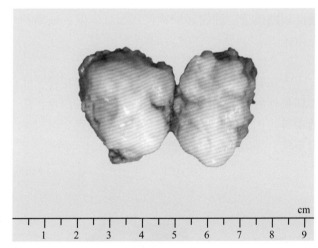

（八）血管瘤

1.临床特征

血管瘤（haemangioma）好发于成年人，发病年龄19～85岁，以男性为主，偶然发现。其可发生于膀胱任何部位。

2.大体检查

膀胱镜下血管瘤为凸起的，红蓝色黏膜下肿瘤（图10-2-19），大小1～3cm。

（九）上尿路上皮肿瘤

1.临床特征

上尿路上皮肿瘤（epithelial tumour of the upper urinary tract）是指来源于肾盂和输尿管尿路上皮的良性或恶性肿瘤，组织学与来源于膀胱的尿路上皮

肿瘤类似。主要临床症状是血尿和季肋部疼痛。

2.大体检查

肿瘤能够完全占据肾盂或输尿管，可呈乳头状、息肉样、结节状、浸润性或溃疡性（图10-2-20～图10-2-25）。大多数肿瘤呈灰白色，质脆，可出现管壁增厚。在浸润肾实质时，肿瘤表现为界限不清的质硬肿块，类似于原发性肾上皮肿瘤。肾盂肿瘤和输尿管肿瘤可引起肾盂积水和肾实质萎缩。

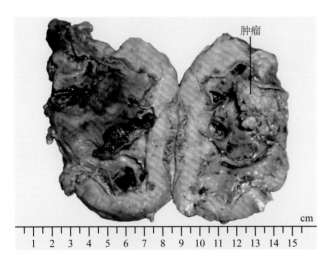

图10-2-20　右侧肾盂高级别浸润性尿路上皮癌；男，74岁

大体检查：伴有膀胱袖套切除的根治性肾脏输尿管切除标本；肾脏大小10.0cm×5.0cm×3.0cm。肾盂内见菜花状肿瘤，大小2.8cm×1.8cm×1.2cm，未浸润肌层。肾脏积水扩张，肾实质萎缩，未见肿瘤侵犯。输尿管长14.0cm，直径0.5cm。部分膀胱袖套切除标本，大小2.0cm×1.0cm×0.2cm

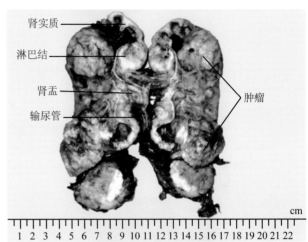

图10-2-21　左侧肾盂高级别浸润性尿路上皮癌；肾门淋巴结内癌转移（2/14）；男，45岁

大体检查：根治性肾脏切除标本，大小14.0cm×5.5cm×6.5cm。肾盂高度扩张，局部充满血凝块，肾实质变薄。切面见肿瘤3个，大小分别5.5cm×4.0cm×3.0cm、3.6cm×3.5cm×3.5cm和2.3cm×2.0cm×3.0cm，肿瘤一侧位于肾盂，侵犯肾实质，局部侵犯脂肪囊；切面呈灰白色，质地中等。输尿管长8.0cm，最大径0.6cm

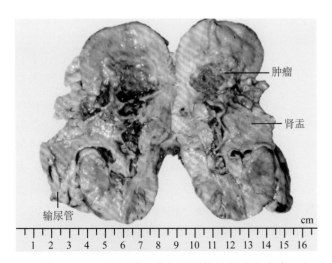

图10-2-22　左侧肾盏高级别浸润性尿路上皮癌；女，76岁

大体检查：根治性肾脏切除标本，大小9.5cm×4.0cm×5.0cm。肾盏内见灰红色菜花状肿瘤，大小2.0cm×2.0cm×1.8cm，质地软，肿瘤侵犯肾实质。脂肪囊大小10.0cm×8.0cm×4.0cm。输尿管长16.0cm，直径0.5cm

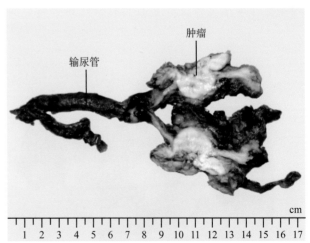

图10-2-23　左侧输尿管高级别浸润性尿路上皮癌；男，45岁

大体检查：已剖开输尿管切除标本，长14.0cm，最大径2.0cm。距一侧切缘2.5cm见菜花状肿瘤，大小5.5cm×2.5cm×2.0cm，切面呈灰白色，质地中等。肿瘤侵犯输尿管外脂肪。距另一侧切缘2.0cm输尿管腔内另见灰白圆柱形肿瘤，大小2.5cm×0.6cm×0.6cm

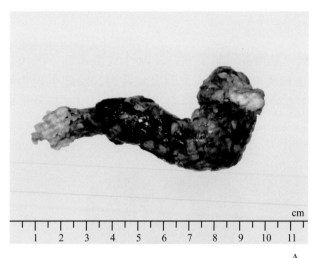

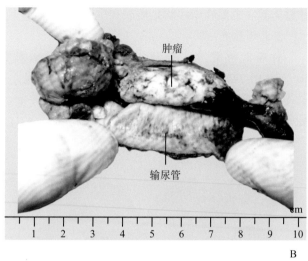

A

B

图10-2-24　左侧输尿管高级别浸润性尿路上皮癌；男，83岁

大体检查：输尿管切除标本长8.0cm，最大径2.0cm。两侧切缘见突出于管腔的灰白色肿瘤，剖开输尿管见腔内充满灰白灰红色肿瘤，大小9.0cm×2.5cm×2.0cm，肿瘤易剥离，局部与输尿管黏膜粘连，未见肌层浸润

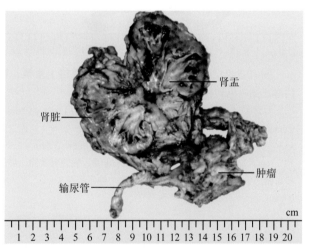

图10-2-25　右侧输尿管高级别浸润性尿路上皮癌；男，76岁

大体检查：根治性肾脏切除标本，肾脏大小6.5cm×4.7cm×3.0cm，肾盂扩张，肾实质萎缩，厚0.5～1.0cm。已剖开输尿管长16.0cm，最大径2.0cm；距输尿管切缘7.5cm、输尿管腔内见灰白色菜花状肿瘤，大小4.0cm×4.0cm×2.0cm，浸润肌层，质地中等

（十）起源于膀胱憩室的上皮肿瘤

1.临床特征

起源于膀胱憩室的上皮肿瘤（epithelial tumour arising in a bladder diverticulum）占所有膀胱憩室肿瘤的0.8%～14.3%，占所有膀胱肿瘤的1%。男性发病率是女性的9～11倍，发病年龄多为60岁。临床症状无特异性，包括血尿、尿潴留和感染。由于缺乏肌层，此部位不存在pT2期肿瘤。大多数肿瘤是孤立性，发生于膀胱侧壁。但憩室也可发生于后壁、顶部和尿道口。

2.大体检查

憩室大小不等，平均大小为5cm。憩室口可从针尖至巨大，小的憩室口可掩盖体积大的憩室内肿瘤（图10-2-26）。

图10-2-26　膀胱憩室高级别非浸润性尿路上皮癌，男，71岁

大体检查：囊壁样组织切除标本，大小16.0cm×8.0cm×1.0cm，局部明显变薄，仅厚0.2cm。黏膜面见灰红色菜花状肿瘤两个，大小分别为5.0cm×2.0cm×0.7cm和2.0cm×1.5cm×0.5cm

（十一）肾盂黏液性囊腺瘤

1.临床特征

肾盂黏液性囊腺瘤（mucinous cystadenoma of the renal pelvis）罕见，与尿路上皮多潜能干细胞肠上皮化生有关。影像学检查易误诊为单纯性囊肿。患者常无临床症状，有时出现黏液尿、血尿、腰腹部疼痛和触及腹部包块。

2.大体检查

肾盂囊性扩张，内含黏液，界限清楚（图10-2-27）。

（十二）绒毛状腺瘤

1.临床特征

泌尿道绒毛状腺瘤（villous adenoma）罕见，可发生于膀胱、脐尿管、肾盂、输尿管及尿道等处。绝大多数发生于膀胱，特别是膀胱顶及膀胱三角，肾盂最少，国内仅有几例报道。中老年人多见，无明显性别差异。临床表现为血尿、黏液尿、腰腹部疼痛和尿路刺激症状等。

2.大体检查

肿瘤常单发，体积较小，表面呈绒毛状或指状突起，质地软，无明显出血、坏死（图10-2-28）。若体积明显增大、伴出血坏死和浸润性生长时，要考虑同时伴发腺癌的可能。

五、WHO（2016年）尿路肿瘤组织学分类

尿路上皮肿瘤

浸润性尿路上皮癌伴多向分化（包括伴鳞样分化、腺样分化和滋养层分化等）

 巢状尿路上皮亚型（包括大巢状型）

 微囊尿路上皮癌亚型

 微乳头尿路上皮亚型

 淋巴上皮瘤样尿路上皮癌亚型

 弥漫性/浆细胞样/印戒细胞样尿路上皮癌亚型

 肉瘤样尿路上皮癌亚型

 巨细胞尿路上皮癌亚型

 未分化尿路上皮癌亚型

 富于脂质尿路上皮癌亚型

 透明细胞尿路上皮癌亚型

 非浸润性尿路上皮癌

 尿路上皮原位癌

 低级别乳头状尿路上皮癌

 高级别乳头状尿路上皮癌

 低度恶性潜能的乳头状尿路上皮肿瘤

 尿路上皮乳头状瘤

 内翻性尿路上皮乳头状瘤

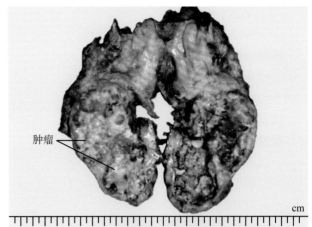

图10-2-27 左侧肾盂黏液性囊腺瘤；男，75岁

大体检查：根治性肾脏切除标本，大小18.0cm×7.0cm×5.5cm。肾脏大小10.5cm×5.5cm×4.5cm。肾实质萎缩，肾盂扩张。肾盂内充满灰白色黏液。肾上腺大小5.0cm×1.5cm×1.3cm

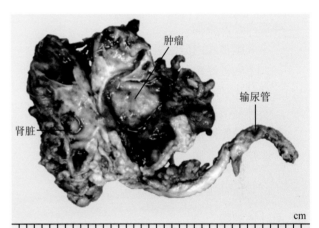

图10-2-28 右侧肾盂绒毛状腺瘤；肾结石伴肾积水；女，66岁

大体检查：已剖开根治性肾脏切除标本，大小10.0cm×4.0cm×3.8cm。肾盂囊性扩张，肾实质萎缩，厚0.7cm。肾盂内见灰白色菜花状肿瘤，表面绒毛样、指状突起，大小2.7cm×2.8cm×2.8cm，肿瘤表面附黏液。输尿管长12.5cm，直径1.2cm，另见游离灰褐色结石一枚，大小2.5cm×2.3cm×0.7cm

尿路上皮增生

尿路上皮异型增生/非典型性

鳞状细胞癌

鳞状细胞癌

疣状癌

鳞状细胞乳头状瘤

腺性肿瘤

腺癌，非特殊型

肠型

黏液性

混合型

绒毛状腺瘤

脐尿管癌

苗勒型肿瘤

透明细胞癌

子宫内膜样癌

神经内分泌肿瘤

小细胞神经内分泌癌

大细胞神经内分泌癌

高分化神经内分泌肿瘤

副神经节瘤

黑色素细胞肿瘤

恶性黑色素瘤

痣

黑变病

间叶性肿瘤

横纹肌肉瘤

平滑肌肉瘤

血管肉瘤

炎性肌纤维母细胞肿瘤

血管周上皮样细胞肿瘤（PEComa）

良性

恶性

孤立性纤维性肿瘤

平滑肌瘤

颗粒细胞瘤

神经纤维瘤

泌尿道淋巴造血系统肿瘤

杂类肿瘤

Skene、Cowper 和 Littre 腺的癌

来自其他器官的转移性肿瘤和扩散性肿瘤

上泌尿道肿瘤

起源于膀胱憩室的肿瘤

尿道尿路上皮肿瘤

第三节　前　列　腺

一、前列腺解剖学

前列腺呈栗子形，上端宽大称为前列腺基底部，邻接膀胱颈；下端尖细为前列腺尖部，位于尿生殖膈的上方。底与尖之间的部分为前列腺体。前列腺体的后面平坦，中间有一条纵行浅沟称前列腺沟。男性尿道在前列腺基底部穿入前列腺即为尿道前列腺部，经腺实质前部下行，由尖部穿出。近基底部的后缘，有一对射精管穿入前列腺，开口于前列腺部后壁的精阜上（图10-3-1，图10-3-2）。

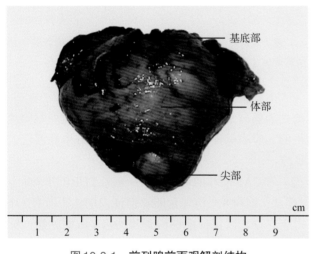

图10-3-1　前列腺前面观解剖结构

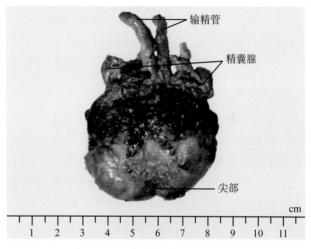

图10-3-2　前列腺后面观解剖结构

前列腺分为5叶（Lowsley前列腺分叶）：前叶、中叶、后叶和两侧叶。临床上依据组织学将前列腺分为4区（McNeal分区）：纤维肌质区、外周区、移行区和中央区。

二、标本特征描述和大体取材

（一）标本类型

标本类型包括前列腺穿刺活检标本（图10-3-3）、经尿道前列腺切除标本（transurethral resection of prostate，TURP）（图10-3-4）、开放式（单纯性）前列腺切除/摘除［open（simple）prostatectomy/enucleation］标本、根治性前列腺切除标本（图10-3-5）。

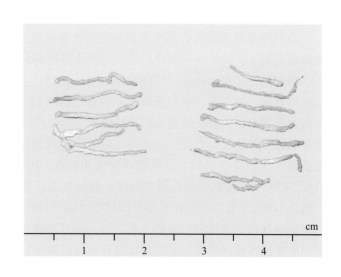

图10-3-3　前列腺穿刺活检标本

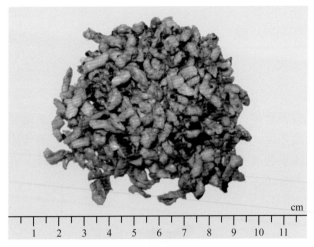

图 10-3-4　经尿道前列腺切除标本

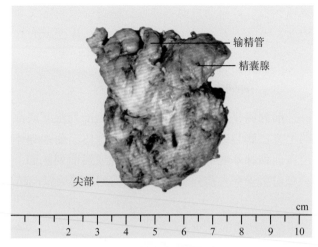

输精管
精囊腺
尖部

图 10-3-5　根治性前列腺切除标本，通过精囊腺和输精管定位（前列腺后上部）

（二）TURP标本大体取材

与既往相比，经尿道切除的前列腺碎片中偶然发现前列腺癌越来越少。肉眼观察无法识别前列腺碎片中的前列腺癌。经尿道切除前列腺碎片标本的取材是随机的，应当保证癌累及标本面积的百分率能够代表整个标本。如果碎片质地硬，黄色或橘黄色外观时应当取材。

《WHO（2016年）泌尿系统及男性生殖器官肿瘤分类》和CAP推荐的取材方法一致。TURP切除标本重量≤12g时，标本全部取材，通常需要放置6～8个包埋盒。取材8个包埋盒能够保证识别几乎所有T1b期肿瘤和大约90%T1a期肿瘤。对于青少年，所有标本均应取材，以保证能够检查出所有T1a期肿瘤。标本重量＞12g，12g作为一个基数，切除标本的重量每增加5g加取1个包埋盒。如果病理诊断可疑癌或癌累及组织＜5%时，所有剩余标本均应当取材，特别是青少年。

（三）单纯性前列腺切除标本大体取材

治疗体积大的良性前列腺增生症可采取开放式前列腺切除。《WHO（2016年）泌尿系统及男性生殖器官肿瘤分类》推荐每隔3～5mm切取前列腺组织进行评估。一般而言，可采取与经尿道切除标本相同的方法进行取材。在缺乏明显病变时，需取材8～10个组织块进行组织病理学检查。

（四）根治性前列腺切除标本特征描述和大体取材

1.标本特征描述

标本特征描述内容包括前列腺的大小、重量；肿瘤以结节为主时测量其大小及所在部位；前列腺外扩展，精囊腺大小及是否侵犯。

测量并记录前列腺的3个径线，包括纵径（基底至尖部）、横径和矢状径（前至后）。前列腺的重量不包括精囊腺，因此在分离精囊腺之前或之后，前列腺应当分别进行称重。

前列腺癌的大体外观不明显，并且与正常前列腺混杂存在，界限难以确定，难以通过肉眼观察测量前列腺癌的大小，需要全面取材后镜下观察测量肿瘤大小并评估肿瘤所占组织的百分率。

前列腺外扩展（extraprostatic extension，EPE）是指前列腺限定范围之外存在肿瘤，由于前列腺不存在真正的被膜，识别前列腺的界限存在困难。诊断EPE的几种组织学特征：①肿瘤与脂肪相混杂；②肿瘤累及超过脂肪平面的疏松结缔组织，即便未与脂肪相接触；③肿瘤围绕神经血管束的神经（前列腺后侧面）；④肿瘤结节状扩展向外突出超越前列腺界限或超越腺体外缘受挤压的纤维肌性间质；⑤前列腺前面和尖部及膀胱颈区域缺乏脂肪，判断是否发生EPE存在困难；⑥在前部的肿瘤超越正常腺体限定范围也诊断为EPE。EPE范围包括局灶性和广泛性。局灶性是指前列腺外的腺体所占范围不超过1个高倍视野，并且切片数量不超过2张。广泛性是指范围和数量超过局灶性。

精囊腺侵犯是预后不良的参数，预示前列腺癌复发风险增高。精囊腺侵犯包括以下四种模式：①通过前列腺基底部直接侵犯精囊腺；②前列腺外扩展随后侵犯精囊腺壁；③沿射精管进入精囊腺；④不连续累及精囊腺，可能通过血管播散。精囊腺侵犯定义为肿瘤侵犯前列腺外精囊腺的肌壁。精囊腺取材必须保证切取不被前列腺所围绕的部分。精囊腺是否需要完全取材尚无共识。

2. 大体取材

（1）切缘取材

标本切缘包括尖部切缘、基底部切缘（又称膀胱颈切缘）、前部切缘、后部切缘、右侧切缘和左侧切缘。射精管切缘是否需要取材尚存争议。

为准确评估外科切缘，前列腺全部表面应当墨染，以便于鉴别外科切缘与来自大体取材时产生的人为切缘。尖部切缘常阳性需要仔细检查。基底部和尖部横断面组织薄片应当采取圆锥形取材方法（the cone method）进行取材。在距离前列腺尖部和基底部表面的 4 ～ 5mm 处垂直于尿道方向分别切断，将切取的前列腺尖部和基底部（大体呈圆锥形）采取平行尿道方向间隔 2 ～ 3mm 连续性切开。所有组织全部取材，以保证能够观察前列腺完整的上表面和下表面切缘（图 10-3-6）。

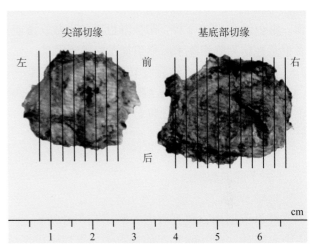

图 10-3-6　前列腺尖部切缘和基底部切缘取材

切缘需要镜下观察判断是否有肿瘤累及。切缘阳性定义为肿瘤存在于墨染的切缘内。如果肿瘤与切缘的距离非常近，但并未接触时仍判定为阴性。外科切缘阳性并不等同于 EPE。镜下必须区分并报告阳性切缘位于前列腺内或前列腺外扩展的区域。切缘阳性包括局限性（距离＜3mm）和非局限性（距离≥3mm），推荐测量阳性切缘长度、单灶或多灶性及阳性切缘内癌组织的分级。在尖部，肿瘤细胞与横纹肌相混杂不要误认为 EPE。

（2）切缘之外的前列腺切除标本大体取材

应当至少使用两种颜色标记前列腺的左侧和右侧，以保证能够识别肿瘤侧向性（tumour laterality）。前列腺的后表面可通过镜下识别精囊腺和射精管予以确定。

切缘取材之后剩余前列腺同样采取垂直尿道的横断面，每隔 3 ～ 4mm 切取组织片，全部组织取材制片（图 10-3-7）。如果大体可见明确肿瘤也可采取部分前列腺取材，肿瘤及肿瘤与前列腺外组织、各个切缘和精囊腺均应当取材。大体取材经验不丰富的情况下，建议前列腺全部取材，以降低漏检阳性切缘和被膜外侵犯等重要参数的风险。

每个精囊均应当被取材（图 10-3-8），必须切取精囊腺与前列腺交界处。

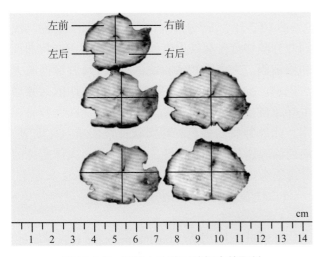

图 10-3-7　切缘之外前列腺标本的取材

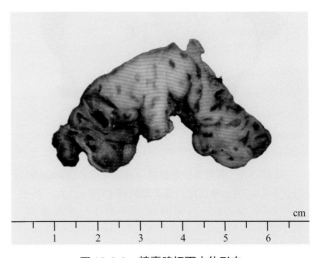

图 10-3-8　精囊腺切面大体形态

三、区域淋巴结

前列腺区域淋巴结为真骨盆的淋巴结，包括盆腔淋巴结、腹下淋巴结、闭孔淋巴结、髂内淋巴结、髂外淋巴结、骶外淋巴结、骶前淋巴结和骶岬淋巴结。

《前列腺癌诊疗规范（2018年版）》推荐按照淋巴结转移的概率来决定是否实施淋巴结清扫术，推荐应用2%或5%作为淋巴结清扫术的临界值。低危前列腺癌盆腔淋巴结阳性率＜5%，手术中没有必要行盆腔淋巴结清扫术。高危前列腺癌盆腔淋巴结阳性的可能性为15%～40%，应同时实行扩大盆腔淋巴结清扫术。淋巴结清扫的个数、阳性淋巴结的个数、淋巴结内肿瘤所占体积及肿瘤是否侵犯淋巴结被膜是pN1患者根治性前列腺切除术后早期复发的预测因素。

大体观察到淋巴结存在转移灶，仅需切取一个组织块。大体观察未见转移灶，淋巴结需全部取材。《AJCC癌症分期手册（第8版）》中N分期仅需要确定是否存在淋巴结转移，淋巴结转移数量、转移灶大小、淋巴结外扩展与N分期无关。

四、前列腺大体病理学

（一）腺泡腺癌

1.临床特征

世界范围内，前列腺癌发病率在男性所有恶性肿瘤中位居第二位。2012年新发病例110万。国家癌症中心统计，自2008年起前列腺癌为男性泌尿系统中发病率最高的恶性肿瘤，2014年的发病率9.8/10万，在男性恶性肿瘤发病率排名居第六位；病死率4.22/10万，在所有男性恶性肿瘤中居第九位。大多数（约85%）前列腺腺癌是多灶性，每个前列腺内平均存在2～3个相互分离的肿瘤（也有10个肿瘤的病例报道）。70%的前列腺癌发生于前列腺外周带，15%～25%起源于移行带，其余5%～10%起源于中央带。前外周带或移行带的肿瘤常累及前侧纤维肌性间质和膀胱颈。中央带肿瘤常为继发性，起源于此区的肿瘤少见。

临床基于血清PSA升高和（或）异常直肠指诊检查而考虑前列腺腺癌。直肠指诊检查不敏感也不特异，可漏诊25%～50% PSA检出的前列腺腺癌。大多数直肠指诊发现的前列腺腺癌至少存在镜下前列腺外侵犯。在PSA筛查较普及的国家，大多数前列腺腺癌诊断时无症状。通常局部进展或转移性肿瘤出现临床症状，包括尿频、排尿困难、急性尿潴留和血尿。转移性前列腺腺癌可导致骨痛、病理性骨折、下肢水肿和神经系统症状。血清PSA水平与前列腺腺癌相关。

2.大体检查

前列腺腺癌切面表现多样。大体可识别的肿瘤质地硬，不连续，棕褐色、白色或黄色（图10-3-9～图10-3-12）。部分肿瘤肉眼观察不明显，隐约浸润并分隔移行带和外周带的纤维肌性组织或扭曲前列腺被膜。大多数PSA检测的临床T1c肿瘤肉眼无法识别。前侧带/移行带肿瘤常混杂良性前列腺增生导致肿瘤模糊不清，后/外侧外周带肿瘤容易识别，此处肿瘤与褐色、蜂窝状良性实质对比明显。前列腺腺癌具有浸润特性，范围常超出大体所见的肿瘤边缘。

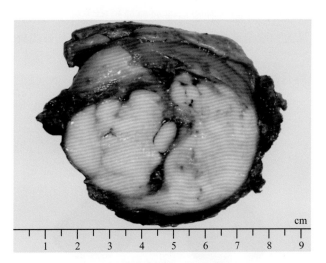

图10-3-9　前列腺腺泡腺癌，分级分组2（Gleason评分：3＋4＝7）；淋巴结内未见癌转移（0/6）；男，75岁

大体检查：根治性前列腺切除标本；前列腺大小6.0cm×5.0cm×5.0cm。双侧精囊腺大小3.5cm×1.5cm×0.3cm和2.5cm×1.0cm×0.3cm。切面见肿瘤结节状，均质，灰白间灰黄色，质地中等

（二）良性前列腺增生

1.临床特征

良性前列腺增生（benign prostatic hyperplasia）多发生于老年人，临床表现主要为排尿困难。

皮过长并且无法拉回。多达50%的阴茎癌存在包茎，包茎是阴茎癌的危险因素之一。

浸润深度与预后相关。鳞状细胞癌测量浸润深度的方法为非肿瘤性上皮的上皮-间质结合处至浸润最深处之间的距离。对于体积大的肿瘤，特别是湿疣样癌，这种测量方法不适用。CAP推荐测量肿瘤表面至浸润最深处的厚度。肿瘤厚度与浸润深度具有相同的临床意义。肿瘤厚度＜5mm时转移风险低。肿瘤侵犯阴茎深层淋巴结转移风险高。肿瘤侵犯阴茎海绵体比仅侵犯尿道海绵体的淋巴结转移风险高。《AJCC癌症分期手册（第8版）》，肿瘤侵犯尿道海绵体为T2期，侵犯阴茎海绵体为T3期。

（三）大体取材

1.切缘取材

阴茎切除标本切缘包括：①远端尿道和尿道周围组织切缘（皮下结缔组织、尿道海绵体、阴茎筋膜）；②远端阴茎体切缘，相关结构包括阴茎海绵体、睾丸白膜、阴茎筋膜和皮肤。平行于阴茎断端切取远端切缘，必须确保包括完整尿道外周。如果尿道收缩，必须仔细观察保证切取完整的尿道切缘。

切缘可以分成3个重要的区域：①阴茎体部皮肤及其下方的肉膜和阴茎筋膜；②阴茎海绵体及周围白膜；③尿道及周围圆柱状结构，包括皮下结缔组织（固有层）、尿道海绵体、白膜和阴茎筋膜。由于切缘体积较大，需要将其切成多个组织块。①和②可一起取材，③单独取材。

包皮切除标本包括包皮黏膜切缘、皮肤切缘。用不同颜色分别墨染黏膜和皮肤切缘。大多数鳞状细胞癌发生于包皮黏膜面，因此黏膜（冠状沟）切缘特别重要。

2.肿瘤取材

包皮切除标本：轻轻将标本展平，用大头针将标本固定于软木板，福尔马林固定液固定数小时。按照时钟方向1～12点分别垂直切取所有标本。

阴茎切除标本：大多数阴茎鳞状细胞癌发生于阴茎远端（阴茎头、冠状沟和包皮黏膜面），肿瘤可侵犯1个或多个不同的解剖区域。切取切缘后的剩余标本固定过夜。如果肿瘤体积小并且不对称性地位于背侧或腹侧区，也可沿肿瘤的长轴切开标本。如果肿瘤体积大，累及阴茎头大部分，以尿道外口和尿道远端作为参照点，沿阴茎长轴、中央切开标本，一分为二（左和右部分）。不要用探针探查尿道。每一半标本再连续切取2～6个连续性薄片。

如果肿瘤体积小，完全位于阴茎头没有累及包皮，可以选择先切除包皮仅留下环绕冠状沟3mm宽包皮。切除的包皮可按照包皮切除标本的要求取材。如果肿瘤累及多个部位（阴茎头、冠状沟和包皮），不要先行切除包皮以保证标本的完整性进行取材。

三、区域淋巴结

区域淋巴结包括腹股沟浅部和深部淋巴结、盆腔淋巴结（包括髂外淋巴结、髂内淋巴结和闭孔淋巴结）。

临床常行腹股沟淋巴结清扫术。《AJCC癌症分期手册（第8版）》推荐淋巴结清扫数量应当≥8枚。大体观察到淋巴结存在转移灶，按照每厘米切取一个组织块标准取材。如果大体未见转移灶，淋巴结需全部取材。淋巴结转移的数量和淋巴结结外扩展影响pN分期。《AJCC癌症分期手册（第8版）》N分期标准：pN1期为单侧腹股沟淋巴结转移数量≤2枚，不存在淋巴结结外扩展；pN2期为单侧或双侧腹股沟淋巴结转移数量≤3枚，不存在淋巴结结外扩展；pN3期为存在淋巴结结外扩展或盆腔淋巴结转移。单侧腹膜沟存在2个以上的淋巴结转移增加了对侧腹股沟淋巴结和同侧盆腔淋巴结转移可能性。此时建议行预防性对侧腹股沟淋巴结和同侧盆腔淋巴结清扫。

四、阴茎大体病理学

阴茎鳞状细胞癌

1.临床特征

大多数阴茎鳞状细胞癌（squamous cell carcinoma of the penis）发生于龟头、冠状沟和包皮的内衬黏膜。阴茎体部皮肤来源的鳞状细胞癌非常罕见，阴茎外部皮肤来源的肿瘤尚无报道。明确解剖结构非常重要，因为大多数阴茎癌来自黏膜而非皮肤。普通型鳞状细胞癌大约占所有癌的一半。阴茎癌好发年龄为50～60岁，偶见青年人，能够发生于阴茎的任何部位和累及一个以上的部位。龟头是最常见的发病部位和受累部位，其次为包皮、冠状沟和体部。临床表现为龟头或包皮形态异常、不连续肿块、溃疡或红斑、疼痛、出血和排尿困难少见。

2.大体检查

肿瘤大体外观多样，从结节状至外生性、内生性或溃疡性，切面呈灰白色或褐色，不规则肿瘤浸润前缘（图10-5-1，图10-5-2）。在高度角化的病例中，灰白色的肿瘤组织与灰红色的勃起组织对比明显。

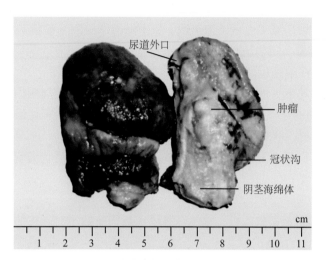

图10-5-1　阴茎高分化鳞状细胞癌；男，61岁
大体检查：部分阴茎切除标本，大小6.5cm×4.3cm×3.5cm。距切缘2.7cm、龟头表面见灰红色隆起性肿瘤，大小3.8cm×2.0cm×0.6cm。肿瘤浸润阴茎海绵体和尿道海绵体，切面呈灰白色，质地硬

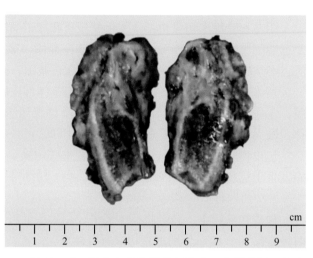

图10-5-2　阴茎中分化鳞状细胞癌；腹股沟淋巴结内癌转移（1/2）；男，50岁
大体检查：部分阴茎切除标本，长3.0cm。最大径2.3cm。龟头见灰白色肿瘤，大小2.5cm×2.5cm×1.2cm。切面呈灰白色，质地中等，浸润尿道海绵体和阴茎海绵体

五、WHO（2016年）阴茎肿瘤组织学分类

恶性上皮性肿瘤
　　鳞状细胞癌，非特殊型
　　　　疣状癌
　　　　腺鳞癌
　　　　肉瘤样鳞状细胞癌
　　　　混合性鳞状细胞癌
　　　　基底样鳞状细胞癌
　　　　湿疣样（尖锐湿疣样）癌
　　　　乳头状癌（非特殊型）
　　　　淋巴上皮瘤样癌
前驱病变
　　阴茎上皮内瘤变（PeIN）
　　　　低级别
　　　　高级别
　　　　疣状 PeIN/基底样 PeIN/疣状-基底样 PeIN
　　分化型 PeIN
　　Paget病
黑色素细胞病变

阴茎间叶性肿瘤

  良性肿瘤

    良性纤维组织细胞瘤

    血管球瘤

    颗粒细胞瘤

    血管瘤

    幼年性黄色肉芽肿

    平滑肌瘤

    淋巴管瘤

    肌性内膜瘤

    神经纤维瘤

    神经鞘瘤

  恶性肿瘤

    血管肉瘤

    透明细胞肉瘤

    隆凸性皮肤纤维肉瘤

    上皮血管内皮瘤

    上皮样肉瘤

    尤因肉瘤

    巨细胞神经母细胞瘤

    卡波西肉瘤

    平滑肌肉瘤

    恶性外周神经鞘瘤

    肌纤维母细胞瘤

    未分化多形性肉瘤

    骨外骨肉瘤

    横纹肌肉瘤

    滑膜肉瘤

阴茎淋巴瘤

阴茎继发性肿瘤

第十一章

中枢神经系统

一、中枢神经系统解剖学

神经系统分为中枢部和周围部。中枢部包括颅腔内的脑和椎管内的脊髓，也称中枢神经系统。周围部指遍布全身各处与脑相连的脑神经和与脊髓相连的脊神经，又称周围神经系统。

脑位于颅腔内，分为端脑、间脑、小脑、脑桥和延髓。脑干由延髓、脑桥和间脑组成。延髓向下经过枕骨大孔与脊髓相续。中脑向上延续为间脑。第四脑室位于延髓、脑桥和小脑之间。第四脑室向上借中脑水管通第三脑室，向下续为延髓下部和脊髓中央管。

小脑位于颅后窝，居脑桥和延髓的背侧。小脑中间部卷曲称为小脑蚓，两侧部膨大称小脑半球。小脑包括表面的皮质，深部的髓质和小脑核。

间脑位于中脑和端脑之间，分为背侧丘脑、后丘脑、上丘脑、底丘脑和下丘脑五部分。间脑中间的矢状狭窄间隙为第三脑室，以中脑水管与第四脑室相通。

端脑由左右大脑半球借胼胝体连续而成。大脑纵裂分隔左、右大脑半球，纵裂的底为胼体。大脑横隔分裂大脑和小脑。大脑半球的结构包括大脑皮质、白质、基底核和侧脑室。大脑半球表面为大脑皮质，深部白质又称髓质，白质内的灰质团块为基底核，大脑半球内的腔隙为侧脑室。大脑半球形成起伏不定的外表，凹陷处为大脑沟，沟之间长短大小不一的隆起为大脑回。大脑半球可分为额叶、顶叶、颞叶、枕叶和岛叶5个叶。侧脑室左右各一，位于大脑半球内，分为中央部、前角、后角和下角。侧脑室经左、右室间孔与位于两侧间脑之间的第三脑室相通。

脑和脊髓表面具有3层被膜，自外向内依次为硬膜、蛛网膜和软膜。脑的被膜自外向内依次为硬脑膜、脑蛛网膜和软脑膜。硬脑膜分为骨内膜层和脑膜层。脊髓的被膜自外向内为硬脊膜、脊髓蛛网膜和软脊膜。硬脊膜位于椎管内包裹着脊髓，上端与硬脑膜相延续，下部在第2骶椎水平逐渐变细，包裹马尾，末端附着于尾骨。硬脊膜与椎管内骨膜和韧带之间为硬膜外隙，与脊髓蛛网膜之间为硬膜下隙。脊髓蛛网膜与软脊膜之间为蛛网膜下隙，内充满脑脊液。蛛网膜下隙至第2骶椎水平扩大为终池，内有马尾。软脊膜紧贴脊髓表面。

二、中枢神经系统切除标本病理取材

（一）标本类型

标本类型包括肿瘤切除标本和病理活检标本。切除程度按切除肿瘤体积分为全切除、次全切除和部分切除。

（二）大体观察

大体观察手术切除标本是完整还是破碎；完整切除标本应当描述标本的大小；测量脑表面的大小，描述脑回的宽度、颜色及硬度、脑沟的深浅、表面血管分布，并观察脑回形态。切开标本观察是否存在病变，若存在病变应描述病变的大小、界限、单灶或多灶、颜色、质地、黏液变、出血、坏死和囊性变等。脑膜肿瘤切除标本是否表面附着脑膜和脑组织，肿瘤有无侵犯脑组织。

癫痫灶切除标本常与皮质发育不良相关。皮质发育不良包括巨脑回畸形、灰质异位、多小脑回畸形、脑裂性孔洞脑畸形、局灶性皮质发育不良（focal cortical dysplasia，FCD）等。国际癫痫协会（International League Against Epilepsy，ILAE）对于局灶性皮质发育不良的大体病理特征未详细描述。大体检查时有时

也能够发现大体异常。这些病变常存在脑沟形态异常。病变的一端是无脑回畸形，表现为大脑半球表面光滑，脑沟缺如。巨脑回畸形表现为脑回数量减少，导致很少的脑回伴有宽大的表面，切面大脑皮质增厚。这些异常典型改变为白质减少和脑室扩张。病变的另一端为多小脑回畸形（polymicrogyria），表现为脑回迂曲增多并灰质增厚，脑回小且数量多，脑沟浅。病变可以局灶或弥漫，常发生于外侧裂周围区域，与邻近的正常皮质突然过渡。一些FCD常伴有白质内灰质异位。白质内常见结节状灰质异位，常位于室管膜下。皮质结节是结节性硬化的特征性改变，大体表现为脑回明显扩张、钙化和明显的胶质增生，导致病变质地硬。许多病变表现为FCD Ⅱ型的特征。卢德宏等强调肉眼观察的重要性，应由表及里仔细观察脑表面的血管、脑膜厚薄、有无渗出物、脑组织质地和颜色、脑回大小和数量、灰质厚薄、灰白质分界是否清晰、有无灰质异位等。

（三）大体取材

脑胶质瘤手术的基本目的：解除占位征象和缓解颅内高压症状；获取肿瘤组织进行病理诊断和分子病理检测；降低肿瘤负荷；控制癫痫；提高患者无瘤生存期，改善生活质量。脑胶质瘤手术治疗原则是最大范围安全切除（maximal safe resection）。由于高级别脑胶质瘤的浸润特性，以及低级别胶质瘤常位于或靠近重要功能区，而使实现病理意义上的肿瘤完全切除常较困难。中枢神经系统肿瘤不需要进行切缘取材。

中国胶质瘤病理诊断规范推荐取材数量如下：①标本体积小不能做多个0.5cm间隔平行切面的应全部取材；②病变最大径≤5cm者，应至少在每个0.5cm间隔平行切面的病变处取材1块，必要时全部取材；③病变最大径＞5cm者，应至少在每个1cm间隔平行切面的病变处取材1块，必要时适当多取。④较大标本必须在病变与脑或脊髓交界处取材，若病变含大片坏死组织，应于非坏死区取材；⑤标本为破碎组织时，取材块数视标本大小及需要而定。

准确评估脑膜瘤是否存在脑侵犯具有重要的意义。如果取材不充分则无法诊断脑膜瘤侵犯脑组织，影响临床治疗方案的选择。由于微创手术的广泛开展，临床送检完整切除的脑膜瘤越来越少，常为破碎的肿瘤切除标本。如果临床怀疑存在脑组织侵犯时，最好将此区域用缝线标识，有助于更好地指导病理医生取材。

癫痫切除标本应保持标本的完整性，临床医生不应随意切开标本。多部位切除标本应分别将标本保存并标识清楚部位，不应混杂在一起。新鲜切除标本应立即送病理科取材。病理医生取材程序如下：垂直于皮质表面的方向，每间隔3～5mm左右切开标本；切开的标本按照顺序排列整齐，大体观察、照相，并充分固定。体积小的标本尽可能全部取材，特别是海马切除标本。体积大的脑组织，大体观察异常区域全部取材，其余区域可间隔取材1块。

三、中枢神经系统大体病理学

（一）弥漫性星形细胞瘤

1.临床特征

弥漫性星形细胞瘤（diffuse astrocytoma）占所有星形细胞瘤的10%～15%。IDH突变型弥漫性星形细胞瘤中位和平均发病年龄35岁。能够发生在中枢神经系统的任何部位，额叶最常见。癫痫是常见的临床症状。然而轻微的异常，如言语困难、感觉或视野改变和某些活动改变可在早期出现。急性发病。一些肿瘤偶然检查时被发现。额叶肿瘤可以表现出行为或性格改变。在明确诊断之前，这些表现能够持续数月。

2.大体检查

肿瘤呈浸润性生长，通常大体无解剖学界限。侵犯的解剖学结构（如皮质和致密的有髓神经传导通路）出现扩大和变形。局部肿块可以存在于灰质或白质内，界限不清，可见大小不等的囊腔、颗粒状区域和质地硬或软的区域（图11-0-1～图11-0-8）。囊性变最常表现为局部海绵状，伴有大小不等的多发囊肿。广泛的微囊形成能够导致胶冻样外观，偶尔可形成单个大的、充满透明液体囊肿。以肥胖细胞为主的肿瘤有时呈单个、大的、内壁光滑的囊肿。可以存在局部钙化或弥漫的砂砾体。肿瘤向对侧延伸特别是额叶很少见。

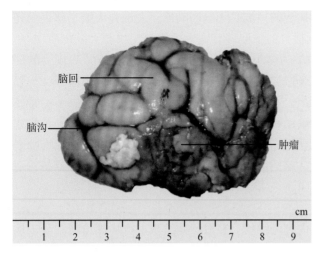

图11-0-1 左颞叶弥漫性星形细胞瘤，WHO Ⅱ级；女，55岁

大体检查：部分脑组织切除标本，大小7.0cm×5.0cm×2.0cm。肿瘤局部侵犯脑皮质，表面粗糙，大小4.3cm×2.2cm；切面呈灰白色，伴出血、囊性变

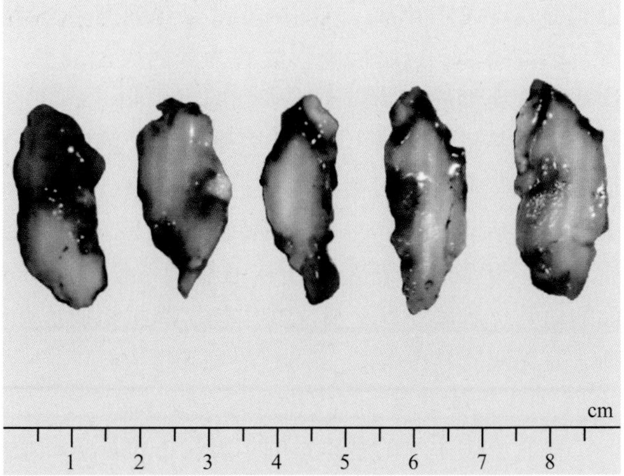

图11-0-2 左顶枕叶弥漫性星形细胞瘤，WHO Ⅱ级；男，25岁

大体检查：肿瘤切除标本，大小6.0cm×3.5cm×1.0cm，表面附黏液样物。切面呈灰白色，均质，质地软；正常皮质和白质结构消失，无出血和坏死

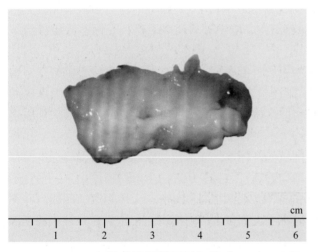

图11-0-3 左额叶弥漫性星形细胞瘤，WHO Ⅱ级；男，35岁

大体检查：肿瘤切除标本，大小3.1cm×1.8cm×0.5cm。切面呈灰白色，正常皮质和白质结构消失，无出血和坏死

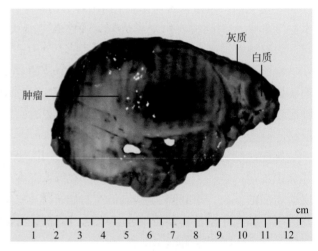

图11-0-4 右额叶弥漫性星形细胞瘤，WHO Ⅱ级；男，32岁

大体检查：部分脑组织切除标本，大小10.0cm×8.0cm×5.0cm。切面见肿瘤界限不清，大小8.0cm×4.0cm×3.8cm，灰白色，中央出血、囊性变，浸润皮质，质地软

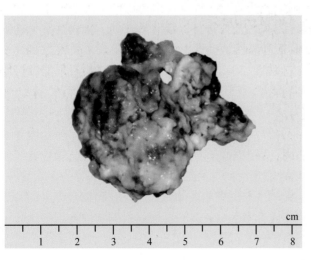

图11-0-5 左颞叶弥漫性星形细胞瘤，WHO Ⅱ级；女，32岁

大体检查：部分脑组织切除标本，总体积4.5cm×4.0cm×2.0cm，质地软

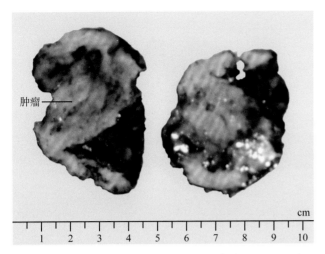

图11-0-6 右额叶弥漫性星形细胞瘤，WHO Ⅱ级；女，50岁

大体检查：部分脑组织切除标本，大小5.7cm×4.5cm×2.6cm。切面呈灰白灰黄色，局部出血，质地软

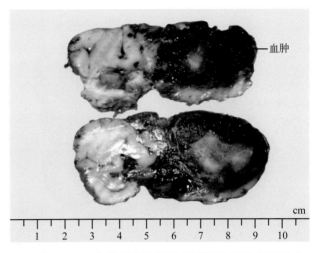

图11-0-7 左额顶部弥漫性星形细胞瘤放疗后出血；男，51岁

大体检查：部分脑组织切除标本，大小7.5cm×4.0cm×3.0cm。切面可见暗紫色血肿，中央呈灰白色，大小4.0cm×3.8cm×2.8cm

图11-0-8 左颞叶弥漫性星形细胞瘤放疗后放射性脑病；男，17岁

大体检查：部分脑组织切除标本，大小6.0cm×3.0cm×1.5cm。正常脑回形态消失，脑回增宽，脑沟变浅。软脑膜内血管扩张充血。切面呈灰白灰红色，质地软，砂砾感

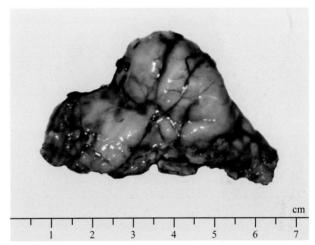

（二）IDH突变型间变性星形细胞瘤

1.临床特征

IDH突变型间变性星形细胞瘤（anaplastic astrocytoma，IDH mutant）发病高峰年龄为38岁，能够发生于中枢神经系统的任何部位，最常发生于大脑半球。肿瘤发病部位与IDH突变型弥漫性胶质瘤类似（包括少突胶质细胞瘤、弥漫性星形细胞瘤和IDH突变型胶质母细胞瘤），好发于额叶。临床表现类似于WHO Ⅱ级弥漫性星形细胞瘤。一些具有WHO Ⅱ级弥漫性星形细胞瘤病史的患者，可以出现更多临床症状，包括神经功能障碍、癫痫和颅内高压症（取决于肿瘤部位、水肿程度和病变周围肿块效应）。一些间变性星形细胞瘤患者先前没有WHO Ⅱ级弥漫性星形细胞瘤的证据，常存在几个月的临床病史。

2.大体检查

与WHO Ⅱ级弥漫性星形细胞瘤相似，间变性星形细胞瘤浸润周围脑组织，不会导致明显的组织破坏。受侵犯的结构如邻近的脑回和基底核常出现明显扩大。间变性星形细胞瘤切面可见高密度肿瘤细胞形成一个可辨识的肿块，一些病例与周围脑结构具有明显的界限（图11-0-9～图11-0-11）。肉眼可见的囊肿少见，常存在颗粒状、不透明和质地软。大体观察鉴别WHO Ⅲ级间变性星形细胞瘤和WHO Ⅱ级弥漫性星形细胞瘤是相当困难的。

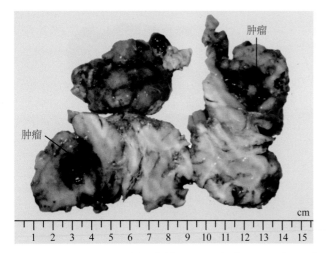

图11-0-9　左额叶间变性星型细胞瘤，WHOⅢ级；女，45岁，左额叶复发性胶质瘤

大体检查：部分脑组织切除标本，大小8.0cm×7.0cm×3.6cm。切面呈灰白色，局部出血、囊性变

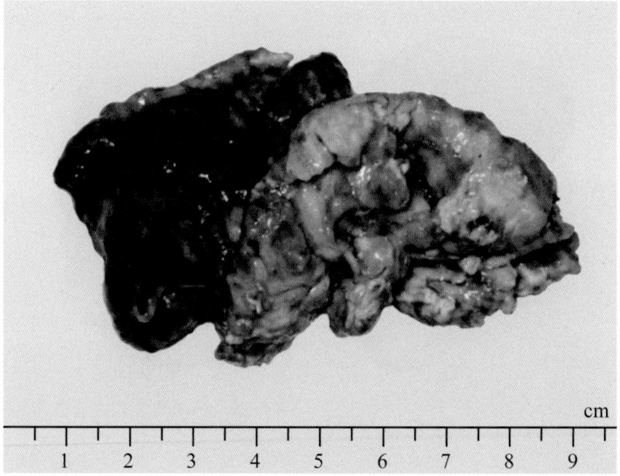

图11-0-10　右颞叶间变性星形细胞瘤，WHOⅢ级；男，46岁

大体检查：部分脑组织切除标本，大小8.0cm×5.0cm×3.0cm。质地软，局部呈胶冻样

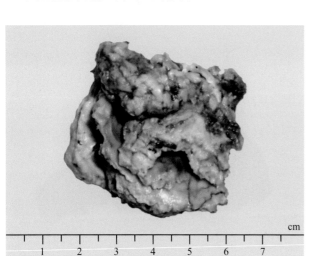

图11-0-11　左额叶间变性星形细胞瘤，WHOⅢ级；女，49岁

大体检查：部分脑组织切除标本，大小4.5cm×5.0cm×2.0cm，局部附硬脑膜。肿瘤明显囊性变，囊壁呈灰白灰黄色，质地软，伴出血

（三）胶质母细胞瘤

1.临床特征

胶质母细胞瘤（glioblastoma）是最常见的成年人恶性脑肿瘤，约占所有颅内肿瘤的15%，占所有原发性恶性脑肿瘤的45%～50%，任何年龄均可发生，好发于老年人，发病高峰55～85岁，是55岁以上成年人第二位常见的颅内肿瘤。胶质母细胞瘤好发于大脑半球皮质下白质和深层灰质。Zurich大学医学院987例胶质母细胞瘤研究结果显示，最常见的发病部位为颞叶（31%）、顶叶（24%）、额叶（23%）和枕叶（16%）。在美国，其发病部位具有相类似的趋势。发生于基底节和丘脑的胶质母细胞瘤也较常见，特别是儿童。胶质母细胞瘤进展迅速，症状取决于肿瘤部位，主要表现为局部神经功能障碍（轻偏瘫和失语症）和肿瘤相关水肿引起的颅内压升高。大约50%的患者首发临床症状为癫痫。其他症状包括行为和神经认知改变、恶心和呕吐，偶尔发生严重搏动性头痛。

2.大体检查

尽管许多患者症状持续时间短，胶质母细胞瘤经常发现时体积巨大，能够占据大部分脑叶。病变通常呈单侧性，但发生于脑干和胼胝体呈双侧对称性。幕上双侧扩展是由于肿瘤沿具有髓鞘结构生长所致，特别是通过胼胝体和穹窿。大多数大脑半球的胶质母细胞瘤明显以脑实质内白质为中心。有时肿瘤巨大表浅与软脑膜和硬脑膜粘连，易误以为转移癌或脑膜瘤。皮质浸润可导致白质内坏死带之上的灰质增厚。

胶质母细胞瘤界限不清，切面色泽不一，肿块周围呈灰色，中央区域由于髓鞘崩解坏死而呈黄色（图

11-0-12）。肿瘤周围富细胞区大体表现为质地软、灰色至粉红色边缘或肿瘤组织构成的灰色条带。大体可见毗邻脑组织的肿瘤组织中间带。然而，坏死组织也可以构成肿瘤的边缘。中央坏死能够占据肿瘤总体积的80%。胶质母细胞瘤由于新鲜或陈旧性出血而呈现典型的局灶红色或棕色。发生广泛出血时引起休克样症状，有时可成为首发临床症状。如果存在大体可见囊肿，囊腔内含有肿瘤组织液化坏死形成的混浊液体，与弥漫性星形细胞瘤囊内液对比明显。

（四）少突胶质细胞瘤

1. 临床特征

少突胶质细胞肿瘤大约占所有原发脑肿瘤的1.7%［少突胶质细胞瘤（oligodendroglioma），占1.2%，间变性少突胶质瘤占0.5%］，占胶质瘤5.9%。少突星形细胞胶质瘤大约占原发脑肿瘤的0.9%，占胶质瘤3.3%。肿瘤好发于成年人，发病高峰35～44岁。少突星形细胞瘤罕见于儿童，年龄＜15岁的患者仅占所有脑肿瘤0.8%，15～19岁的患者占1.8%。男女比1.3∶1。IDH-突变型（IDH-mutant）和1p/19q-共同缺失型（1p/19q-codeleted）好发于大脑半球的白质和皮质。额叶最常见（＞50%），其余依次为颞叶、顶叶和枕叶。一个以上脑叶受累或双侧肿瘤扩散常见。肿瘤原发于脊髓少见，大约占所有少突胶质细胞瘤的1.5%和所有脊髓肿瘤的2%。大约2/3的患者出现癫痫发作。其他常见症状包括头痛和其他颅内压增高征、局部神经功能障碍和认知或精神改变。

2. 大体检查

肿瘤通常表现为界限相对清楚、质地软、灰白色或粉红色肿块。典型位于皮质和白质，导致灰质和白质界限不清。局部可侵犯表面软脑膜（图11-0-13）。钙化常见，导致肿瘤质地较脆。偶尔，致密的钙化区域表现为肿瘤内结石。囊性退变区域和肿瘤内出血常见。罕见病例可广泛黏液样变类似于胶冻。

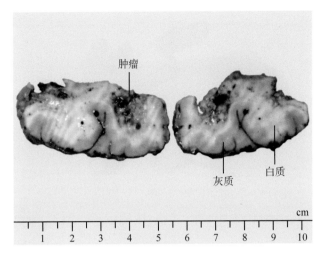

图11-0-12　左额顶叶胶质母细胞瘤，WHO Ⅳ级；男，41岁

大体检查：部分脑组织切除标本，大小6.0cm×3.5cm×2.5cm。切面白质内见灰黄灰红色肿瘤，大小2.5cm×1.8cm×1.5cm，质地软，界限不清

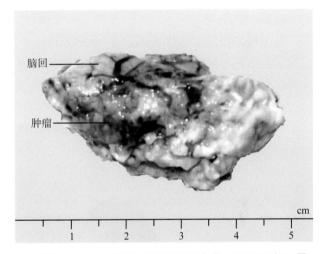

图11-0-13　左颞叶少突胶质细胞瘤，WHO Ⅱ级；男，10岁，临床症状为癫痫

大体检查：部分脑组织切除标本，大小4.3cm×2.0cm×1.5cm。肿瘤侵犯脑皮质，脑回结构消失。切面呈灰白色，质地软

（五）间变性少突胶质细胞瘤

1. 临床特征

间变性少突胶质细胞瘤（anaplastic oligodendroglioma）大约占所有原发脑肿瘤的0.5%。1/3的少突胶质细胞肿瘤是间变性少突胶质细胞瘤。肿瘤好发于成年人，诊断时患者平均年龄49岁。间变性少突胶质细胞瘤平均发病年龄比少突胶质细胞瘤大6岁。罕见于儿童。男女比1.2∶1。肿瘤好发于额叶，其次为颞叶。临床表现为局部神经功能障碍、颅内压增高征或认知障碍。癫痫常见，发生率低于少突胶质细胞瘤。间变性少突胶质细胞瘤可以原发或从先前的少突胶质细胞瘤进展而来，进展时间6～7年。

2. 大体检查

类似于少突胶质细胞瘤，但可见肿瘤坏死区（图11-0-14，图11-0-15）。

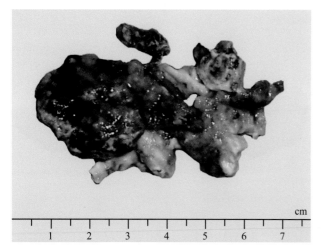

图11-0-14　左额叶间变性少突胶质细胞瘤，WHO Ⅲ级；男，26岁

大体检查：破碎肿瘤和脑组织切除标本，总体积7.0cm×3.9cm×1.1cm。肿瘤呈灰红色，胶冻样，界限较清，质地软

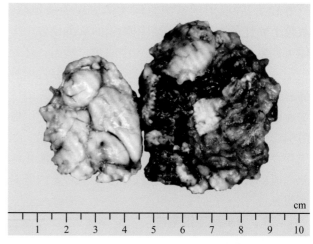

图11-0-15　右颞叶间变性少突胶质细胞瘤，WHO Ⅲ级；男，22岁

大体检查：破碎肿瘤切除标本，总体积5.5cm×4.5cm×2.0cm，肿瘤组织呈灰红色，胶冻样，质地软，局部侵犯脑皮质。另见脑组织1块（图左侧）

（六）毛细胞型星形细胞瘤

1.临床特征

毛细胞型星形细胞瘤（pilocytic astrocytoma）大约占所有胶质瘤的5.4%，常见于儿童，没有明显性别差异。毛细胞型星形细胞瘤可发生于脑脊髓的任何部位。儿童群体中，大部分肿瘤发生于小脑幕下区。好发部位包括视神经（视神经胶质瘤）、视交叉/下丘脑、丘脑和基底节、大脑半球、小脑（小脑星形细胞瘤）和脑干（背外侧脑干胶质瘤）。脊髓发病率较低但也较常见。体积大的下丘脑、丘脑和脑干肿瘤主要位于脑室内，很难确定具体发生部位。毛细胞型星形细胞瘤出现局部神经功能障碍或非定位征，如巨头畸形、头痛、内分泌紊乱和由于肿块效应或梗阻导致的颅内压增高，癫痫少见。其他症状与肿瘤的发病部位相关，包括视力丧失、眼球突出、下丘脑/垂体功能紊乱、脑脊液梗阻征象等。20岁之前的小脑病变引起行动笨拙、剧烈头痛、恶心和呕吐。脑干病变经常出现脑积水或脑干功能紊乱征。

2.大体检查

大多数肿瘤质地软、灰白色和相对松散。肿瘤内或肿瘤旁囊肿形成常见，囊内壁存在肿瘤结节（图11-0-16）。脊髓内病变，空泡形成可以扩展到许多节段。病变时间长可以钙化或含铁血黄素沉积。视神经肿瘤经常袖套样累及蛛网膜下腔。

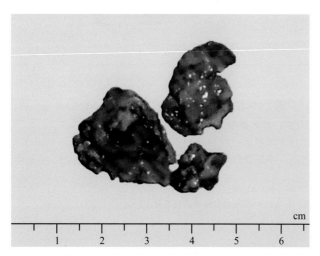

图11-0-16　小脑蚓部毛细胞型星形细胞瘤，WHO Ⅰ级；女，16岁

大体检查：灰白灰黄色囊壁样肿瘤组织切除标本3块，总体积3.0cm×2.0cm×1.5cm

（七）毛黏液样型星形细胞瘤

1.临床特征

毛黏液样型星形细胞瘤（pilomyxoid astrocytoma）的具体发病率未知。下丘脑/视交叉区域是最常见的发病部位，肿瘤也能发生在丘脑、小脑、脑干、颞叶和脊髓。体征和症状不具有特征性，取决于病变的解剖学部位。与毛细胞型星形细胞瘤相比，更可能出现坏死。症状出现之前能够发生脑脊液播散。

2.大体检查

大体观察呈实性胶冻样肿块（图11-0-17），肿瘤浸润脑实质，很难识别明确的外科界限。

（八）多形性黄色星形细胞瘤

1.临床特征

多形性黄色星形细胞瘤（pleomorphic xanthoas-trocytoma）少见，在所有脑肿瘤占比小于1%。典型发生于儿童和年轻成年人，平均和中位年龄分别为25.9岁和22岁，无性别差异。发病部位表浅，累及软脑膜和大脑（脑膜脑）是该肿瘤的特征。大约98%的病例发生在幕上，最常见于颞叶。累及小脑和脊髓的病例也有报道。许多患者具有长期癫痫病史。

2.大体检查

肿瘤发病部位表浅并扩展到软脑膜（图11-0-18）。常伴囊性，有时形成囊壁内附壁结节。特殊情况下可出现硬脑膜侵犯、明显外生性生长、多灶性和软脑膜播散。

（九）室管膜瘤

1.临床特征

美国室管膜瘤（ependymoma）大约占所有神经上皮肿瘤的6.8%，发病率随患者年龄的增长而降低。室管膜瘤是脊髓最常见的神经上皮肿瘤，大约占所有成年人脊髓胶质瘤的50%～60%。任何年龄均可发生，儿童少见。发病率取决于组织学亚型、分子分型和部位。颅后窝室管膜瘤最常见于儿童，平均年龄6.4岁。脊髓肿瘤的第二个发病高峰为30～40岁。幕上室管膜瘤儿童和成年人均可发病。男女比1.77:1，比率因解剖部位和分子分型而不同。室管膜瘤可以发生在脑室系统或脊髓、大脑半球内或中枢神经系统之外。60%的肿瘤发生在

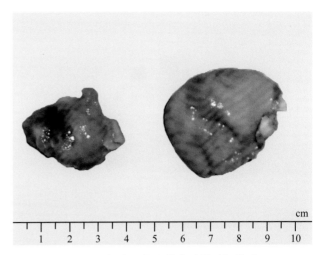

图11-0-17 右侧颞叶毛黏液型星形细胞瘤，WHO Ⅱ级；男，6岁

大体检查：灰白色胶冻样肿瘤切除标本，总体积2.7cm×2.5cm×0.9cm，质地软（图左侧）。另送灰黄色囊壁样肿瘤切除标本，大小4.2cm×3.3cm×0.3cm，囊内壁光滑

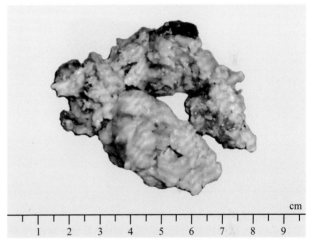

图11-0-18 右额叶多形性黄色星形细胞瘤，WHO Ⅱ级；女，22岁

大体检查：破碎肿瘤切除标本，总体积7.0cm×5.5cm×4.5cm

颅后窝，30%的肿瘤发生在幕上，10%的肿瘤发生在脊髓。成年患者，幕下和脊髓室管膜瘤发病率几乎相等，而儿童患者则以幕下为主。小于3岁的患儿，80%位于幕下。颅后窝室管膜瘤位于第四脑室，有时累及脑桥小脑三角。幕上室管膜瘤发生于侧脑室或第三脑室（占60%），或来自大脑半球，与脑室无明显联系。脊髓内室管膜瘤以颈段和颈胸段常见。黏液乳头状亚型主要发生于圆锥和马尾。临床表现取决于肿瘤部位。颅后窝能出现脑积水和颅内压增高的体征和症状，如头痛、恶心、呕吐和眩晕。累及小脑和脑干结构可导致共济失调、视力丧失、麻痹或脑神经功能障碍。幕上室管膜瘤出现局部神经功能障碍或癫痫和颅内压增高表现。幼儿能够出现明显的头颅增大或颅骨缝分离。脊髓室管膜瘤能出现后背痛和局部运动及感觉障碍或下肢轻瘫。

2.大体检查

肿瘤通常表现为界限清楚、发生于脑室内或邻近脑室。灰白色或棕褐色，质地软，海绵状，偶尔伴有砂砾体样钙化（图11-0-19～图11-0-21）。第四脑室尾部肿瘤经常沿外侧孔（又称Luschka孔）和正中孔（又称Magendie孔）包绕脑干的脑神经和血管，此时被称为"可塑性室管膜瘤"。少见发生于大脑半球内的室管膜瘤界限清楚。少数肿瘤浸润脑实质，经常为复发病例，具有与小细胞胶质母细胞瘤相似的组织学特征。

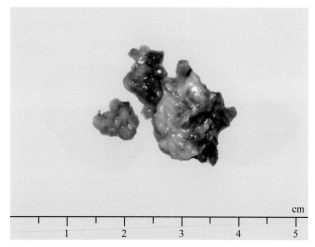

图 11-0-19 小脑蚓部室管膜瘤，WHO Ⅱ级；女，22 岁
大体检查：破碎棕褐色肿瘤切除标本，总体积 1.5cm×1.2cm×0.5cm

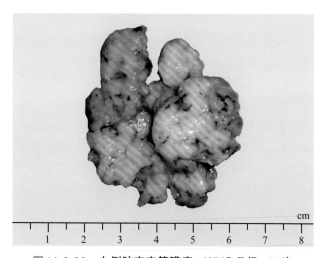

图 11-0-20 左侧脑室室管膜瘤，WHO Ⅱ级；30 岁
大体检查：灰白色破碎肿瘤切除标本，总体积 5.5cm×5.5cm×1.3cm。切面呈灰白色，质地中等

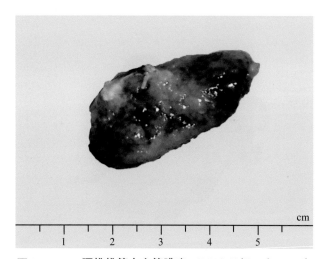

图 11-0-21 腰椎椎管内室管膜瘤，WHO Ⅱ级；女，18 岁
大体检查：灰白灰红色肿瘤切除标本，大小 3.5cm×1.8cm×1.1cm。界限清楚，质地软

（十）节细胞胶质瘤

1.临床特征

节细胞胶质瘤（ganglioglioma）和节细胞瘤合计占所有中枢神经系统肿瘤的 0.4%、所有脑肿瘤的 1.3%。发病年龄 2 个月至 70 岁，诊断时平均/中位年龄 8.5 ～ 25 岁。男女比（1.1 ～ 1.9）:1。能够发生在中枢神经系统的任何部位，包括大脑、脑干、小脑、脊髓、视神经、垂体和松果体。大多数节细胞胶质瘤（>70%）发生在颞叶。临床症状与肿瘤的位置和大小相关。大脑肿瘤常伴有局灶性癫痫发作的病史，诊断前持续时间 1 个月至 50 年，平均持续时间 6 ～ 25 年。脑干和脊髓肿瘤诊断前症状持续时间分别为 1.25 年和 1.4 年。控制癫痫发作的手术治疗患者中，15% ～ 25% 存在节细胞胶质瘤。节细胞胶质瘤是慢性颞叶癫痫最常见的相关肿瘤。

2.大体检查

界限清楚的实性或囊性病变，通常肿块占位效应小，可伴钙化，出血和坏死少见。

（十一）婴幼儿促纤维增生型星形细胞瘤和节细胞胶质瘤

1.临床特征

婴幼儿促纤维增生型星形细胞瘤和节细胞胶质瘤（desmoplastic infantile astrocytoma and ganglioglioma）罕见。发病年龄 1 ～ 24 个月，男女比 1.5 : 1。绝大多数发病年龄不足 1 岁。肿瘤好发于额叶和顶叶，其次为颞叶，枕叶少见。体征和症状持续时间短，包括头围增大、囟门紧绷、嗜睡和日落征。偶尔患者出现癫痫、局部运动征或肿瘤上方的颅骨突起。也有非婴幼儿发生的病例报道，患者年龄 5 ～ 25 岁，以男性为主。肿瘤发生在幕上，常累及一个以上的脑叶。

2.大体检查

肿瘤体积大（平均直径 13cm），局部具有单个或多个囊腔，腔内充满透明或黄色液体。实性的表浅部分主要位于大脑外，累及软脑膜和皮质浅层，常黏附于硬脑膜上，质地硬或橡皮样，质地均匀，灰色或白色（图 11-0-22）。大体观察不到出血或坏死。

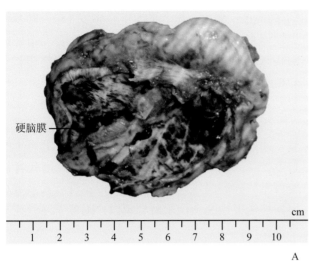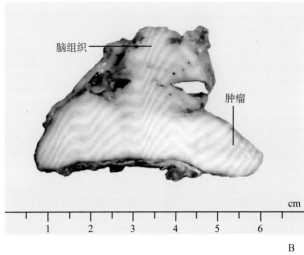

A　　　　　　　　　　　　　　　　　B

图 11-0-22　左侧额叶婴儿促纤维增生型星形细胞瘤，WHO Ⅰ级；男，6个月

大体检查：灰白色肿瘤切除标本，大小7.0cm×5.5cm×3.5cm。肿瘤一侧与硬脑膜紧密相连，硬脑膜大小7.5cm×5.5cm，并见少量骨组织。肿瘤另一侧附脑组织，肿瘤与脑组织分界不清。肿瘤切面呈灰白间灰黄色，局部见小囊，质地韧

（十二）中枢神经细胞瘤

1.临床特征

1000余例中枢神经细胞瘤（central neurocytoma）研究结果表明，具有临床表现的患者平均年龄28.5岁，46%的患者在30岁之前诊断，70%的患者发病年龄20～40岁，无性别差异。典型发病部位为幕上侧脑室和（或）第三脑室。最常见的部位是一侧侧脑室的前部，随后扩展到侧脑室和第三脑室，然后累及双侧脑室。附着于透明隔似乎是肿瘤的特征。第三脑室和第四脑室之外发生的肿瘤少见。大多数患者表现为颅内压增高，不出现明显的神经功能障碍。临床病史短，平均1.7～3.0个月。

2.大体检查

肿瘤呈灰白色，质地脆，钙化和出血可见（图11-0-23，图11-0-24）。

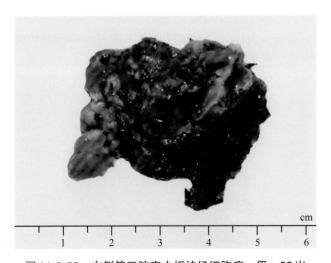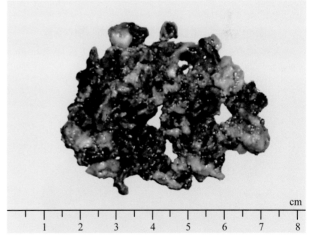

图 11-0-23　右侧第三脑室中枢神经细胞瘤；男，53岁

大体检查：灰红灰褐色破碎肿瘤切除标本，大小4.0cm×3.0cm×2.0cm。切面呈灰白灰红色，质地软，局部钙化

图 11-0-24　左侧侧脑室中枢神经细胞瘤；男，32岁

大体检查：灰白灰红色破碎肿瘤切除标本，总体积5.0cm×4.0cm×1.5cm

（十三）副神经节瘤

1.临床特征

中枢神经系统副神经节瘤（paraganglioma）少见。最常见于马尾/终丝硬膜内。马尾区副神经节瘤占该区域肿瘤的3.4%～3.8%。其他脊髓节段相当少见。自1970年以来大约报道300例。肿瘤好发于成年人，发

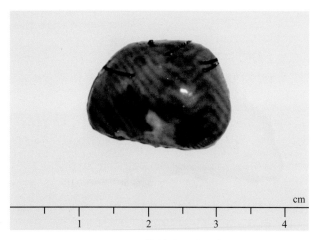

图11-0-25 腰1～2椎管内副神经节瘤，WHO I 级；女，42岁

大体检查：灰红色肿瘤切除标本，大小2.0cm×1.5cm×1.5cm，包膜完整。切面呈灰红色，伴出血，质地软

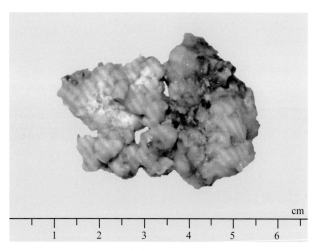

图11-0-26 第四脑室髓母细胞瘤；男，9岁

大体检查：灰白色破碎肿瘤切除标本，总体积4.0cm×3.0cm×1.5cm。切面呈灰白间灰黄色，质地软

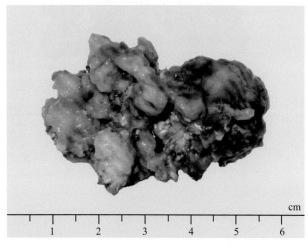

图11-0-27 小脑蚓部髓母细胞瘤；男，3岁

大体检查：灰红色破碎肿瘤切除标本，总体积5.0cm×3.0cm×1.6cm

病高峰40～60岁，患者平均年龄46岁（9～75岁）。男性略多，男女比（1.4～1.7）∶1。患者无特征性的临床表现，常见的临床症状包括下背部疼痛和坐骨神经痛，麻木、下肢轻瘫和大小便失禁少见。

2.大体检查

副神经节瘤呈卵圆形或香肠样外观，包膜完整，质地软，灰红色或棕褐色，伴明显出血（图11-0-25）。最大径1.0～11.2cm。包膜钙化和囊性变可见。肿瘤偶尔穿透硬脊膜并侵犯骨。大多数马尾副神经节瘤完全位于硬脊膜内，附着于终丝或马尾神经根。

（十四）髓母细胞瘤

1.临床特征

髓母细胞瘤（medulloblastoma）儿童中枢神经系统最常见的胚胎性肿瘤。儿童脑肿瘤中，髓母细胞瘤发病率仅次于星形细胞瘤，居第二位，大约占所有颅内肿瘤的25%。诊断时平均年龄9岁。77%的患者年龄<19岁，男女比1.7∶1。髓母细胞长入第四脑室或位于小脑实质内。大多数患者短期内颅内压升高，头痛的频率和程度增加导致惊醒和呕吐。小脑共济失调常见。

2.大体检查

大多数髓母细胞瘤来自小脑蚓部，粉红色或灰白色，易碎，充满第四脑室（图11-0-26～图11-0-28）。小脑半球内髓母细胞瘤质地较硬，界限更加清楚，通常为伴有SHH活化的促结缔组织增生型/结节亚型。大体可见明显的小灶坏死，但广泛性坏死少见。播散型髓母细胞瘤常在软脑膜和软脊膜表面形成不连续的肿瘤结节或通过脑脊液播散。

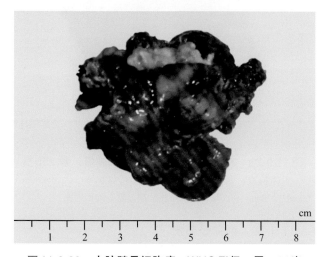

图11-0-28 小脑髓母细胞瘤，WHO IV 级；男，14岁

大体检查：灰红色破碎肿瘤切除标本，大小5.0cm×5.0cm×3.5cm。质地软，局部出血

（十五）脑膜瘤

1.临床特征

脑膜瘤（meningioma）在人一生中的发生率为1%，是最常见的脑肿瘤，大约占所有脑肿瘤的36%，占儿童原发脑肿瘤的2.8%。大约90%的脑膜瘤为孤立性。20%～25%和1%～6%的脑膜瘤分别为WHO Ⅱ级和Ⅲ级。平均发病年龄65岁，随年龄的增长发病风险增高。女性发病风险高于男性。绝经之前发病风险明显不同，35～44岁人群中具有最高的男女比，WHO Ⅱ级和Ⅲ级脑膜瘤在男性中具有更高的发病率。大多数脑膜瘤来源于颅内、椎管内或眶内，脑室内和硬膜外少见。颅内常见的部位包括大脑凸面（肿瘤经常位于大脑矢状面相平行排列，与大脑镰和静脉窦相关）、嗅沟、蝶骨嵴、鞍旁/鞍上、视神经鞘、岩骨嵴、小脑幕和颅后窝。大多数脊柱脑膜瘤发生在胸段。非典型和间变性脑膜瘤常影响大脑凸面和其他非颅底区。恶性脑膜瘤常转移至肺、胸膜、骨或肝。通常生长缓慢和压迫邻近结构产生神经体征和症状。与肿瘤的发病部位有关。头痛和癫痫常见但属非特异性临床表现。

2.大体检查

大多数脑膜瘤呈橡皮样或质地硬、界限清楚、圆形肿块，有时呈分叶状（图11-0-29～图11-0-34）。大体特征为肿瘤宽基底附着于硬膜上（图11-0-30，图11-0-31），硬膜或硬膜窦侵犯相当常见。偶尔侵犯邻近颅骨，产生特征性的骨质肥厚。骨质肥厚高度提示骨侵犯。脑膜瘤可以附着于或包裹大脑动脉，但罕见浸润动脉壁，也可以侵犯皮肤或颅外结构如眼眶。邻近脑经常受压，但少见明显侵犯。特定部位特别是沿蝶骨翼区域，脑膜瘤呈扁平状、地毯样肿块，这一形态被称为斑块状脑膜瘤。一些脑膜瘤大体切面具有砂砾感，提示存在大量的砂砾体。非典型和间变性脑膜瘤体积更大和常伴坏死（图11-0-33，图11-0-34）。

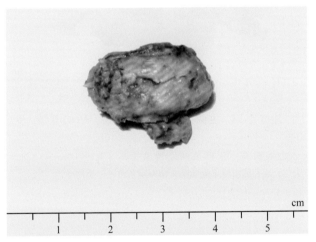

图11-0-29　颈1～颈2上皮型脑膜瘤，WHO Ⅰ级；男，56岁

　　大体检查：灰白色肿瘤切除标本，大小2.5cm×1.6cm×1.6cm

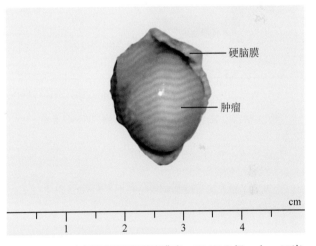

图11-0-30　左侧顶部纤维型脑膜瘤，WHO Ⅰ级；女，43岁

　　大体检查：灰白色结节状肿瘤切除标本，大小1.0cm×1.2cm×1.0cm，基底部附着于硬脑膜，表面光滑。切面呈灰白色，质地软

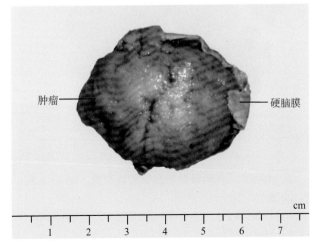

图11-0-31　左侧顶部过渡型脑膜瘤，WHO Ⅰ级；女，49岁

　　大体检查：灰白色肿瘤切除标本，大小4.5cm×3.0cm×2.0cm，基底部附着于硬脑膜。切面呈灰白色，质地软

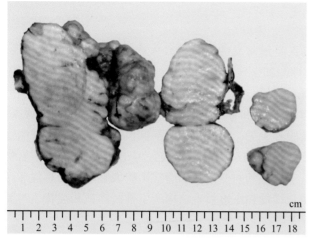

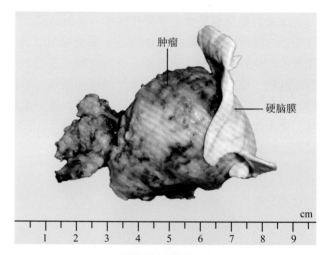

图11-0-32 颅前窝和颅中窝过渡型脑膜瘤，WHO Ⅰ级；男，45岁

大体检查：灰白灰红色多结节状肿瘤切除标本，大小9.0cm×8.5cm×6.8cm，基底部附着于硬脑膜，切面呈灰白色，质地硬。另见灰白色结节状肿瘤切除标本，大小3.5cm×2.5cm×1.6cm，切面呈灰白色，质地较硬

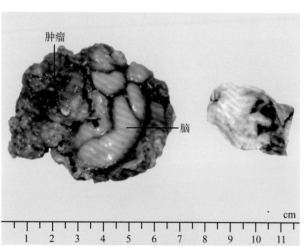

图11-0-33 右侧额部非典型脑膜瘤，WHO Ⅱ级；女，52岁

大体检查：灰白灰红色脑组织切除标本，大小6.0cm×4.6cm×2.0cm。脑表面黏附肿瘤，大小4.2cm×3.0cm×1.3cm，切面两者界限不清。另见硬脑膜切除标本，大小3.5cm×2.2cm×0.1cm

图11-0-34 左侧顶部非典型脑膜瘤，WHO Ⅱ级；女，50岁

大体检查：灰褐色肿瘤切除标本，大小5.0cm×3.6cm×2.5cm，基底部附着于硬脑膜。切面呈灰白色，质地中等

（十六）血管周细胞瘤

1. 临床特征

血管周细胞瘤（hemangiopericytoma）附着于硬脑脊膜。症状和体征与肿瘤部位、肿块占位效应和颅内压增高相关。肿瘤释放胰岛素样生长因子引起大量颅内出血和低血糖少见。

2. 大体检查

肿瘤通常界限清楚、质地硬、灰白色或红褐色，颜色取决于胶原化的程度和细胞密度（图11-0-35，图11-0-36）。偶尔表现出浸润性生长或缺乏硬脑膜附着，可存在不同程度黏液变或出血。

（十七）中枢神经系统弥漫大B细胞淋巴瘤

1. 临床特征

原发性中枢神经系统淋巴瘤占所有肿瘤的2.4%～3%，占所有结外淋巴瘤的4%～6%。任何

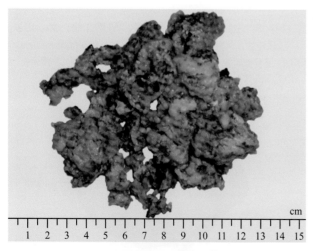

图11-0-35 右侧额颞部血管周细胞瘤，WHO Ⅱ级；男，29岁

大体检查：灰白灰红色破碎肿瘤切除标本，总体积12.0cm×11.0cm×3.0cm。切面呈灰白色，囊实性

年龄均可发生，发病高峰50～70岁，平均年龄56岁，男女比3∶2。大约60%的肿瘤发生于幕上，包括额叶（15%）、颞叶（8%）、顶叶（7%）和枕叶（3%）、基底节和脑室周围脑实质（10%）及胼胝体（5%）。颅后窝和脊髓发生率分别为13%和1%。60%～70%的患者是单发肿瘤，其余为多发性病变。软脑膜可以受累，仅脑膜受累少见。眼淋巴瘤（玻璃体、视网膜或视神经）大约占所有患者的20%，可以早于颅内病变出现。神经系统外播散非常少见。患者临床表现为认知障碍、精神运动迟缓和局部神经症状，头痛、癫痫和脑神经麻痹。眼部受累时出现视力模糊和飞蚊症。

2.大体检查

尸检研究结果显示，中枢神经系统原发性弥漫大B细胞淋巴瘤表现为脑实质内单个或多发性肿块。肿瘤好发于大脑半球内。肿瘤呈深在性和邻近脑室系统。肿瘤较硬、质脆、颗粒状、出血、灰褐色或黄色，伴中央性坏死（图11-0-37，图11-0-38）。肿瘤与周围脑实质的界限变化不定。一些肿瘤界限清楚类似转移癌；界限或结构不清时类似于胶质瘤。与恶性胶质瘤相类似，肿瘤能够弥漫浸润大脑半球的大部分区域而不形成明显肿块，这一表现被称为"大脑淋巴瘤病"。然而，这一术语并非定义一个独特的疾病实体，因此这一术语不能替代特定的诊断名称。脑膜受累类似于脑膜炎或脑膜瘤，或者没有明显的大体病变。

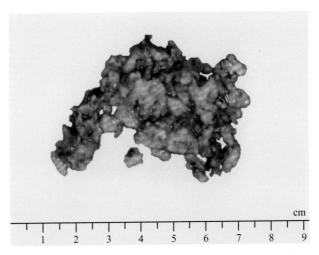

图11-0-36 左侧脑干旁血管周细胞瘤，WHO Ⅱ级；女，27岁

大体检查：灰白色破碎肿瘤切除标本，总体积5.0cm×4.0cm×0.5cm

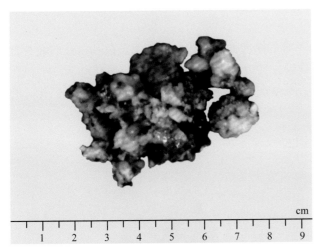

图11-0-37 右侧颞叶镰旁弥漫大B细胞淋巴瘤，非生发中心亚型；男，69岁

大体检查：灰白色破碎肿瘤切除标本，总体积5.0cm×4.5cm×2.5cm

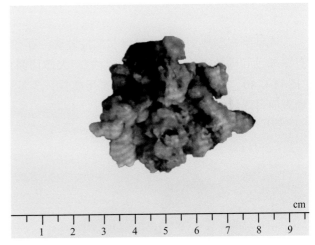

图11-0-38 右侧额叶弥漫大B细胞性淋巴瘤，生发中心亚型；女，28岁

大体检查：灰黄色破碎肿瘤切除标本，总体积5.0cm×4.5cm×2.0cm，质地软

（十八）生殖细胞肿瘤

1.临床特征

生殖细胞肿瘤（germ cell tumour）好发于青春期。大约80%的肿瘤来自中线轴，松果体最常见，其次为鞍上室。生殖细胞瘤好发于鞍上室和基底节/丘脑区，非生殖细胞瘤好发于其他部位。临床表现和持续时间因组织学类型和部位不同而变化。生殖细胞瘤通常比其他类型生殖细胞肿瘤具有更长的症状间隔期。松果体区病变压迫和阻塞大脑导水管导致进行性脑积水伴有颅内压增高。病变也易于压迫和侵犯顶盖，导致双目上视和会聚麻痹，称为帕里诺综合征（parinaud syndrome）。神经垂体/鞍上生殖细胞肿瘤压迫视交

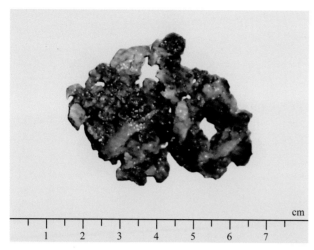

图11-0-39　松果体区混合性生殖细胞肿瘤，包括不成熟畸胎瘤、卵黄囊瘤、胚胎性癌和生殖细胞瘤；男，14岁

大体检查：灰白灰红色破碎肿瘤切除标本，总体积5.0cm×4.0cm×2.0cm

叉，导致视野缺失，并且影响下丘脑垂体内分泌轴，引起尿崩症和包括生长和性成熟迟缓在内的垂体功能衰竭。

2.大体检查

生殖细胞瘤质地软、易碎、棕褐色或灰白色，实性，有时局部囊性变，出血和坏死少见。胚胎性癌常为实性病变，灰白色质脆，局灶出血和坏死。卵黄囊瘤典型呈实性，灰褐色，通常质脆或胶冻样，局灶可明显出血。混合性生殖细胞肿瘤常表现出上述生殖细胞肿瘤成分的大体特征（图11-0-39）。

（十九）颅咽管瘤

1.临床特征

颅咽管瘤（craniopharyngioma）占颅内肿瘤的1.2%～4.6%。颅咽管瘤是儿童最常见的非神经上皮肿瘤，占儿童颅内肿瘤的5%～11%。成釉细胞型颅咽管瘤具有两个发病高峰，分别为儿童5～15岁和成人45～60岁。乳头型几乎只发生在成年人，平均发病年龄40～55岁，无明显性别差异。两个亚型（成釉细胞型和乳头型）最常见的部位是鞍上，小部分为鞍内，罕见部位如蝶窦和脑桥小脑三角也有报道。颅咽管瘤也有发生在第三脑室的报道，主要为乳头型。临床症状不特异，包括视力下降（62%～84%，成年人比儿童更常见）和内分泌紊乱（52%～87%，儿童常见）。内分泌紊乱包括生长激素缺乏（75%）、黄体生成素/卵泡刺激素缺乏（40%）、促肾上腺皮质激素缺乏（25%）和促甲状腺激素缺乏（25%）。大约17%的儿童和30%的成年人出现尿崩症。大约一半患者存在认知障碍和性格改变。

2.大体检查

成釉细胞型典型表现为分叶状实性肿块，存在大小不等的囊腔而呈海绵状。切面黄色和白色的囊肿含有深绿色和棕色液体，类似于"机油"。大体切面也出现继发性改变如纤维化、钙化、骨化和胆固醇沉积（图11-0-40，图11-0-41）。乳头型多呈实性，少见囊性，不存在富含胆固醇的"机油样"液体或钙化。肿瘤表面呈现波纹状或菜花样外观（图11-0-42）。

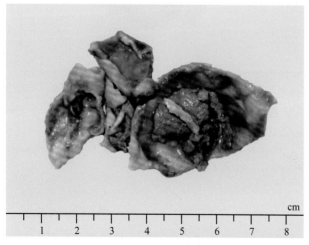

图11-0-40　鞍上区成釉细胞型颅咽管瘤，WHO Ⅰ级；女，15岁

大体检查：囊壁样破碎肿瘤切除标本，总体积3.5cm×2.8cm×1.5cm。壁厚0.2～0.4cm，囊壁内见灰黄色结节，大小1.5cm×1.0cm×0.5cm

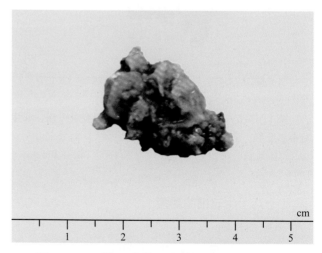

图11-0-41　鞍区成釉细胞型颅咽管瘤，WHO Ⅰ级；女，1岁8个月

大体检查：灰白色肿瘤切除标本，大小2.5cm×1.5cm×1.5cm，质硬，伴钙化

（二十）中枢神经系统转移性肿瘤

1.临床特征

由于误诊和不准确的报道，文献中脑转移的发生率可能低于实际发生率。尸检资料表明，大约25%死于癌症患者存在中枢神经系统转移。4%～15%实体瘤患者发生软脑膜转移，8%～9%晚期癌症患者出现硬脑膜转移。硬脊膜转移率5%～10%，高于软脊膜或髓内转移发生率。中枢神经系统转移性肿瘤最常见于成年人。儿童中枢神经系统转移瘤大约占所有儿童中枢神经系统肿瘤的2%。30%的成年人和6%～10%的儿童癌症患者发展为脑转移。各种原发肿瘤的相对比例在两性间存在差异，但对于大多数肿瘤类型而言两性间发生率没有明显差异。40～49岁肺癌患者具有最高的脑转移率。50～59岁黑色素瘤、肾癌或结直肠癌患者和20～39岁乳腺癌患者转移率最高。转移性肿

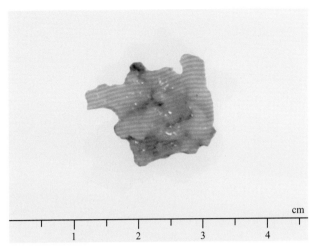

图11-0-42　鞍区乳头型颅咽管瘤，WHO Ⅰ级；男，21岁

大体检查：灰白色破碎肿瘤切除标本，总体积1.8cm×1.2cm×0.5cm

瘤发生率增加与影像技术提高、易转移肿瘤发病率增高（如肺癌）和新治疗方法延长患者生存期等因素有关。

肺癌（特别是腺癌和小细胞癌）是成年人最常见的脑转移来源，其次为乳腺癌、黑色素瘤、肾细胞癌和结直肠癌。前列腺、乳腺和肺癌是硬脊膜转移最常见的来源，其次为非霍奇金淋巴瘤、多发性骨髓瘤和肾癌。大约10%的脑转移肿瘤未发现原发灶。儿童中枢神经系统转移性肿瘤最常见的是白血病和淋巴瘤，其次为生殖细胞肿瘤、骨肉瘤、神经母细胞瘤、尤因肉瘤和横纹肌肉瘤。大约80%的脑转移性肿瘤发生在大脑半球（特别是动脉边缘区和灰质与白质交界处），发生于小脑和脑干分别为15%和5%。大多数脊髓转移性肿瘤扩展到椎体和椎体旁组织进入硬膜外腔。临床症状和体征与颅内压增高和肿瘤占位效应有关，可出现头痛、精神障碍、轻度瘫痪、共济失调、视力改变、恶心和感觉障碍等症状和体征。脊髓转移瘤压迫脊髓和神经根，引起背痛、肢体无力、感觉障碍和大小便失禁。

2.大体检查

脑和脊髓实质转移经常形成界限清楚、圆形、灰白色或棕褐色肿块（图11-0-43，图11-0-44），伴有不同程度的中央性坏死和肿瘤周围水肿。腺癌转移常含有黏液。绒毛膜癌、黑色素瘤和肾细胞癌出血相对常见。黑色素瘤转移常呈棕褐色（图11-0-45）。软脑膜转移导致软脑膜弥漫性不透明或多发结节。硬脑膜转移呈现局灶斑块样或结节状及弥漫性病变（图11-0-46～图11-0-48）。头颈部肿瘤颅内侵犯直接导致颅骨破坏。

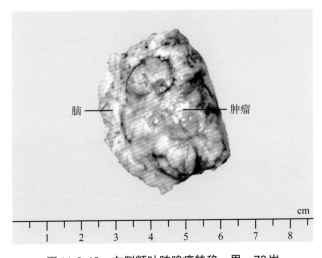

图11-0-43　左侧额叶肺腺癌转移；男，73岁

大体检查：脑组织切除标本，大小4.0cm×3.0cm×1.8cm。切面见结节状肿瘤，大小3.0cm×2.4cm×1.5cm，界限较清，切面呈灰白色

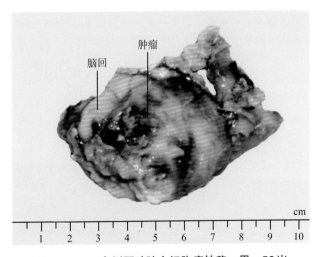

图11-0-44　右侧颞叶肺小细胞癌转移；男，53岁

大体检查：灰白灰红色结节状肿瘤切除标本，大小7.6cm×5.6cm×3.2cm。切面呈灰白灰红色，质地软，局部出血坏死

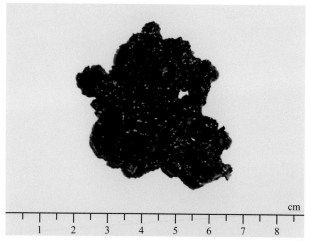

图11-0-45 左顶叶恶性黑色素瘤转移；女，39岁

大体检查：黑褐色破碎肿瘤切除标本，总体积4.0cm×4.0cm×1.0cm

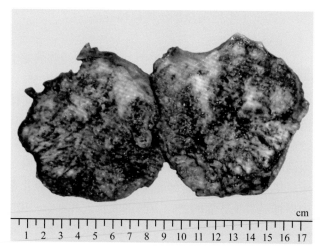

图11-0-46 额部硬脑膜肺腺癌转移；男，52岁

大体检查：灰白色结节状肿瘤切除标本，大小8.5cm×8.5cm×7.0cm，标本一侧附着硬脑膜，另一侧为皮下筋膜包裹。肿瘤切面呈灰白灰红间灰黄色，内含大量骨质，局部出血坏死。肿瘤浸润硬脑膜及皮下筋膜，并突破硬脑膜，另见碎骨组织，大小5.0cm×3.0cm×1.8cm

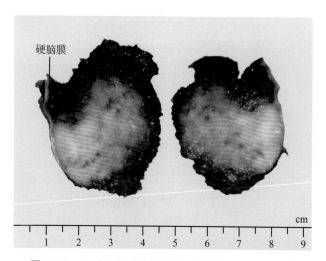

图11-0-47 左侧颞部硬脑膜肺腺癌转移；男，47岁

大体检查：灰白色结节状肿瘤切除标本，大小4.0cm×3.0cm×2.8cm，一侧附着硬脑膜。肿瘤切面灰白色，界限不清，质地硬，砂砾感，内含骨质。

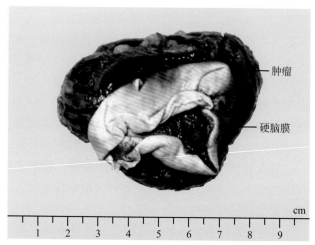

图11-0-48 右顶部硬脑膜神经母细胞瘤转移；男，4岁

大体检查：灰褐色肿瘤切除标本，大小6.4cm×4.2cm×2.5cm，一侧附着硬脑膜。切面呈灰褐色，质地软，胶冻样

（二十一）血管畸形

1.临床特征

血管畸形（vascular malformations）是先天性血管的错构性病变。脑脊髓的血液循环发育过程中，局灶性异常造成的各种非肿瘤性病变都属于血管畸形。青少年时期可引起颅内出血，患者出血之前可无任何临床症状。

2.大体检查

血管畸形分为以下几种：毛细血管扩张症（脑干）、海绵状血管瘤（大脑皮质）（图11-0-49）、动静脉畸形（软脑膜）（图11-0-50，图11-0-51）、静脉性血管瘤（脑回突起或深部白质内）和脑三叉神经区血管瘤病（Sturge-Weber综合征）。

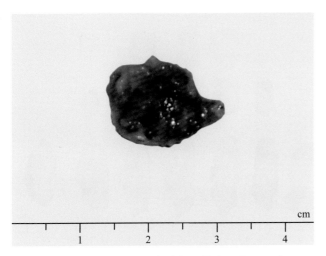

图 11-0-49　左侧额叶海绵状血管瘤；男，30岁

大体检查：灰褐色脑组织切除标本，大小 1.4cm×1.0cm× 0.5cm

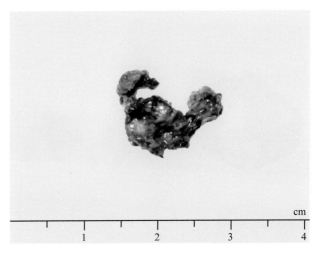

图 11-0-50　右侧枕叶软脑膜动静脉畸形；男，19岁

大体检查：灰白灰红色破碎组织切除标本，大小 1.4cm× 1.0cm×0.5cm

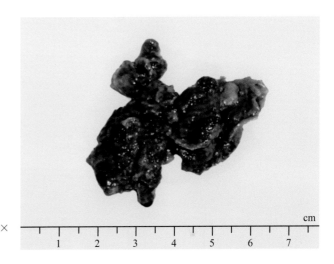

图 11-0-51　右额颞叶软脑膜动静脉畸形；女，21岁

大体检查：灰红暗紫色破碎组织切除标本，大小 4.2cm× 3.5cm×1.5cm

（二十二）表皮样囊肿

1.临床特征

表皮样囊肿（epidermoid cyst）大多见于青年或中年人。脑脊髓均可发生，大多数位于颅内，脑桥小脑三角最常见。椎管内表皮样囊肿位于髓外硬膜下。

2.大体检查

囊肿表面光滑，囊腔内含灰白色豆渣样物，囊壁薄（图 11-0-52）。

（二十三）局灶性皮质发育不良

1.临床特征

局灶性皮质发育不良（focal cortical dysplasia）约占儿童难治性癫痫的50%，成人难治性癫痫的20%。2011年ILAE局灶性皮质发育不良分类标准包括3个亚型。

2.大体检查

大体观察常无特征性改变（图 11-0-53 ～图 11-0-58）。

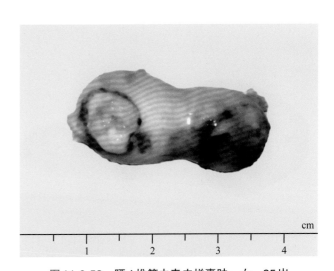

图 11-0-52　腰4椎管内表皮样囊肿；女，25岁

大体检查：灰白色哑铃状肿瘤切除标本，大小 3.0cm× 1.2cm×1.2cm，质地软，包膜完整。切面呈灰白色，内含豆渣样物，漩涡状排列

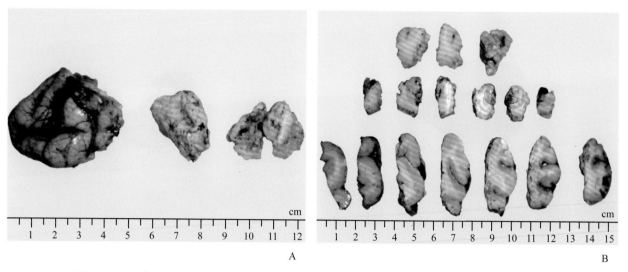

A   B

图 11-0-53　右侧颞极局灶性皮质发育不良伴放射状及切线皮质异常（FCDⅠc）；女，31岁

大体检查：右侧颞极脑组织切除标本（A图左，B图下），大小4.7cm×4.0cm×1.5cm；海马组织切除标本（A图中，B图中），大小3.0cm×2.2cm×1.5cm；杏仁核脑组织切除标本（A图右，B图上），大小3.2cm×2.1cm×1.3cm

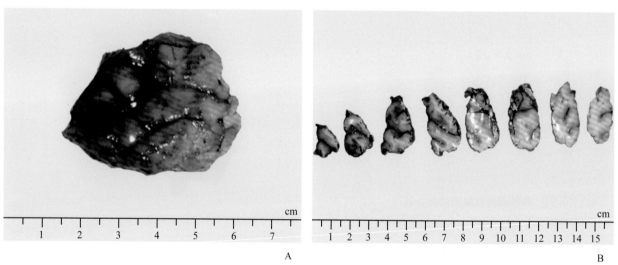

A   B

图 11-0-54　右枕叶局灶性皮质发育不良伴皮质分层障碍、形态异常神经元及气球样细胞（FCDⅡb）；女，22岁

大体检查：脑组织切除标本，大小4.5cm×3.5cm×1.5cm

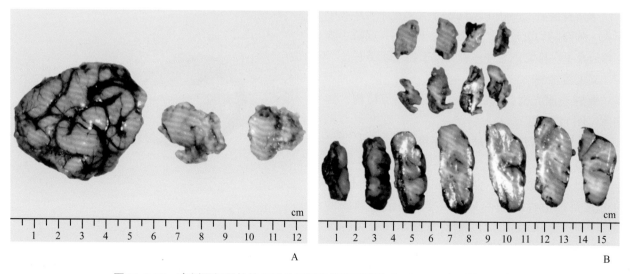

A   B

图 11-0-55　右侧颞极局灶性皮质发育不良伴海马硬化（FCDⅢa）；男，15岁

大体检查：右侧颞极脑组织切除标本（A图左，B图下），大小5.5cm×4.0cm×1.5cm；海马组织切除标本（A图中，B图中），大小3.0cm×2.0cm×1.0cm；杏仁核脑组织切除标本（A图右，B图上），大小2.5cm×2.0cm×1.0cm

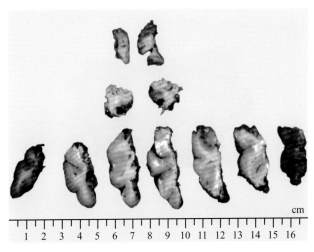

图 11-0-56　左侧颞叶局灶性皮质发育不良伴海马硬化（FCD Ⅲa）；女，49岁

大体检查：左侧颞叶脑组织切除标本（图下部），大小 4.5cm×4.5cm×1.2cm；海马脑组织切除标本（图中部），大小 2.0cm×2.0cm×1.0cm；杏仁核脑组织切除标本（图上部），大小 2.2cm×1.8cm×1.0cm

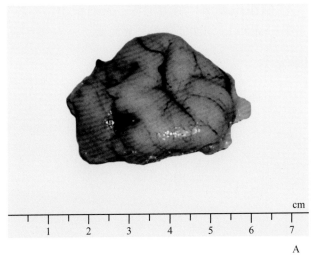

A

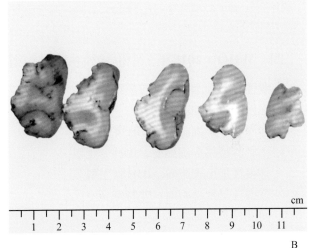

B

图 11-0-57　右侧颞极局灶性皮质发育不良伴海马硬化（FCD Ⅲa）；女，32岁

大体检查：右侧颞极脑组织切除标本，大小 4.5cm×3.0cm×2.0cm

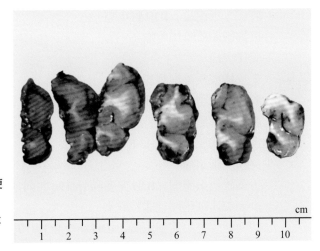

图 11-0-58　右侧颞极局灶性皮质发育不良伴海马硬化（FCD Ⅲa）；女，4岁

大体检查：右侧颞极脑组织切除标本，大小 5.5cm×3.5cm× 1.0cm

（二十四）巨脑回畸形

1.临床特征

巨脑回畸形（pachygyria）是神经元移行障碍性疾病，为大脑半球过度发育导致的严重发育不良性畸形。患者首发症状通常为出生后6个月内开始癫痫发作，伴有不同程度的精神、运动及智力障碍。可分为局限型和广泛型。

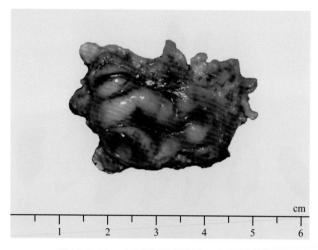

图11-0-59 左顶叶瘢痕脑回；女，25岁

大体检查：脑组织切除标本，大小2.5cm×1.7cm×1.5cm。脑回变窄，脑沟深

2.大体检查

脑回明显宽大、脑沟浅小、皮质增厚为主要特征。两侧大脑可对称性出现，也可局限于一侧单独发生。严重者脑回完全消失，表面光滑称为无脑回畸形（agyria）。

（二十五）瘢痕脑回

1.临床特征

妊娠晚期或围产期缺血缺氧是形成瘢痕脑回（ulegyria）的重要原因。高热惊厥、脑出血、难产窒息缺氧和脑外伤均可导致瘢痕脑回。瘢痕脑回患者常会在原发创伤后数月或数年发生癫痫发作。

2.大体检查

脑组织萎缩，脑沟加深，脑回细小、不规则（图11-0-59）。切面部分可见囊性变。

四、WHO（2016年）中枢神经系统肿瘤组织学分类

弥漫性星形细胞和少突胶质细胞肿瘤

弥漫性星形细胞瘤

弥漫性星形细胞瘤，IDH突变型

肥胖型星形细胞瘤，IDH突变型

弥漫性星形细胞瘤，IDH野生型

弥漫性星形细胞瘤，非特殊型

间变性星形细胞瘤

间变性星形细胞瘤，IDH突变型

间变性星形细胞瘤，IDH野生型

间变性星形细胞瘤，非特殊型

胶质母细胞瘤

胶质母细胞瘤，IDH野生型

巨细胞胶质母细胞瘤

胶质肉瘤

上皮样胶质母细胞瘤

胶质母细胞瘤，IDH突变型

胶质母细胞瘤，非特殊型

弥漫性中线胶质瘤，H3 K27M突变型

少突胶质细胞瘤

少突胶质细胞瘤，IDH突变和1p/19q共同缺失型

少突胶质细胞瘤，非特殊型

间变性少突胶质细胞瘤，IDH突变和1p/19q共同缺失型

间变性少突胶质细胞瘤，非特殊型

少突星形细胞瘤

少突星形细胞瘤，非特殊型

间变性少突星形细胞瘤，非特殊型

其他星形细胞瘤

毛细胞型星形细胞瘤

　　毛细胞黏液型星形细胞瘤
　　室管膜下巨细胞型星形细胞瘤
　　多形性黄色瘤样型星形细胞瘤
　　间变性多形性黄色瘤样型星形细胞瘤

室管膜肿瘤
　　室管膜下瘤
　　黏液乳头状室管膜瘤
　　室管膜瘤
　　　乳头状室管膜瘤
　　　透明细胞型室管膜瘤
　　　伸长细胞型室管膜瘤
　　室管膜瘤，RELA基因整合阳性
　　间变性室管膜瘤

其他胶质瘤
　　第三脑室脊索样胶质瘤
　　血管中心性胶质瘤
　　星形母细胞瘤

脉络丛肿瘤
　　脉络丛乳头状瘤
　　非典型脉络丛乳头状瘤
　　脉络丛癌

神经元和混合性神经－胶质肿瘤
　　胚胎发育不良性神经上皮肿瘤
　　节细胞瘤
　　节细胞胶质瘤
　　间变性节细胞瘤
　　小脑发育不良型神经节细胞瘤（Lhermitte-Duclos病）
　　婴幼儿促纤维增生型星形细胞瘤和节细胞胶质瘤
　　乳头状胶质神经元肿瘤
　　伴菊形团形成的胶质神经元肿瘤
　　弥漫性软脑膜胶质神经元肿瘤
　　中枢神经细胞瘤
　　脑室外神经细胞瘤
　　小脑脂肪神经细胞瘤
　　副节瘤

松果体区肿瘤
　　松果体细胞瘤
　　中分化松果体实质瘤
　　松果体母细胞瘤
　　松果体区乳头状肿瘤

胚胎性肿瘤
　　髓母细胞瘤
　　髓母细胞瘤，遗传学定义
　　髓母细胞瘤，WNT活化型

髓母细胞瘤，SHH活化和TP53突变型

髓母细胞瘤，SHH活化和TP53野生型

髓母细胞瘤，非WNT/非SHH型

　髓母细胞瘤，3组

　髓母细胞瘤，4组

髓母细胞瘤，组织学定义

髓母细胞瘤，经典型

髓母细胞瘤，促结缔组织增生型/结节型

髓母细胞瘤伴广泛结节

大细胞/间变性髓母细胞瘤

髓母细胞瘤，非特殊型

胚胎性肿瘤伴多层菊形团，C19MC基因变化型

胚胎性肿瘤伴多层菊形团，非特殊型

其他中枢神经系统胚胎性肿瘤

髓上皮瘤

中枢神经系统神经母细胞瘤

中枢神经系统节细胞神经母细胞瘤

中枢神经系统胚胎性肿瘤，非特殊型

非典型畸胎瘤（AT）/横纹肌样瘤（RT）

中枢神经系统胚胎性肿瘤伴横纹肌样特点

脑神经与椎旁神经肿瘤

神经鞘瘤

　富于细胞性神经鞘瘤

　丛状神经鞘瘤

　黑色素性神经鞘瘤

神经纤维瘤

　非典型神经纤维瘤

　丛状神经纤维瘤

神经束膜瘤

杂合性神经鞘瘤

恶性外周神经鞘瘤（MPNST）

　恶性外周神经鞘瘤伴不同分化

　上皮样恶性外周神经鞘瘤

　恶性外周神经鞘瘤伴神经束膜分化

脑膜瘤

脑膜瘤亚型

　脑膜上皮型脑膜瘤

　纤维型脑膜瘤

　过渡型脑膜瘤

　砂砾体型脑膜瘤

　血管瘤型脑膜瘤

　微囊型脑膜瘤

　分泌型脑膜瘤

　富于淋巴浆细胞型脑膜瘤

化生型脑膜瘤

脊索样型脑膜瘤

透明细胞型脑膜瘤

非典型脑膜瘤

乳头型脑膜瘤

横纹肌样脑膜瘤

间变性（恶性）脑膜瘤

间叶性非脑膜上皮性肿瘤

孤立性纤维性肿瘤/血管周细胞瘤

1级

2级

3级

血管网状细胞瘤

血管瘤

上皮样血管内皮细胞瘤

血管肉瘤

卡波西（Kaposi）肉瘤

尤因肉瘤/外周原始神经胚叶瘤

脂肪瘤

血管脂肪瘤

冬眠瘤

脂肪肉瘤

韧带样型纤维瘤病

肌纤维母细胞瘤

炎性肌纤维母细胞瘤

良性纤维组织细胞瘤

纤维肉瘤

未分化多形性肉瘤/恶性纤维组织细胞瘤

平滑肌瘤

平滑肌肉瘤

横纹肌瘤

横纹肌肉瘤

软骨瘤

软骨肉瘤

骨瘤

骨软骨瘤

骨肉瘤

黑色素细胞性肿瘤

脑膜黑色素细胞增生症

脑膜黑色素细胞瘤

脑膜黑色素瘤

脑膜黑色素瘤病

淋巴瘤

中枢神经系统弥漫性大B细胞淋巴瘤

中枢神经系统免疫缺陷相关性淋巴瘤

　艾滋病相关性弥漫性大B细胞淋巴瘤

　EBV＋弥漫性大B细胞淋巴瘤，非特殊型

　淋巴瘤样肉芽肿病

血管内大B细胞淋巴瘤

中枢神经系统低级别B细胞淋巴瘤

中枢神经系统T细胞和NK/T细胞淋巴瘤

间变性大细胞淋巴瘤（ALK阳性）

间变性大细胞淋巴瘤（ALK阴性）

硬脑膜MALT淋巴瘤

组织细胞肿瘤

朗格汉斯细胞组织细胞增生症

Erdheim-Chester病

Rosai-Dorfman病（罗赛-多夫曼病）

幼年性黄色肉芽肿

组织细胞肉瘤

生殖细胞肿瘤

生殖细胞瘤

胚胎性癌

卵黄囊瘤

绒毛膜癌

畸胎瘤

　成熟性畸胎瘤

　不成熟性畸胎瘤

畸胎瘤恶变

混合性生殖细胞肿瘤

鞍区肿瘤

颅咽管瘤

　成釉细胞型颅咽管瘤

　乳头状颅咽管瘤

鞍区颗粒细胞瘤

垂体细胞瘤

梭形细胞嗜酸细胞瘤

转移性肿瘤

第十二章
内分泌系统

第一节　甲　状　腺

一、甲状腺解剖学

甲状腺是成年人最大的内分泌腺，呈"H"形。位于颈前部，喉和气管的侧面，上端达甲状软骨中部，下端至第4气管环。分为左侧叶、右侧叶、峡部和锥体叶。峡部连接左侧叶和右侧叶。峡部向上伸出锥体叶。正常甲状腺切面呈灰红色，质地软，无结节（图12-1-1）。异位甲状腺最常见于舌底，此外颌下区、喉、气管、胸骨后、前纵隔、心包也可见（图12-1-2）。

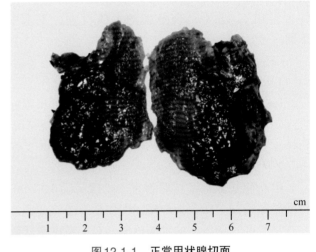

图12-1-1　正常甲状腺切面

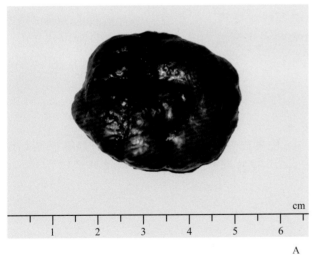

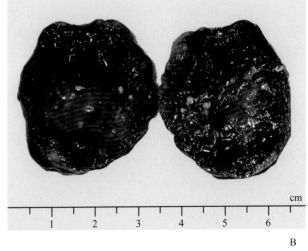

图12-1-2　胸骨后异位甲状腺；女，40岁

二、标本特征描述和取材

（一）标本类型

标本类型包括甲状腺完全切除标本（再次手术）；右侧（或左侧）甲状腺部分切除标本；右侧（或左侧）叶甲状腺切除标本；右侧（或左侧）叶甲状腺及峡部切除标本（偏侧甲状腺切除标本）；右侧叶和部

分左侧叶甲状腺切除标本（甲状腺次全切除标本）、左侧叶和部分右侧叶甲状腺切除标本（甲状腺次全切除标本）；甲状腺全部切除标本。

（二）标本特征描述

需测量并描述标本的大小、肿瘤部位（左侧叶、右侧叶、峡部或锥体叶）、肿瘤大小、单结节或多结节、颜色、质地、是否具有包膜及包膜完整性、甲状腺外扩展、出血、囊性变或钙化。

甲状腺外扩展是指原发性甲状腺癌侵犯甲状腺周围组织。由于甲状腺不存在完整的被膜，甲状腺外扩展的定义存在问题，判断具有主观性。大体检查时，甲状腺被膜看似完整，但镜下观察时大多数甲状腺被膜局部不完整或不存在。甲状腺旁组织包括较大管腔的血管、外周神经和食管旁筋膜。正常甲状腺和各种甲状腺病变内可以存在脂肪，因此仅仅以侵犯脂肪作为判断甲状腺外扩展是不准确的。鉴于情况的复杂性，镜下难以准确判断甲状腺外扩展。目前镜下甲状腺外扩展不再作为上调分期的标准之一。《AJCC癌症分期手册（第8版）》T分期为大体甲状腺外扩展（gross extrathyroidal extension），并且必须是侵犯束状肌（包括胸骨舌骨肌、胸骨甲状肌、甲状舌骨肌、肩胛舌骨肌），需要结合全面的大体检查、手术中观察和影像学检查以判断是否存在大体甲状腺外扩展。

（三）大体取材

1.切缘取材

CAP要求报告切缘情况。切缘定义为甲状腺标本的表面，通常为甲状腺外侧面和（或）标本的墨染边缘。评价肿瘤与墨染切缘的关系以确定切缘情况。我国《甲状腺癌诊疗规范（2018年版）》未要求报告切缘。

2.肿瘤取材

甲状腺切除标本按照垂直于切缘每隔0.2～0.3cm切开。甲状腺癌最重要的、也是最容易出现的取材问题是遗漏甲状腺微小癌，即使是有经验的病理医生有时对于微小癌也难以观察到。取材应结合超声检查结果和临床医生的术前诊断，对于考虑甲状腺微小癌的标本，应请临床医生缝线标记。仔细检查切面，查找灰白色微小癌或结节，微小癌结节常呈实性、较硬、界限不清。桥本甲状腺炎中的淋巴组织增生也可呈灰白色结节状，应注意鉴别。对于多发病灶，每个病灶均应取材。怀疑滤泡癌的结节（特别是单结节），肿瘤结节的包膜应全部取材。甲状腺必须取材被膜，应注意肿瘤与被膜的关系，观察是否有被膜的侵犯，距离肿瘤最近的被膜处取材。注意检查甲状腺周围组织（带状肌、淋巴结或甲状旁腺）。

三、区域淋巴结

区域淋巴结包括颈部淋巴结和上纵隔淋巴结。

CAP要求选择性颈淋巴结切除标本中需要检出≥6枚淋巴结，根治或改良根治的颈淋巴结切除标本需要检出≥10枚淋巴结。淋巴结转移数量、大小，以及转移灶大小和淋巴结结外扩展与N分期无关。

四、甲状腺大体病理学

（一）滤泡性腺瘤

1.临床特征

由于缺乏可重复性的组织学标准鉴别结节性甲状腺肿与腺瘤，因此滤泡性腺瘤（follicular adenoma）发生率很难准确统计。许多病理医生甲状腺内多结节时不诊断腺瘤，而将所有病变均诊断为结节性甲状腺肿。滤泡性腺瘤是单克隆起源，而增生性结节是多克隆起源。没有分子检测，两者无法鉴别。尸检数据显示，成年人滤泡性腺瘤发生率3%～5%。肿瘤好发于女性，任何年龄均可发生，常见50～60岁。大多数滤泡性腺瘤为散发性，能发生于正常甲状腺、异位甲状腺和卵巢甲状腺肿。患者典型临床表现为无痛性甲状腺结节，在偶然触诊或甲状腺影像学检查时发现。大多数无任何症状，有时体积大的肿瘤能导致吞咽困

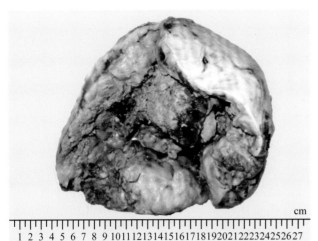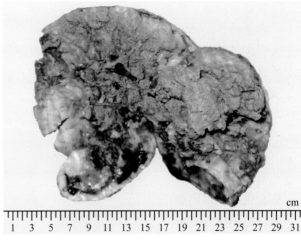

A　　　　　　　　　　　　　　　　　　　B

图 12-3-13　腹膜后交感神经副神经节瘤伴大片状坏死；女，75岁

大体检查：已剖开灰白灰红色肿瘤切除标本，大小17.0cm×12.0cm×10.0cm，质地中等，包膜完整，表面光滑。切面呈囊实性，囊内可见大量灰红灰黄色坏死组织，周围肿瘤厚薄不一，为0.6～4.0cm。肿瘤呈灰白灰红色，局部灰黄色黏液样变

图 12-3-14　胸1～胸3椎体旁恶性副神经节瘤，肿瘤弥漫侵犯胸椎和肋骨；女，62岁

大体检查：骨及肿瘤切除标本，大小8.0cm×8.5cm×8.5cm。椎骨大小6.0cm×6.5cm×5.0cm；相连肋骨3段，长分别为3.5cm、3.2cm和3.0cm。肿瘤位于椎体及肋骨右前侧，包绕2根肋骨并侵犯椎体；肿瘤切面呈灰黄灰红色，大片状坏死，局部区域富有光泽、黏液样

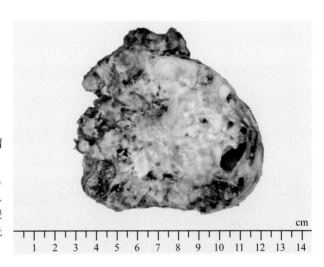

五、WHO（2017年）肾上腺肿瘤组织学分类

肾上腺皮质肿瘤

肾上腺皮质癌

肾上腺皮质腺瘤

性索-间质肿瘤

间叶和间质肿瘤

髓脂肪瘤

神经鞘瘤

淋巴造血肿瘤

继发性肿瘤

肾上腺髓质肿瘤和肾上腺外副神经节瘤

嗜铬细胞瘤

肾上腺外副神经节瘤

头颈部副神经节瘤

颈动脉体副神经节瘤

颈鼓室副神经节瘤

迷走神经副神经节瘤

喉副神经节瘤

交感神经副神经节瘤

肾上腺神经母细胞肿瘤

神经母细胞瘤

节细胞神经母细胞瘤，结节型

节细胞神经母细胞瘤，混合型

节细胞神经瘤

复合性嗜铬细胞瘤

复合性副神经节瘤

第十三章

淋 巴 结

一、淋巴结解剖学

淋巴器官包括扁桃体、淋巴结、胸腺和脾。淋巴结呈圆形或卵圆形，常一侧隆凸，另一侧凹陷。凹陷中央处为淋巴结门。凸侧相连输入淋巴管。门部有血管和神经出入，出门部的淋巴管称输出淋巴管。淋巴结多沿血管排列，位于关节屈侧和体腔隐藏部位，如肘窝、腋窝、腘窝、腹股沟、脏器门部和体腔大血管附近。引流某器官或部位的第一级淋巴结临床称为前哨淋巴结。

淋巴结表面有薄层结缔组织构成的被膜。淋巴结实质分为皮质和髓质两部分，两者之间无截然界限。皮质位于被膜下方，由浅层皮质、副皮质区和淋巴窦构成。髓质由髓索及其间的髓窦组成。

二、标本描述和取材

（一）标本类型

标本类型包括淋巴结切除标本和穿刺活检标本。

我国《淋巴瘤诊疗规范》（2018年版）规定对于淋巴结病灶应尽可能切除完整淋巴结。若淋巴结病灶位于浅表，应尽量选择颈部、锁骨上和腋窝淋巴结。空芯针穿刺仅用于无法有效、安全地获得切除或切取病变组织的患者。初次诊断时，应首选切除或切取病变组织；对于复发患者，如果无法获得切除或切取的病变组织标本，可通过空芯针穿刺获取的病变组织进行病理诊断。

（二）标本特征描述

标本特征需描述淋巴结的形状、数量，每枚淋巴结大小，切面颜色、质地、界限是否清楚、是否存在结节状，淋巴结之间是否相互融合，有无淋巴结外侵犯、纤维化、出血、坏死等。

（三）大体取材

完整的淋巴结被膜阻隔固定液的渗入，导致淋巴结中心区域不能很好地固定而自溶或组织收缩，石蜡切片时出现裂纹，因此固定前必须将淋巴结切开。印片也需要在新鲜状态下制片。取材刀必须锋利，避免挤压和牵拉。必须充分取材，避免遗漏肿瘤。

李小秋等编写的《淋巴瘤病理规范化诊断专家共识》中对淋巴结标本的取材进行了详细介绍。共识要求原则上所有淋巴结或体积较大的淋巴瘤组织标本均应新鲜，湿润状态下尽快送至病理科处理。病理科接收标本后应尽快处理。较大的淋巴结标本应垂直其长轴间隔2～3mm平行切开，并做印片检查。小于1cm的淋巴结可沿淋巴结最大径切开。印片检查提示为淋巴瘤的病例，应选择1或2片最大的组织块以厚滤纸做双面衬裱后置于包埋盒中，放入固定液中固定。对于非淋巴瘤或疑似感染性病变的标本，应尽快将所有组织固定。

三、淋巴结大体病理学

（一）滤泡性淋巴瘤

1.临床特征

滤泡性淋巴瘤（follicular lymphoma）是欧美地区最常见的惰性淋巴瘤，占非霍奇金淋巴瘤的20%～30%，亚洲地区发病率较低，不足10%。病变主要发生于淋巴结，也可发生于脾、骨髓、外周血和韦氏环（Waldeyer环）（少见）。任何淋巴结均可发生，大多数患者表现为周围淋巴结增大。纯粹的结外病变少见。常见的结外部位包括胃肠道（常同时伴有肠系膜淋巴结受累）、软组织、乳腺和眼眶。发生于

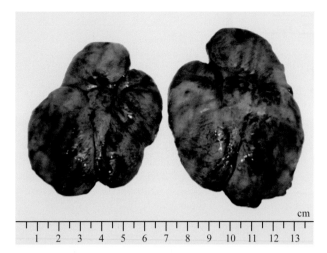

图13-0-1 右侧腹股沟淋巴结滤泡性淋巴瘤，Ⅲa级；男，48岁

大体检查：灰红色肿大并相互融合的淋巴结切除标本，大小8.0cm×5.2cm×3.7cm，包膜完整。切面呈灰白色，鱼肉样，质地软

小肠特别是十二指肠的滤泡性淋巴瘤具有明显特征（十二指肠型滤泡性淋巴瘤）。中位发病年龄约60岁。大多数患者诊断时疾病范围广，包括周围和中央淋巴结增大及脾大。40%～70%的病例累及骨髓。诊断时仅15%～25%的病例为Ⅰ期或Ⅱ期。尽管病变范围广，患者通常无症状。B症状如发热和体重下降少见。未治疗而出现疾病进展和缓解常见。疾病呈现慢性复发的临床过程。

2.大体检查

受累淋巴结切面表现为大体可见的模糊结节状特征（图13-0-1）。肿瘤滤泡常呈现外凸特点，反应性滤泡增生也可出现类似的特征。脾滤泡性淋巴瘤显示白髓一致性扩张，红髓常无受累证据。

（二）弥漫大B细胞淋巴瘤，非特殊型

1.临床特征

此肿瘤是非霍奇金淋巴瘤中最常见的类型。在欧美地区，占成年人非霍奇金淋巴瘤的30%～40%，在我国占35%～50%，常见于老年人，平均发病年龄70岁，也能发生于儿童和青少年。男性略多。患者表现为淋巴结和结外病变，至少最初40%的病变局限于结外部位。最常见结外部位为胃肠道（胃和回盲部），其他部位包括骨、睾丸、脾、Waldeyer环、唾液腺、甲状腺、肝、肾和肾上腺。患者常表现为单个或多发淋巴结无痛性肿大或结外部位快速增大的肿块。大约一半患者为Ⅰ期或Ⅱ期。许多患者无症状，大约1/3的患者伴有B症状。其他症状与结外受累部位相关。

2.大体检查

淋巴结大小不等，单个或多个，界限常较清楚，部分可见淋巴结外侵犯。切面呈灰白色，质地均匀，鱼肉样，质地较软，有时可见坏死（图13-0-2～图13-0-5）。

（三）T淋巴母细胞白血病/淋巴瘤

1.临床特征

淋巴母细胞淋巴瘤与急性淋巴细胞白血病是属于不同临床表现及不同发展阶段的同一种疾病，WHO将骨髓中原始和幼稚淋巴细胞比例≥25%定义为急性淋巴细胞白血病。急性T淋巴母细胞白血病大约占儿

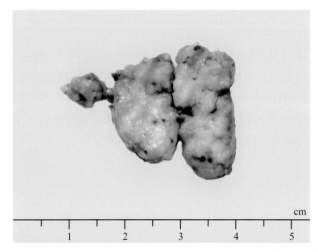

图13-0-2 右侧腹股沟淋巴结弥漫大B细胞淋巴瘤；男，72岁

大体检查：已剖开淋巴结切除标本，大小2.5cm×1.5cm×1.2cm。切面呈灰白色，鱼肉样，质中

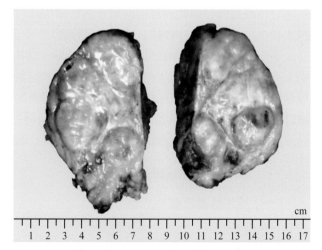

图13-0-3 左侧腋窝淋巴结弥漫大B细胞淋巴瘤，生发中心亚型；男，61岁

大体检查：灰红灰黄色肿瘤切除标本，大小10.0cm×7.5cm×5.5cm。切面呈灰白间灰红色，质地软，多结节状

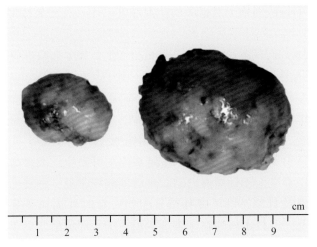

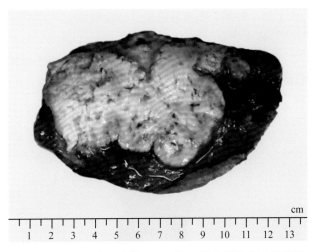

图13-0-4　颈部和右侧腹股沟淋巴结弥漫大B细胞淋巴瘤；右侧腹股沟肿瘤大片状坏死；男，64岁

大体检查：灰白色淋巴结切除标本（颈部，图左侧），大小3.3cm×2.5cm×1.8cm，包膜完整。切面呈灰白色，质地软。灰白色淋巴结切除标本（右侧腹股沟，图右侧），大小5.3cm×4.0cm×2.0cm，包膜完整。切面呈灰黄色，广泛坏死

图13-0-5　脾原发性CD30阳性间变性弥漫大B细胞淋巴瘤，非生发中心亚型；女，51岁

大体检查：脾脏切除标本，大小19.0cm×10.5cm×6.5cm。切面见灰白色鱼肉样肿瘤，大小14.0cm×9.0cm×4.0cm，大部分坏死，界限尚清，质地软

童所有急性淋巴母细胞白血病的15%。青年人比儿童更多见，男性多于女性，大约占成年人急性淋巴母细胞白血病的25%。T淋巴母细胞淋巴瘤占所有淋巴母细胞淋巴瘤的85%～90%，同样常见于青年男性，任何年龄均可发生。所有T淋巴母细胞白血病均累及骨髓。与B淋巴母细胞白血病不同，在骨髓替代的情况下白血病临床表现少见。T淋巴母细胞淋巴瘤常出现纵隔（胸腺）受累，其他任何淋巴结或结外部位均可受累。皮肤、扁桃体、脾、中枢神经系统和睾丸也可累及，单独累及上述部位而不存在淋巴结或纵隔受累的情况少见。T淋巴母细胞白血病典型临床表现为白细胞计数升高，常伴大的纵隔肿块或其他组织肿块。淋巴结肿大和肝脾大常见。对于特定的白细胞计数和肿瘤负荷，T淋巴母细胞白血病常保留比B淋巴母细胞白血病更多的正常骨髓造血功能。T淋巴母细胞淋巴瘤典型临床表现为前纵隔巨大肿块，肿块快速增大，有时出现呼吸系统的急症，胸腔积液常见。

2. 大体检查

大体检查无特殊，可参照本章弥漫大B细胞淋巴瘤相关内容（图13-0-6）。

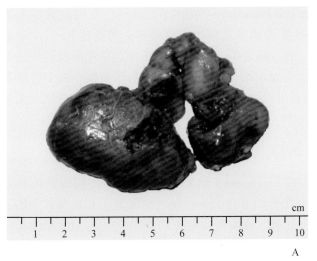

A

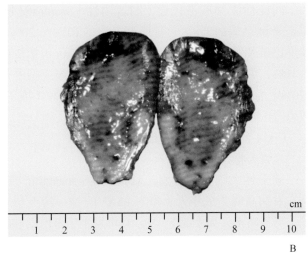

B

图13-0-6　右侧颈部淋巴结T淋巴母细胞淋巴瘤；男，24岁

大体检查：灰白色淋巴结切除标本3块，大小分别为5.0cm×3.0cm×2.5cm、3.0cm×2.5cm×1.0cm和3.0cm×2.7cm×2.0cm。切面呈灰白间灰红色，鱼肉样，质地软

（四）外周T细胞淋巴瘤，非特殊型

1. 临床特征

非特殊型外周T细胞淋巴瘤（peripheral T-cell lymphoma，not otherwise specified）是外周T细胞淋巴瘤最常见的一种类型。在欧美国家，非特殊型大约占所有外周T细胞淋巴瘤的30%。由于其在形态学、免疫学、遗传学和临床表现上都无特异性，只有在排除其他独立分型的T细胞淋巴瘤后，才能做出诊断。大多数患者为成年人，中位发病年龄55岁，儿童罕见。男女比2:1。任何部位均可发生，大多数患者发生于外周淋巴结。进展期病变常见，继发性累及骨髓、肝、脾和结外组织。有时外周血受累及，但白血病的临床表现少见。结外部位最常见于皮肤和胃肠道。大多数患者表现为浅表淋巴结肿大。大多数为进展期伴有B症状，可出现副肿瘤特征如嗜酸性粒细胞增多、瘙痒或噬血细胞综合征（少见）。

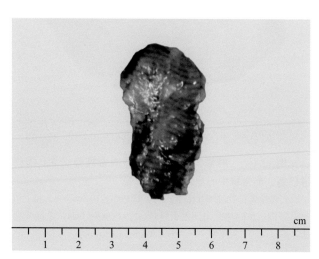

图13-0-7　左侧腹股沟外周T细胞淋巴瘤，非特殊型；男，61岁

大体检查：灰黄色淋巴结除标本，大小4.5cm×2.5cm×1.1cm。切面呈灰白灰红色，鱼肉样，质地软

2. 大体检查

大体检查无特殊，可参照本章弥漫大B细胞淋巴瘤相关内容（图13-0-7）。

（五）血管免疫母细胞T细胞淋巴瘤

1. 临床特征

血管免疫母细胞T细胞淋巴瘤（angioimmunoblastic T-cell lymphoma）是外周T细胞淋巴瘤最常见的特殊亚型，占非皮肤T细胞淋巴瘤的15%～30%和所有非霍奇金淋巴瘤的1%～2%，发生于中老年人，男性多见。淋巴结为原发部位，几乎所有患者均表现为淋巴结肿大。肝、脾、皮肤和骨髓常累及。就诊时典型临床表现为进展期、全身淋巴结肿大、肝脾大、全身症状和多克隆性高γ球蛋白血症，皮疹常同时伴瘙痒。其他常见表现为胸腔积液、关节炎和腹水。肿瘤进展期可出现免疫缺陷。大多数病例（75%）EB病毒阳性B细胞扩增，被认为是基础免疫功能紊乱的结果。

2. 大体检查

大体检查无特殊，可参照本章弥漫大B细胞淋巴瘤相关内容。

（六）间变性大细胞淋巴瘤，ALK阳性

间变性大细胞淋巴瘤，ALK阳性［anaplastic large cell lymphoma（ALK-positive）］大约占成年人非霍奇金淋巴瘤的3%，儿童期淋巴瘤的10%～20%。好发于30岁之前，男性略多，男女比1.5:1。常累及淋巴结和结外部位。最常见的结节外部位包括皮肤、骨、软组织、肺和肝。HE染色骨髓累及的检出率为10%，免疫组化染色能高达30%。小细胞亚型外周血累及时可出现白血病相关临床表现。大多数患者（70%）为进展期（Ⅲ期和Ⅳ期），伴有外周和（或）腹腔淋巴结肿大，常存在结外浸润和骨髓受累。大多数患者（75%）具有B症状，特别是高热。

（七）间变性大细胞淋巴瘤，ALK阴性

1. 临床特征

间变性大细胞淋巴瘤，ALK阴性［anaplastic large cell lymphoma（ALK-negative）］在任何年龄均可发病，发病高峰为成年人（40～65岁），这一特点与ALK阳性间变性大细胞淋巴瘤好发于儿童和青少年不同。男性略多，男女比1.5:1。其可发生于淋巴结和结外（骨、软组织和皮肤），结外部位与ALK阳性相比少见。大多数患者为进展期（Ⅲ期或Ⅳ期），外周和（或）腹腔淋巴结肿大（图13-0-8，图13-0-9），可出现B症状。

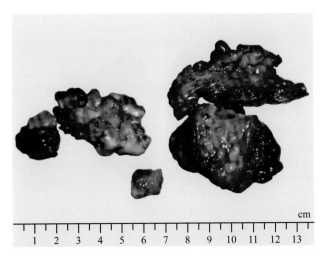

图13-0-8 右侧腋下淋巴结ALK阴性间变性大细胞淋巴瘤；男，56岁

大体检查：灰红色碎块组织切除标本4块，大小分别为5.4cm×3.3cm×1.5cm、3.2cm×2.3cm×1.1cm、2.5cm×0.5cm×0.4cm和1.5cm×1.1cm×0.6cm。第一块组织表面被覆皮肤。肿瘤呈鱼肉样，灰白色，质地较软

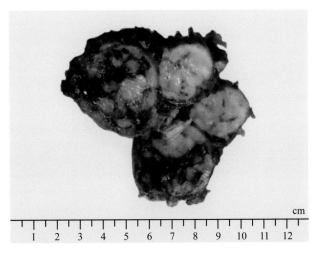

图13-0-9 右前臂淋巴结ALK阴性间变性大细胞淋巴瘤；男，83岁

大体检查：灰褐色淋巴结切除标本，大小7.0cm×5.0cm×3.8cm，表面附皮肤，大小5.0cm×3.5cm×0.2cm。切面可见灰白色结节2个，最大径分别为2.5cm和3.6cm，鱼肉样，质地软，灶性出血

2.大体检查

大体检查无特殊，可参照本章弥漫性大B细胞淋巴瘤相关内容。

（八）结节硬化性经典型霍奇金淋巴瘤

1.临床特征

结节硬化性经典型霍奇金淋巴瘤（nodular sclerosis classic Hodgkin lymphoma）在欧洲和美国大约占所有经典型霍奇金淋巴瘤的70%，发病率在不同国家有所不同。社会经济发展较快的国家发病率高。没有性别差异，发病高峰15～34岁。80%发生于纵隔，54%形成巨大肿块，8%～10%累及脾和（或）肺，5%累及骨，3%累及骨髓，2%累及肝。大多数患者为Ann Arbor Ⅱ期。大约40%的病例出现B症状，进展期更常见。

2.大体检查

淋巴结切面典型显示结节状结构，富细胞性结节被致密的纤维化包绕。高级别病变（2级）可发生中央性坏死。治疗后肿块能够持续存在，肿瘤组织被弥漫纤维组织替代，没有明显肉眼可见的肿瘤。这些肿块影像学检查持续存在，但PET检查阴性，证实为无活性病变。

（九）淋巴结结核

1.临床特征

淋巴结结核（lymph node tuberculosis）是肺外结核最常见的一种，占30%～40%。颈部、腋窝和腹股沟淋巴结最多见。感染途径来自口腔、咽喉的感染灶，或来自肺门淋巴结结核播散。青年女性多见。临床症状不典型，最常见的临床表现为无痛性淋巴结肿大，全身症状发生率低。

2.大体检查

淋巴结肿大，表面光滑，切面可见灰黄色干酪样坏死灶（图13-0-10）。淋巴结也可完全破坏并累及周围软组织。

（十）Castleman病

1.临床特征

Castleman病（Castleman's disease）又称巨大淋巴结增生，为病因不明的反应性淋巴组织增生性疾病。根据临床累及部位的数量分为多中心型和单中心型；依据病理组织学特征分为透明血管型和浆细胞型。透明血管型以单中心型为主，约占72%，以纵隔最多见，常无临床症状。浆细胞型分为单中心型和多中心

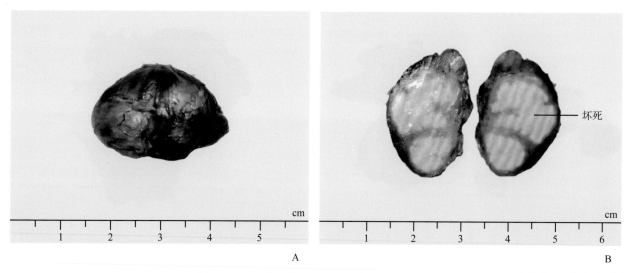

A

B

坏死

图13-0-10　右侧颈部淋巴结结核；女，13岁

大体检查：淋巴结切除标本，大小2.5cm×1.8cm×1.3cm。切面大部分呈灰黄色干酪样坏死，其余呈灰白色，质地中等

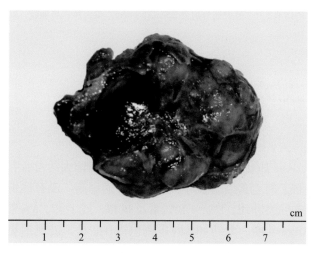

图13-0-11　肺门透明血管型Castleman病；女，19岁

大体检查：灰黄色分叶状肿瘤切除标本，大小5.0cm× 3.8cm×3.5cm。切面呈灰黄色，质地较软

型，分别占18%和10%，发病高峰分别为40～50 岁和60～70岁。单中心浆细胞型以腹腔淋巴结 最多见。临床表现包括发热、肝脾大、胸腔积液、 腹水、贫血、体重下降等。多中心型部分病例与 HHV8感染相关。

2.大体检查

肿瘤呈结节状，包膜完整。切面呈灰黄色或灰 白色，质地中等，部分病例可见中央瘢痕（图13-0- 11～图13-0-15）。

四、WHO（2017年）淋巴造血系统肿瘤 组织学分类

前驱淋巴性肿瘤

B淋巴母细胞白血病/淋巴瘤，非特殊型

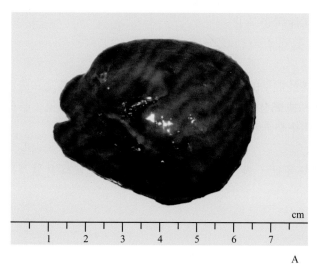

A

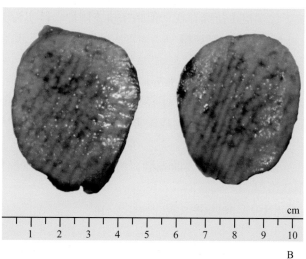

B

图13-0-12　后纵隔透明血管型Castleman病；女，22岁

大体检查：灰红色结节状肿瘤切除标本，大小5.4cm×4.0cm×3.3cm，包膜完整。切面呈灰白色，质地中等

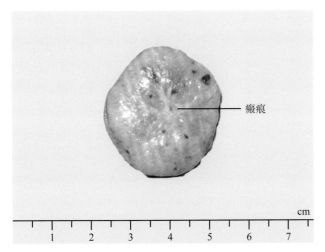

图 13-0-13　左侧肩背部透明血管型 Castleman 病；女，20岁

大体检查：灰黄色结节状肿瘤切除标本，大小3.5×3.0cm×2.5cm，包膜完整。切面呈灰黄色，质地中等，中央可见灰白色瘢痕

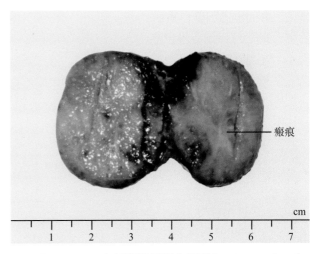

图 13-0-14　左侧颈部透明血管型 Castleman 病；女，11岁

大体检查：已剖开结节状肿瘤切除标本，大小3.2cm×2.5cm×2.0cm，包膜完整。切面呈灰白色，质地中等，中央可见灰白色瘢痕

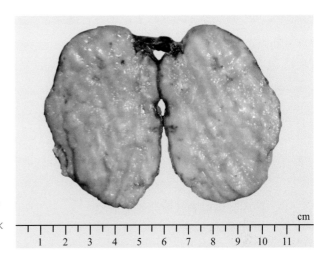

图 13-0-15　腹膜后透明血管型 Castleman 病；女，59岁

大体检查：结节状肿瘤切除标本，大小7.0cm×5.0cm×4.0cm，包膜较完整。切面呈灰黄色，质地较韧，砂砾感

　　B淋巴母细胞白血病/淋巴瘤伴频发基因异常

　　B淋巴母细胞白血病/淋巴瘤伴t（9；22）（q34.1；q11.2）；BCR-ABL1

　　B淋巴母细胞白血病/淋巴瘤伴t（v；11q23.3）；KMT2A重排

　　B淋巴母细胞白血病/淋巴瘤伴t（12；21）（p13.2；q22.1）；ETV6-RUNX1

　　B淋巴母细胞白血病/淋巴瘤伴超二倍体

　　B淋巴母细胞白血病/淋巴瘤伴低二倍体

　　B淋巴母细胞白血病/淋巴瘤伴t（5；14）（q31.1；q32.3）；IL3-IGH

　　B淋巴母细胞白血病/淋巴瘤伴t（1；19）（q23；p13.3）；TCF3-PBX1

　　B淋巴母细胞白血病/淋巴瘤，BCR-ABL1样

　　B淋巴母细胞白血病/淋巴瘤伴iAMP21

　　T淋巴母细胞白血病/淋巴瘤

　　　早期T前驱淋巴母细胞白血病

　　自然杀伤（NK）淋巴母细胞白血病/淋巴瘤

成熟B细胞淋巴瘤

　　慢性淋巴细胞白血病/小淋巴细胞淋巴瘤

　　　单克隆B淋巴细胞增多症

B幼淋巴细胞白血病

脾边缘区细胞淋巴瘤

毛细胞白血病

脾B细胞淋巴瘤/白血病，不能分类

 脾弥漫性红髓小B细胞淋巴瘤

 毛细胞白血病变异型

淋巴浆细胞淋巴瘤

意义不明的单克隆丙种球蛋白病（MGUS），IgM型

重链病

 Mu重链病

 Gamma重链病

 Alpha重链病

浆细胞肿瘤

 意义不明的单克隆丙种球蛋白病（MGUS），非IgM型

 浆细胞骨髓瘤

  变异型

   冒烟型（无症状）浆细胞骨髓瘤

   非分泌性骨髓瘤

   浆细胞白血病

 浆细胞瘤

  骨孤立性浆细胞瘤

  骨外浆细胞瘤

 单克隆免疫球蛋白沉积病

  原发淀粉样变性

  轻链和重链沉积病

 伴副肿瘤综合征的浆细胞肿瘤

  POEMS综合征

  TEMPI综合征

结外黏膜相关淋巴组织边缘区淋巴瘤（MALT淋巴瘤）

结内边缘区淋巴瘤

 儿童结内边缘区淋巴瘤

滤泡性淋巴瘤

 睾丸滤泡性淋巴瘤

 原位滤泡肿瘤

 十二指肠型滤泡性淋巴瘤

儿童型滤泡性淋巴瘤

伴IRF4重排大B细胞淋巴瘤

原发皮肤滤泡中心细胞淋巴瘤

套细胞淋巴瘤

 白血病性非淋巴结套细胞淋巴瘤

 原位套细胞肿瘤

弥漫性大B细胞淋巴瘤（DLBCL），非特殊型

富于T细胞/组织细胞大B细胞淋巴瘤

原发中枢神经系统弥漫性大B细胞淋巴瘤

原发皮肤弥漫性大B细胞淋巴瘤，腿型

EB病毒阳性弥漫性大B细胞淋巴瘤，非特殊型

EB病毒阳性黏膜皮肤溃疡

慢性炎症相关弥漫性大B细胞淋巴瘤

    伴纤维蛋白渗出的弥漫性大B细胞淋巴瘤

淋巴瘤样肉芽肿

原发性纵隔（胸腺）大B细胞淋巴瘤

血管内大B细胞淋巴瘤

ALK阳性大B细胞淋巴瘤

浆母细胞性淋巴瘤

原发渗出性淋巴瘤

HHV8相关的淋巴组织增生性疾病

    多中心Castleman病

    HHV8阳性弥漫性大B细胞淋巴瘤，非特殊型

    HHV8阳性亲生发中心淋巴组织增殖性疾病

Burkitt淋巴瘤

伴11q异常的Burkitt样淋巴瘤

高级别B细胞淋巴瘤

    高级别B细胞淋巴瘤，伴MYC和BCL2和/或BCL6重排

    高级别B细胞淋巴瘤，非特殊型

介于DLBCL和经典霍奇金淋巴瘤之间的不能分类的B细胞淋巴瘤

成熟T和NK细胞淋巴瘤

T幼淋巴细胞白血病

T大颗粒淋巴细胞白血病

NK细胞慢性淋巴增殖性疾病

侵袭性NK细胞白血病

儿童EBV阳性的T细胞和NK细胞增生性疾病

    儿童系统性EBV阳性T细胞淋巴瘤

    慢性活动性EBV感染（T细胞和NK细胞型），系统性

    种痘水疱病样淋巴组织增殖性疾病

    严重蚊虫叮咬过敏症

成人T细胞白血病/淋巴瘤

结外NK/T细胞淋巴瘤，鼻型

肠道T细胞淋巴瘤

    肠病相关T细胞淋巴瘤

    单形性嗜上皮性肠道T细胞淋巴瘤

    肠道T细胞淋巴瘤，非特殊型

    胃肠道惰性T细胞增殖性疾病

肝脾T细胞淋巴瘤

皮下脂膜炎样T细胞淋巴瘤

蕈样肉芽肿

Sezary综合征

原发性皮肤CD30阳性T细胞增殖性疾病

    淋巴瘤样丘疹病

　　　　原发性皮肤间变性大细胞淋巴瘤

　　　原发皮肤的外周 T 细胞淋巴瘤, 罕见亚型

　　　　原发性皮肤 γδT 细胞淋巴瘤

　　　　原发性皮肤 CD8 阳性侵袭性嗜表皮性细胞毒性 T 细胞淋巴瘤

　　　　原发性皮肤肢端 CD8 阳性 T 细胞淋巴瘤

　　　　原发性皮肤 CD4 阳性小 / 中等大小 T 细胞增殖性疾病

　　　外周 T 细胞淋巴瘤, 非特殊型

　　　血管免疫母细胞 T 细胞淋巴瘤和其他滤泡辅助 T 细胞来源的淋巴瘤

　　　　血管免疫母细胞 T 细胞淋巴瘤

　　　　滤泡 T 细胞淋巴瘤

　　　　伴滤泡辅助 T 细胞表型的结内外周 T 细胞淋巴瘤

　　　ALK 阳性间变性大细胞淋巴瘤

　　　ALK 阴性间变性大细胞淋巴瘤

　　　乳房植入物相关的间变性大细胞淋巴瘤

霍奇金淋巴瘤

　　　结节性淋巴细胞为主型霍奇金淋巴瘤

　　　经典型霍奇金淋巴瘤

　　　　结节硬化型

　　　　富于淋巴细胞型

　　　　混合细胞型

　　　　淋巴细胞消减型

免疫缺陷相关性淋巴结组织增殖性疾病

　　　原发性免疫疾病相关性淋巴组织增殖性疾病

　　　人类免疫缺陷病毒（HIV）感染相关性淋巴瘤

　　　移植后淋巴组织增殖性疾病（PTLD）

　　　　非破坏性 PTLD

　　　　多型性 PTLD

　　　　单型性 PTLD（B 和 T/NK 细胞型）

　　　　　单型性 B 细胞 PTLD

　　　　　单型 T/NK 细胞 PTLD

　　　　　经典型霍奇金淋巴瘤 PTLD

　　　其他医源性免疫缺陷相关性淋巴组织增殖性疾病

组织细胞和树突细胞肿瘤

　　　组织细胞肉瘤

　　　朗格汉斯细胞来源肿瘤

　　　　朗格汉斯细胞组织细胞增生症

　　　　朗格汉斯细胞肉瘤

　　　指状树突细胞肿瘤

　　　指状树突细胞肉瘤

　　　滤泡树突细胞肉瘤

　　　　炎症性假瘤样滤泡 / 成纤维细胞性树突细胞肉瘤

　　　成纤维细胞性网状细胞肿瘤

　　　播散性幼年性黄色肉芽肿

　　　Erdheim-Chester 病

第十四章

胎盘和胎儿尸检

第一节 胎　　盘

一、胎盘解剖学

胎盘由三部分组成：胎膜、脐带和胎盘实质。胎盘分为两个面：面向子宫壁的母体面和面向胎儿的胎儿面。胎盘周围膜状组织为胎膜，由羊膜和绒毛膜组成，胎膜包裹胎儿和羊水（图14-1-1～图14-1-3）。脐带附着于胎盘胎儿面中心附近，脐带血管的分支在胎盘胎儿面上方。脐带外包被羊膜。胎盘常呈圆形或椭圆形，胎儿面表面被覆光滑、半透明的羊膜（图14-1-4～图14-1-6）。母体面为胎盘种植于母体子宫壁的部分，表面附以薄层底蜕膜（图14-1-7，图14-1-8）。

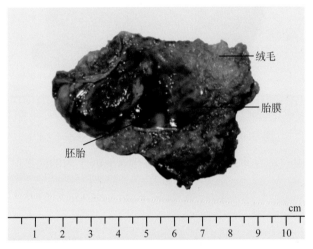

图14-1-1　胚胎与胎盘之间的解剖关系

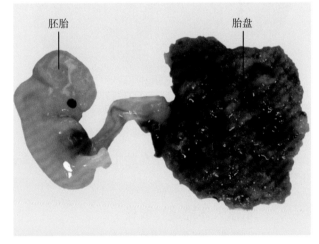

图14-1-2　胚胎与胎盘大体形态

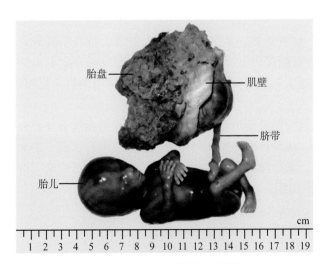

图14-1-3　胎儿与胎盘大体形态

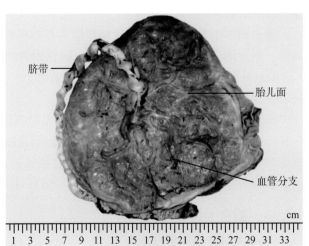

图14-1-4　妊娠晚期胎盘胎儿面大体形态（1）

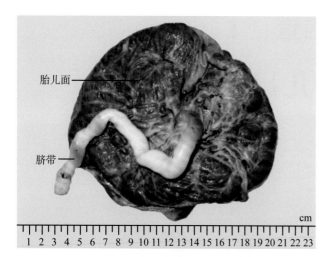

图 14-1-5　妊娠晚期胎盘胎儿面大体形态（2）

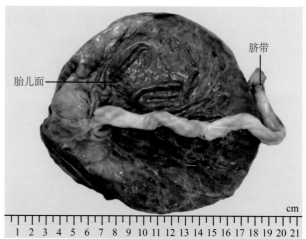

图 14-1-6　妊娠晚期胎盘胎儿面大体形态（3）

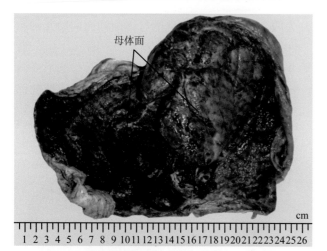

图 14-1-7　妊娠晚期胎盘母体面大体形态（1）

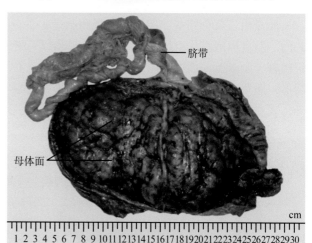

图 14-1-8　妊娠晚期胎盘母体面大体形态（2）

　　脐带连接胎儿腹部和胎盘胎儿面，直径 1 ～ 2cm，由包埋在华尔通氏胶（Wharton's jelly）内的两条脐动脉和一条脐静脉构成。

二、胎盘大体描述与取材

　　评估胎膜的完整性，观察胎膜的颜色、透明度。羊膜面是否存在羊膜结节、胎粪污染（绿色）。急性绒毛膜羊膜炎时胎膜黄染，透明度降低。检查胎膜的附着方式。双胎妊娠时必须取界膜。采取"羊肉卷样"取材胎膜两块。

　　测量脐带的长度和直径。观察脐带是否存在水肿、过度扭转、狭窄、打结、血肿等。检查脐带附着部位，测量附着处距胎盘边缘的距离。膜性附着时要检查胎膜内分支血管有无破裂。距离脐带附着点约 2 ～ 4cm 处断开脐带。近脐带断端（距附着处 3 ～ 5cm 处）处取材，此处脐带中性粒细胞浸润最早出现，脐带应至少取材两块。

　　测量胎盘 3 个径线大小并称重（去除胎膜和脐带）。检查胎儿面的颜色和透明度，脐带的血管分支是否存在破裂和血栓。检查母体面是否完整和是否存在血肿。从母体面向胎儿面每隔 1 ～ 2cm 平行切面。正常胎盘切面呈海绵状、暗红色。观察是否存在梗死、血肿、囊肿和结节，并测量病变的大小。胎盘边缘、母体面和胎儿面应至少各取材一块，如存在异常区域需加取组织。

三、胎盘大体病理学

（一）有缘胎盘和轮状胎盘

　　胎膜正常情况下移行至胎盘边缘。当胎膜未移行至胎盘边缘，而是与边缘有一定距离时，胎盘四周的绒毛组织或部分绒毛组织在绒毛膜板的界限以外。如果胎膜位于同一个平面上，则在胎盘周围形成一个白色环，这种胎盘称为有缘胎盘（图14-1-9，图14-1-10）。如果胎膜折叠形成一个稍隆起的嵴，则称轮状胎盘。这两种形状异常可部分性或完全性，也可两者同时存在于一个胎盘。

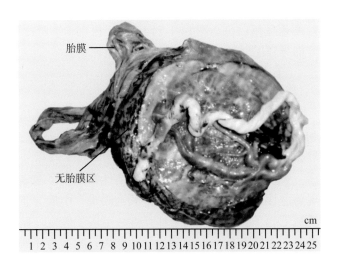

图 14-1-9　有缘胎盘；女，24岁

大体检查：胎盘大小15.0cm×15.0cm×2.0cm；脐带距胎盘边缘1.0cm附着，脐带长30.0cm，最大径1.0cm。胎盘边缘无胎膜覆盖

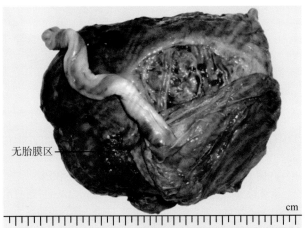

图 14-1-10　有缘胎盘；女，29岁

大体检查：胎盘大小18.5cm×16.5cm×6.0cm。脐带长28.0cm，直径为1.2cm，距离胎盘边缘5.0cm附着。胎盘边缘无胎膜覆盖

（二）副叶胎盘

副叶胎盘（placenta succenturiata）发生率3%～5%。副叶胎盘与主体胎盘之间通过狭窄部分相连，或者两者完全分离，仅通过胎膜相连（图14-1-11）。脐带通常附着于主胎盘。如果两个胎盘大小相当则称为双叶胎盘。

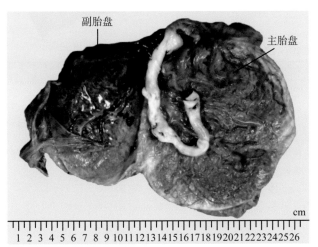

A　　　　　　　　　　　　　　　　　　　　　B

图 14-1-11　副叶胎盘；帆状胎盘；女，27岁

大体检查：主体胎盘大小16.5cm×14.5cm×2.5cm，副叶胎盘大小14.0cm×1.0cm×2.5cm，两者之间通过胎膜相连。脐带附着主体胎盘边缘的胎膜上，脐带长20.5cm，直径1.3cm

（三）胎盘后血肿

胎盘后血肿（retroplacental hematoma）大约发生于4.5%的胎盘。胎盘底板与子宫壁之间的血肿，由于挤压胎盘实质常合并胎盘梗死。新鲜血肿呈暗红色，易脱落，质地软，多半是分娩时产生。陈旧性血肿呈棕褐色，质地硬，与胎盘相粘连（图14-1-12）。胎盘后血肿是胎儿死亡的重要因素。

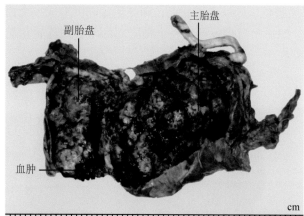

图14-1-12　副叶胎盘，胎盘血肿；女，30岁

大体检查：主体胎盘大小12.0cm×11.0cm×3.5cm；通过胎膜相连副叶胎盘，大小9.5cm×5.0cm×2.0cm。脐带距胎盘边缘3.5cm附着，长24.0cm，最大径1.0cm。副叶胎盘母体面局灶附着血凝块

（四）胎盘梗死

胎盘梗死（infarct）占正常妊娠的10%～25%。梗死灶多位于胎盘外周，常邻近胎盘母体面。梗死易于识别，早期梗死呈暗红色（图14-1-13），陈旧性梗死呈灰白色（图14-1-14）。广泛梗死（>3cm）可能导致胎儿缺氧、生长受限，甚至死亡。

（五）胎盘感染

1.临床特征

胎盘感染（placenta infection）包括上行性感染和血行性感染，前者最常见，常由细菌感染引起，导致胎膜炎症（绒毛膜羊膜炎）和（或）脐带炎症。大多数绒毛膜炎没有明确感染性病因。早期表现为急性绒毛膜板下炎和急性绒毛膜炎，中期为急性绒毛膜羊膜炎，晚期为坏死性绒毛膜羊膜炎。脐带早期为脐静脉炎，中期为脐动脉炎，晚期为坏死性脐带炎或同心圆性脐血管周围炎。

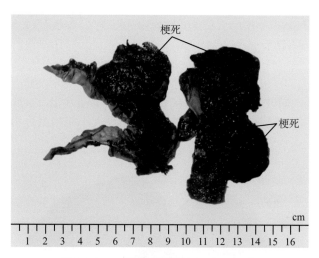

图14-1-13　胎盘早期梗死；女，28岁

大体检查：胎盘大小15.0cm×9.0cm×5.5cm。脐带距胎盘边缘4.0cm附着，长30.0cm，最大径1.5cm。胎盘切面见两处暗紫色区域，大小分别为4.0cm×2.5cm×3.0cm和3.5cm×3.0cm×3.0cm

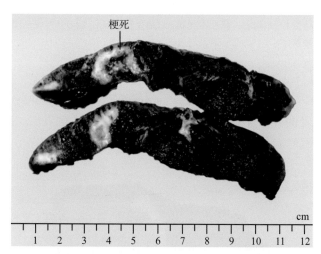

图14-1-14　胎盘陈旧性梗死；女，23岁

大体检查：胎盘大小16.0cm×15.5cm×4.0cm。脐带距胎盘边缘2.5cm附着，长30.0cm，直径1.2cm。距胎盘边缘1.5cm见灰黄色结节，大小1.5cm×1.2cm×2.0cm，与周围组织分界清。胎盘边缘另见灰白色结节，大小1.0cm×1.0cm×0.7cm

2.大体检查

胎膜质地较脆，灰黄色（图14-1-15，图14-1-16）。

（六）绒毛膜血管瘤

绒毛膜血管瘤（chorioangioma）发生率大约1%，常较小，因此易漏检。典型表现为单个、界限清楚、暗红色或灰白色结节（图14-1-17），少数可多发。

（七）脐带边缘附着

脐带边缘附着（marginal insertion）又称球拍状胎盘，指脐带附着在胎盘的边缘（图14-1-18），发生率6%～18%。

（八）帆状胎盘

帆状胎盘（velamentous placenta）发生率约1%。脐带附着于胎膜上（图14-1-19～图14-1-21）。脐带在胎膜上的分支血管发生破裂的风险高。

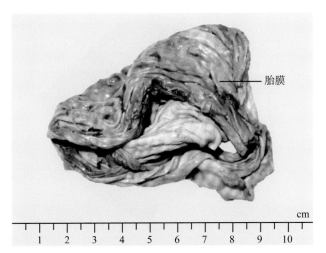

图14-1-15　急性重度绒毛膜-羊膜炎；女，29岁
大体检查：灰白灰黄色胎膜，大小16.0cm×10.0cm×0.2cm

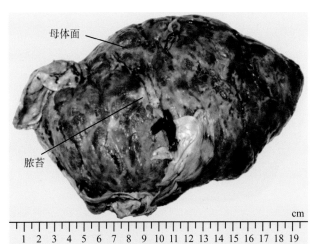

图14-1-16　急性绒毛膜-羊膜炎；急性脐带炎；急性底蜕膜炎；女，28岁
大体检查：胎盘大小16.0cm×16.5cm×3.0cm。脐带距胎盘边缘8.5cm附着，长16.0cm。胎膜呈灰黄色。胎盘母体面见脓苔附着

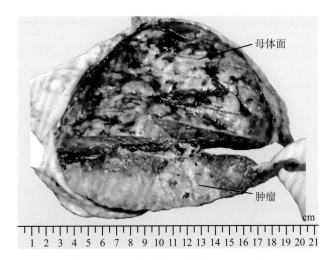

图14-1-17　绒毛膜血管瘤；女，43岁
大体检查：胎盘大小15.0cm×13.4cm×2.7cm。脐带长38.0cm，直径1.4cm，距胎盘边缘2.5cm附着。胎盘切面见灰白色结节状肿瘤，大小4.2cm×3.8cm×2.7cm，界限清楚

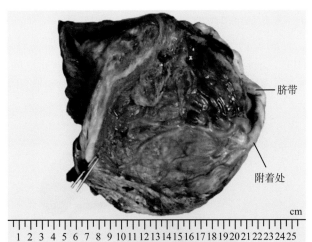

图14-1-18　脐带边缘性附着；急性绒毛膜炎；女，26岁
大体检查：胎盘大小15.0cm×16.0cm×4.0cm。脐带于胎盘边缘附着，长13.0cm，直径1.0cm。胎膜呈灰黄色

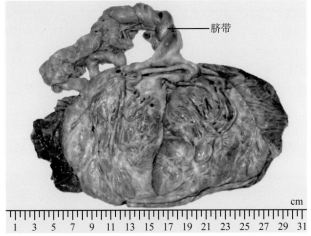

A

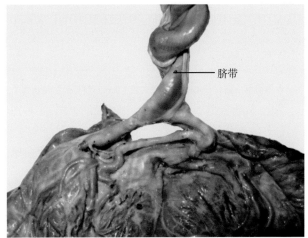

B

图14-1-19　双叶胎盘，帆状胎盘；女，37岁
大体检查：双叶胎盘，大小分别为13.0cm×9.5cm×2.5cm和13.0cm×12.5cm×2.5cm，二者之间薄层胎膜相联。胎盘切面见血肿，大小2.0cm×1.2cm×1.0cm。脐带附着于胎膜上

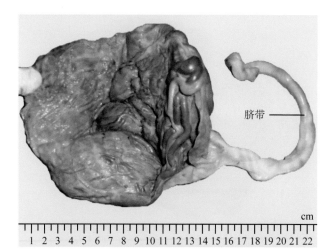

图14-1-20　帆状胎盘；女，36岁
大体检查：胎盘大小16.0cm×13.0cm×3.0cm。脐带附着于胎膜上，脐带长33.0cm，直径1.2cm

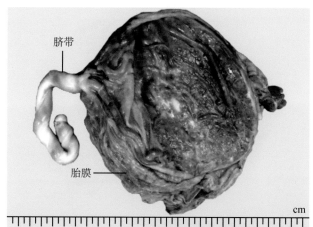

图14-1-21　帆状胎盘；女，33岁
大体检查：胎盘大小14.5cm×13.0cm×3.0cm。脐带附着于胎膜上，脐血管走行于胎膜中。脐带长15.0cm，直径1.3cm

（九）脐带狭窄

脐带狭窄（stricture of umbilical cord）常与脐带过长和脐带过度扭转有关。由于脐带狭窄引起脐血管闭塞或血栓形成导致胎儿死亡，是胎儿宫内死亡的重要原因。脐带狭窄最常见的部分是脐带邻近胎儿端的根部，脐带明显变细（图14-1-22），切面脐血管闭塞，脐带部分呈暗紫色。

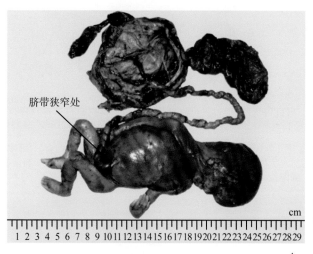

A

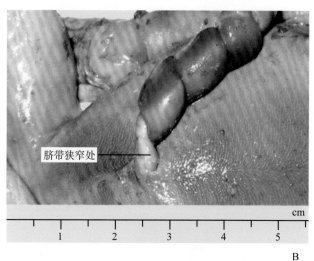

B

图14-1-22　脐带扭转；女，23周
大体检查：脐带长40.0cm，最大径1.0cm。脐带距胎盘边缘1.5cm附着，脐带高度扭转。脐带胎儿侧根部明显变细，直径0.2cm

（十）单脐动脉

正常脐带切面可见2条脐动脉和1条脐静脉。单脐动脉（single umbilical artery）切面仅见1条脐动脉和1条脐静脉（图14-1-23）。

（十一）脐带血管瘤（angioma of the umbilical cord）

肿瘤体积大时，脐带明显增粗。肿瘤切面呈暗紫色，没有明显界限（图14-1-24）。

（十二）双胎妊娠

双绒毛膜囊双羊膜囊胎盘（dichorionic diamniotic placenta）：胎盘可以完全分离或融合，每个胎儿均有独立的妊娠囊，每个妊娠囊均由羊膜和绒毛膜组成（图14-1-25）。界膜较厚，镜下观察界膜由双层羊膜和中间融合的绒毛膜组成。

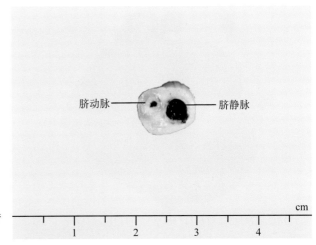

脐动脉 ——　—— 脐静脉

图 14-1-23　单脐动脉；女，34 岁
大体检查：脐带长 35.0cm，最大径 0.8cm。切面见脐血管 2 条，脐静脉腔内充满血凝块

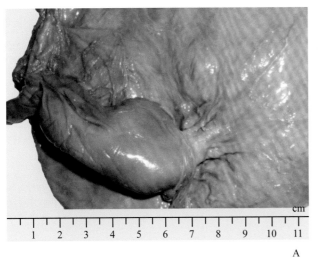

A

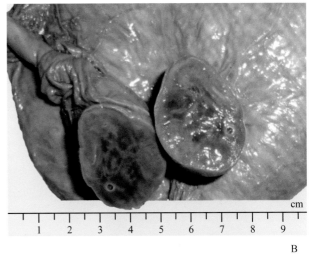

B

图 14-1-24　脐带血管瘤，脐带扭转；男，19 周
大体检查上：脐带长 17.0cm，螺旋状。脐带胎儿侧根部局部扭细，直径 0.3cm。脐带距胎盘附着处 1.0cm 明显增粗，大小 6.0cm×3.5cm×2.5cm，切面呈灰红色，其中见脐血管断面

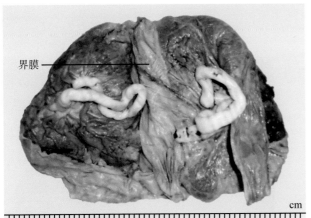

界膜 ——

图 14-1-25　双绒毛囊双羊膜囊双胎胎盘；一条脐带为单脐动脉；女，32 岁
大体检查：双胎胎盘；一胎盘大小 16.0cm×15.0cm×3.0cm，脐带距胎盘边缘 5.5cm 附着，长 18.5cm，直径 0.7cm。另一胎盘大小 18.0cm×17.0cm×3.0cm，脐带距胎盘边缘 6.5cm 附着，长 30.0cm，直径 1.0cm，切面仅见两条血管断面

单绒毛膜囊双羊膜囊胎盘（monochorionic diamniotic placenta）：胎盘常发生融合。每个胎儿均有独立的妊娠囊，妊娠囊被覆羊膜，单个绒毛膜包围两个妊娠囊（图 14-1-26）。界膜由双层融合的羊膜组成，中央无绒毛膜。

（十三）胎盘隔囊肿

胎盘隔囊肿（septal cyst）常位于母体叶间隔绒毛膜端，圆形或卵圆形，界限清楚，直径 0.5 ～ 1.0cm，囊内壁光滑，囊内含透明或淡黄色液体（图 14-1-27）。

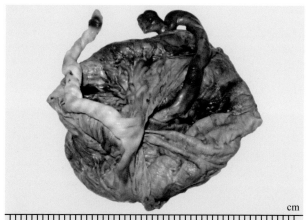

图14-1-26　单绒毛膜囊双羊膜囊胎盘，帆状胎盘；女，21岁

大体检查：胎盘大小16.0cm×14.0cm×6.0cm。附脐带两条，一条呈暗紫色，最大径1.2cm；另一条灰白色脐带附着于胎膜上

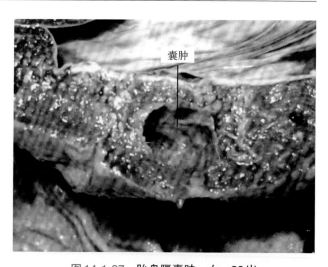

图14-1-27　胎盘隔囊肿；女，28岁

大体检查：胎盘大小分别为17.5cm×14.0cm×2.5cm，切面呈暗红色，局部见最大径1.0cm的囊肿

第二节　胎儿尸检

（一）胎儿水肿（hydrops foetalis），图14-2-1

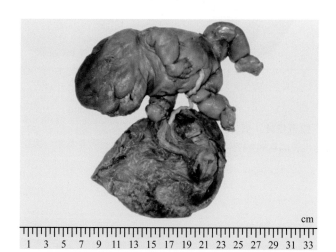

图14-2-1　胎儿水肿；女，25周

大体检查：胎儿高度肿胀，皮肤易分离，呈浸软状态

（二）多毛症（hirsutism），图14-2-2

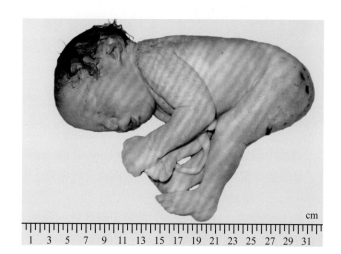

图14-2-2　多毛症；女，37周

大体检查：背部及四肢附毛发，毛发长约0.5cm

（三）脐膨出（omphalocele），图 14-2-3

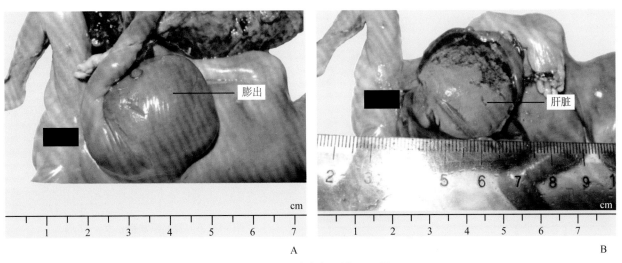

膨出

肝脏

A

B

图 14-2-3　脐膨出；男，16 周

　　大体检查：胎儿相连脐带长 12.0cm，最大径 0.6cm，灰红色。脐带胎儿侧明显膨隆，大小 3.5cm×2.5cm×2.5cm。切开见内容物为肝脏，大小 2.5cm×2.5cm×1.0cm，易碎

（四）无脑儿（anencephalus），图 14-2-4

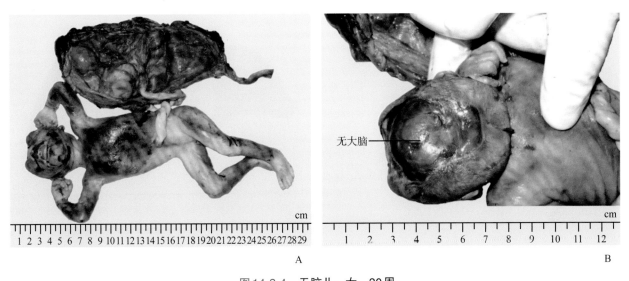

无大脑

A

B

图 14-2-4　无脑儿；女，30 周

　　大体检查：大脑完全缺失，头皮和颅盖骨也缺失，仅有纤维组织覆盖

（五）足缺如（absence of foot），图 14-2-5

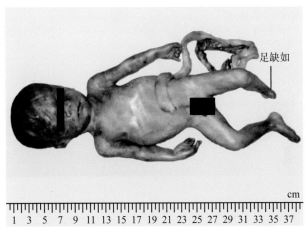

足缺如

图 14-2-5　左足缺如；男，26 周

　　大体检查：左侧踝关节以下足部完全缺如

（六）室间隔缺损（ventricular septal defect），图14-2-6

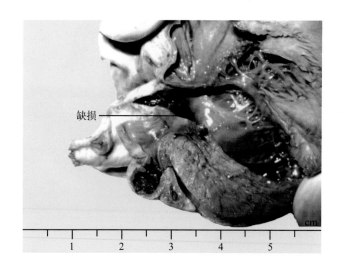

缺损

图14-2-6　室间隔缺损；女，37周
大体检查：室间隔膜部见直径0.6cm的缺损

（七）肺发育不全（hypoplasia of lung），图14-2-7

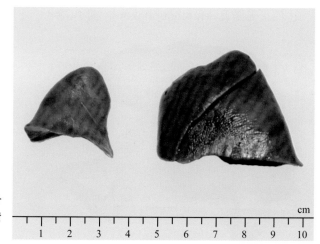

图14-2-7　右肺发育不良；女，37周
　　大体检查：右肺大小3.0cm×3.0cm×2.0cm，体积小，无分叶。左肺大小4.0cm×4.5cm×2.0cm，双叶分界清，双肺均呈暗紫色，表面光滑，与胸膜无粘连，双肺均沉于水下

（八）唇腭裂（cleft lip and palate），图14-2-8

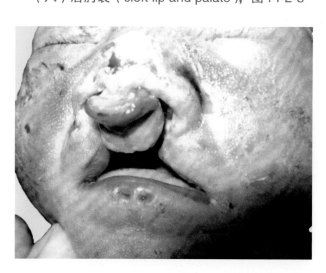

图14-2-8　唇腭裂；男，23周
大体检查：双侧完全性唇部和腭部裂

（九）融合肾（fused kidney），图14-2-9

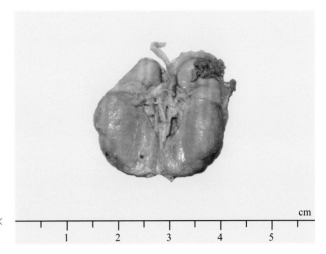

图14-2-9　连体肾畸形；女，25周
大体检查：左侧肾脏和右侧肾脏大小分别为1.6cm×1.1cm×0.6cm和1.5cm×0.9cm×0.7cm，肾下极相融合

（十）多囊肾（polycystic renal disease），图14-2-10

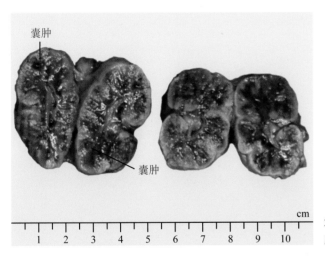

囊肿

囊肿

图14-2-10　双侧多囊肾；女，35周
大体检查：左侧肾脏和右侧肾脏大小分别为4.0cm×2.3cm×2.2cm和4.5cm×3.0cm×2.5cm。双侧肾脏切面均见大小不等的囊腔，左侧更为明显，囊腔最大径为0.8cm

（十一）多指畸形（polydactyly），图14-2-11、图14-2-12

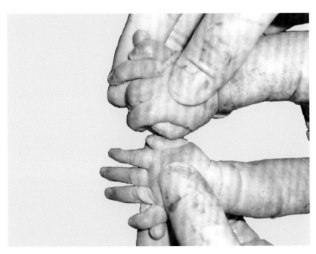

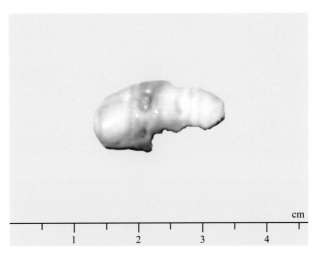

图14-2-11　双手六指畸形；男，35周
大体检查：双侧小指外侧均见发育不完全的指状突起

图14-2-12　左拇指多指畸形；男，7个月
大体检查：手指切除标本，长2.1cm，最大径0.8cm，末端见指甲

（十二）并趾畸形（syndactyly），图 14-2-13

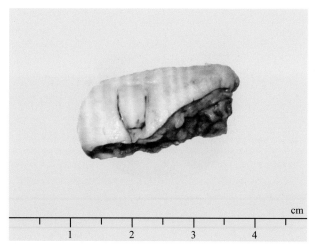

图 14-2-13　左足小趾并趾畸形；男，17 岁

大体检查：部分小趾切除标本，长 2.7cm，最大径 1.5cm，可见趾甲，一侧无皮肤覆盖

（十三）附耳（accessory ear），图 14-2-14

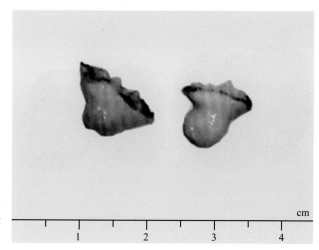

图 14-2-14　左侧耳前附耳畸形；男，11 个月

大体检查：灰白色息肉样皮肤切除标本，大小分别为 1.5cm×0.4cm×0.3cm 和 1.0cm×0.3cm×0.4cm。表面息肉最大径分别为 0.3cm 和 0.5cm。

参考文献

2017年中国胃肠道间质瘤病理共识意见专家组，2018. 中国胃肠道间质瘤诊断治疗专家共识（2017年版）病理解读. 中华病理学杂志，47（1）：2-6.

陈伶俐，侯君，纪元，等，2019. 多形式的教学模式在临床病理住院医师规范化培训病理诊断教学中的运用. 中华病理学杂志，48（2）：164-165.

程羽青，陈骏，黄勤，2017. 美国抗癌联合会Vater壶腹癌TNM病理分期第8版解读. 中华病理学杂志，46（9）：596-600.

池畔，王枭杰，2018. 论经肛门全直肠系膜切除术能否真正做到真正的全直肠系膜切除术. 中华消化外科杂志，17（2）：127-132.

丁文龙，王海杰，2016. 系统解剖学. 北京：人民卫生出版社.

范静平，陈争明，2012. 耳鼻咽喉真菌性疾病. 中国真菌学杂志，7（2）65-69.

付浩，2014. 外科医生和病理医生对胸腺恶性肿瘤切除标本的处理方法和程序. 中国肺癌杂志，（2）：95-103.

郭东辉，沈丹华，郑文新，2014. 有关子宫内膜癌规范化病理报告的探讨. 中华病理学杂志，43（2）：139-142.

桂秋萍，2013. 癫痫临床病理诊断与新分型解析. 诊断病理学杂志，20（5）：257-262.

韩安家，黄艳，来茂德. 肿瘤病理诊断规范（结直肠癌）. 中华病理学杂志，2016，45（12）：822-824.

韩鸿雁，李晓兵，张博，等，2015. Castleman病临床病理分析并文献复习. 临床与实验病理学杂志，（1）：58-61.

胡京霞，桂秋萍，周文静，等，2016. 先天性巨脑回畸形. 中国现代神经疾病杂志，16（2）：87-91.

江洋，华清泉，任杰，等，2017. 颈淋巴结结核临床分析. 中国耳鼻咽喉头颈外科，24（12）：609-611.

李琳，李洪洲，王景美，等，2016. 肾盂绒毛状腺瘤1例并文献复习. 临床与实验病理学杂志，32（5）：568-570.

李可栋，蔡宝宝，化宏金，等，2018. 胰头癌胰十二指肠切除标本取材及病理报告标准化探. 中华病理学杂志，47（4）：295-297.

克里斯坦·维特金德，浅村尚生，莱斯利·索宾，2015. 恶性肿瘤TNM分期图谱. 第6版. 刘惠琴，译. 天津：天津出版传媒集团.

刘勇，陈国璋，2013. Castleman病的诊断标准建议. 中华病理学杂志，42（9）：644-647.

美国结直肠外科医师协会标准化工作委员会，2012. 痔诊断和治疗指南（2010修订版）. 中华消化外科杂志，11（3）：243-247.

尚伟，郑家伟，2018. 口腔及口咽癌新版TNM分期与NCCN诊治指南部分解读. 中国口腔颌面外科杂志，16（6）：533-546.

王丹丹，桂秋萍，林久銮，等，2012. 难治性癫痫患者39例大脑半球瘢痕性脑回病理学观察. 中华病理学杂志，41（10）：671-675.

王渝，何川，倪凤明，等，2018. 胃肠道活检和内镜下黏膜切除术/内镜下黏膜剥离术标本规范化处理流程要点. 中华病理学杂志，47（11）：865-867.

王玥，洪震，2017. 国际抗癫（痫）联盟2017年发布的癫痫发作和癫痫新分类介绍. 中国临床神经科学，25（5）：538-545.

魏清柱，2019. 骨与关节临床病理学. 北京：科学出版社.

许春伟，李忠武，斯璐，2019. WHO（2018）皮肤肿瘤组织学分类. 诊断病理学杂志，26（4）：1-4.

杨光华，2001. 病理学. 北京：人民卫生出版社.

杨文涛，步宏，2015. 乳腺癌新辅助化疗后的病理诊断专家共识. 中华病理学杂志，（4）：232-236.

殷舞，莫祥兰，温宗华，等，2013. 泌尿道绒毛状腺瘤的临床病理特征. 中华病理学杂志，42（7）：438-441.

余之刚，周飞，2018. 非哺乳期感染性乳腺脓肿诊疗策略. 山东大学学报（医学版），56（9）：1-4.

昝丽坤，谈东风，2017. 乳腺大体标本取材：美国MD安德森癌症中心乳腺癌标本取材介绍. 中华病理学杂志，46（8）：521-524.

《中国黑色素瘤规范化病理诊断专家共识（2017年版）》编写组，2018. 中国黑色素瘤规范化病理诊断专家共识（2017年版）. 中华病理学杂志，47（1）：7-13.

中国抗癌协会肝癌专业委员会，中华医学会肝病学会分会肝癌学组，中国抗癌协会病理专业委员会，等，2015. 原发性肝癌规范化病理诊断指南（2015版）. 临床与实验病理学杂志，31（3）：241-246.

中华医学会病理学分会泌尿男性生殖系统疾病病理专家组，2016. 前列腺癌规范化标本取材及病理诊断共识. 中华病理学杂志，45（10）：676-680.

中华医学会放射学分会介入学组，2014. 腰椎间盘突出症的介入和微创治疗操作规范的专家共识. 中华放射学杂志，48（1）：

10-12.

中华医学会病理学分会消化疾病学组筹备组，2017. 胃食管反流病、Barrett 食管和食管胃交界腺癌病理诊断共识. 中华病理学杂志，46（2）：79-83.

中华人民共和国卫生和计划生育委员会医政医管局，2017. 原发性肝癌诊疗规范（2017年版）. 中华肝脏病杂志，25（12）：886-895.

《肿瘤病理诊断规范》项目组，2016. 肿瘤病理诊断规范（乳腺癌）. 中华病理学杂志，45（8）：525-528.

《肿瘤病理诊断规范》项目组，2018. 肿瘤病理诊断规范（卵巢癌及交界性上皮性肿瘤）. 中华病理学杂志，47（5）：324-327.

邹仲之，李继承，2017. 组织学与胚胎学. 北京：人民卫生出版社.

Adsay NV, Basturk O, Saka B, et al, 2014. Whipple made simple for surgical pathologists: orientation, dissection, and sampling of pancreaticoduodenectomy specimens for a more practical and accurate evaluation of pancreatic, distal common bile duct, and ampullary tumors. Am J Surg Pathol, 38: 480-493.

Ambaye AB, Goodwin AJ, MacLennan SE, et al, 2017. Recommendations for pathologic evaluation of reduction mammoplasty specimens: a prospective study with systematic tissue sampling. Arch Pathol Lab Med, 141: 1523-1528.

Amin MB, Edge SB, Greene FL, et al, 2018. AJCC Cancer Staging Manual. 8th ed. New York, NY: Spinger.

Bejarano PA, Berho M, 2015. Examination of surgical specimens of the esophagus. Arch Pathol Lab Med, 139: 1446-1454.

Berdugo J, Thompson LDR, Purgina B, et al, 2019. Measuring depth of invasion in early squamous cell carcinoma of the oral tongue: positive deep margin, extratumoral perineural invasion, and other challenges. Head Neck Pathol, 13: 154-161.

Berney DM, Comperat E, Feldman DR, et al, 2019. Datasets for the reporting of neoplasia of the testis: recommendations from the International Collaboration on Cancer Reporting. Histopathology, 74: 171-183.

Berney DM, Wheeler TM, Grignon DJ, et al, 2011. International Society of Urological Pathology（ISUP）consensus conference on handling and staging of radical prostatectomy specimens. Working group 4: seminal vesicles and lymph nodes. Mod Pathol, 24: 39-47.

Bosman FT, Carneiro F, Hruban RH, et al, 2010. World Health Organization Classification of Tumors of the Digestive System. Lyon: IARC Press.

Bullock MJ, Beitler JJ, Carlson DL, et al, 2019. Data set for the reporting of nodal excisions and neck dissection specimens for head and neck tumors: explanations and recommendations of the guidelines from the international collaboration on cancer reporting. Arch Pathol Lab Med, 143: 452-462.

Burt AD, Alves V, Bedossa P, et al, 2018. Data set for the reporting of intrahepatic cholangiocarcinoma, perihilar cholangiocarcinoma and hepatocellular carcinoma: recommendations from the International Collaboration on Cancer Reporting（ICCR）. Histopathology, 73: 369-385.

Butnor KJ, Beasley MB, Dacic S, et al. 2017. Protocol for the examination of specimens from patients with primary non-small cell carcinoma, small cell carcinoma, or carcinoid tumor of the lung. Available at: http: //www.cap.org//cancerprotocols.

Chandra A, Griffiths D, McWilliam LJ, 2010. Best practice: gross examination and sampling of surgical specimens from the urinary bladder. J Clin Pathol, 63: 475-479.

Cubilla AL, Velazquez EF, Amin MB, et al, 2018. The World Health Organisation 2016 classification of penile carcinomas: a review and update from the International Society of Urological Pathology expert-driven recommendations. Histopathology, 72: 893-904.

Cubilla A, Zhou M, Allan R, et al, 2017. Protocol for the examination of specimens from patients with carcinoma of the penis. http: //www.cap.org//cancerprotocols.

Dacic S, Beasley MB, Berman M, et al, 2017. Protocol for the examination of specimens from patients with thymic tumors. http: //www.cap.org//cancerprotocols.

Dawson H, Kirsch R, Messenger D, et al, 2019. A review of current challenges in colorectal cancer reporting. Arch Pathol Lab Med, 143: 869-882.

Delahunt B, Srigley JR, Judge MJ, et al, 2019. Data set for the reporting of carcinoma of renal tubular origin: recommendations from the International Collaboration on Cancer Reporting（ICCR）. Histopathology, 74: 377-390.

Egevad L, Judge M, Delahunt B, et al, 2019. Dataset for the reporting of prostate carcinoma in core needle biopsy and transurethral resection and enucleation specimens: recommendations from the International Collaboration on Cancer Reporting（ICCR）. Pathology, 51: 11-20.

Egevad L, Srigley JR, Delahunt B, 2011. International Society of Urological Pathology（ISUP）consensus conference on handling and staging of radical prostatectomy specimens: rationale and organization. Mod Pathol, 24: 1-5.

El-Naggar AK, Chan JC, Grandis JR, et al, 2017. World Health Organization classification of Head and Neck Tumours.

Lyon：IARC Press.

Fadare O，Khabele D，2013. Salpingo-oophorectomy specimens for endometrial cancer staging：a comparative analysis of representative sampling versus whole tissue processing. Hum Pathol，44：643-650.

Fitzgibbons PL，Bose S，Chen YY，et al，2018. Protocol for the examination of specimens from patients with ductal carcinoma in situ（DCIS）of the breast. http：//www.cap.org//cancerprotocols.

Fitzgibbons PL，Connolly JL，Bose S，et al，2019. Protocol for the examination of specimens from patients with invasive carcinoma of the breast. http：//www.cap.org//cancerprotocols.

Fletcher CDM，Bridge JA，Hogendoom P，et al，2013. World Health Organization Classification of Tumors of Soft Tissue and Bone. Lyon：IARC Press.

Franchi A，Bishop JA，Coleman H，et al，2019. Data set for the reporting of carcinomas of the nasal cavity and paranasal sinuses：explanations and recommendations of the guidelines from the international collaboration on cancer reporting. Arch Pathol Lab Med，143：424-431.

Hansel DE，Amin MB，Comperat E，et al，2013. A contemporary update on pathology standards for bladder cancer：transurethral resection and radical cystectomy specimens. Eur Urol，63：321-332.

Hattab EM，Bach SE，Cuevas-Ocampo AK，et al，2018. Protocol for the examination of specimens from patients with carcinoma of the central nervous system. http：//www.cap.org//cancerprotocols.

Helliwell T，Chernock R，Dahlstrom JE，et al，2019. Data set for the reporting of carcinomas of the hypopharynx，larynx，and trachea：explanations and recommendations of the guidelines from the international collaboration on cancer reporting. Arch Pathol Lab Med，143：432-438.

Hon JD，Chen W，Minerowicz C，et al，2019. Analysis and comparison of tissue-marking dye detection via light microscopy，telemicroscopy，and virtual microscopy. Am J Clin Pathol，151：95-99.

Humphrey PA，Zhou M，Allan R，et al，2017. Protocol for the examination of specimens from patients with carcinoma of the ureter and renal pelvis. http：//www.cap.org//cancerprotocols.

Jenkinson MD，Santarius T，Zadeh G，et al，2017. Atypical meningioma-is it time to standardize surgical sampling techniques? Neuro Oncol，19：453-454.

Kakar S，Shi C，Adsay NV，et al，2017. Protocol for the examination of specimens from patients with carcinoma of the ampulla of vater. http：//www.cap.org//cancerprotocols.

Karkar S，Shi C，Adsay V，et al，2017. Protocol for the examination of specimens from patients with carcinoma of the gallbladder. http：//www.cap.org//cancerprotocols.

Kakar S，Shi C，Adeyi OA，et al，2017. Protocol for the examination of specimens from patients with carcinoma of the intrahepatic bile ducts. http：//www.cap.org//cancerprotocols.

Karkar S，Shi C，Adsay V，et al，2017. Protocol for the examination of specimens from patients with carcinoma of the pancreas. http：//www.cap.org//cancerprotocols.

Kakar S，Shi C，Berho ME，et al，2017. Protocol for the examination of specimens from patients with carcinoma of the colon and rectum. http：//www.cap.org//cancerprotocols.

Karkar S，Shi C，Fitzgibbons PL，et al，2017. Protocol for the examination of specimens from patients with hepatocellular carcinoma. http：//www.cap.org//cancerprotocols.

Kench JG，Judge M，Delahunt B，et al，2019. Dataset for the reporting of prostate carcinoma in radical prostatectomy specimens：updated recommendations from the International Collaboration on Cancer Reporting. Virchows Archiv. 475（3）：263-277.

Kim SH，Choi J，2019. Pathological classification of Focal Cortical Dysplasia（FCD）：personal comments for well understanding FCD classification. J Korean Neurosurg Soc，62：288-295.

Kosemehmetoglu K，Guner G，Ates D，2010. Indian ink vs tissue marking dye：a quantitative comparison of two widely used macroscopical staining tool. Virchows Archiv，457：21-25.

Krishnamurti U，Movahedi-Lankarani S，Bell DA，et al，2018. Protocol for the examination of specimens from patients with primary carcinoma of the uterine cervix. http：//www.cap.org//cancerprotocols.

Krishnamurti U，Movahedi-Lankarani S，Bridsong GG，et al，2018. Protocol for the examination of specimens from patients with carcinoma and carcinosarcoma of the endometrium. http：//www.cap.org//cancerprotocols.

Kurman RJ，Carcangiu ML，Herrington CS，et al，2014. World Health Organization Classification of Tumours of Female Reproductive Organs. Lyon：IARC Press.

Lakhani SR，Ellis IO，Schnitt SJ，et al，2012. World Health Organization Classification of Tumours of the Breast. Lyon：IARC Press.

Laurini JA，Antonescu CR，Cooper K，et al，2017. Protocol for the examination of specimens from patients with tumors of bone. http：//www.cap.org//cancerprotocols.

Leboit PE，Burg G，Weedon D，et al，2004. World Health Organization Classification of Tumours of Skin Tumours. Lyon：IARC Press.

Lewis JS Jr，Adelstein DJ，Agaimy A，et al，2019. Data set for the reporting of carcinomas of the nasopharynx and oropharynx：explanations and recommendations of the guidelines from the international collaboration on cancer reporting. Arch Pathol Lab Med，143：447-451.

Lloyd RV，Osamura RY，Kloppel G，et al. 2017. World Health Organization Classification of Tumours of Endocrine Organs. Lyon：IARC Press.

Louis DN，Ohgaki H，Wiestler OD，et al，2016. World Health Organization Classification of Tumours of the Central Nervous System. Lyon：IARC Press.

Magi-Galluzzi C，Evans AJ，Delahunt B，et al，2011. International Society of Urological Pathology（ISUP）consensus conference on handling and staging of radical prostatectomy specimens. Working group 3：extraprostatic extension，lymphovascular invasion and locally advanced disease. Mod Pathol，24：26-38.

Mai KT，Ball CG，Swift J，et al，2015. Novel technique of sampling the urinary bladder for urothelial carcinoma specimens. Int J Surg Pathol，23：202-206.

Malpica A，Euscher ED，Hecht JL，et al，2019. Endometrial carcinoma，grossing and processing issues：recommendations of the international society of gynecologic pathologists. International Journal of Gynecological Pathology，38 Suppl 1：S9-S24.

McCluggage WG，Judge MJ，Alvarado-Cabrero I，et al，2018. Data set for the reporting of carcinomas of the cervix：recommendations from the International Collaboration on Cancer Reporting（ICCR）. International Journal of Gynecological Pathology，37：205-228.

McCluggage WG，Judge MJ，Clarke BA，et al，2015. Data set for reporting of ovary，fallopian tube and primary peritoneal carcinoma：recommendations from the International Collaboration on Cancer Reporting（ICCR）. Mod Pathol，28：1101-1122.

Meares AL，Frank RD，Degnim AC，et al，2016. Mucocele-like lesions of the breast：a clinical outcome and histologic analysis of 102 cases. Hum Pathol，49：33-38.

Michaels L，1990. ACP Broadsheet No 126：October 1990. Examination of specimens of the larynx. J Clin Pathol，43：792-795.

Moch H，Humphrey PA，Ulbright TM，et al，2016. World Health Organization Classification of Tumours of Urinary System and Male Genital Organs. Lyon：IARC Press.

Movahedi-Lankarani S，Krishnamurti U，Bell DA，et al，2018. Protocol for the examination of specimens from patients with primary tumors of the ovary，fallopian tube，or peritoneum. Available at：http：//www.cap.org//cancerprotocols.

Nicholson AG，Detterbeck F，Marx A，et al，2017. Dataset for reporting of thymic epithelial tumours：recommendations from the International Collaboration on Cancer Reporting（ICCR）. Histopathology，70：522-538.

O'Malley DP，Louissaint A Jr，Vasef MA，et al，2015. Recommendations for gross examination and sampling of surgical specimens of the spleen. Ann Diagn Pathol，19：288-295.

Paner GP，Gandhi J，Choy B，et al，2019. Essential updates in grading，morphotyping，reporting，and staging of prostate carcinoma for general surgical pathologists. Arch Pathol Lab Med，143：550-564.

Paner GP，Strigley JR，Zhou M，et al，2019. Protocol for the examination of radical prostatectomy specimens from patients with carcinoma of the prostate gland. http：//www.cap.org//cancerprotocols.

Paner GP，Strigley JR，Zhou M，et al，2019. Protocol for the examination of TURP specimens from patients with carcinoma of the prostate gland. http：//www.cap.org//cancerprotocols.

Paner GP，Tickoo SK，Zhou M，et al，2019. Protocol for the examination of lymphadenectomy specimens from patients with malignant germ cell and sex cord-stromal tumors of the testis. http：//www.cap.org//cancerprotocols.

Paner GP，Tickoo SK，Zhou M，et al，2019. Protocol for the examination of radical orchiectomy specimens from patients with malignant germ cell and sex cord-stromal tumors of the testis. http：//www.cap.org//cancerprotocols.

Prayson RA，2014. Classification and pathological characteristics of the cortical dysplasias. Childs Nerv Syst，30：1805-1812.

Rudzinski ER，Bahrami A，Parham DM，et al，2017. Protocol for the examination of specimens from pediatric patients with rhabdomyosarcoma. http：//www.cap.org//cancerprotocols.

Samaratunga H，Judge M，Delahunt B，et al，2019. Data set for the reporting of carcinoma of the renal pelvis and ureter-nephroureterectomy and ureterectomy specimens：recommendations from the International Collaboration on Cancer Reporting（ICCR）. Am J Surg Pathol，43（10）：e1-e12.

Samaratunga H，Montironi R，True L，et al，2011. International Society of Urological Pathology（ISUP）consensus conference on handling and staging of radical prostatectomy specimens. Working group 1: specimen handling. Mod Pathol, 24: 6-15.

Scarpelli M, Algaba F, Kirkali Z, et al, 2004. Handling and pathology reporting of adrenal gland specimens. Eur Urol, 45: 722-729.

Seethala RR, Altemani A, Ferris RL, et al, 2019. Data set for the reporting of carcinomas of the major salivary glands: explanations and recommendations of the guidelines from the international collaboration on cancer reporting. Arch Pathol Lab Med, 143: 578-586.

Seethala RR, Asa SL, Bullock MJ, et al, 2017. Protocol for the examination of specimens from patients with carcinoma of the thyroid gland. http://www.cap.org//cancerprotocols.

Seethala RR, Weinreb I, Bullock MJ, et al, 2017. Protocol for the examination of specimens from patients with cancers of the larynx. http://www.cap.org//cancerprotocols.

Seethala RR, Weinreb I, Bullock MJ, et al, 2017. Protocol for the examination of specimens from patients with carcinoma of the major salivary glands. http://www.cap.org//cancerprotocols.

Serdlow SH, Campo E, Harris NL, et al, 2017. World Health Organization classification of Tumours of Haematopoietic and Lymphoid Tissues. Lyon: IARC Press.

Shah C, Wang J, Mubako T, et al, 2016. Gross examination and reporting of soft tissue tumours: evaluation of compliance with the UK Royal College of Pathologists soft tissue sarcoma dataset. J Clin Pathol, 69: 761-766.

Shanks JH, Srigley JR, Brimo F, et al, 2019. Dataset for reporting of carcinoma of the urethra (in urethrectomy specimens): recommendations from the International Collaboration on Cancer Reporting (ICCR). Histopathology.

Shi C, Berlin J, Branton PA, et al, 2017. Protocol for the examination of specimens from patients with carcinoma of the esophaus. http://www.cap.org//cancerprotocols.

Shi C, Berlin J, Branton PA, et al, 2017. Protocol for the examination of specimens from patients with carcinoma of the small intestine. http://www.cap.org//cancerprotocols.

Shi C, Berlin J, Branton PA, et al, 2017. Protocol for the examination of specimens from patients with carcinoma of the stomach. http://www.cap.org//cancerprotocols.

Singh N, Gilks CB, Hirshowitz L, et al, 2016. Adopting a uniform approach to site assignment in tubo-ovarian high-grade serous carcinoma: the time has come. International Journal of Gynecological Pathology, 35: 230-237.

Singh N, McCluggage WG, Gilks CB, 2017. High-grade serous carcinoma of tubo-ovarian origin: recent developments. Histopathology, 71: 339-356.

Slootweg PJ, 2005. Complex head and neck specimens and neck dissections. How to handle them. J Clin Pathol, 58: 243-248.

Smoller BR, Bichakjian C, Brown JA, et al, 2017. Protocol for the examination of specimens from patients with merkel cell carcinoma of the skin. http://www.cap.org//cancerprotocols.

Smoller BR, Gershenwald JE, Scoley RA, et al, 2017. Protocol for the examination of specimens from patients with melanoma of the skin. http://www.cap.org//cancerprotocols.

Soer E, Brosens L, van de Vijver M, et al, 2018. Dilemmas for the pathologist in the oncologic assessment of pancreatoduodenectomy specimens: An overview of different grossing approaches and the relevance of the histopathological characteristics in the oncologic assessment of pancreatoduodenectomy specimens. Virchows Archiv, 472: 533-543.

Srigley JR, Zhou M, Allan R, et al, 2017. Protocol for the examination of specimens from patients with invasive carcinoma of the renal tubular origin. http://www.cap.org//cancerprotocols.

Takahashi D, Kojima M, Sugimoto M, et al, 2018. Pathologic evaluation of surgical margins in pancreatic cancer specimens using color coding with tissue marking dyes. Pancreas, 47: 830-836.

Tan PH, Cheng L, Srigley JR, et al, 2011. International Society of Urological Pathology (ISUP) consensus conference on handling and staging of radical prostatectomy specimens. Working group 5: surgical margins. Mod Pathol, 24: 48-57.

Tepeler A, Erdem MR, Kurt O, et al, 2011. A rare renal epithelial tumor: mucinous cystadenocarcinoma case report and review of the literature. Case Rep Med, 2011: 686283.

Thompson LDR, 2019. Meaningful value added by standardized, internationally validated, and evidence-based pathology data sets for cancer reporting of head and neck sites coordinated by the international collaboration on cancer reporting. Arch Pathol Lab Med, 143: 422-423.

Thompson LDR, Baker T, Berman M, et al, 2017. Protocol for the examination of specimens from patients with carcinoma of the adrenal gland. http://www.cap.org//cancerprotocols.

Travis WD, Brambilla E, Burke A, et al, 2015. World Health Organization Classification of Tumours of the Lung, Pleura, Thymus and Heart. Lyon: IARC Press.

Tretter EM, Ebel JJ, Pohar KS, et al, 2017. Does the gross prosector impact pT3 subclassification or lymph node counts in bladder cancer? Hum Pathol，61：190-198.

Uson Junior PLS，Callegaro Filho D，Bugano DDG，et al，2018. Incidental findings in reduction mammoplasty specimens in patients with no prior history of breast cancer. An analysis of 783 specimens. Pathol Oncol Res，24：95-99.

van der Kwast TH，Amin MB，Billis A，et al，2011. International Society of Urological Pathology（ISUP）consensus conference on handling and staging of radical prostatectomy specimens. Working group 2：T2 substaging and prostate cancer volume. Mod Pathol，24：16-25.

Verrill C，Perry-Keene J，Srigley JR，et al，2018. Intraoperative consultation and macroscopic handling：the International Society of Urological Pathology（ISUP）testicular cancer consultation conference recommendations. Am J Surg Pathol，42：e33-e43.

Verrill C，Yilmaz A，Srigley JR，et al，2017. Reporting and staging of testicular germ cell tumors：the International Society of Urological Pathology（ISUP）testicular cancer consultation conference recommendations. Am J Surg Pathol，41：e22-e32.

Williams AS，Dakin Hache K，2014. Variable fidelity of tissue-marking dyes in surgical pathology. Histopathology，64：896-900.

Williams AS，Hache KD，2014. Recognition and discrimination of tissue-marking dye color by surgical pathologists：recommendations to avoid errors in margin assessment. Am J Clin Pathol，142：355-361.

Williams MD，2016. Determining adequate margins in head and neck cancers：practice and continued challenges. Curr Oncol Rep，18：54.

Wong S，Ratner E，Buza N，2018. Intra-operative evaluation of prophylactic hysterectomy and salpingo-oophorectomy specimens in hereditary gynaecological cancer syndromes. Histopathology，73：109-123.

Williamson SR，Rao P，Hes O，et al，2018. Challenges in pathologic staging of renal cell carcinoma：a study of interobserver variability among urologic pathologists. Am J Surg Pathol，42：1253-1261.

Williamson SR，Taneja K，Cheng L，2019. Renal cell carcinoma staging：pitfalls，challenges，and updates. Histopathology，74：18-30.

Zhou M，Strigley JR，Amin MB，et al，2017. Protocol for the examination of specimens from patients with carcinoma of the urinary bladder. http：//www.cap.org//cancerprotocols.